急诊影像学

Emergency Radiology

著　者　Ajay Singh

主　译　麻增林　北京中医药大学第三附属医院　主任医师

译　者　（以姓氏笔画为序）

王　曼　北京中医药大学第三附属医院　主治医师

田　晞　北京中医药大学第三附属医院　主治医师

冯莉莉　北京中医药大学第三附属医院　副主任医师

刘　凯　北京中医药大学第三附属医院　主治医师

安慧敏　河北省涿州市中医医院放射科　住院医师

张　旭　北京中医药大学第三附属医院　主治医师

张　骞　北京中医药大学第三附属医院　主治医师

谭丽丽　北京中医药大学第三附属医院　住院医师

秘　书　孔晓华　北京中医药大学第三附属医院　主治医师

河南科学技术出版社

· 郑州 ·

内容提要

本书由哈佛医学院麻省总医院领衔编写,汇集了国际顶级专家智慧,精选汇总了大量典型病例。全书共 26 章,系统讲解了急诊常见影像学知识,详细介绍了神经系统、骨骼系统、消化系统、泌尿系统、妇产科、小儿科等常见急症,如主动脉疾病、胆道疾病、肠道阻塞、肝胆急症、急性胰腺炎、头颈颅面部损伤、卒中、眼损伤等,适于急诊科、影像科医师学习参考。

图书在版编目(CIP)数据

急诊影像学/(美)阿贾辛格(AjaySingh)主编;麻增林译. —郑州:河南科学技术出版社,2018.9
引进施普林格
ISBN 978-7-5349-9325-1

Ⅰ.①急… Ⅱ.①阿… ②麻… Ⅲ.①急诊-影像诊断 Ⅳ.①R445

中国版本图书馆 CIP 数据核字(2018)第 183717 号

Translation from the English language edition:
Emergency Radiology:Imaging of Acute Pathologies
Edited by Ajay Singh
Copyright © Springer Science+Business Media New York 2013
This Springer imprint is published by Springer Nature
The registered company is Springer Science+Business Media LLC
All Rights Reserved.
著作权合同登记号:豫著许可备字-2018-A-0082

出版发行:河南科学技术出版社
    北京名医世纪文化传媒有限公司
    地址:北京市丰台区丰台北路 18 号院 3 号楼 511 室   邮编:100073
    电话:010-53556511   010-53556508
策划编辑:孟凡辉
文字编辑:王月红
责任审读:周晓洲
责任校对:龚利霞
封面设计:吴朝洪
版式设计:王新红
责任印制:陈震财
印 刷:北京盛通印刷股份有限公司
经 销:全国新华书店、医学书店、网店
开 本:889 mm×1194 mm   1/16 印张:24.25·彩页 22 面 字数:682 千字
版 次:2018 年 9 月第 1 版   2018 年 9 月第 1 次印刷
定 价:198.00 元

中文版序

急诊医学(emergency medicine)是一门以急、危、重患者为诊治对象的新兴学科。自20世纪70年代始建于美国,至今已经历了40余年的发展历程。急诊影像学是急诊医学的一个重要分支,急诊影像检查与诊断是急诊患者救治过程中的重要环节,关乎诊断的及时性与准确性,也关乎治疗方案的选择与确定,而最后关乎的是患者的生命健康。以往急诊影像主要以急诊X线片为主,随着现代影像学的发展,在大型医院急诊CT、MR、US都已经普遍使用,并且越来越多的新兴影像技术如CT或MR灌注成像、MR波谱成像、核素扫描等都已被应用于急诊影像诊断中。无论是一名临床急诊医师,还是一名影像科医师,都应该运用全面、先进、有效的急诊影像学知识去救助急诊患者。

就目前出版的为数不多的急诊影像学专著而言,各专著风格内容迥异,或专注于基础诊断,或专注于病例赏析,但部分专著出版年代较早而影像技术涵盖不全。我认为,对于完善急诊医学学科的发展,培养更多急诊医学专业人才来讲,亟须一部既可系统讲解急诊影像诊断,又可涵盖目前先进的影像诊断技术,并有效指导临床选择应用的急诊影像学专著。美国著名放射学专家Ajay Singh教授等主编的 *Emergency Radiology*,即《急诊影像学》,正是这样一部专著,由北京中医药大学第三附属医院放射科麻增林主任等译为中文介绍入我国。

该专著有以下特点:①不拘泥于传统的按系统论述的形式,而以临床医师常见的症状与疾病位置为章节分类,临床医师可按图索骥,直接查找临床中碰到的影像学相关问题,实际运用非常方便。②对于每一种急诊疾病,不仅描述其影像学表现,更着重笔墨于如何正确地选择合适的影像学检查方法,对X线、CT、MR、US在各个急诊疾病诊断中起到的诊断价值——详述,给出最优的检查顺序。这对于视时间如生命的急诊医师在亟须解决临床问题时尤为宝贵。③本书成书于2013年,内容涵盖了目前较全面的先进影像学技术,甚至包括了一些正在发展应用中的新兴影像学技术,并对它们的合理应用给出了中肯而令人信服的意见,可以说是一部具有前瞻性的专著,涵盖内容的广度和深度代表了未来急诊影像学的发展方向。此外,本书图文并茂、图片精美、可读性强,是一部兼具学术性和实用性的急诊影像学专著。我作为一名急诊科医师,在初次拜读此书时即感到受益匪浅,希望更多的急诊科医师与学生能有机会阅读此书,扎实专业知识、开阔临床思路与眼界,更好地为急诊医学的发展做出贡献。

北京中医药大学第三附属医院放射科在急诊影像学的临床、教学、科研工作上积累了丰富的经验,出版了不少这一领域的科学论文及著作。放射科麻增林主任曾留学德国,在急诊影像学方面颇有心得,由他主译的中文版《急诊影像学》,文字翻译准确、词句通顺流畅,是一部不可多得的制作精良的高水平急诊医学译著。感谢麻增林主任和他的团队为中国急诊医学的发展添砖加瓦,并衷心祝贺《急诊影像学》的出版。

刘金民

2017年9月

前　言

在过去的 20 年里,急诊影像学得到了快速的发展,在对急诊患者的分类诊疗中发挥了重要作用。在 115 000 名的急诊患者中,X 线片和 CT 是最常使用的影像学方法,然而,尽管超声、MRI 和核医学的应用较 X 线片和 CT 略少,但在特殊情况下也起到了至关重要的作用。

本书代表着该领域的领先专家在处理急诊患者时的最先进的影像学实践。本书的章节主要是根据器官系统划分的,少数章节是按照影像学方法划分的。

感谢出版社给我这样的机会来编写此书,也感谢出版社的员工为出版此书所付出的辛勤劳动。我衷心地感谢各章节的编者展示了精湛的专业知识并细致地编写了文字与图示。

Ajay Singh,MD　Boston,MA,USA

目　录

1

第 1 章

急性主动脉疾病影像学

Jeanette Chun，Ajay Singh

一、简　介

急性主动脉疾病包括（但不限于）主动脉破裂、主动脉夹层、壁内血肿和穿透性主动脉溃疡。对此类疾病的及时诊断是治疗此类疾病的关键。因为此类疾病通常具有相似的临床症状，即胸部与腹部疼痛，所以影像学特征是及时与准确诊断的关键。

二、腹主动脉瘤和主动脉破裂

腹主动脉瘤（abdominal aortic aneurysm，AAA）见于 5%～10% 的老年男性吸烟者。大多数腹主动脉瘤为真性动脉瘤，累及主动脉壁三层结构。AAA 最常见的两种病因是退行性变和炎症（表 1-1）。

表 1-1　腹主动脉瘤病因

退行性变（最常见）
炎症（占 5%～10%）
细菌性
综合征：马方综合征、Ehlers-Danlos 综合征
血管炎：大动脉炎、白塞病
外伤

腹主动脉瘤的其他少见病因包括细菌性动脉瘤，占主动脉瘤的 1%～3%。然而，与其他动脉瘤相比，细菌性动脉瘤主要累及主动脉。葡萄球菌和链球菌是细菌性动脉瘤最常见的病原体。沙门菌感染所致的细菌性动脉瘤多见于东亚地区，且动脉瘤易于早期破裂。

腹主动脉瘤最常见的并发症是主动脉破裂，致死率为 50%；所以，准确诊断是及时外科干预治疗的关键。主动脉瘤破裂的风险与血管瘤最大解剖横径成正比，直径 5～5.9cm 的动脉瘤破裂的风险为每年 1%。当动脉瘤的直径＞7cm 时，破裂风险增加至每年 20%。虽然腹主动脉瘤发生于女性并不常见（男：女 = 4:1），但与男性相比，女性腹主动脉瘤更容易破裂。

超声是显示腹主动脉瘤最常用的影像成像方法，并已被证实可降低其死亡率。腹主动脉瘤的诊断标准为动脉瘤直径＞3cm 或动脉瘤直径大于腹主动脉预期直径 1.5 倍（图 1-1，彩图 b）。主动脉直径的测量应垂直于主动脉长轴，测量血管外壁之间的距离。尽管超声诊断腹主动脉瘤具有较高的灵敏度，但诊断主动脉破裂不如 CT 检查可靠。当超声显示的直径在正常范围内时，则腹主动脉破裂的可能性不大。

大部分主动脉瘤破裂累及动脉瘤中间 1/3 段，通过后外侧壁进入腹膜后腔（图 1-2a）。然而，腹膜内破裂、破裂进入肠腔（通常为十二指肠）以及少数情况下破裂进入下腔静脉均有可能发生（图 1-2b、c）。

（一）主动脉破裂的危险因素

主动脉瘤的不断扩大和瘤壁张力的增加，与主动脉瘤的破裂风险直接相关。同时，血栓与管腔直径比例的下降也是一个危险因素，因为较大的血栓可抵抗主动脉内较高的压力，从而降低瘤体破裂的风险[1]。此外，血栓钙化的数量，被认为与现存血栓的数量相关，也是一种间接测量方法[2]。

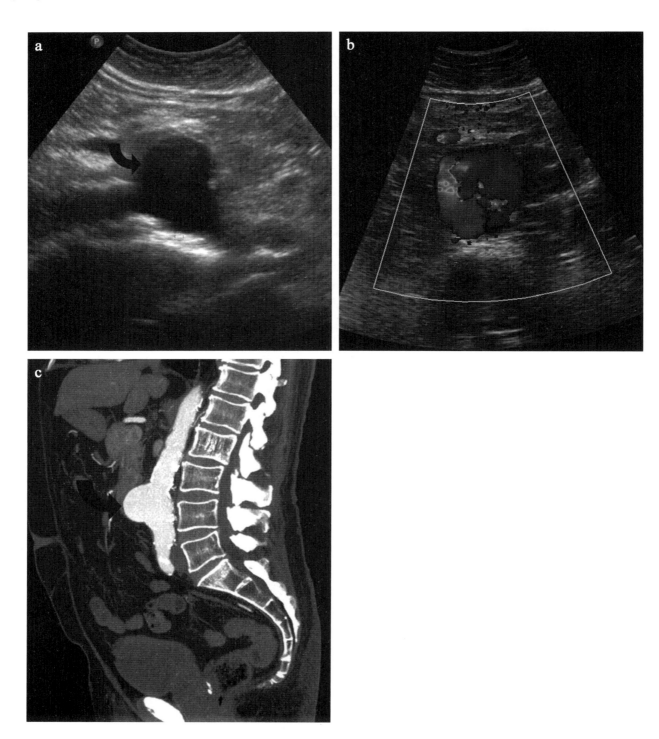

图 1-1 囊状腹主动脉瘤

　　a、b. 彩色多普勒超声示肾动脉水平以下囊状腹主动脉瘤，阴-阳征（弯箭）。c. 矢状位重建图像示肾动脉水平以下囊状腹主动脉瘤（弯箭）

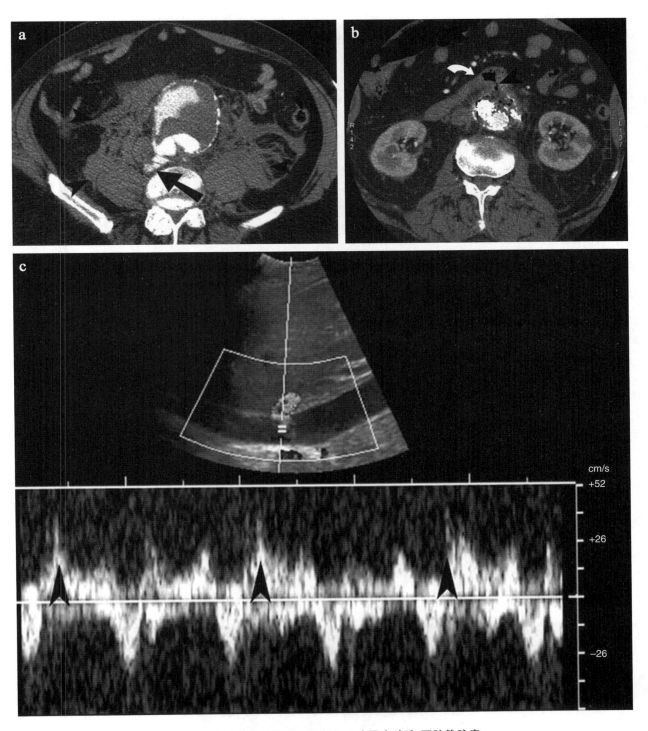

图 1-2　腹主动脉瘤破裂，主动脉-肠瘘及主动脉-下腔静脉瘘

　　a. 下腹部增强 CT 示造影剂（箭）自肾下腹主动脉瘤外溢，并可见腹主动脉瘤周围的腹膜后出血（箭头）。b. 腹主动脉-肠瘘。CT 增强扫描示肾下腹主动脉瘤与十二指肠第 3 段（弯箭）相互交通（箭头）。患者近期进行过血管内支架置入手术。c. 主动脉-下腔静脉瘘。多普勒超声显示主动脉-下腔静脉瘘患者的下腔静脉管腔内的动、静脉混杂频谱波形（箭头）

(二)影像学表现

成像方法应选择多排螺旋 CT 对比增强检查（MDCT）。CT 可显示腹主动脉瘤伴腹膜后出血渗入腰大肌间隔、肾旁间隙及肾周间隙内。增强 CT 还可以提供瘤体大小，是否有活动性渗出及瘤体周围解剖关系等信息（表 1-2）。高密度新月征和动脉披挂征是主动脉泄漏和即将破裂的征兆。内膜钙化的局部中断也是主动脉破裂的一个间接征象。

表 1-2　主动脉破裂的 CT 表现

1. 对比剂外渗
2. 主动脉瘤周腹膜后血肿
3. 腹主动脉周围的条索状影
4. 主动脉披挂征
5. 高密度新月征
6. 钙化脱离征（钙化离开主动脉）
7. 内膜钙化不连续

(三)高密度新月征

高密度新月征是在血栓内所见到的一个边界清楚和高密度的新月形影，由夹层内出血进入血栓并最终抵达血管壁所致。它是动脉瘤急性破裂或即将破裂的征象（图 1-3a）[1]。

(四)主动脉披挂征

主动脉披挂征（draped aorta sign）提示包裹性主动脉破裂，表现为主动脉后壁结构无法被辨识，并覆盖于相邻的椎体上（图 1-3b、彩图 c）。如果动脉瘤发生破裂，其破裂的最常见征象是邻近动脉瘤的腹膜后血肿。

(五)钙化脱离征

钙化脱离征（tangential calcium sign）是指主动脉内膜上的钙化离开了主动脉瘤的边缘（图 1-3d）。

细菌性动脉瘤的典型影像学特征（图 1-3e）包括囊状主动脉瘤直径的迅速增大，瘤壁不规整，主动脉周围水肿和软组织肿块及其周围气体影。腹主动脉周围软组织条索状影和软组织肿块是细菌性动脉瘤最常见的影像学表现。细菌性动脉瘤少见钙化及血栓形成。细菌性动脉瘤的主动脉壁上无钙化是由于它是非动脉粥样硬化起源的主动脉瘤。

(六)主动脉夹层

主动脉夹层是主动脉最常见的急性病变[3]。它通常起源于一个内膜撕裂口，导致高压的血流进入并将主动脉壁分层（表 1-3）。

表 1-3　主动脉夹层的致病因素

高血压（最常见）
综合征
　马方综合征
　特纳综合征
　努南综合征
　埃勒斯-当洛斯综合征
主动脉缩窄、主动脉瓣闭锁
使用可卡因
妊娠
创伤

最常用的主动脉夹层分类方法是 Stanford 分类系统。

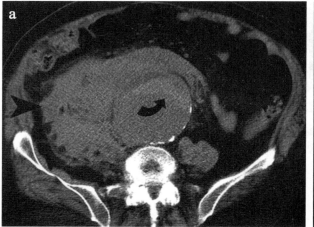

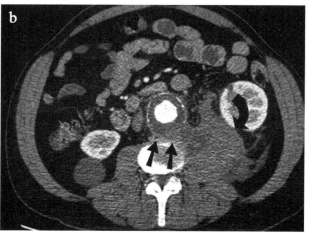

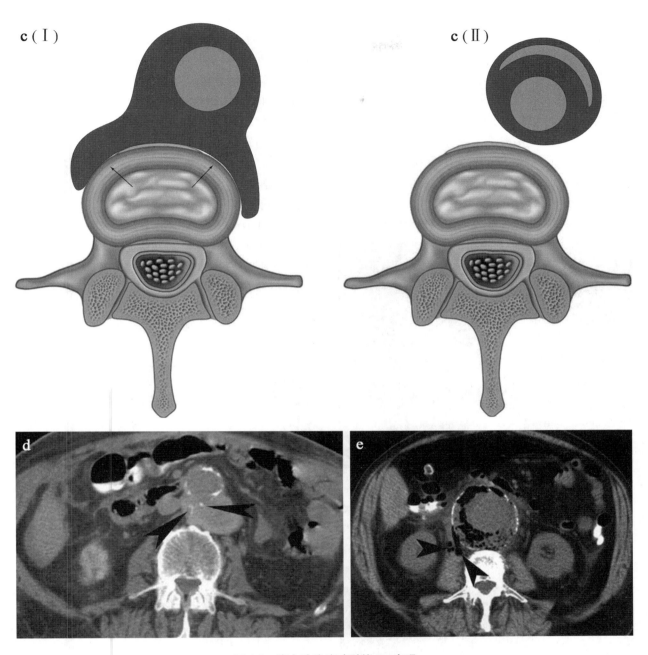

图 1-3　腹主动脉瘤破裂的 CT 表现

　　a. 高密度新月征。平扫 CT 示腹主动脉瘤破裂形成的巨大腹膜后血肿（箭头）。新月形高密度（弯箭）位于肾下腹主动脉瘤前壁。b. 主动脉披挂征。增强 CT 示主动脉后壁（箭）覆盖于腰椎前方。同时显示位于腰大肌间隙及左侧肾旁后间隙内的巨大腹膜后血肿（弯箭）。c. 图示腹主动脉披挂征（Ⅰ）及高密度新月征（Ⅱ）。主动脉披挂征的影像学特征是主动脉壁缺损部分覆盖于椎体前方。高密度新月征的影像学表现是主动脉壁内的高密度镰刀形的血块。d. 包裹性主动脉渗漏患者的钙化脱离征。平扫 CT 示主动脉内膜钙化（箭头）从预期位置位移，并且脱离主动脉的边缘。e. 细菌性主动脉瘤破裂。平扫 CT 显示主动脉瘤壁内积气，继发于梭形芽孢杆菌感染。存在于主动脉外膜外的气体（箭头）凸显了主动脉后壁的位置

1. A型主动脉夹层　A型主动脉夹层的撕裂位置和病变范围均累及升主动脉(图1-4)[4]。A型主动脉夹层出现潜在并发症时必须紧急外科干预治疗[4]。并发症包括夹层进入心包导致心脏压塞,夹层进入冠状动脉使之闭塞,以及累及瓣膜时则导致主动脉瓣关闭不全[4]。

2. B型主动脉夹层　该型夹层的起源处越过了左锁骨下动脉[5]。与A型主动脉夹层不同的是,B型主动脉夹层通常采用药物治疗。

(七)影像学表现

可以选用MDCT来评估主动脉夹层。它能够准确地评估主动脉夹层的累及范围,包括夹层的起始部位、所累及的血管分支以及假腔的情况[3,4]。主动脉夹层最具特征性的表现是内膜瓣和两个不同的管腔。其他的影像学表现包括钙化壁的内膜移位、假腔延迟强化、心包或纵隔血肿,以及由假腔供血的远端脏器的缺血或梗死[4]。

(八)真腔与假腔的对比

一旦确诊了主动脉夹层,最重要的就是区别真、假腔以便对症治疗,尤其是管腔内修复。Lepage等对真、假腔的鉴别征象进行了评估,并确定了两个相互一致的征象为其最佳的评价指标:即鸟喙征和假腔具有相对较大的横截面积。鸟喙征位于假腔内,是由剥离的内膜瓣与动脉壁所形成的锐角构成[5]。横截面积较大的腔通常为假腔,常位于升主动脉的右前侧(图1-4~图1-6)。胸降主动脉夹层动脉瘤假腔通常位于靠后、靠左侧的位置。"蜘蛛网"(cobwebs)见于假腔内,而

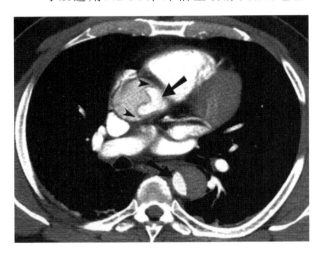

图1-4　A型主动脉夹层

胸部增强CT扫描示主动脉夹层累及升主动脉和降主动脉。真腔的识别标志为口径较小(箭)、密度较高。鸟喙征(箭头)为假腔的识别标志

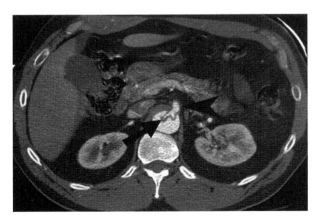

图1-5　位于腹主动脉的主动脉夹层

对比增强CT显示口径较小的真腔(箭)供应肠系膜上动脉(箭头)

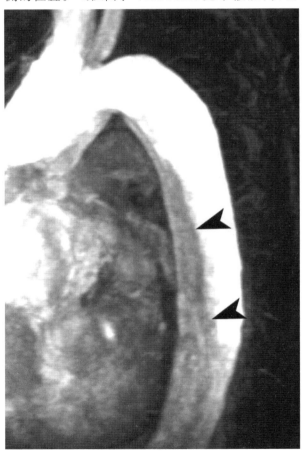

图1-6　MR血管成像的B型主动脉夹层

增强MRA显示降主动脉剥离的内膜(箭头)

主动脉壁的钙化通常出现在真腔周围。

三、壁内血肿

壁内血肿是指没有起始端内膜瓣撕裂的血管中膜剥离所形成的血肿（彩图 1-7 和图 1-8）。壁内血肿可能是滋养血管（血管壁的营养血管）出血，从而剥离了血管的中膜[6]。它可见于高血压或钝挫伤后。它可能会导致主动脉壁或主动脉夹层壁的破裂。

与附壁血栓不同的是，壁内血肿比内膜钙化的位置深，其内不会显示与主动脉夹层一样的血液的连续流动。壁内血肿可由 CT、经食管超声心动图及 MRI 确诊。因为无内膜中断，所以不能由常规主动脉造影诊断。壁内血肿的治疗方法与主动脉夹层相同。

四、穿透性溃疡

穿透性溃疡的特征是动脉粥样硬化性溃疡穿透血管弹性膜并在血管中膜形成血肿。CT 表现为溃疡伴局灶性血肿及相邻的动脉壁增厚（图 1-9）[7,8]。与穿透性溃疡不同的是，动脉粥样硬化斑块伴溃疡形成不会扩展超出血管内膜，且与壁内血肿无关。

穿透性溃疡与主动脉夹层的特征都是血管内膜的破坏，而主动脉破裂的特征是主动脉壁的破裂。

CT 是急诊科评价急性主动脉综合征的主要诊断方法，并能够区分不同的病因从而合理地分诊和治疗。

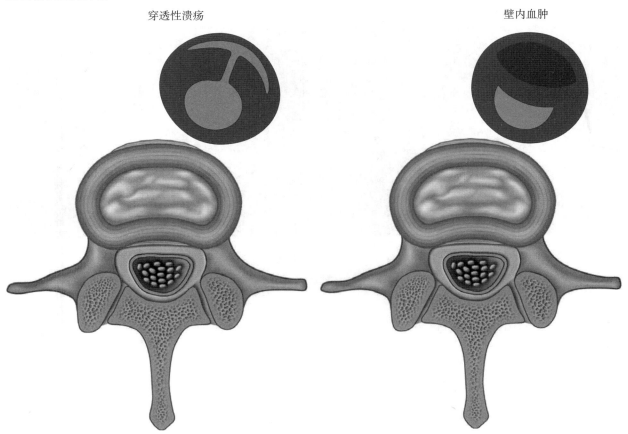

穿透性溃疡　　　　　　　　　　　　　　壁内血肿

图 1-7　穿透性溃疡及壁内血肿

穿透性溃疡的特点是主动脉管腔与动脉中膜的血肿相交通。壁内血肿的特点是主动脉管腔与动脉中膜的血肿缺乏直接的交通

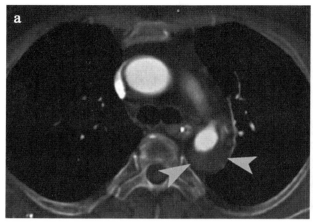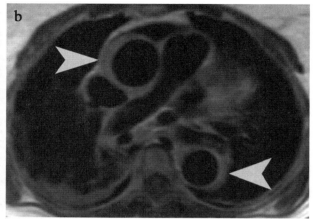

图 1-8　壁内血肿

a. 增强 CT 显示主动脉壁不对称性增厚,为降主动脉壁内血肿(箭头)。b. 轴位 MR 平扫 T_1 加权像显示壁内血肿(箭头)致升主动脉壁、降主动脉壁不对称性增厚

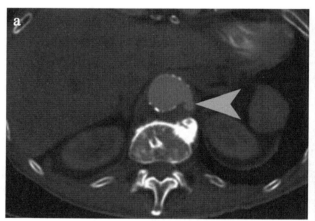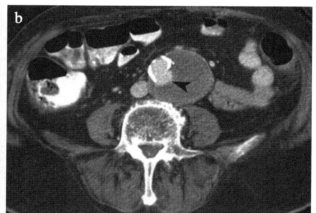

图 1-9　主动脉溃疡

a、b. 腹部对比增强 CT 显示腹主动脉瘤继发主动脉溃疡(箭头)及壁内血肿形成

五、教 学 点

1. 动脉瘤破裂的风险随着瘤体直径的增加和血栓与管腔之比的减少而增加。

2. 高密度新月征和主动脉披挂征是包裹性主动脉泄漏或即将破裂的指征。

3. A 型主动脉夹层累及升主动脉,需手术治疗。

4. B 型主动脉夹层起始于左侧锁骨下动脉的远端,通常采用药物治疗。

5. 壁内血肿提示滋养血管的出血,与内膜连续性中断无关(与穿透性溃疡不同)。

参 考 文 献

[1] Rakita D,Newatia A,Hines JJ,et al. Spectrum of CT findings in rupture and impending rupture of abdominal aortic aneurysms. Radiographics,2007,27: 497-507.

[2] Schwartz SA,Taljanovic MS,Smyth S,et al. CT findings of rupture, impending rupture, and contained rupture of aortic abdominal aneurysm. AJR Am J Roentgenol,2007,188:W57-62.

[3] Petasnick JP. Radiologic evaluation of aortic dissec-

tion. Radiology,1991,180:297-305.

［4］ Fisher ER,Stern E,Godwin II JD,et al. Acute aortic dissection：typical and atypical imaging. Radiographics,1994,14:1263-1271.

［5］ Lepage MA,Quint LE,Sonnad SS,et al. Aortic dissection：CT features that distinguish true lumen from false lumen. AJR Am J Roentgenol,2001,177: 207-211.

［6］ Sawhney NS,DeMaria AN,Blanchard DG. Aortic in-tramural hematoma：an increasingly recognized and potentially fatal entity. Chest,2001,120:1340-1346.

［7］ Hayashi H,Matsuoka Y,Sakamoto I,et al. Penetrating atherosclerotic ulcer of the aorta：imaging features and disease concept. Radiographics,2000, 20:995-1005.

［8］ Sebastià C,Pallisa E,Quiroga S,et al. Aortic dissection：diagnosis and follow-up with helical CT. Radiographics,1999,19:45-60.

第2章

胆道系统疾病急诊影像

Caterina Missiroli，Ajay Singh

胆囊在超声图像上为一个壁厚＜3mm的无回声结构。年轻成年人的胆总管直径为5mm，并随年龄增长而增大，40岁以上的人群每10年胆总管直径增长1mm。肝内胆管直径不应超过2mm（不超过伴行门静脉分支直径的40％）。

胆结石发病率为10％，最常见于中、老年女性。大多数胆结石以胆固醇为主要成分，少数是由胆红素钙组成的，称为胆色素结石。10％～20％的胆结石因含足量的钙而在X线片上显影（图2-1a）。胆结石通常为多发，有时为多面体。聚集在胆结石内裂纹内的氮气呈Y形，构成一个梅赛德斯-奔驰的标志（图2-1b和c）。

通常情况下，胆结石为强回声灶，其后方有干净的声影（图2-1d）。胆囊壁-强光团-声影三合征（WES征，wall echo shadow sign），是指由胆囊壁、胆结石强回声灶及后方声影组成的平行强回声线（图2-1e）。两条强回声线之间的低回声线代表插入其中的胆汁。该征象提示胆囊内存在单个大结石或多个小结石。超声在诊断胆结石方面较CT检查具有更高的灵敏度，是诊断胆结石的主要筛选方法。尽管超声依旧是诊断可疑胆囊炎的首选检查方法，但与过去相比，评估腹痛病因时越来越多的急性胆囊炎是由CT诊断的。

大多数胆结石患者无临床症状。有时胆结石会引起暂时性的胆囊流出道梗阻而导致胆绞痛。胆绞痛患者表现为持续1～3小时的腹部疼痛，伴恶心及呕吐。当胆结石重归胆囊或进入远端胆道后，胆绞痛症状随即消退。

一、急性胆囊炎

急性胆囊炎通常由胆结石阻塞胆囊管或胆囊颈所致（约1/3）。不伴有胆结石的急性胆囊炎（5％～10％）可见于胆囊腺肌症、胆囊息肉或胆囊恶性肿瘤患者[1,2]。非结石性急性胆囊炎的诱因包括创伤病史、机械通气、营养过剩、手术后或产后、糖尿病、血管功能不全、长期禁食和烧伤[2]。

临床表现为有胆结石病史、腹部右上象限疼痛＞6小时（与胆绞痛鉴别）、恶心、呕吐和发热。在诊断急性胆囊炎时，无临床表现或实验室证据具有足够高的阳性预测值。

超声检查是诊断急性胆囊炎的首选检查手段，因为超声检查具有较广泛的适用性，可以探查胆结石、胆管，诊断急性胆囊炎的准确性高。急性胆囊炎的超声征象包括胆囊壁增厚（＞3mm）、胆囊增大（横径＞5cm）及Murphy征阳性（图2-2）[1,3]。超声Murphy征本身并不具有较高的阳性预测值，服用镇痛药物的患者可出现假阴性。其他急性胆囊炎的影像学表现包括胆囊周围渗出液聚集，有时会延伸至肝周围[2,4]。

胆囊壁增厚是急性胆囊炎的影像学表现，也可见于低蛋白血症、腹水、胰腺炎、右心衰竭、肾衰竭、肝衰竭及肝炎患者。急性胆囊炎引起的胆囊壁条纹状增厚与其他原因引起的胆囊壁增厚并无更多的特异性。当患者为急性胆囊炎时，胆囊壁条纹状增厚代表坏疽性胆囊炎。

放射性核素肝胆显像（HIDA scan）是当超声检查诊断不明确时的二线检查方法，其诊断灵敏

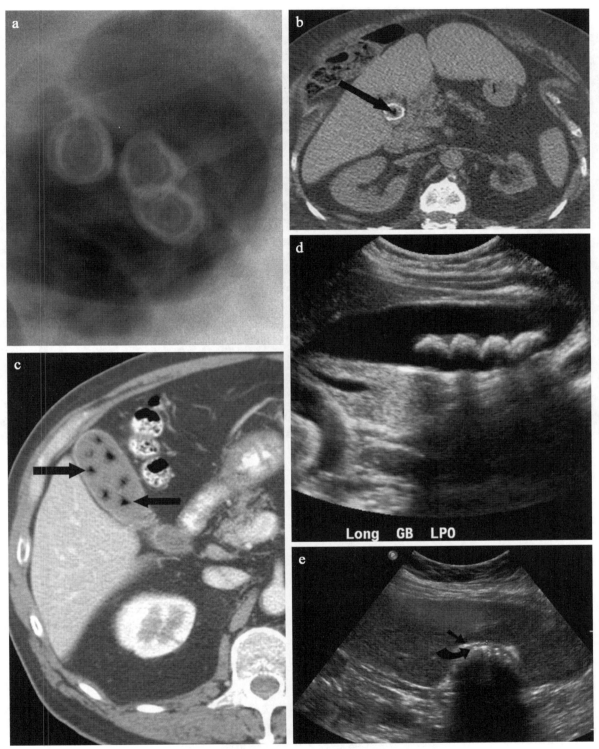

图 2-1　胆结石在 X 线片及超声的影像学表现

　　a. X 线片示右上象限不透光胆结石。超过 50％的胆结石可在腹部 X 线片上显示。b、c. CT 平扫示胆结石表现为梅赛德斯-奔驰标志(箭)。梅赛德斯-奔驰标志的形态是由于氮气聚集在胆结石的裂隙而形成。d. 超声显示胆囊腔内多个结石回声伴后方声影。e. 超声显示多发胆结石及慢性胆囊炎患者的"WES"征,外侧回声线(箭)代表胆囊壁,内侧回声线(弯箭)代表胆结石的外缘

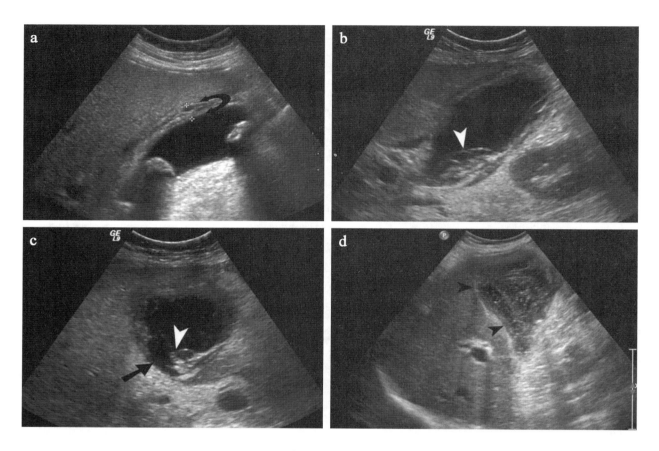

图 2-2　急性胆囊炎的超声表现

　　a. 超声示急性胆囊炎患者多发胆结石及胆囊壁纹状增厚(弯箭)。b、c. 超声示坏疽性胆囊炎患者胆囊壁纹状增厚、腔内渗出物及黏膜脱落(箭头)。箭标记坏死胆囊的局限性变薄,代表患侧胆囊壁坏死、黏膜脱落。d. 超声显示急性胆囊炎患者胆囊壁增厚(箭头)以及混合的液体,为胆囊造口置管术后的脓液

度和特异度均优于超声。尽管放射性核素肝胆显像的检查时间可能超过 2 小时,但是吗啡的应用(0.04mg/kg)可使检查时长缩短至 1.5 小时。放射性核素肝胆显像的典型表现为注射吗啡后 30 分钟胆囊不显影,以及胆囊附近肝实质出现一个放射性活动增强的曲线区域(轮圈征)(图 2-3)。轮圈征最常见于坏疽性胆囊炎,是由炎症累及胆囊周围所致。

　　如果超声和(或)放射性核素肝胆显像无急性胆囊炎表现或其他任何可能导致腹部右上象限疼痛的疾病表现,增强 CT 检查则为接下来最合适的检查方法。CT 表现为胆囊结石、胆囊壁增厚、胆囊壁强化、胆汁密度增高(可能代表胆囊积脓)、

胆囊增大以及胆囊周围积液(图 2-4,表 2-1)[5]。与超声检查相比,CT 诊断胆结石的灵敏度较低,可能会漏诊非钙化型结石。

　　磁共振成像不作为诊断急性胆囊炎的首选检查方法,一般在超声诊断不明确时使用。与 CT 相比,MR 的优势主要体现在胆总管成像方面及无电离辐射,后者对于妊娠人群尤为重要。尽管钆喷酸葡胺在诊断急性胆囊炎方面非常有用,但不可以应用于妊娠人群。急性胆囊炎的重要 MR 表现请见表 2-2 和图 2-5。

　　急性胆囊炎的并发症包括胆囊积脓、坏疽性胆囊炎、气肿性胆囊炎、胆囊穿孔、Mirizzi 综合征及胆石性肠梗阻。

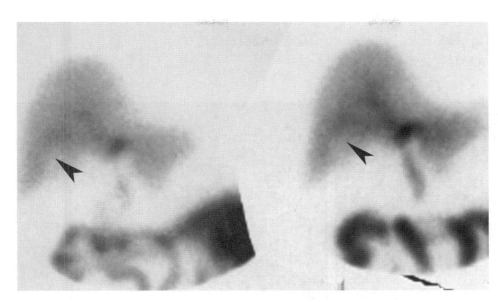

图 2-3 放射性核素肝胆显像示坏疽性胆囊炎

放射性核素肝胆显像（HIDA scan）示胆囊不显影，胆囊附近肝实质出现一个放射性活动增强的曲线区域（轮圈征）（箭头）

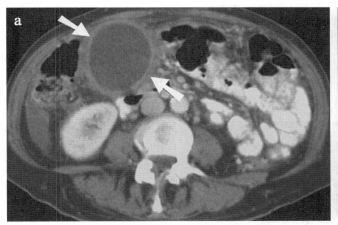
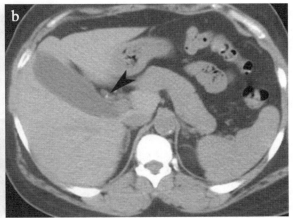

图 2-4 急性胆囊炎 CT 表现

a. 增强 CT 显示胆囊增大、胆囊壁增厚（箭）和胆囊周围炎性改变。b. 增强 CT 显示小结石（箭头）所致的胆囊管梗阻

表 2-1 急性胆囊炎的 CT 表现

胆囊壁增厚（正常胆囊壁厚度为 3~4mm）
胆结石
胆囊增大（胆囊横径＞5cm）
胆囊周围积液
胆囊壁与肝的交界面显示模糊
胆囊周围的炎性改变
暂时性局灶性密度差异
胆汁密度增加

表 2-2 急性胆囊炎的 MR 征象

胆囊积脓	T_2WI 低信号；T_1WI 高信号
胆结石	MRCP 无信号；T_1WI、T_2WI 低信号
胆囊壁增厚	胆囊壁强化；T_1WI 高信号；T_2WI 低至高信号
胆囊壁内积气	壁内无信号
胆囊周围炎	T_1WI 和 T_2WI 高信号
出血	T_1WI 和 T_2WI 高信号
胆囊周围积液	T_1WI 和 T_2WI 高信号

二、Mirizzi 综合征

结石嵌顿于哈德门袋（Hartmann's pouch）或胆囊管内引起胆总管或肝总管的梗阻称为 Mirizzi 综合征（图 2-6）。一旦出现胆红素水平升高并伴有急性胆囊炎症状时，应怀疑是否为 Mirizzi 综合征或胆总管结石。

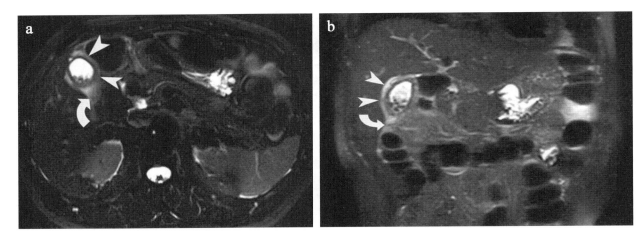

图 2-5　急性胆囊炎的 MR 征象

a、b. HASTE 序列显示胆囊壁增厚（箭头），信号强度增加（弯箭），多发小结石。HASTE 是快速、重 T$_2$ 半傅里叶加权成像序列，该序列对液体的敏感性高且采集时间短（＜1 秒/层）

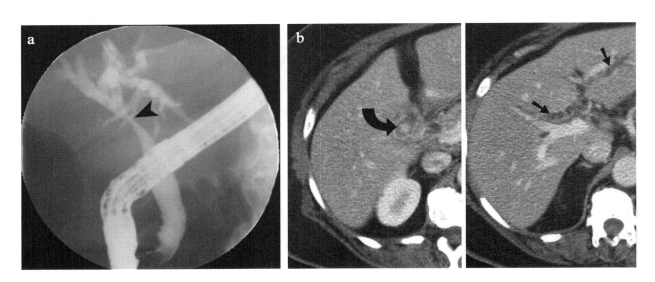

图 2-6　Mirizzi 综合征

a. ERCP 示胆总管近端狭窄（箭头），由胆囊颈部结石外压所致。b. 增强 CT 显示胆囊颈部结石（弯箭），以及由炎症引起的肝内胆管扩张（箭）

胆囊积脓

胆囊积脓也称为化脓性胆囊炎,通常发生于糖尿病患者,即胆汁被感染以及脓液充满扩张的胆囊内[1]。胆囊积脓的影像学表现为胆囊扩张、胆囊壁增厚、胆囊周围积液、腔内渗出物或积脓以及腔内积气(图 2-7)。

三、坏疽性胆囊炎

坏疽性胆囊炎是急性胆囊炎的一种严重形式,最常见于老年男性。其特征表现为胆囊腔内压力增高、胆囊扩张、胆囊壁坏死、肌壁间出血及脓肿形成(图 2-8)[1,2]。坏疽性胆囊炎与心血管疾病及白细胞计数增高 [> 17 × 10^9/L (17 000/mm^3)]呈正相关。尽管 CT 检查对急性坏疽性胆囊炎的诊断特异度高(>90%),但灵敏度较低(表 2-3)。

一旦出现可疑坏疽性胆囊炎,患者应紧急进行胆囊切除术或胆囊造口术,以避免出现危及生命的并发症。这些患者通常需要开放性外科手术,而非腹腔镜胆囊切除术。

表 2-3　坏疽性胆囊炎的 CT 表现

胆囊壁内或腔内积气
胆囊腔可见内膜结构
胆囊壁不规则
胆囊周围脓肿
胆囊壁不强化
胆囊明显扩张、胆囊壁明显增厚

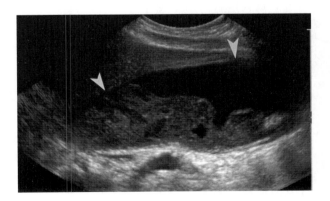

图 2-7　胆囊积脓

超声示胆囊积脓患者明显扩张的胆囊腔(箭头)及腔内碎屑

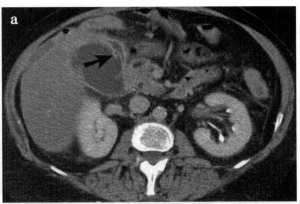

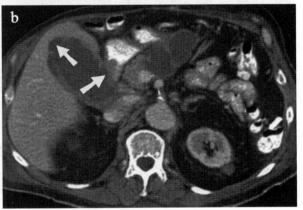

图 2-8　坏疽性胆囊炎

a、b. 增强 CT 示两名坏疽性胆囊炎患者不规则的胆囊壁(箭)、胆囊壁增厚及胆囊周围炎

四、气肿性胆囊炎

气肿性胆囊炎是急性胆囊炎的一种罕见的危及生命的并发症,特征为产气菌引起的胆囊壁内和(或)腔内积气。气肿性胆囊炎死亡率高,特别是被漏诊时。在超声下,气体表现为远场边界模糊的声影。CT 可以准确区分胆囊壁积气与瓷胆囊(图 2-9)。

五、胆囊穿孔

胆囊穿孔是坏疽性胆囊炎较常见的并发症,致死率高,为 19% ～ 24%[1,2]。胆囊穿孔通常伴有弥漫性腹膜炎、胆囊周围脓肿及胆囊肠道瘘(慢性胆囊穿孔)。

胆囊穿孔常见于胆囊底,可进展为胆囊周围脓肿或肝脓肿、胆囊肠道瘘或胆汁性腹膜炎。胆囊穿孔的CT表现为胆囊壁缺损或凸起、大网膜

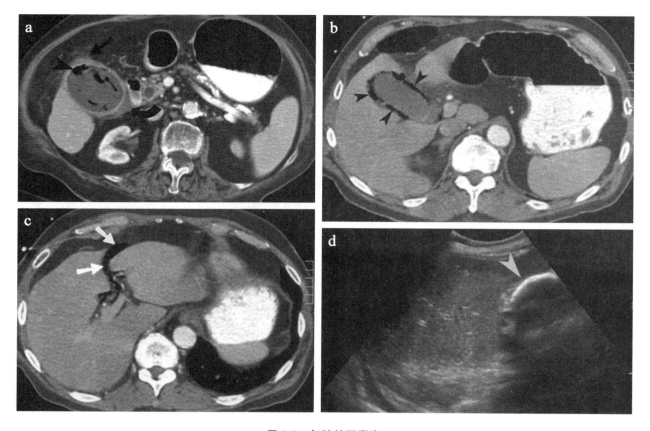

图 2-9 气肿性胆囊炎

a. 增强 CT 示胆囊周围炎(箭)、胆囊周围积液(弯箭)和胆囊腔内积气(箭头)。患者既往 CT 检查未出现胆囊积气。b、c. 增强 CT 示胆囊壁积气(箭头)。沿肝圆韧带走行区亦见气体影(箭),表明存在伴随的胆囊穿孔。d. 超声显示胆囊腔内的空气回声(箭头),伴远场边界模糊的声影

或肠系膜出现条纹密度影、胆囊周围积液以及胆囊壁条纹状改变(图 2-10)。

胆囊穿孔治疗方法为胆囊切除术(外科切除及经腹腔镜切除)。

六、胆囊扭转

胆囊扭转是非结石性胆囊炎的一个特征,最常见于老年女性。肠系膜过长或缺损导致胆囊易以自身为轴发生异常转动。胆囊局部扭转(<180°)导致胆囊管梗阻;胆囊完全性扭转(>180°)导致胆囊血供中断,出现缺血和坏疽。

在美国,大量的胆囊疾病被误诊,很多胆囊壁增厚、胆囊壁间或腔内积气是由坏疽导致的[2]。

七、胆道梗阻

胆道梗阻继发黄疸常出现疼痛、恶心和呕吐

等症状。当可疑恶性肿瘤为胆道梗阻原因时,CT 是首选的检查方法。MRCP 是诊断胆总管结石灵敏度最高的无创性检查方法(图 2-11),因此,当可疑胆总管结石为胆道梗阻原因时,MRCP 是首选的检查方法。超声在确定胆管梗阻的部位及原因方面略逊于 CT 检查或 ERCP。

虽然 ERCP 的检查费用较其他检查手段昂贵,但它仍是出现胆总管结石症状患者的首选检查方法。ERCP 出现并发症的概率以及诊断准确率较经皮肝穿刺胆道造影(PTC)低。当患者可疑恶性胆道梗阻而 CT 表现为阴性时,ERCP 和内镜超声可以提供细胞学水平的诊断。由于 ERCP 并发症的发生率为 3%、死亡率为 0.4%,所以使用 MRCP 可以降低 ERCP 滥用。当高度怀疑胆总管结石并且需要进行干预治疗时,ERCP 为首选检查方法。当梗阻位于胆道近端时,PTC 为合

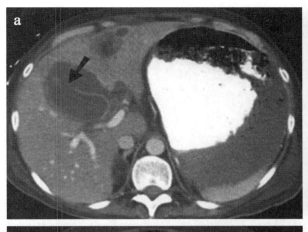
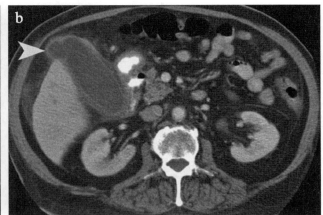
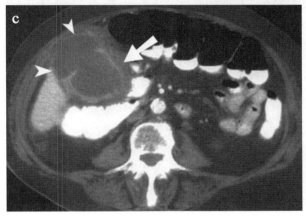

图 2-10　胆囊穿孔

a. 轴位增强 CT 扫描示胆囊壁不连续性(箭)及胆囊周围积液。b. 非结石性胆囊炎患者行胆囊造口术 3 个月后,增强 CT 扫描示急性胆囊炎伴胆囊底局部穿孔(箭头)。胆囊底穿孔位于之前放置胆囊管的入口处。c. 增强 CT 扫描示胆囊壁穿孔,伴胆囊周围严重的炎性改变(箭)及胆囊壁水肿。胆囊前方可见胆囊穿孔后胆汁淤积(箭头)

适的检查方法。在临床实践中,PTC 常在 ERCP 失败后进行。

无法手术切除胰头癌、多发性胆管狭窄及弥漫性胆管狭窄的患者可采用经皮胆管减压术,通过导管来减低扩张胆管的压力[6]。

八、胆　管　炎

细菌性胆管炎常继发于胆汁淤积、胆管梗阻及胆囊压力增加,由胆道内的细菌定植导致。除了胆总管结石,其他导致胆管炎的病因包括恶性肿瘤、硬化性胆管炎和医源性胆囊炎。

导致胆管炎的原因包括细菌、寄生虫和病毒(AIDS 患者)。艾滋病胆道疾病为后天获得性硬化性胆管炎,常见于 CD4 计数 $<100/mm^3$ 的患者。移植术后患者胆管炎的病因可能为细菌(鸟

型分枝杆菌)、病毒(腺病毒、巨细胞病毒及隐孢子虫)、真菌(念珠菌及微孢子)[7,8]。

典型的临床表现(Charcot 三联征)为发热、腹痛及黄疸。免疫力低下患者的临床表现不如免疫力正常患者的临床表现典型。

超声是可疑胆管炎的首选检查手段,可显示胆管扩张、胆管壁增厚、积液及脓肿形成。MR 表现为楔形、T_2WI 高信号的病灶或受感染胆管周围肝实质呈 T_2WI 高信号。楔形、胆管周围或斑片状强化常出现于动脉期。肝斑片状强化、十二指肠乳头膨出与强化常见于化脓性胆管炎。胆管壁强化常见,于 T_1WI 钆剂增强扫描延迟期显示最佳(图 2-12)。

艾滋病患者影像学表现常与硬化性胆管炎相似(图 2-13),包括肝内外胆管扩张、囊状扩张、胆

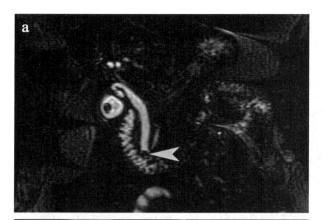

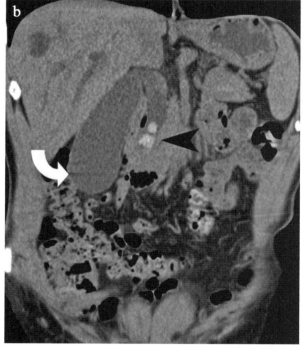

图 2-11　胆总管结石

a. MRCP 示胆总管扩张,胆总管末端的胆总管结石(箭头)。b. 冠状位 CT 重建示两个结石(箭头)位于胆总管末端,导致胆道梗阻,并继发胆囊增大(弯箭)

管狭窄、胆管截断、胆道不规则增厚、乳头状狭窄及胆囊炎等[7]。

　　细菌性胆管炎的并发症包括败血症、肝脓肿、门静脉血栓形成、胆汁性腹膜炎、反复发作的化脓性胆管炎、硬化性胆管炎及化脓性胆管炎。

九、胆道出血

　　胆道出血为来源于胆道的上消化道出血。典

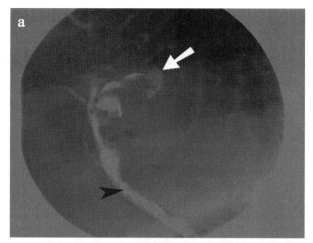

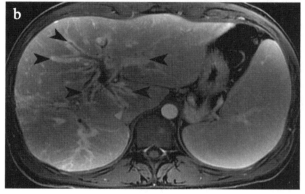

图 2-12　化脓性胆管炎

a. ERCP 示不规则的胆道、胆总管结石(箭头)、胆管内碎片及肝脓肿(箭)。b. T_1WI 钆剂增强 MR 示胆管扩张以及显著强化的胆管壁(箭头)

型的临床表现为 Quincke 三联征,即右上腹疼痛、上消化道出血及黄疸。

　　胆道出血最常见的病因是腹部钝器伤及穿透伤,其他病因包括恶性肿瘤、动脉瘤破裂、出血性胆囊炎及血液病(图 2-14)。

　　胆道出血的影像学表现包括血凝块和血性胆汁,前者为胆囊腔内的充盈缺损,后者在平扫 CT 和 MR 图像上的密度或信号强度不恒定(MR 表现为 T_1WI 信号强度增加,T_2WI 信号强度减低)。其他影像学表现包括胆囊内液体分层、假性动脉瘤及 CT 增强扫描对比剂外渗。胆道出血确诊可经胃镜或血管造影证实。

　　治疗胆道出血可采用非手术治疗(最常见)、动脉内栓塞术或手术治疗。

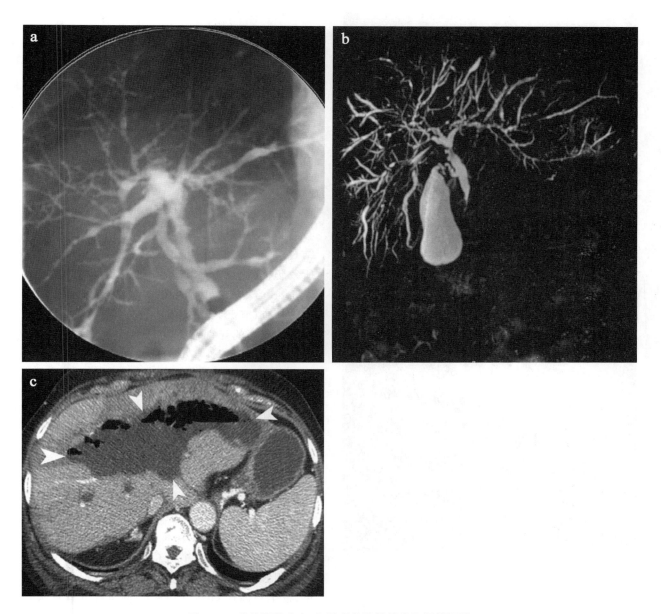

图 2-13　其他胆道病变,包括硬化性胆管炎和胆管坏死

a. 硬化性胆管炎。ERCP 示左、右肝管多发的胆管扩张、狭窄及截断表现。b. 硬化性胆管炎。MRCP 示多发肝内胆管狭窄及扩张。c. 肝移植术后肝动脉闭塞患者增强 CT 扫描示胆管坏死。胆管壁坏死脱落后继发胆管扩张(箭头)

十、胆石性肠梗阻

胆石性肠梗阻是由复发性胆石性胆囊炎形成胆囊小肠瘘导致的。胆石性肠梗阻常见于有胆结石病史的老年女性(70~75 岁,男:女=1:5)[7,8]。尽管胆石性肠梗阻在小肠梗阻中不足 1%,但在老年人群中该比例则上升至 20%[9,10]。

由于解剖上胆囊与十二指肠及横结肠相接触,胆囊穿孔可形成瘘与上述结构相交通。胆囊十二指肠瘘是最常见的胆囊瘘,胆结石可通过瘘管排入小肠。尽管大部分胆结石通过肠管时不会引起肠梗阻(85%),但较大的胆结石可能导致小肠梗阻(15%)(图 2-15)。小肠梗阻的好发部位为回肠,因为回肠是小肠最狭窄的部位(表 2-4)。胆结石造成胃幽门或十二指肠梗阻十分罕见,称为Bouveret 综合征[11]。

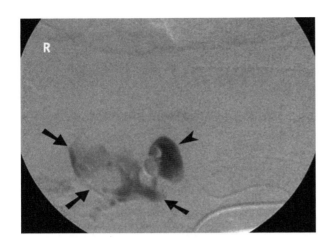

图 2-14　胆道出血

常规血管造影显示外伤后假性动脉瘤(箭头)及对比剂外渗(箭)。随后,假性动脉瘤采用血管内介入栓塞术治疗

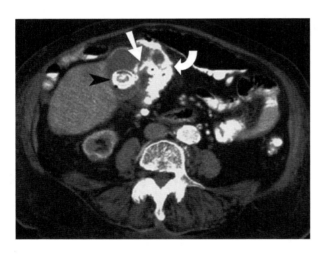

图 2-15　胆囊结肠瘘

轴位 CT 增强扫描示对比剂(箭)经胆囊结肠瘘自横结肠(弯箭)回流入胆囊腔内。胆囊内可见胆囊结石(箭头),与结肠内造影剂相邻

表 2-4　胆石性肠梗阻的阻塞部位

1. 回肠末端(60%)

2. 近端回肠(30%)

3. 远端空肠(5%~10%)

4. 结肠或直肠(2%~4%)

5. 十二指肠(1%~3%)

胆石性肠梗阻患者 X 线片上可见胆道积气(占 1/3)及小肠内多发气-液平面(图 2-16a)。X 线片并不总能显示胆囊内气体,这常导致确诊的延误[12]。超声检查时,由于积气及胆囊的收缩(慢性炎症),很难辨认胆囊。超声检查可以发现肠管扩张,但是很难发现肠梗阻的部位。CT 检查可以很好地显示所有诊断所必需的征象。胆石性肠梗阻患者 CT 增强扫描可显示 Rigler 三联征,即小肠襻扩张、胆道积气及异位钙化结石(图 2-16b~d)。

Bouveret 综合征(十二指肠或幽门梗阻)是胆石性肠梗阻的一种少见类型,常见于老年女性,胆结石位于十二指肠或胃内(图 2-16e)[13]。胆结石所致肠梗阻 30%~50% 的病例可见胆道积气[14]。Bouveret 综合征可由内镜检查(60%)、上消化道相关检查(45%)或腹部 X 线片(23%)确诊。近年来该疾病的死亡率约为 12%[13]。

典型的胆石性肠梗阻通常在直径>2.5cm 的结石移行至小肠时发生[15]。对于老年患者,建议尽早行腹部 CT 扫描观察肠梗阻,因为与年轻人相比,胆石性肠梗阻在老年人中的发病率极高[16]。

十一、胆道术后并发症

在美国,因为各种原因(梗阻性黄疸或胰胆管病变)每年约有 150 万患者接受胆囊切除手术,8 万患者接受胆道外科手术。这些手术的并发症发生率为 14.3%,死亡率为 0.52%[17]。

胆囊切除手术发生腹腔内胆结石存留并不少见,发生率高达 40%。遗漏的胆结石可导致脓肿(肝周脓肿、骨盆脓肿或腹壁脓肿)及胆道小肠瘘(图 2-17)[18]。

在 CT 或超声图像上,胆汁瘤边缘清晰,但大多数无明确的囊腔(图 2-18)。胆囊切除术后,Luschka 胆管(引流部分肝右叶胆汁的小胆管)与胆囊管残端相通可导致胆汁在肝下淤积(图 2-19)。Luschka 胆管或胆囊下肝管是起源于肝右叶、通过胆囊窝的小胆管。Luschka 管损伤是胆囊切除术后胆漏的第二大常见原因。

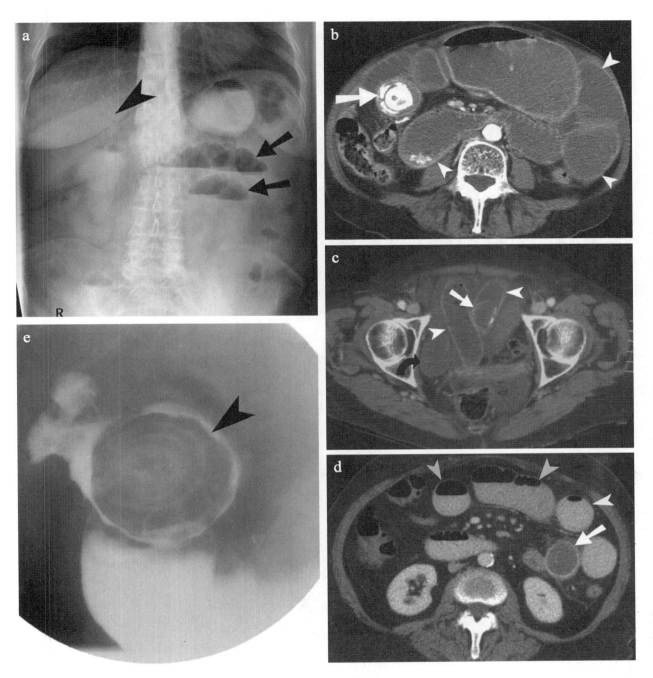

图 2-16　胆石性肠梗阻

　　a. 胆石性肠梗阻患者 X 线片示胆道积气（箭头）以及扩张的小肠肠腔内多发气-液平面（箭）。b～d.3 位不同胆石性肠梗阻患者增强 CT 扫描示结石梗阻（箭）导致小肠肠管扩张（箭头），其中一位患者盆腔内存在游离液体（弯箭）。e.1 例患有 Bouveret 综合征的患者上消化道造影显示一枚直径约 6.8cm 的胆结石（箭头）嵌顿于十二指肠球部导致胃幽门梗阻

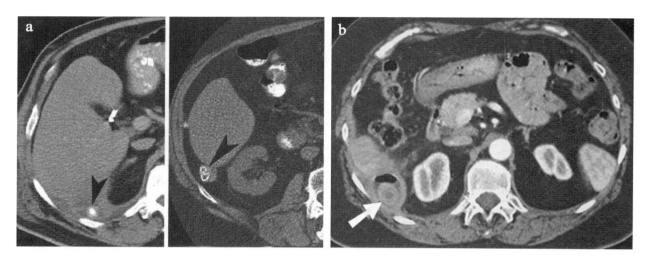

图 2-17　遗留的胆结石

a. 2 例远期胆囊切除术患者增强 CT 扫描示肝尾侧边缘处遗留的胆结石（箭头）。b. 1 例经腹腔镜行胆囊切除术患者，术中胆结石遗留腹腔，增强 CT 扫描示肝肾隐窝（Morrison's pouch）遗留的胆结石周围脓肿形成（箭）

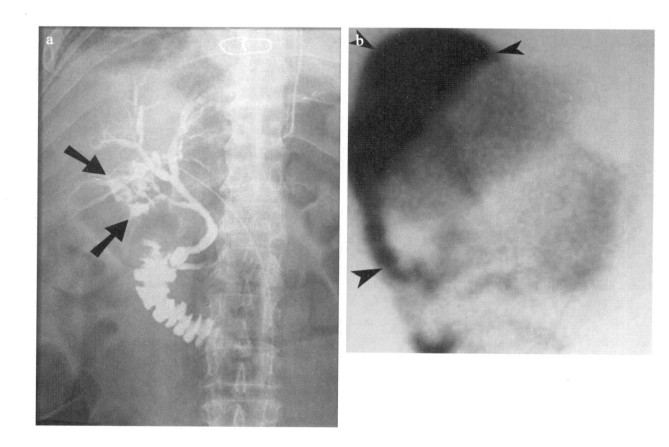

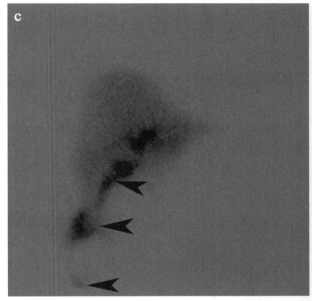

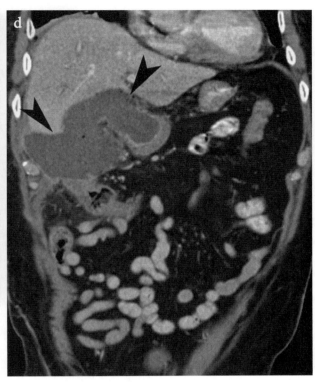

图 2-18　胆囊切除术后胆漏

　　a. 1 例近期行胆囊切除术患者术后胆囊管残端破裂,经皮经肝胆囊管造影显示造影剂经胆囊管残端渗出(箭)。b、c. 放射性核素肝胆显像示放射性示踪剂从胆道系统漏出聚集于腹膜腔内(箭头)。d. 腹部冠状位 CT 重建示在肝右叶下方胆汁瘤(箭头)

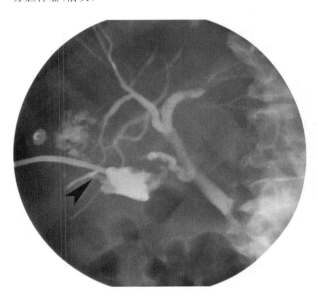

图 2-19　胆囊切除术后胆汁瘤与 Luschka 胆管相交通

　　胆汁瘤影像引导下猪尾导管引流,猪尾导管注入造影剂后显示胆汁瘤与 Luschka 管相交通(箭头)

　　胆囊切除术后继发胆汁瘤可经影像引导下经皮导管穿刺引流术进行引流。ERCP、PTC 及 CT 是常用的诊断胆漏的影像学方法。ERCP 可对胆囊切除术后胆漏患者在诊断的同时进行治疗(支架置入及鼻胆管引流术)。

　　胆囊切除术的其他并发症包括胆道穿孔、胆管狭窄、手术纱布遗留、胆汁性腹膜炎及出血(图2-20)。

十二、教 学 点

　　1. 诊断急性胆囊炎首选的影像检查方法为超声检查和放射性核素肝胆显像。

　　2. 超声检查优于放射性核素肝胆显像,因为前者具有更广泛的适用性及更短的检查时间,并且可确诊胆囊结石及胆总管结石。

　　3. 虽然超声检查和放射性核素肝胆显像检查灵敏度都很高,但超声检查的灵敏度及特异度均较放射性核素肝胆显像为低。

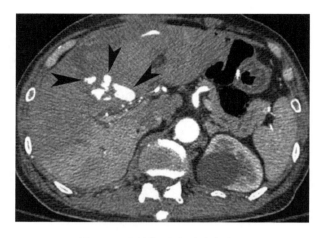

图 2-20　胆囊切除术后继发出血

胆囊切除术后腹部增强 CT 扫描示对比剂外渗（箭头）进入胆囊窝内

4. CT 和 MRI 为二线影像检查方法，主要应用于超声检查结果不明确时。

5. CT 在诊断急性胆囊炎并发症及肝外胆管阻塞方面有极大的优势。

参 考 文 献

［1］　Watanabe Y，Nagayama M，Okumura A，et al. MR imaging of acute biliary disorders. Radiographics，2007，27：477-495.

［2］　Hanbidge AE，Buckler PM，O'Malley ME，et al. From the RSNA refresher courses：imaging evaluation for acute pain in the right upper quadrant. Radiographics，2004，24：1117-1135.

［3］　Bortoff GA，Chen MYM，Ott DJ，et al. Gallbladder stones：imaging and intervention. Radiographics，2000，20：751-766.

［4］　Leopold GR. The acute abdomen：ultrasonography. Radiographics，1985，5：273-283.

［5］　Teefey SA，Baron RL，Bigler SA. Sonography of the gallbladder：significance of striated（layered）thickening of the gallbladder wall. AJR Am J Roentgenol，1991，156：945-947.

［6］　May GP，James EM，Bender CE，et al. Diagnosis and treatment of jaundice. Radiographics，1986，6：847-890.

［7］　Catalano OA，Sahani DV，Forcione DG，et al. Biliary infections：spectrum of imaging findings and management. Radiographics，2009，29：2059-2080.

［8］　Murthy GD. Bouveret's syndrome. Am J Gastroenterol，1995，90（4）：638-639.

［9］　Delabrousse E，Bartholomot B，Sohm O，et al. Gallstone ileus：CT findings. Eur Radiol，2000，10（6）：938-940.

［10］　Madrid A. Image of the month-diagnosis. Gallstone ileus. Arch Surg，2003，138（7）：808.

［11］　Tuney D，Cimsit C. Bouveret's syndrome：CT findings. Eur Radiol，2000，10（11）：1711-1712.

［12］　Swift SE，Spencer JA. Gallstone ileus：CT findings. Clin Radiol，1998，53（6）：451-454.

［13］　Frattaroli FM，Reggio D，Guadalaxara A，et al. Bouveret's syndrome：case report and review of the literature. Hepatogastroenterology，1997，44（16）：1019-1022.

［14］　Herbener TE，Basile V，Nakamoto D，et al. Abdominal case of the day. Bouveret's Syndrome. AJR Am J Roentgenol，1997，169：252-253.

［15］　Romano DR，Gonzalez EM，Romero CJ，et al. Duodenal obstruction by gallstones（Bouveret's syndrome）. Presentation of a new case and literature review. Hepatogastroenterology，1997，44：1351-1355.

［16］　Coulier B，Coppens JP，Broze B. Computed tomographic diagnosis of biliary ileus. J Belge Radiol，1998；81（2）：75-78.

［17］　Ghahremani GG，Crampton AR，Bernstein JR，et al. Iatrogenic biliary tract complications：radiologic features and clinical significance. Radiographics，1991，11：441-456.

［18］　McDonald MP，Munson JL，Sanders L，et al. Consequences of lost gallstone. Surg Endosc，1997，11（7）：774-777.

第 3 章

急性阑尾炎

Ajay Singh, Benjamin Yeh, Robert A. Novelline

一、正常解剖

阑尾又称蚓突,是一个狭长(长 2～20cm)的管状憩室,起自盲肠顶端并向后内侧延伸(图 3-1和图 3-2)。阑尾位于盲肠后方(58%)、骨盆(22%)或盲肠旁(12%)[1]。

二、病理生理学

阑尾炎最常见于细菌感染引起的阑尾腔梗阻。阑尾梗阻的原因包括阑尾粪石、异物、狭窄、淋巴增生或罕见于寄生虫感染(图 3-3)。如果梗阻持续存在,阑尾管腔内压力增高超过阑尾静脉,可导致静脉阻塞和阑尾壁缺血。

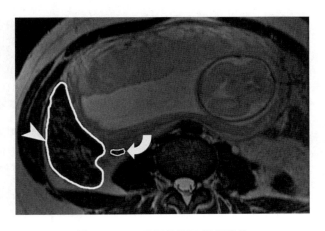

图 3-2 MRI 示正常阑尾解剖结构
轴位 FSE 序列 T_2WI 示盲肠内侧(箭头)的正常阑尾(弯箭)。正常阑尾 T_2WI 呈低至中等信号,位于盲肠 2～6点方向

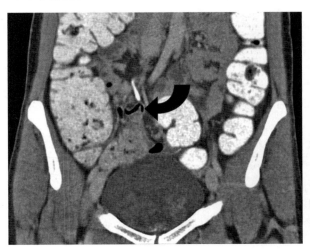

图 3-1 钡灌肠和 CT 扫描示阑尾正常解剖结构
腹部冠状位 CT 重建示盲肠内侧充气的正常阑尾(弯箭)。正常阑尾直径<7mm

三、阑尾炎的病理分期

阑尾炎的病理分期可分为以下 3 个阶段。

1. 急性卡他性阑尾炎 早期少量中性粒细胞浸润,无阑尾穿孔。阑尾炎症可自行痊愈或发展为第二阶段。

2. 化脓性阑尾炎(蜂窝织炎) 可见中性粒细胞浸润、溃疡及坏死。该期阑尾炎症自行痊愈者罕见,并有阑尾穿孔的倾向。

3. 坏疽性阑尾炎 可见坏死、溃疡、坏疽及腹膜炎,无自愈的可能。

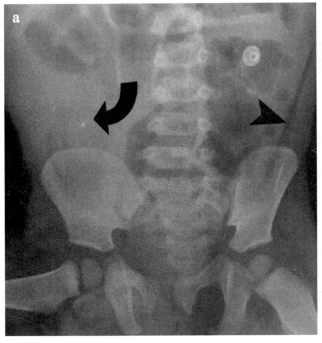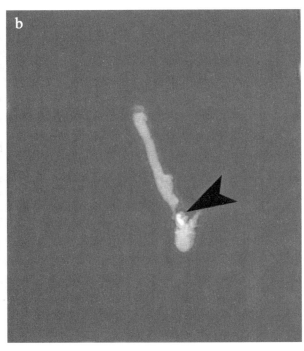

图 3-3　急性阑尾炎 X 线片表现

a. 腹部 X 线片示右腹部一个小的阑尾粪石(弯箭)。右侧腹脂线由于阑尾炎感染而消失,左侧腹脂线(箭头)显示清晰。腹部右下象限含气的小肠环形结构消失。以上均为麻痹性肠梗阻的影像学表现。b. 手术标本的 X 线片示阑尾粪石(箭头)位于阑尾基底部

四、阑尾炎超声、CT 及 MR 检查现状

目前,大多数临床怀疑阑尾炎的患者,在行外科切除手术前,均需进行口服或直肠引入对比剂后、静脉注射增强对比剂的 CT 检查。

超声检查是儿童或孕妇可疑阑尾炎时的首选检查方法。

MR 检查适用于孕妇超声不能诊断或无法确诊时。

自 20 世纪 90 年代末第一篇阑尾炎的 CT 实用性报道问世以来,应用 CT 诊断腹部右下象限疼痛的文献数量大幅增加。Rao 等发现对可疑阑尾炎的患者应用 CT 检查,可改善患者的护理,并可因避免不必要的剖腹探查手术而节省 447 美元/人的医疗费用(表 3-1),CT 应用于阑尾炎检查后,阴性探查率从之前的 20% 下降至 7%[4,5]。

表 3-1　超声检查与 CT 检查的优劣势对比

超声检查	CT 检查
1. 相对便宜(检查费＝50.28 美元)	1. 费用较高(检查费＝112.32 美元)[2]
2. 适用性广泛	2. 适用性较局限
3. 可更好地评价女性骨盆病变	3. 可更好地显示正常阑尾(成年人 85%,儿童＞69%)、蜂窝织炎及脓肿[3]
4. 无电离辐射(更适用于儿童及孕妇)	4. 电离辐射(10mSv)
5. 灵敏度较 CT 低(灵敏度为 75%～85%)	5. 阑尾炎诊断准确度高(灵敏度为 90%～100%)
6. 受操作者经验影响,气体干扰使得检查不充分	6. 不受操作者的影响

（一）CT 扫描参数

1. 静脉注射对比剂：370mg/100cc 速率为每秒 3.5ml，延迟 150 秒后扫描。

2. 120kV；150mA；层厚 2.5mm。

3. CT 扫描范围为 L_3 椎体至耻骨联合水平。

4. 矢状位及冠状位 3mm 重建。冠状位重建图像可使放射医师更好地确定阑尾位置及诊断急性阑尾炎[6]。

5. 口服（2％硫酸钡悬浊液）或直肠注入（3％硫酸钡悬浊液 1L）。ACR 标准认为采用口服及直肠注入对比剂的方法评估右下腹部疼痛是较为合适的方法。

直肠引入造影剂而非口服造影剂的优点在于减少医师的扫描程序以及缩短准备到扫描开始的时间。盲肠被造影剂填充时阑尾极有可能同时密度增高。直肠引入造影剂的缺点为增加患者的不适感，以及由于盲肠内压力增高使得阑尾在理论上出现破裂的风险。85％的成年人可观察到阑尾，但儿童因缺乏腹腔内脂肪而显示概率较低（69％）。

（二）CT 影像学表现

1. 阑尾口径：宽度为 7mm 或更宽。单以此为标准并不具备很高的阳性预测价值，因为高达 42％的正常人阑尾口径＞7mm。

2. 阑尾壁厚＞3mm。

3. 阑尾壁强化，均匀强化或分层状强化（图 3-4）。

4. 阑尾腔内无造影剂填充。

5. 阑尾周围炎症。

6. 阑尾粪石（图 3-5）：10％的 X 线片和 30％的 CT 可显示阑尾粪石。CT 上孤立的阑尾粪石不足以作为唯一的诊断依据来确诊急性阑尾炎[7]。使用骨窗可增加阑尾粪石的显示率[8]。

7. 箭头征（arrowhead sign）：盲肠出现箭头状形态是由管腔内造影剂灌进痉挛的盲肠内所致（图 3-6），为炎症由阑尾扩散至盲肠的指征。

8. 盲肠条带征（cecal bar sign）：指阑尾基底部的盲肠水肿、条带状增厚（图 3-7）。

9. 高密度阑尾：是指阑尾在平扫 CT 上密度增高，该征象出现于 33％的急性阑尾炎患者[9]。

10. 阑尾管腔内积液的最大深度＞2.6mm：该征象对诊断无阑尾周围炎症的阑尾炎十分有帮助[10]。

（三）并发症

阑尾穿孔、脓肿及败血症是急性阑尾炎最可怕的并发症。阑尾穿孔的发生率为 20％～25％，在幼儿及老年人群中的发生率更高（40％～70％）。炎症扩散到阑尾外围可形成蜂窝织炎及脓肿。炎症周围组织粘连可导致小肠梗阻。无腹部手术史患者出现小肠梗阻时，急性阑尾炎应作为鉴别诊断之一。

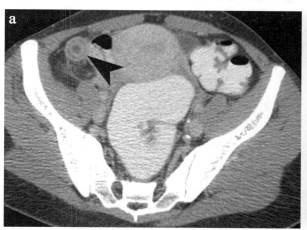 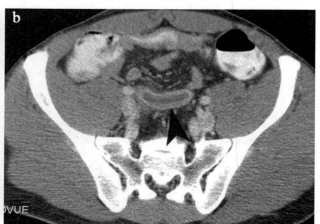

图 3-4 急性阑尾炎阑尾壁的影像学改变

a 和 b. 急性阑尾炎患者 CT 增强扫描示阑尾壁分层、增厚（箭头）。内部环形高密度代表黏膜强化，外部的环形高密度代表浆膜强化

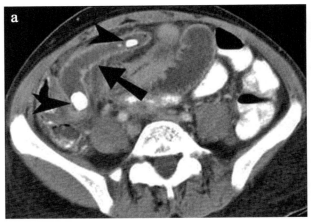 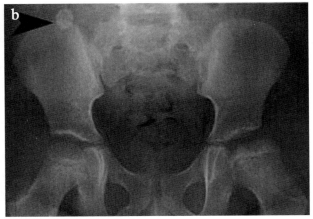

图 3-5　阑尾粪石 CT 及 X 线片表现

a. 轴位 CT 增强扫描示显著增大的阑尾（箭），其内多发的阑尾粪石（箭头）。毗邻的骨盆内小肠出现肠梗阻改变。
b. 腹部 X 线片示分层状的阑尾粪石（箭头）位于腹部右下象限。在腹部 X 线片上有 10％的阑尾炎可显示阑尾粪石

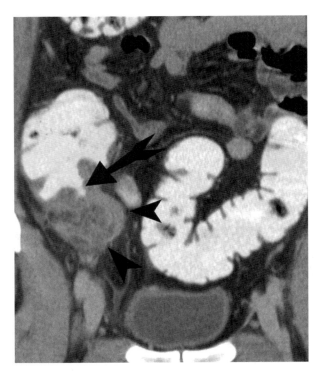

图 3-6　箭头征

CT 增强扫描示盲肠内灌入（箭）造影剂呈箭头形状，尖端指向感染的阑尾基底部（箭头）。出现箭头征代表炎症已从阑尾基底部扩散至盲肠壁

阑尾炎 5 个特殊 CT 征象[11]（图 3-8—图 3-10）如下。

1. 阑尾周围积气。

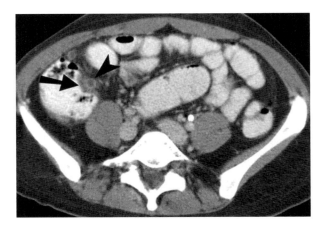

图 3-7　盲肠条带征

CT 增强扫描示毗邻感染的阑尾（箭头）的盲肠呈斑块状增厚（箭）

2. 阑尾周围的粪石。

3. 脓肿。

4. 蜂窝织炎。

5. 强化的阑尾壁缺损（灵敏度为 64％）。

（四）超声成像

腹壁逐步加压超声使用曲线探头，较胖的患者使用 3.5MHz 探头，较瘦的患者使用 5MHz 探头。逐步加压超声成像通常沿肝上缘至骨盆边缘进行横断面、矢状面及斜切面的连续扫描。扫描范围内含气小肠所带来的影响可采用对小肠均匀加压的方式加以消除。大多数儿童可显示正常阑

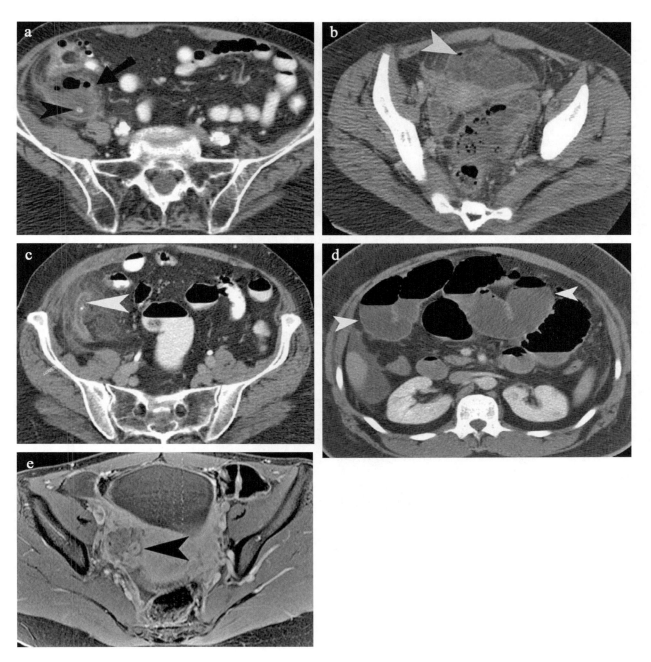

图 3-8　阑尾穿孔

　　a. CT 增强扫描示阑尾穿孔形成腹部右下象限脓肿（箭）。脓腔内可见直径约 7mm 的阑尾粪石（箭头）。b. CT 增强扫描示盆腔前部的微小阑尾外积气（箭头），代表阑尾穿孔，表明炎症扩散至腹腔内脂肪。c. CT 增强扫描示阑尾内侧壁（箭头）不连续，证明阑尾穿孔。腹部右下象限可见阑尾内一微小的阑尾粪石，并伴周围炎症。d. 一急性阑尾炎继发小肠梗阻患者 CT 增强扫描示小肠腔积气扩张（箭头）。e. 钆剂 T_1WI MR 增强扫描示位于子宫右侧增厚的阑尾壁（箭头），伴周围蜂窝织炎

尾，仅有少部分成年人（＜10％）能够观察到正常阑尾。阑尾穿孔造成阑尾腔内气体压力减小、管腔闭合，导致超声诊断急性阑尾炎的灵敏度下降。

一般来说，超声诊断急性阑尾炎的灵敏度（74.2％）较文献报道 CT 诊断急性阑尾炎的灵敏度（100％）低[12]。一篇 Meta 分析对比研究

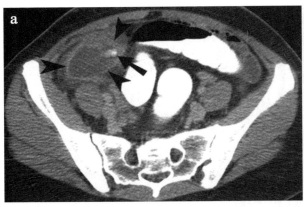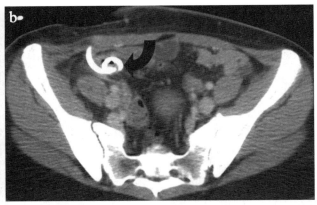

图 3-9　阑尾穿孔合并脓肿形成

　　a. 盆腔 CT 增强扫描示盆腔右下象限直径约 5cm 的脓肿（箭头），其内可见一阑尾粪石（箭）。b. 轴位 CT 平扫示一 10-French Dawson-Mueller 猪尾引流管（弯箭）置于脓腔引流。注意通过导管引流后，脓腔已完全消失

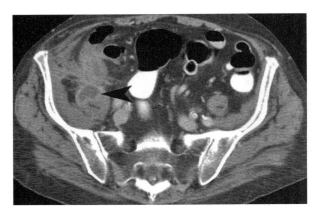

图 3-10　阑尾炎穿孔合并腰大肌脓肿形成

　　CT 增强扫描示位于右侧腰大肌、环形强化的脓肿（箭头），继发于阑尾炎穿孔。盆腔右下象限、腰大肌前方可见局部蜂窝织炎

（1966－2006 年）指出，CT 与逐步加压超声成像的灵敏度分别为 91% 和 78%[13]。

（五）急性阑尾炎的超声表现

　　1. 无压缩、无蠕动的管状盲端结构（图 3-11）。

　　2. 肌层外缘间阑尾管径 >6mm。

　　3. 阑尾粪石，显示为干净的远场声影。

　　4. 脂肪炎症引起"强回声肿块效应"。

　　5. 彩色多普勒超声可见阑尾壁血流量较正常肠管增加。

（六）急性阑尾炎的特殊表现

　　阑尾尖端部炎症而基底部正常可提示阑尾炎（图 3-12）。阑尾近端塌陷或填充空气/对比

剂[14]。因为阑尾基底部无炎性改变，所以无盲肠条带征及箭头征出现。整个阑尾均不显示的情况下，超声诊断急性阑尾炎的灵敏度下降。

　　阑尾残株炎（图 3-13）指急性阑尾炎波及阑尾切除术后的残端。阑尾残株炎罕见，全球文献报道不足 40 例。文献报道可见于经腹腔镜或开腹阑尾切除术，由腹腔镜或开腹阑尾切除术后残端腔梗阻引起。CT 扫描可发现阑尾残端周围的炎性改变。

　　急性阑尾炎可发生在非常规的位置上，文献报道可位于疝囊、左腹部，甚至位于胸腔内（图 3-14）。阑尾位于腹股沟疝囊内称为 Amyand 疝。自愈性急性阑尾炎非手术治疗后复发率较高，可见于 38% 的自愈性急性阑尾炎患者。

（七）妊娠期急性阑尾炎

　　急性阑尾炎是妊娠期腹部疼痛最常见的原因。孕妇的发病率为 1:（800～1500）。对孕妇进行临床体格检查确诊急性阑尾炎的准确度较低，因为孕妇临床症状无特异性，并且阑尾头部会随着妊娠子宫带来的网膜位置改变而移动（图 3-15a）。白细胞计数增多在非妊娠患者急性阑尾炎发病时占 80%，而在妊娠期间则为正常的生理反应，从而降低了其对妊娠期急性阑尾炎的诊断价值。

　　急性阑尾炎首选的检查方法是逐步加压超声检查。如果超声无法诊断或结果不明确时，可使用 MR 平扫代替。由于 CT 增强扫描检查存在电

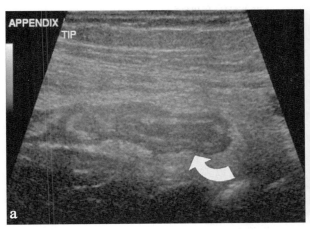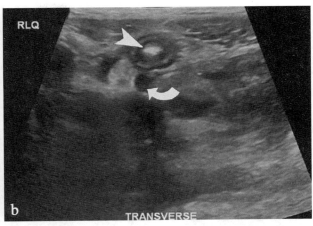

图 3-11　急性阑尾炎的超声表现

　　a. 逐级加压超声成像示管状盲端结构,管壁增厚,直径约 12mm,符合急性阑尾炎表现。b. 阑尾炎穿孔。腹部右下象限可见一无压缩的管状结构,其内可见阑尾粪石(箭头)。感染的阑尾周围可见游离性液体(弯箭)

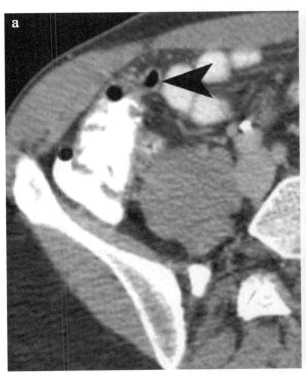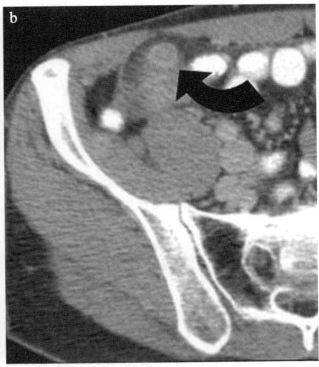

图 3-12　阑尾末端

　　a. 盆腔轴位 CT 增强扫描示正常阑尾腔邻近阑尾基底部(箭头)。b. 阑尾尖端部炎症(弯箭)

离辐射,所以与超声和 MR 检查相比,CT 增强扫描不适用于阑尾炎的评估。

　　(八)MR 成像

　　MR 检查是孕妇在超声无法诊断或诊断不明确时的首选检查方法(彩图 3-15a)。通常采用 4

个扫描序列,包括 T₂ 单次激发快速自旋回波序列(SS-FSE)、T₂FSE、短 T₁ 反转恢复序列及钆剂注射前、后 T₁ 序列[15]。3 个水平面的 SS-FSE 序列用以确定阑尾的位置,然后采用 STIR 及 FSE T₂WI。STIR序列识别正常阑尾的能力较差,但在

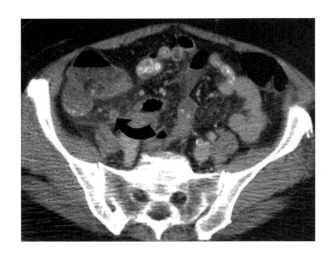

图 3-13 阑尾残株炎
盆腔 CT 增强扫描示盲肠后内侧阑尾残株炎症(弯箭)

识别早期水肿及炎症方面表现卓越。STIR 序列可进行病理学水平的诊断,灵敏度高,表现为 T_1、T_2 弛豫时间延长。

静脉内注射钆对比剂增强检查仅适用于未妊娠患者,因为钆剂属于 C 类药物,已知对动物具有致畸作用。70%～100%的患者于 MR 成像可观察到阑尾;反之,CT 检查中 90%～100%的患者可观察到阑尾。据报道,MR 诊断急性阑尾炎的灵敏度为 75%～100%[15～23]。

急性阑尾炎 MR 影像学表现为阑尾扩张、阑尾周围炎症、阑尾壁增厚及阑尾明显强化(图 3-15b、c)。

(九)术后并发症及介入治疗

阑尾粪石的遗留或掉落是一种罕见的术后并发症,文献报道不足 40 例。未来可能以遗留的阑尾粪石(图 3-16)为中心形成腹腔内脓肿,因此需要手术清除。影像学表现为脓肿内一个或多个高密度灶,大部分位于肝肾隐窝(Morrison's pouch)或盲肠旁区。对于被选中的阑尾粪石掉落而形成脓肿的患者来说,CT 引导下导管引流术已被证明可以避免外科手术。在一篇文献报道中,在影像引导下应用镍钛合金石笼(Witch nitinol stone basket)成功地将阑尾粪石取出[24]。

影像引导下猪尾导管引流是治疗阑尾切除术后脓肿的主要手段,并已被证明在引流腹腔积脓方面具有很高的成功率(图 3-17)。

腹腔阑尾粪石遗留的传统治疗方法为采用开腹或腹腔镜手术来引流脓液和取出结石。已有文献报道采用镍钛合金石笼经皮取出阑尾粪石(图 3-18,彩图 c)。尝试采用影像引导下导管引流经皮或非经皮取石可能为避免重复手术带来益处。

五、教 学 点

1.CT 是评估急性右下腹部疼痛的首选检查方法。

2.超声是评估儿童和孕妇急性右下腹部疼痛的首选检查方法。

3.MR 检查是确诊急性阑尾炎的二线检查方法,常于超声对孕妇无法诊断或诊断不明确时采用。

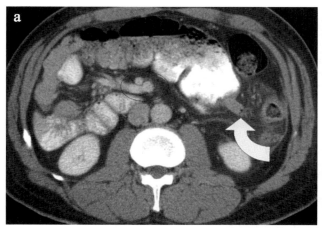
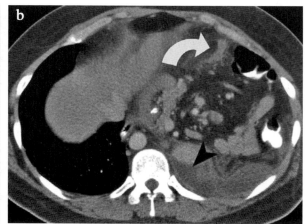

图 3-14 特殊位置阑尾炎
a. 一小肠旋转不良患者 CT 增强扫描示位于左腹部的阑尾炎(弯箭)。注意肠系膜动、静脉间的异常关系(椭圆)。b. 左侧膈疝患者 CT 增强扫描示位于胸腔内的阑尾炎(弯箭)。因存在左侧膈下脓肿(箭头),该患者需行开腹阑尾切除手术

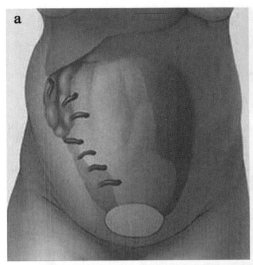

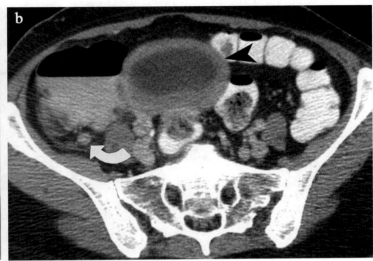

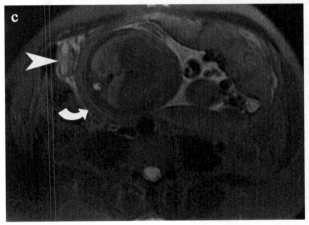

图 3-15　急性阑尾炎及孕妇

　　a. 妊娠期间阑尾的位置变化。妊娠进展至妊娠中期时,阑尾移动出腹部右下象限。b. CT 增强扫描示增大的子宫(箭头),其内包含妊娠囊。腹部右下象限可见阑尾炎(弯箭)及阑尾周围炎症。c. 轴位 T_2 WI FSE 序列示一扩张的、充满液体的阑尾腔(箭头),伴周围游离性积液。注意阑尾由于第三孕程子宫的影响位于右中腹部(弯箭)

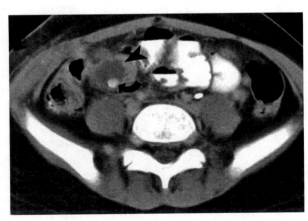

图 3-16　阑尾切除术后脓肿及遗留的阑尾粪石

　　下腹部轴位 CT 增强扫描示一个边缘清晰的脓肿(箭头)位于腹部右下象限,其内包含一枚阑尾粪石(弯箭)

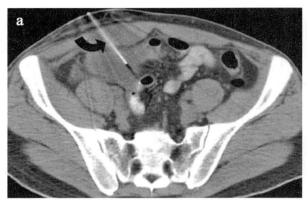
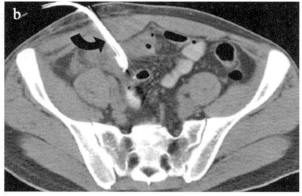

图 3-17　阑尾切除术后脓肿脓液引流

　　a. CT 平扫示 18-gauge 穿刺针（弯箭）延伸到腹部右下象限积脓处进行引流。b. CT 平扫示 12-French 猪尾导管（弯箭）采用套管针技术放置于积脓处。注意通过导管吸抽，积脓的体积有所缩小

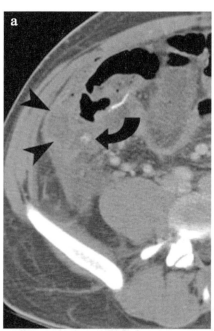
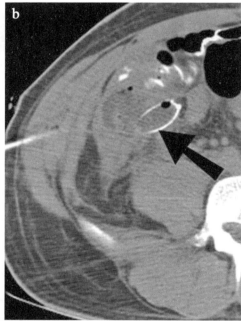

图 3-18　阑尾切除术后阑尾粪石遗留，伴脓肿形成

　　a. CT 平扫示位于右下腹部的脓肿腔（箭头），其内包含一枚亚厘米级阑尾粪石（弯箭）。b. CT 平扫示位于脓腔内的镍钛合金石笼（箭）。c. 镍钛合金石笼（箭）及被夹取出的阑尾粪石（弯箭）

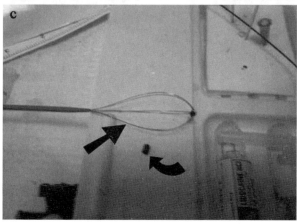

参 考 文 献

［1］　Collins DC. Acute retrocecal appendicitis：based on seven hundred and fifty-one instances. Arch Surg，1938，36：729-743.

［2］　Saini S，Seltzer SE，Bramson RT，et al. Technical cost of radiologic examinations：analysis across imaging modalities. Radiology，2000，216：269-272.

［3］　Victoria T，Mahboubi S. Normal appendiceal diameter in children：does choice of CT oral contrast (VoLumen versus Gastrografin) make a difference？Emerg Radiol，2010，17：397-401.

［4］　Rao PM，Rhea JT，Novelline RA，et al. Effect of computed tomography of the appendix on treatment of patients and use of hospital resources. N Engl J Med，1998，338(3)：141-146.

［5］　Rao PM，Rhea JT，Ratmer DW，et al. Introduction of appendiceal CT：impact on negative appendectomy and appendiceal perforation rates. Ann Surg，1999，229：344-349.

［6］　Paulson EK，Harris JP，Jaffe TA，et al. Acute appendicitis：added diagnostic value of coronal reformations from isotropic voxels at multi-detector row CT. Radiology，2005，235：879-885.

［7］　Lowe LH，Penney MW，Scheker LE，et al，et al. Appendicolith revealed on CT in children with suspected appendicitis：how speci fi c is it in the diagnosis of appendicitis？AJR Am J Roentgenol，2000，175：981-984.

［8］　Alobaidi M，Shirkhoda A. Value of bone window settings on CT for revealing appendicoliths in patients with appendicitis. AJR Am J Roentgenol，2003，180：201-205.

［9］　Ng SP，Cheng SM，Yang FS，et al. Hyperdense appendix on unenhanced CT：a sign of acute appendicitis. Abdom Imaging，2007，32：701-704.

［10］　Moteki T，Horikoshi H. New CT criterion for acute appendicitis：maximum depth of intraluminal appendiceal fluid. AJR Am J Roentgenol，2007，188：1313-1319.

［11］　Horrow MM，White DS，Horrow JC. Differentiation of perforated from nonperforated appendicitis at CT. Radiology，2003，227：46-51.

［12］　Gaitini D，Beck-Razi N，Mor-Yosef D，et al. Diagnosing acute appendicitis in adults：accuracy of color Doppler sonography and MDCT compared with surgery and clinical follow-up. AJR Am J Roentgenol，2008，190：1300-1306.

［13］　van Randen A，Bipat S，Zwinderman AH，et al. Acute appendicitis：meta-analysis of diagnostic performance of CT and graded-compression ultrasound related to prevalence of disease. Radiology，2008，249(1)：97-106.

［14］　Rao PM，Rhea JT，Novelline RA. Distal appendicitis：CT appearance and diagnosis. Radiology，1997，204：709-712.

［15］　Singh AK，Desai H，Novelline RA. Emergency MRI of acute pelvic pain：MR protocol with no oral contrast. Emerg Radiol，2009，16(2)：133-141.

［16］　Oto A，Ernst RD，Shah R，et al. Right-lower-quadrant pain and suspected appendicitis in pregnant women：evaluation with MR imaging - initial experience. Radiology，2005，234(2)：445-451.

［17］　Birchard KR，Brown MA，Hyslop WB，et al. MRI of acute abdominal and pelvic pain in pregnant patients. AJR Am J Roentgenol，2005，184(2)：452-458.

［18］　Pedrosa I，Levine D，Eyvazzadeh AD，et al. MR imaging evaluation of acute appendicitis in pregnancy. Radiology，2006，238(3)：891-899.

［19］　Oto A，Srinivasan PN，Ernst RD，et al. Revisiting MRI for appendix location during pregnancy. AJR Am J Roentgenol，2006，186(3)：883-887.

［20］　Hormann M，Puig S，Prokesch SR，et al. MR imaging of the normal appendix in children. Eur Radiol，2002，12(9)：2313-2316.

［21］　Nitta N，Takahashi M，Furukawa A，et al. MR imaging of the normal appendix and acute appendicitis. J Magn Reson Imaging，2005，21(2)：156-165.

［22］　Incesu L，Coskun A，Selcuk MB，et al. Acute appendicitis：MR imaging and sonographic correlation. AJR Am J Roentgenol，1997，168(3)：669-674.

［23］　Hormann M，Paya K，Eibenberger K，et al. MR imaging in children with nonperforated acute appendicitis：value of unenhanced MR imaging in sonographically selected cases. AJR Am J Roentgenol，1998，171(2)：467-470.

［24］　Singh AK，Hahn PF，Gervais D，Vijayraghavan G，et al. Dropped appendicolith：CT findings and implications for management. AJR Am J Roentgenol，2008，190：707-711.

第 4 章

小肠影像学

Ajay Singh, Terry S. Desser, Joseph Ferucci

一、小肠憩室炎

小肠憩室炎通常以后天获得性憩室感染为特征,典型的发病位置为小肠肠系膜缘。尽管空回肠憩室较十二指肠憩室少见,但更易出现并发症,包括急性感染穿孔及脓肿形成[1]。目前小肠憩室炎的治疗方法包括非手术治疗和外科手术切除受累肠段[2~4]。

(一)小肠憩室:真性憩室与假性憩室

小肠憩室好发于十二指肠,其中2%~5%的患者为行上消化道造影检查时偶然发现,12.5%的患者为行ERCP时发现(图4-1和图4-2)[1,5,6]。十二指肠是小肠憩室最好发的部位,其次为空肠,回肠最少见。空肠憩室常多发,发生率是回肠憩室的7倍[7,8]。小肠憩室好发年龄为60~70岁的老年人[9]。

先天性憩室为真性憩室,由3层肠壁结构组成,发生于小肠系膜缘对侧肠壁。例如,Meckel憩室就是真性憩室。相比之下,病理性后天获得性憩室为"假性憩室",即假性憩室缺乏肌层,由肌层缺损处形成疝,只具有黏膜层和黏膜下层。一般认为,后天获得性憩室好发于小肠肠系膜缘,该处血管贯穿肠壁形成相对薄弱的区域[2]。Krishnamurthy等发现空肠憩室患者的空肠壁存在组织学异常,认为憩室形成与小肠动力失调造成肠腔内压力升高有关[10]。

(二)发病机制

尽管大多数小肠憩室临床意义不大,但10%~20%的患者会出现并发症[1]。潜在的后遗症包括炎症、坏疽性改变、穿孔、腹膜炎、出血、肠

梗阻以及肠瘀滞所致的盲袢综合征[11,12]。空回肠憩室较十二指肠憩室更易出现并发症[1,13]。在憩室的并发症中,空回肠憩室更容易出现穿孔和形成脓肿,十二指肠憩室则更易出血[1]。

小肠憩室炎症少于结肠憩室,可能与小肠内容物含菌量较低以及小肠较大的憩室内不易滞留内容物有关[2]。憩室内瘀滞的内容物可为体外异

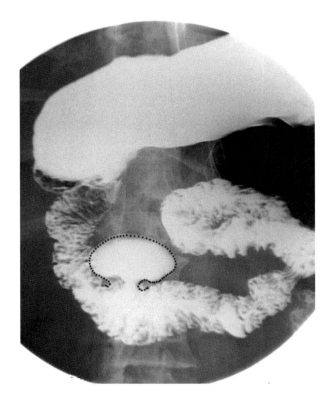

图4-1 十二指肠憩室

上消化道造影检查偶然发现位于十二指肠第3段的一个孤立的小肠憩室

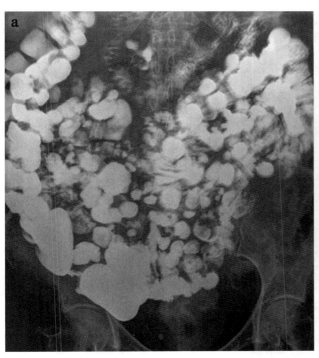
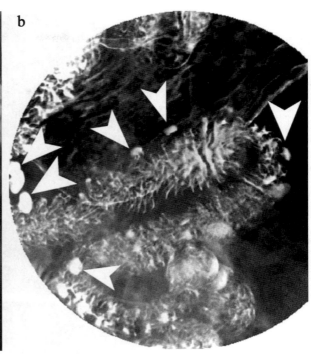

图 4-2　小肠憩室病

a. 小肠造影检查显示无数圆形的小肠憩室,其内可见对比剂填充。b. 小肠造影检查显示多发十二指肠憩室及空肠憩室(箭头),位于肠系膜侧缘的小肠

物、肠石、小肠内容物浓缩或憩室口较小导致憩室内液体流出减少使内容物增多[2,11,14]。由于小肠憩室炎常见于小肠的肠系膜侧,肠系膜可关闭局部炎症向其他腹膜腔扩散的通路。所以,除非包裹着脓肿的肠系膜腹膜破裂,否则临床和影像学检查可能无法发现腹膜炎和气腹的存在[11]。

(三)临床表现

小肠憩室炎通过临床查体进行诊断时有一定难度,其与很多腹部疾病表现相似,如急性阑尾炎、胆囊炎、消化性溃疡穿孔及结肠憩室炎[12,15]。小肠憩室炎患者可表现为间歇性腹部不适、急性腹部疼痛、发热、寒战以及白细胞计数增多[4,9,16~21]。腹部体格检查可以发现腹膜征象[9,18]。

(四)影像学表现

小肠憩室炎的钡剂消化道造影可见由空气或对比剂填充的憩室位于小肠的肠系膜缘,小肠壁增厚,肠腔梗阻或对比剂外流(图 4-3)[12]。

CT 表现(表 4-1)为典型的含有空气、液体或气-液平面的炎性肿块,毗邻小肠壁不对称增厚,

并伴有病灶周围炎症及肠系膜脂肪层内条索状影(条纹征)[3,9,12]。小肠壁增厚在肠系膜缘最为显著,沿着小肠的肠系膜缘侧可见发炎的憩室(图 4-4)。在 CT 图像上的鉴别诊断包括肠道肿瘤穿孔、体外异物继发穿孔、非甾体抗炎药应激性溃疡、壁内血肿及小肠局部炎症病变[3]。

CT 多平面重建可用于确诊小肠憩室,可较好地显示憩室狭颈[2]。CT 冠状位重建图像对发现横断位图像上难以发现的单发憩室尤为有效,并可同时发现额外的憩室[3,14]。

表 4-1　腹部 X 线片影像学表现

2 个以上的肠管气-液平面
小肠管径<3cm
腰大肌可见(80%的病例可显示)
脾可见(长轴<15cm)
肾可见
胃内空气

图 4-3 后天性空肠憩室的急性小肠憩室炎

a. 小肠造影检查显示近端空肠节段性不规则的环状襞（弯箭）。空肠襻处产生的局部少量空气聚集代表空肠憩室炎（箭）。b.CT 冠状位重建图像显示位于腹部左上象限的空肠憩室炎症（箭），憩室的颈部（箭头）起自空肠襻的肠系膜对缘肠壁。c. 矢状位CT 重建图像显示真性憩室（箭）起自空肠襻的肠系膜对缘肠壁（弯箭）

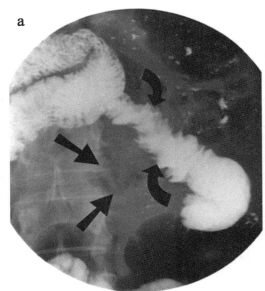

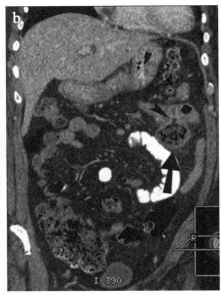

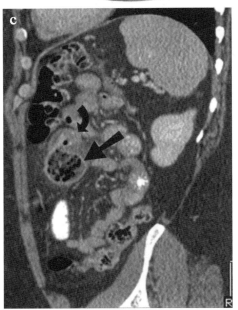

（五）急性小肠憩室炎的 CT 表现

1. 伴发炎症的憩室或局灶性蜂窝织炎位于小肠肠系膜缘。

2. 小肠肠壁不规则增厚，以沿肠系膜缘为著。

3. 肠系膜脂肪间隙条索状影（条纹征）。

二、梅克尔憩室炎

梅克尔憩室是最常见的胃肠道先天性发育异常，发生率约为 2%。梅克尔憩室为真性憩室，因此位于回肠远端系膜缘对侧肠壁，最常见于距回盲部 100cm 以内[22]。梅克尔憩室包含肥厚性胃黏膜（25%～50%），患者一生中发生并发症的风险高达 4%。约 10% 的梅克尔憩室存在异位胰腺组织。

大多数症状性梅克尔憩室见于儿童。无痛性出血是最常见的并发症。小肠梗阻是第二常见并发症，通常发生于年龄较大的儿童和成年人。肠梗阻可继发于肠扭转、肠套叠或疝气。

梅克尔憩室炎最常见的临床表现为腹部疼痛及发热，继发于憩室口部的梗阻，通常由肠石、粪石或体外异物所引起。憩室疝为梅克尔憩室突入

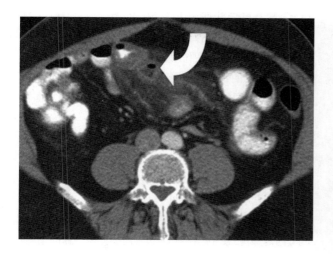

图 4-4 小肠憩室炎
腹部对比增强 CT 显示伴发炎症的憩室（弯箭）起自空肠末端肠祥的肠系膜缘。毗邻的小肠壁呈炎性增厚并伴肠系膜炎性条索状影

疝囊内所形成。

梅克尔憩室在硫酸钡造影检查表现为一个外翻状的盲管状结构，起自回肠系膜缘对侧肠壁，在憩室和回肠的交界处形成一个 Y 形折叠结构。

存在于梅克尔憩室中的异位胃黏膜积累并分泌大量高锝酸盐阴离子，因此在 ^{99m}Tc 标记显像中可表现为病变区放射活性增高（图 4-5）。^{99m}Tc 标记显像对小儿患者的诊断灵敏度＞80％，对成年人的诊断灵敏度略低，约为 63％[23]。CT 可显示位于腹部右下象限的小肠憩室炎的改变或肠扭转、肠套叠的影像学改变（图 4-6）。

治疗方法

小肠憩室伴发穿孔、脓肿形成、大量消化道出血、小肠梗阻、盲祥综合征或难治性腹部疼痛时，剖腹或腹腔镜辅助外科手术为典型的治疗方法[24,25]。手术术式包括节段性切除受累肠管端-端吻合术和憩室切除术，后者使用较少[8,24]。非手术治疗方法包括抗生素治疗、静脉补液及肠道休息疗法[2,3]。然而，文献报道部分患者在经过一段时间的非手术治疗后症状仍持续存在，最终只能接受空肠憩室炎肠段切除术[3]。

三、急性肠系膜缺血

急性肠系膜缺血是由肠壁供血不足所导致的缺血。除非患者进行了紧急血管外科手术，否则，

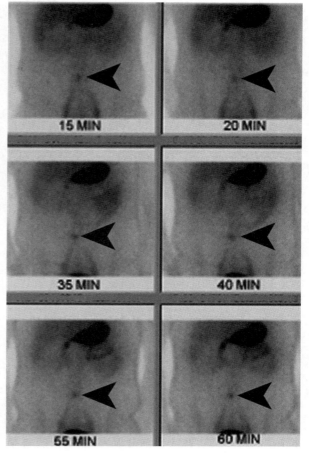

图 4-5 梅克尔憩室炎
^{99m}Tc 标记显像显示下腹部病灶放射活性增高（箭头），所示病灶部位与梅克尔憩室炎异位胃黏膜的部位一致

肠系膜动脉阻塞的致死率非常高。

（一）临床表现

临床上急性肠系膜缺血的患者通常为老年人，大多数表现为严重的腹部钝痛及呕吐，腹部疼痛的程度与触诊引发的触痛不成比例。肠系膜静脉血栓好发于年轻人群，临床症状较轻，可持续数天或数周。实验室检查通常表现为代谢性酸中毒、乳酸水平升高以及碳酸氢盐水平降低。

（二）发病机制

作为急性肠系膜缺血的原因，肠系膜上动脉闭塞远远常见于肠系膜上静脉闭塞。约 1/3 的病例继发于栓子阻塞，1/3 的病例继发于血栓形成，约 25％的病例由非闭塞性缺血所致，余下的病例继发于静脉闭塞[26]。

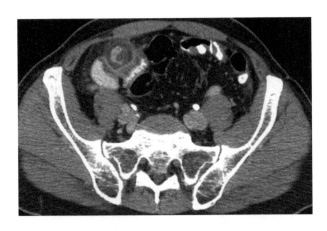

图 4-6 梅克尔憩室炎

对比增强 CT 示先天性憩室炎症、憩室壁增厚,该憩室起自回肠末端系膜缘对侧肠壁

(三)危险因素

动脉闭塞的危险因素最常见的为心脏疾病,如心房颤动、感染性心内膜炎及心脏瓣膜病。心房颤动是肠系膜上动脉栓塞的最常见原因。非闭塞性肠缺血可继发于低血压性休克、胰腺炎、小肠梗阻、脱水及透析。肠系膜静脉血栓见于血液高凝状态,如蛋白质 C 或 S 缺乏、真红细胞增多症、抗凝血酶Ⅲ缺乏、镰状细胞贫血、妊娠及口服避孕药。

(四)影像学表现

X 线片可无异常表现或表现为麻痹性肠梗阻。对比增强 CT 是首选的检查方法,一篇纳入 1996—2009 年 6 篇文献的 Meta 分析指出,其诊断灵敏度为 93.3%、特异度为 95.9%[27]。虽然经导管血管造影检查已经被证明其诊断灵敏度可达 87.5%,但应用多层螺旋 CT 检查后,可不必将前者这种有创的检查方法作为首选检查方法。

以每秒 4ml 速率注入对比剂后,在 25 秒和 65 秒进行双期 CT 增强扫描,是评估血管和肠壁改变最佳的扫描程序。19% 的病例在 CT 动脉期时经处理发现了血管的异常影像学改变,而在门静脉期时则未见到血管的异常影像学表现[28]。

CT 异常表现包括肠系膜上动脉血栓、肠系膜上静脉管腔狭窄、肠管扩张以及局部肠壁无强化(图 4-7,彩图 a 及图 4-8)。Kirkpatrick 等研究表明,43% 的急性肠系膜缺血可出现肠壁积气,肠壁增厚和黏膜强化的发生率分别为 85% 和

46%[28]。与囊状肠壁积气相比,线状肠壁积气病情更重,在肠坏死的患者中引发的死亡比例更高(图 4-9)。门静脉系统积气是一类更为严重的引起肠壁积气的原因,如肠系膜缺血,可使死亡率增加至 50%(图 4-10)[29]。CT 扫描还可发现继发征象如腹腔积液及肠系膜水肿。

结肠缺血通常累及肠系膜下动脉的供血范围,涉及结肠脾曲和降结肠。CT 表现为肠系膜下动脉供血区的结肠壁可逆性增厚。结肠缺血通常可自愈,管腔狭窄少见。

坏死性小肠结肠炎最常见于早产儿,于出生 1 周内起病。影像学表现包括肠壁积气、门脉或肠系膜静脉内积气、气腹及麻痹性肠梗阻。

(五)小肠缺血的 CT 表现

1. 肠系膜上动脉或肠系膜上静脉内血栓。
2. 肠管扩张、肠壁增厚、无强化。
3. 肠壁积气(线状积气者病情更严重)。
4. 门脉或肠系膜静脉内积气。
5. 腹水。

(六)治疗方法

急性肠系膜缺血的治疗方法包括急诊剖腹手术和栓子切除术。二次剖腹探查常用于评估肠管的活力,同时切除梗死的肠管。肠系膜上静脉血栓不可切除,除非是急性静脉血栓形成。肠系膜静脉血栓形成可采用肝素抗凝血及广谱抗生素进行治疗。

四、肠壁积气

肠壁积气是气体存在于黏膜下层或浆膜下层的一种病理状态。因为肠壁积气与多种病因有关,所以它是一种影像学改变而并非临床诊断。肠壁积气的病因可从不伴肠缺血的良性改变至透壁性肠梗阻,后者是肠壁积气最常见的病因(52%)[29]。

肠梗阻导致肠管内压力增高、黏膜破裂产生肠壁积气。继发于肠管异常蠕动及肠壁炎症的胶原血管病也可产生肠壁积气。

肠气囊肿症的典型特征为不伴肠缺血的结肠壁积气。外观呈囊状的肠壁积气很可能由良性疾病所致。肠壁内线性积气可能与肠缺血有关,且死亡率较高[29]。与肠壁缺血不同,肠气囊肿症在门静脉系统内无积气改变。

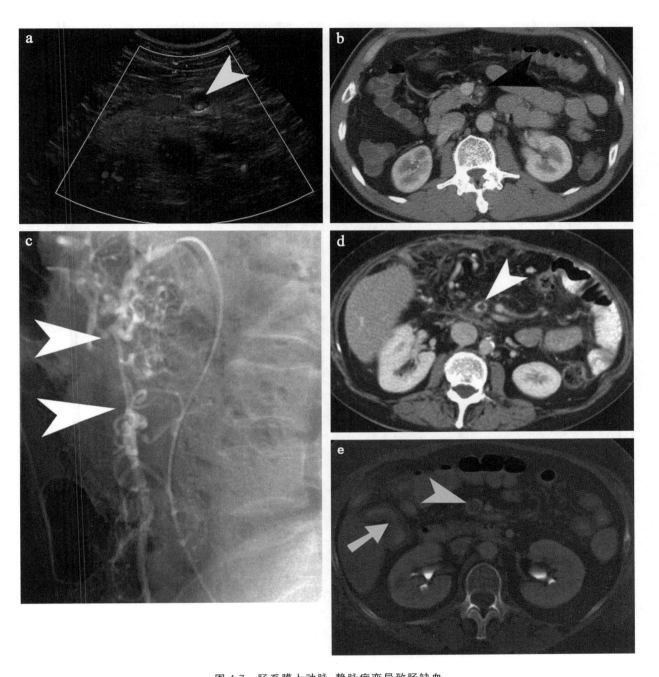

图 4-7　肠系膜上动脉、静脉病变导致肠缺血

　　a、b. 彩色多普勒超声及对比增强 CT 显示肠系膜上动脉夹层（箭头），毗邻肠系膜上静脉显示清晰。c. 肠系膜上动脉造影显示肠系膜上动脉管腔狭窄（箭头），由非闭塞性血栓形成导致。d、e. 对比增强 CT 显示肠系膜上静脉内血栓形成（箭头）。小肠系膜可见水肿改变，肠壁水肿（箭）表明小肠缺血

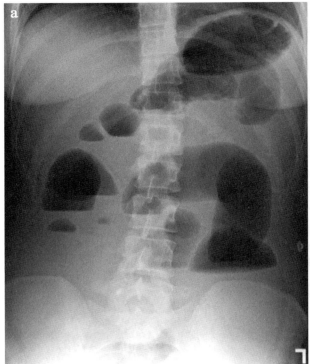
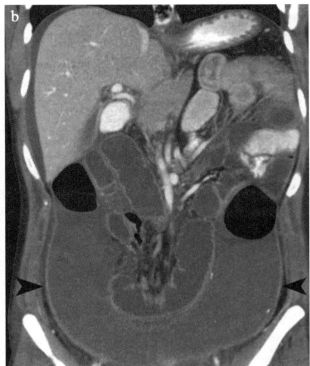
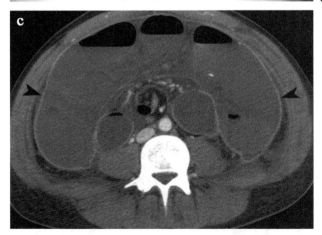

图 4-8 肠透壁性梗死

a. 腹部 X 线片示麻痹性肠梗阻导致的肠管内多发气-液平面。b、c. 冠状位 CT 重建图像示小肠肠管积液、扩张（箭头），肠壁无强化

肠气囊肿症的良性病因

1. 特发性。

2. 黏膜损伤（包括肠梗阻、憩室炎、肠道炎性病变、腐蚀性摄取，G 管或 J 管置入、近期肠壁活检）。

3. 甾体类药物。

4. 气肿。

5. 胶原血管病（硬皮病、系统性红斑狼疮、PAN、多发性肌炎等）。

6. 器官移植。

7. AIDS。

五、门静脉积气

尽管门静脉积气常见于透壁性肠壁梗死患

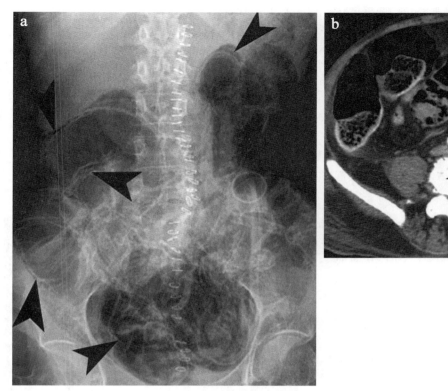
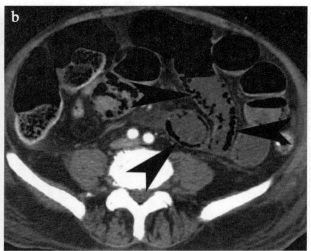

图 4-9　肠壁积气

a. 腹部 X 线片示小肠肠壁广泛的线样积气(箭头)。b. 对比增强 CT 示小肠肠壁缺血导致的小肠肠壁积气(箭头)

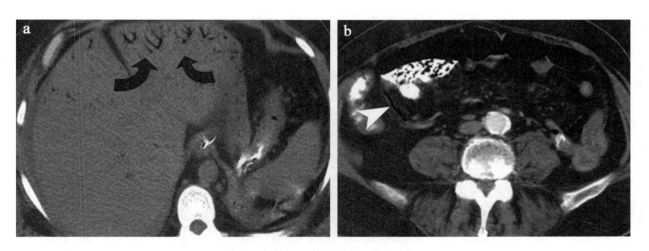

图 4-10　肠梗死门静脉及肠系膜上静脉内积气

　　a. CT 平扫示门静脉分支内广泛积气(弯箭)。b. 对比增强 CT 示一例肠缺血合并门静脉积气患者,肠系膜上静脉分支内积气(箭头)

者,但也可见于肠梗阻、肠道炎性病变、服用甾体类药物、憩室炎、气肿及器官移植。25%的肠壁积气存在门静脉积气,常常预示不可逆性肠壁梗死[29]。CT图像上,门静脉积气表现为肝周边分支状的透明气体影。胆道积气通常位于肝更接近中央的位置,这是由胆汁流向是朝肝门方向所决定的(图4-11和图4-12)。肠系膜上静脉积气通常表现为靠近小肠肠系膜缘的线状或分支状透明影。超声图像上,门静脉积气表现为串状的气泡样回声,形似一串珍珠。

六、肠穿孔

腹部游离气体常出现于外科手术后、G管置入术后及肠穿孔。术后气体随着时间逐渐减少,通常于术后7天消失。对于体质虚弱的患者,气体消失的时间较长[30]。肠穿孔产生的游离气体最常继发于消化性溃疡,其次为一些较少见的病因如憩室炎穿孔、小肠梗阻、食管穿孔及阑尾炎等(图4-13、图4-14和图4-15)。

在立位腹部X线片上,游离气体最常见于拱形的横膈膜下方。在卧位腹部X线片上,游离气体见于做过手术的腹部,邻近于肝右缘。仰卧位腹部X线片对已知的游离气体,检出灵敏度为56%~59%[31,32]。腹部右上象限游离气体构成右上象限气体征,此为游离气体在仰卧位腹部X

线片上最常见的表现,发生率为41%[32],表现为三角形或线形结构。在仰卧位腹部X线片上,肝镰状韧带的轮廓可因游离气体的存在而显现,通常自腹部右上象限延伸,尾端指向腹部左下象限,此即为圆韧带征,通常出现于仰卧位腹部X线片上。圆韧带裂内存在气体影已被认为是腹腔内积气新的征象[33]。仰卧位腹部X线片第2个常见征象(32%)为肠祥两侧均存在气体影,即Rigler征,存在大量游离气体时尤为明显(图4-16和图4-17)。3个肠祥间的三角形气体影构成三角征。

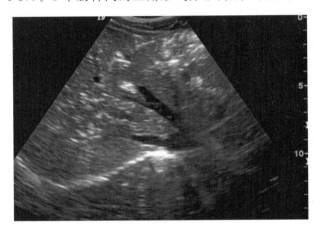

图4-11 门静脉积气的超声表现

超声示位于肝周边和中央的门静脉内的空气声影

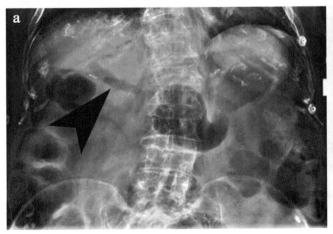

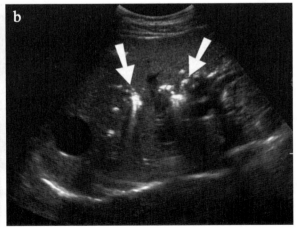

图4-12 胆道积气

a. 腹部X线片示位于中央的胆总管内分支状气体影(箭头)。b. 超声显示位于中央的肝内胆管积气(箭)

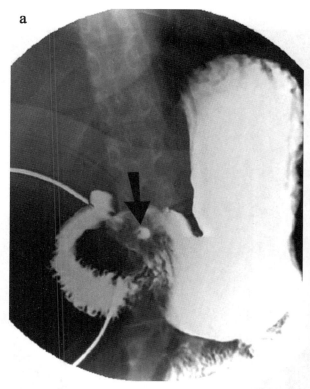
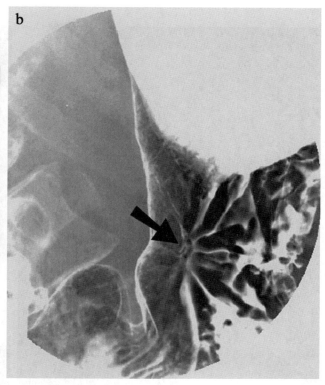

图 4-13　消化性溃疡

a. 上消化道造影胃溃疡正面观,溃疡底部中心性不透 X 线的钡斑(箭),周围可见对称性溃疡环堤。b. 上消化道造影示光滑的胃黏膜呈放射状纠集于愈合的良性溃疡的边缘(箭),此为良性消化溃疡的征象

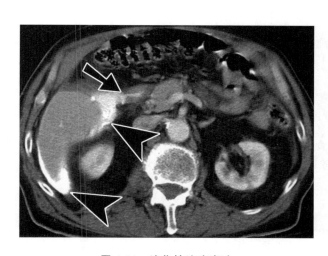

图 4-14　消化性溃疡穿孔

对比增强 CT 显示十二指肠壁上的"门闩"(箭),伴口服造影剂外泄至 Morison 袋内(箭头)

圆顶征指仰卧位腹部 X 线片上位于膈肌肌腱中央下方透明的倒置杯状影(图 4-18a)。当存在大量游离气体时,仰卧位腹部 X 线片上可表现为巨大的椭圆形透亮影(足球征)(图 4-18b)。

脐内侧韧带显影形成倒 V 字征,提示盆腔的手术部分存在游离气体,其由两对腹膜皱襞构成:脐内侧襞(不含脐动脉)和脐外侧襞(含腹壁下血管)。

"总督帽征"是气体积存于 Morison 袋内形成的。"膈肌滑动征"是气体勾画出膈肌下缘形成的。

与 X 线片相比,CT 诊断游离气体的灵敏度较高,游离气体通常见于做过手术的腹部,位于前腹壁深部。在肝左叶与腹直肌之间可见少量游离气体影。

腹膜后积气通常由十二指肠或直肠穿孔所致。不同于游离气体,腹膜后积气常会勾画出肾和(或)腰大肌的轮廓(图 4-19)。同时,腹膜后积气在仰卧位和立位腹部 X 线片上较少改变位置,亦与腹腔游离气体不同。

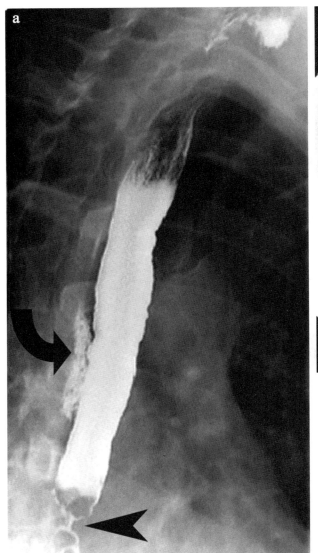
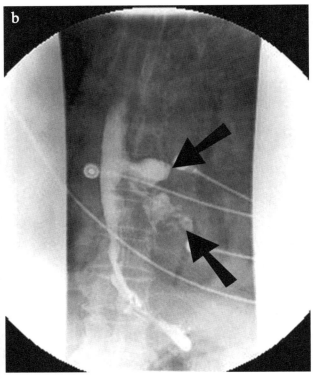

图 4-15 食管穿孔

a. 食管 X 线片显示食管后壁穿孔（弯箭）。食管末端管腔狭窄（箭头），邻近食管可见食物残留影。b. 食管 X 线片显示由于误吞义齿所致的食管穿孔（箭）

七、感染性疾病

尽管感染性肠炎在美国是急性腹泻的常见病因，但它并非影像学诊断。大多数成年人急性腹泻（病程＜14 天）是由病毒、细菌或少数微生物感染所致。临床上对患者采取支持疗法治疗，且感染性肠炎通常为自限性疾病。影像学检查适用于临床可疑肠道感染（病程＞30 天）的感染性肠炎

患者或免疫功能不全的急症患者。

然而，当患者可疑其他疾病如阑尾炎或憩室炎而进行影像学检查时，也可能发现感染性肠炎。感染性肠炎的 CT 表现无特异性，最常见的表现为广泛的肠壁增厚及肠系膜淋巴结增大[34]。感染性肠炎好发于近端小肠，通常由蓝氏贾第鞭毛虫感染所致，后者是美国最常见的引起肠道感染的致病菌。感染性肠炎可累及回肠末端，合并回

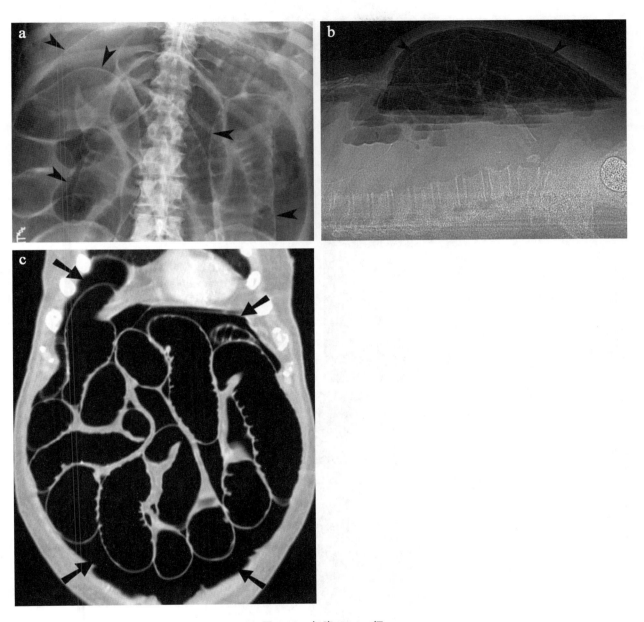

图 4-16　气腹：Rigler 征

a、b. 仰卧位 X 线片（a）及侧卧位 CT 定位图像（b）示大量小肠肠袢内侧壁及外侧壁影（箭头）。c. 冠状位 CT 重建示由大量游离气体（箭）勾画出外侧小肠壁的边缘

盲部感染，临床表现与阑尾炎相似，使得临床难以鉴别。引起感染性回结肠炎的常见病原菌包括沙门菌、耶尔森菌、志贺菌及弯曲杆菌[35,36]。

特殊情况下弯曲杆菌感染的临床表现与急性阑尾炎相似，所以需要行 CT 或超声检查。此种感染与肠系膜淋巴腺炎合并存在时，可伴有回肠末端急性感染，表现与"卡他性阑尾炎"相似，该炎

症局限于黏膜层且仅光镜下可见。影像学表现包括回肠末端、盲肠肠壁增厚和肠系膜淋巴结增大（图 4-20）[37]。

HIV 病毒感染患者肠炎的主要致病菌包括结核分枝杆菌（MAI）、巨细胞病毒和隐孢子虫。MAI 最常感染空肠，引起肠壁增厚并形成结节。肠系膜肿大、密度减低及腹膜后淋巴结增大有助

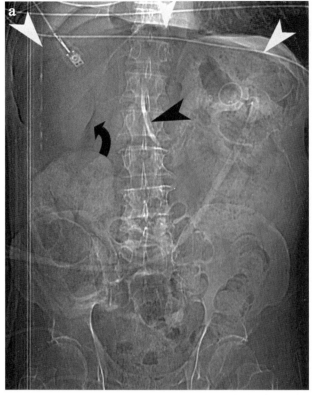

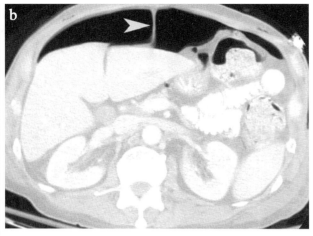

图 4-17 气腹：圆韧带征

a. 腹部定位 X 线片示腹腔大量游离气体（白箭头）。气体勾画出圆韧带（黑箭头）及肝右叶下缘（弯箭）的影像。b. 轴位腹部 CT 同样显示腹腔内大量游离气体，并勾画出肝圆韧带的影像（白箭头）

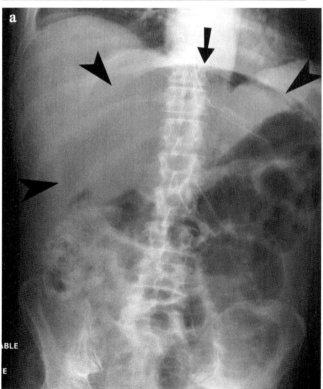

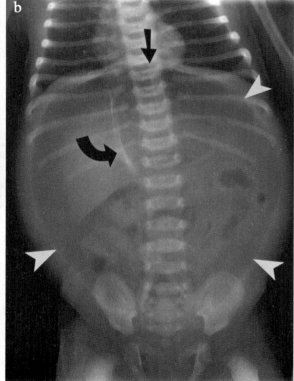

图 4-18 气腹：圆顶征和足球征

a、b. 腹部 X 线片示腹腔游离气体形成的巨大圆形透亮影（足球征，箭头）和倒置的杯状透亮影（圆顶征，箭）。肝圆韧带征（弯箭）位于腹部右上象限，由两侧气体勾画出的镰刀状影

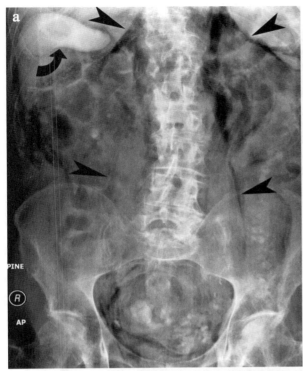

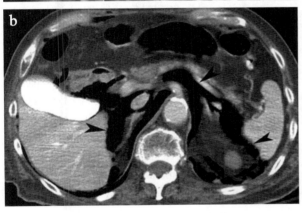

图 4-19　ERCP 示十二指肠第 2 段穿孔所致腹膜后积气

a. 腹部 X 线片示腹膜后积气(箭头)勾画出肾及腰大肌的轮廓。胆囊内的造影剂(弯箭)是来自近期 ERCP 检查。b. 对比增强 CT 示腹膜后积气(箭头)以及含造影剂的胆囊(弯箭)

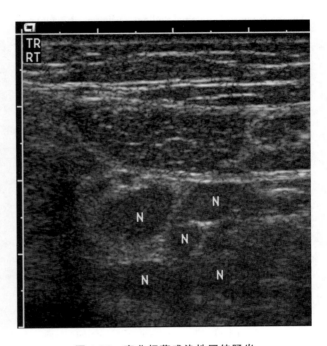

图 4-20　弯曲杆菌感染性回结肠炎

超声示一例弯曲杆菌感染性回结肠炎患者,腹部右下象限反应性肠系膜淋巴结增大(N)

八、教 学 点

1. 虽然空回肠憩室的发生率较十二指肠憩室低,但前者更易引起并发症。

2. 后天性小肠憩室通常位于小肠肠系膜缘。

3. 小肠憩室继发感染的概率较结肠憩室低。

4. CT 表现包括含气体、液体或气-液平面的局限性炎性肿块,邻近的小肠节段肠壁增厚,周围炎性浸润以及肠系膜脂肪条索状影。

5. 先天性憩室(真性憩室)具有 3 层结构,而后天性憩室具有两层结构。

6. 线状肠壁积气很可能继发于肠缺血。

参 考 文 献

[1] Akhrass R,Yaffe MB,Fischer C,et al. Small-bowel diverticulosis: perceptions and reality. J Am Coll Surg,1997,184(4):383-388.

[2] Coulier B,Maldague P,Bourgeois A,et al. Diverticulitis of the small bowel: CT diagnosis. Abdom Imaging,2007,32(2):228-233.

[3] Macari M,Faust M,Liang H,et al. CT of jejunal di-

于提示诊断,尽管 Whipple 病和淋巴瘤可有相同的影像学表现。巨细胞病毒感染性肠炎继发于黏膜溃疡,常引起出血,CT 扫描有时候可检出。隐孢子虫感染性肠炎可最终导致肠壁增厚,同样常累及近端小肠,与 MAI 及贾第鞭毛虫病难以鉴别[38]。

verticulitis: imaging findings, differential diagnosis, and clinical management. Clin Radiol, 2007, 62(1): 73-77.

[4] Lempinen M, Salmela K, Kemppainen E. Jejunal diverticulosis: a potentially dangerous entity. Scand J Gastroenterol, 2004, 39(9): 905-909.

[5] Afridi SA, Fichtenbaum CJ, Taubin H. Review of duodenal diverticula. Am J Gastroenterol, 1991, 86 (8): 935-938.

[6] Yin WY, Chen HT, Huang SM, et al. Clinical analysis and literature review of massive duodenal diverticular bleeding. World J Surg, 2001, 25(7): 848-855.

[7] Maglinte DD, Chernish SM, DeWeese R, et al. Acquired jejunoileal diverticular disease: subject review. Radiology, 1986, 158(3): 577-580.

[8] Chendrasekhar A, Timberlake GA. Perforated jejunal diverticula: an analysis of reported cases. Am Surg, 1995, 61(11): 984-988.

[9] Gotian A, Katz S. Jejunal diverticulitis with localized perforation and intramesenteric abscess. Am J Gastroenterol, 1998, 93(7): 1173-1175.

[10] Krishnamurthy S, Kelly MM, Rohrmann CA, et al. Jejunal diverticulosis. A heterogenous disorder caused by a variety of abnormalities of smooth muscle or myenteric plexus. Gastroenterology, 1983, 85 (3): 538-547.

[11] Vijayaraghavan SB, Krishnaraj B, Sarveswaran V. Sonographic features of mesenteric gas. J Ultrasound Med, 2004, 23(11): 1507-1510.

[12] Peters R, Grust A, Gerharz CD, et al. Perforated jejunal diverticulitis as a rare cause of acute abdomen. Eur Radiol, 1999, 9(7): 1426-1428.

[13] Tsiotos GG, Farnell MB, Ilstrup DM. Nonmeckelian jejunal or ileal diverticulosis: an analysis of 112 cases. Surgery, 1994, 116(4): 726-731.

[14] Pearl MS, Hill MC, Zeman RK. CT findings in duodenal diverticulitis. AJR Am J Roentgenol, 2006, 187 (4): W392-395.

[15] Koger KE, Shatney CH, Dirbas FM, McClenathan JH. Perforated jejunal diverticula. Am Surg, 1996, 62(1): 26-29.

[16] Williams RA, Davidson DD, Serota AI, Wilson SE. Surgical problems of diverticula of the small intestine. Surg Gynecol Obstet, 1981, 152(5): 621-626.

[17] Kubota T. Perforated jejunal diverticulitis. Am J Surg, 2007, 193(4): 486-487.

[18] Novak JS, Tobias J, Barkin JS. Nonsurgical management of acute jejunal diverticulitis: a review. Am J Gastroenterol, 1997, 92(10): 1929-1931.

[19] Prakash C, Clouse RE. Acute ileal diverticulitis. Am J Gastroenterol, 1998, 93(3): 452-454.

[20] Franzen D, Gurtler T, Metzger U. Multiple recurrent perforated jejunal diverticulitis. Chirurg, 2002, 73(12): 1218-1220.

[21] Singh A, Raman S, Brooks C, Philips D, Desai R, Kandarpa K. Giant colonic diverticulum: percutaneous CT-guided treatment. J Comput Assist Tomogr, 2008, 32(2): 204-206.

[22] Elsayes KM, Menias C, Harvin HJ, Francis IR. Imaging manifestations of Meckel's diverticulum. AJR Am J Roentgenol, 2007, 189: 81-88.

[23] Levy AD, Hobbs CM. Meckel diverticulum: radiologic features with pathologic correlation. Radiographics, 2004, 24: 565-587.

[24] Wilcox RD, Shatney CH. Surgical implications of jejunal diverticula. South Med J, 1988, 81(11): 1386-1391.

[25] Cross MJ, Snyder SK. Laparoscopic-directed small bowel resection for jejunal diverticulitis with perforation. J Laparoendosc Surg, 1993, 3(1): 47-49.

[26] Trompeter M, Brazda T, Remy CT, Vestring T, Reimer P. Nonocclusive mesenteric ischemia: etiology, diagnosis, and interventional therapy. Eur Radiol. 2002, 12: 1179-1187.

[27] Menke J. Diagnostic accuracy of multidetector CT in acute mesenteric ischemia: systematic review and meta-analysis. Radiology, 2010, 256(1): 93-101.

[28] Kirkpatrick ID, Kroeker MA, Greenberg HM. Biphasic CT with mesenteric CT angiography in the evaluation of acute mesenteric ischemia: initial experience. Radiology, 2003, 229(1): 91-98.

[29] Lassandro F, di Santo Stefano MLM, Maria Porto A, Grassi R, Rotondo A, Scaglione M. Intestinal pneumatosis in adults: diagnostic and prognostic value. Emerg Radiol, 2010, 17: 361-365.

[30] Felson B, Wiot JF. Another look at pneumoperitoneum. Semin Roentgenol, 1973, 8: 437-443.

[31] Menuck L, Siemens PT. Pneumoperitoneum: importance of right upper quadrant features. AJR Am J Roentgenol, 1976, 127: 753-756.

[32] Levine MS, Scheiner JD, Rubesin SE, Laufer I, Her-

linger H. Diagnosis of pneumoperitoneum on supine abdominal radiographs. AJR Am J Roentgenol, 1991,156:731-735.

[33] Cho KC,Baker SR. Air in the fi ssure for the ligamentum teres: new sign of intraperitoneal air on plain radiographs. Radiology,1991,178:489-492.

[34] Orchard JL,Petorak V. Abnormal abdominal CT findings in a patient with giardiasis. Resolution after treatment. Dig Dis Sci,1995,40:346-348.

[35] Puylaert JBCM,Van der Zant FM,Mutsaers JA. Infectious ileocecitis caused by Yersinia,Campylobacter, and Salmonella: clinical, radiological and US findings. Eur Radiol,1997,7:3-9.

[36] Antonopoulos P,Constantinidis F,Charalampopoulos G,Dalamarinis K,Karanicas I,Kokkini G. An emergency diagnostic dilemma: a case of Yersinia enterocolitica colitis mimicking acute appendicitis in a beta-thalassemia major patient: the role of CT and literature review. Emerg Radiol,2008,15:123-126.

[37] Puylaert JBCM,Lalisang RI,van der Werf SDJ, Doornbos L. Campylobacter ileocolitis mimicking acute appendicitis: differentiation of graded-compression ultrasound. Radiology,1988,166:737-740.

[38] Horton KM,Corl FM,Fishman EK. CT of nonneoplastic diseases of the small bowel: spectrum of disease. J Comput Assist Tomogr,1999,23:417-428.

第 5 章

肠梗阻影像学

Ajay Singh, Joseph Ferucci

一、小肠梗阻

小肠梗阻是最常见的需要住院和外科治疗的小肠疾病。小肠梗阻导致肠腔内压力的不断增高,进而会超过静脉压,并最终引起小肠缺血。

小肠梗阻最常见的原因是粘连,占 60%～80%[1,2]。小肠粘连最主要的原因是先前的手术,其次是腹膜炎。小肠粘连的特征是,有过腹部和盆腔手术史的患者,能够显示出没有周围炎症的过渡点。

小肠梗阻的普通 X 线片的表现包括:多个气-液平面(>2 个)和小肠肠管扩张(>3cm)。出现 2 个以上直径>3cm 的气-液平面或在同一个扩张的小肠肠袢内出现 1 个以上的气-液平面都是异常(图 5-1a、b)表现。小肠梗阻的患者在腹部立位 X 线片上可以看到串珠状改变和特征性的位于环形皱襞内的互不依靠、各自独立的小气泡。普通 X 线片常常会低估或过度诊断小肠梗阻。由于 CT 扫描的准确性,致使小肠造影检查的使用率下降。当 CT 的检查结果模棱两可时,可以选择性地使用小肠造影检查(图 5-1c)。

CT 检查在诊断小肠梗阻上比普通 X 线检查具有更高的敏感性(90%),被认为是诊断重度小肠梗阻最合适的检查手段。CT 检查时,应选用静脉注射对比剂的 CT 增强扫描,不采用口服对比剂的方法。CT 灌肠造影和 MR 灌肠造影在诊断轻度或间歇性小肠梗阻时,都较为适宜,而且是一线的影像学检查方法。

小肠梗阻患者 CT 检查的特征是小肠肠袢直径>2.5cm,有过渡点,过渡点之外的小肠肠袢被减压。虽然粘连带很少被看到,一个光滑的过渡区域常常提示粘连是引起肠梗阻的原因。

小肠粪便征的特点是扩张的小肠管内可见粪便物质和气泡,它被认为是由于细菌的过度生长和未被完全消化食物中水的再吸收所造成的[3,4](图 5-2)。它是机械性小肠梗阻位置的标志,同时提示轻度小肠梗阻和亚急性小肠梗阻。它出现在范围较大、程度较严重的小肠梗阻的患者中,可以用来识别过渡区域。据报道,这一征象出现于 7%～82% 的小肠梗阻病例,不要误认为是在回盲瓣功能不全的患者中,存在于回肠末端的粪便物质[5]。这种粪便物质也可以出现在囊性纤维化、粪石、传染性和代谢性小肠疾病患者的小肠中。

小肠梗阻的其他征象包括肠系膜水肿、腹水、肠系膜静脉充血、小肠肠壁增强减弱和肠腔外的游离气体(表 5-1)。

表 5-1　小肠梗阻的病因

1. 粘连(最常见,75%)
2. 克罗恩病
3. 疝(图 5-3)
4. 肿瘤
5. 少见的原因:放射性的、内疝、肠套叠、肠扭转、胆石性肠梗阻、结核、血肿、胃石(或肠石)

(一)内疝

内疝的特征是通过肠系膜的薄弱区域或漏洞疝入腹部的其他区域。虽然传统上认为十二指肠旁疝是最常见的内疝类型,但由于胃旁路手术的增多,穿过肠系膜的内疝的发生率逐渐增加。

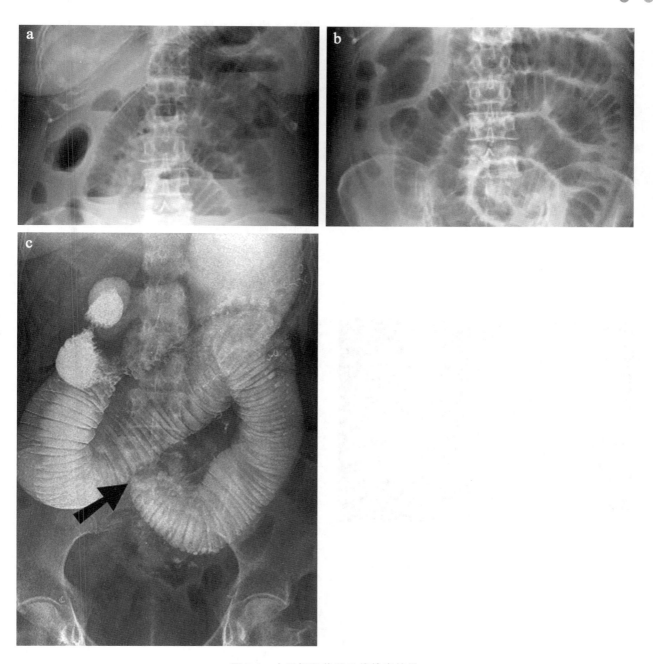

图 5-1　小肠梗阻普通 X 线检查结果

　　a、b. 普通立位腹部 X 线片显示高度小肠梗阻的患者在扩张的小肠肠管内不同的气-液平面。c. 钡餐后小肠造影显示扩张的小肠管在中段空肠的突然变窄（箭）

　　内疝可以是十二指肠旁的（最常见），盲肠前的，网膜孔的（Winslow 孔），穿过肠系膜的，穿过结肠系膜的，乙状结肠间的和肠系膜后的。右侧十二指肠旁疝延伸至十二指肠隐窝（Waldeyer 窝），位于肠系膜上动脉和横结肠的后方。左侧十二指肠旁疝延伸至 Landzert 窝，它位于十二指肠

的第四部分的左侧。

　　CT 表现包括梗阻小肠的囊状聚集、胃的前移和肠系膜血管的聚拢[6]（图 5-4，彩图 a）。穿过肠系膜的疝的 CT 表现是，胃旁路手术之后出现以下征象，包括聚集的小肠肠袢指向横结肠系膜，而对于高位的远端空肠吻合术来说，则是肠系膜

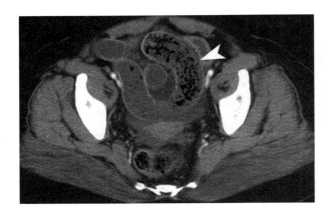

图 5-2 小肠梗阻 CT 表现

小肠梗阻患者的增强 CT 显示扩张小肠肠管内的小肠粪便征(箭头)

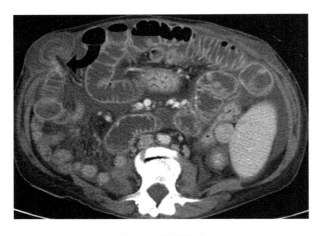

图 5-3 嵌顿性疝

增强 CT 显示小肠梗阻继发于肠疝嵌顿。过渡区域(弯箭)位于疝囊颈部

血管的聚集[7]。右侧十二指肠旁疝常常大于左侧十二指肠旁疝。穿过肠系膜的内疝可能会导致结肠中心的移位。

(二)小肠扭转

正常的肠系膜附着处宽,能防止肠扭转。小肠旋转和固定的先天异常,则使肠系膜的基底部变窄,容易诱发中肠的扭转。

上消化道钡餐造影显示,十二指肠和空肠的连接处位于脊柱的左侧、胃的后方。中肠扭转时可以看到近端小肠的螺旋形结构。

这一"漩涡"征象的特点是,由小肠扭转引起的肠系膜血管和肠系膜脂肪的扭曲旋转[8]。它的发生是由于输入和输出的小肠管围绕一个固定点旋转(图 5-5)。最容易理解的位置是,横断位成像平面与旋转轴垂直时。尽管这个现象也出现于一些涉及小肠的手术之后,例如部分结肠切除术。但研究表明,出现这一"漩涡"征象的小肠梗阻患者,需要外科手术的概率是没有这一"漩涡"征象的小肠梗阻患者的 25 倍[9]。

(三)肠套叠

大多数成年人因肠套叠导致小肠梗阻的根本原因是肿瘤,梅克尔憩室或粘连。CT 显示为"靶样"改变,即在远端肠管管腔内,出现了含脂肪的肠系膜(肠套叠鞘部)环绕在被套叠的肠管内(图 5-6)。

不完全性的小肠梗阻可以采用非手术方法进行治疗,其中大多数患者可选用鼻胃管置入和胃肠减压。闭袢性肠梗阻和可疑肠坏死的患者需要外科干预治疗。

(四)其他原因

胆石性肠梗阻是好发于回肠末端或回肠与盲肠连接处的机械性肠梗阻,占老年患者小肠梗阻原因的 25%(图 5-7)。

十二指肠血肿通常继发于钝伤,多见于儿童和青年。十二指肠腹膜后段易于受伤,是因为其位置固定,并含有丰富的黏膜下血管。上消化道造影和 CT 成像均可以进行诊断(图 5-8)。

(五)闭袢性肠梗阻

闭袢性肠梗阻是机械性肠梗阻的一种,其近端和远端均发生梗阻,最常见的是由于肠粘连。肠管内压力不断增加,鼻胃管不能减压。这是导致肠坏死最常见的原因。

在横断面图像上,闭袢性肠梗阻的特征是扩张的肠管呈 U 形,肠系膜血管呈放射状和异常肠管的聚集(图 5-9)。肠壁囊样积气和门静脉内积气则提示小肠坏死。

嵌顿性疝导致的肠梗阻的特征是扩张的输入袢延伸进入疝囊,减压的输出袢离开疝囊。坏死的肠梗阻可以显示晕征、肠系膜水肿、肠系膜出血、肠壁缺乏增强、肠壁的不对称性增强和肠壁囊样积气。

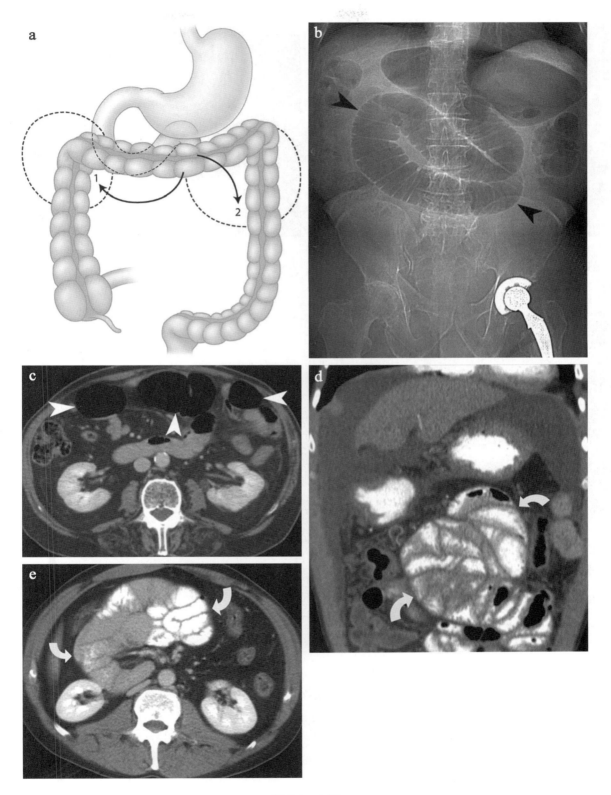

图 5-4　内疝

　　a. 右侧十二指肠旁隐窝（1）和左侧十二指肠旁隐窝（2）。b. CT 定位像显示十二指肠旁疝内扩张的近端小肠（箭头）。c. 轴位增强 CT 显示十二指肠旁疝内扩张的近端小肠肠管（箭头），前面没有网膜脂肪。d、e. 增强CT 图像显示 2 个不同十二指肠旁疝患者的小肠肠管的聚集（弯箭）

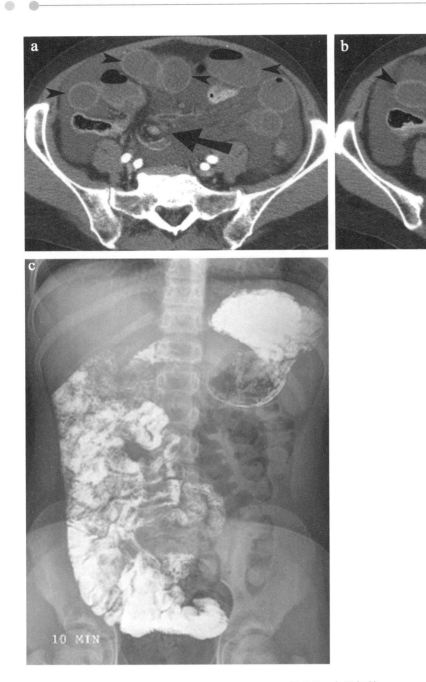

图 5-5　小肠扭转

　　a、b. 增强 CT 显示扩张的小肠管（箭头）和继发于肠扭转的旋转的肠系膜（箭）。c. 小肠造影检查显示小肠管位于中线的右侧。含气的结肠肠管位于中线的左侧

二、教 学 点

　　1. 增强 CT 是诊断重度小肠梗阻最合适的影像学检查方法。

　　2.CT 灌肠和 MR 灌肠成像是诊断轻度和间歇性小肠梗阻可选择的影像学检查方法。

　　3. 普通 X 线检查对于评估可疑小肠梗阻的患者不是第一线的影像学检查方法。

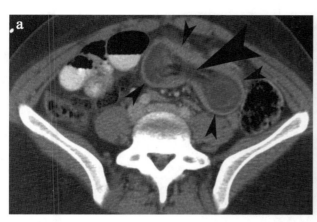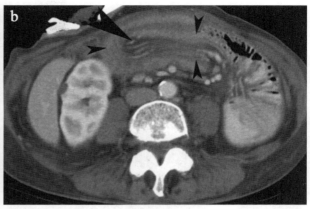

图 5-6　小肠套叠

a、b. 轴位增强 CT 显示肠套叠套入部内的肠系膜脂肪和血管（大箭头），其周围的软组织密度影为肠套叠的鞘部（小箭头）

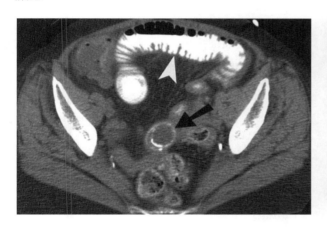

图 5-7　胆石性肠梗阻

增强 CT 显示扩张的小肠（箭头）和远端小肠内的胆石（箭）

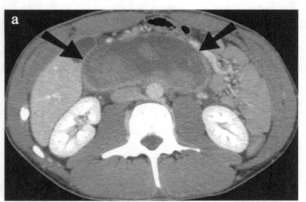

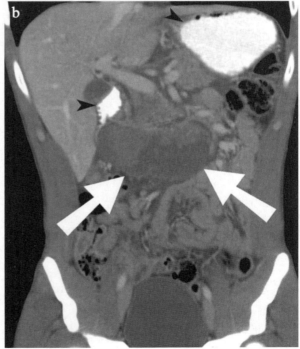

图 5-8　十二指肠血肿

a、b. 增强 CT 扫描显示十二指肠壁的创伤后血肿（箭），导致近端小肠梗阻。b. 胃内和近端十二指肠内的口服对比剂（箭头），而在空肠内没有口服对比剂

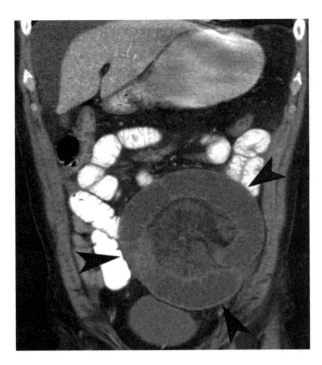

图 5-9 闭祥性肠梗阻

冠状位 CT 重建图像显示环形的扩张的小肠管(箭头)和左下腹部肠系膜血管的充血,符合闭祥性肠梗阻的表现

参 考 文 献

[1] Balthazar EJ. CT of small-bowel obstruction. AJR Am J Roentgenol,1994,162:255-261.

[2] Miller G,Boman J,Shrier I,et al. Etiology of small bowel obstruction. Am J Surg,2000,180(1):33-36.

[3] Mayo-Smith WW,Wittenberg J,Bennett GL,et al. The CT small bowel faeces sign: description and clinical relevance. Clin Radiol,1995,50:765-767.

[4] Fuchsjager MH. The small bowel feces sign. Radiology,2002,225:378-379.

[5] Lazarus DE,Slywotsky C,Bennett GL,et al. Frequency and relevance of the "small-bowel feces" sign on CT in patients with small-bowel obstruction. AJR Am J Roentgenol,2004,183:1361-1366.

[6] Blachar A,Federle MP,Dodson SF. Internal hernia: clinical and imaging findings in 17 patients with emphasis on CT criteria. Radiology,2001,218:68-74.

[7] Reddy SA,Yang C,McGinnis LA,et al. Diagnosis of transmesocolic internal hernia as a complication of retrocolic gastric bypass: CT imaging criteria. AJR Am J Roentgenol,2007,189:52-55.

[8] Fisher JK. Computed tomographic diagnosis of volvulus in intestinal malrotation. Radiology, 1981, 140:145-146.

[9] Duda JB,Bhatt S,Dogra VS. Utility of CT whirl sign in guiding management of small-bowel obstruction. AJR Am J Roentgenol,2008,191(3): 743-747.

第 6 章

急性结肠疾病影像学

Ajay Singh

一、急性憩室炎

憩室是黏膜和黏膜下层穿过结肠壁的肌层而形成的囊腔,缺乏结肠带和肠系膜[1,2]。憩室颈部的闭塞可以导致感染、黏膜糜烂和微小穿孔。虽然感染的憩室大多见于乙状结肠和降结肠,但也有少数存在于横结肠和升结肠[3]。

约80%的憩室炎患者年龄>80岁[2,4]。这些患者的典型表现是左下腹痛、恶心、呕吐、发热和白细胞计数增多。

(一)影像学方法

增强CT是评估急性左下腹痛可选择的影像学检查方法。CT检查可以口服对比剂和(或)经直肠注入对比剂,这种检查对于诊断急性憩室炎的敏感度高达99%。CT不仅有助于划分需要外科手术和不需要外科手术,而且还是脓肿患者放置引流管的主要的影像学检查方法。急性憩室炎的CT表现包括感染的憩室和充满液体的憩室,伴有憩室壁的增厚和不对称的严重的周围感染(图6-1)。在乙状结肠系膜根部可能有液体(逗号征)、充血的肠系膜血管(蜈蚣征)、脓肿、肠管外的积气和炎性的淋巴结肿大[1~5]。

虽然一些人显示超声分级挤压对诊断憩室炎有90%的敏感性,在美国并没有获得广泛的认可。然而,对于评价左下腹痛的育龄期妇女来说,超声是最合适的检查。

(二)并发症

急性憩室炎的并发症包括脓肿、穿孔和结肠膀胱瘘。复发型结肠憩室炎并不常见的并发症是巨大的结肠憩室。巨大的结肠憩室是直径≥

4cm,被认为是源于憩室颈部的狭窄,从而形成了球阀机制,致使气体只能进,不能出(图6-2)。

憩室炎导致2/3的膀胱肠瘘。感染的结肠与膀胱壁粘连,可能会导致瘘管的形成。这些患者可以出现气尿和粪尿。膀胱内气体的存在常常提示瘘管的流动主要是从大的肠管流向膀胱(图6-3)。

(三)治疗

急性憩室炎最常用的是应用抗生素进行非手术治疗。影像引导下引流用于处理脓肿,从而避免了多级外科手术。在处理憩室炎形成的脓肿中,CT引导下导管引流有70%~90%的成功率。直径<3cm的脓肿可以非手术治疗,不需要引流或外科手术。当直径>4cm时,通常需要CT引导下导管引流,随后再选择外科手术治疗(图6-4)。对于所有发展成脓肿的患者,最终推荐手术切除部分结肠。

二、节段性网膜梗死

网膜梗死是急腹症较少见的原因,在临床检查中看起来类似急性阑尾炎。与急性肠脂垂炎相比,其更多见于年轻患者。节段性网膜梗死是血供中断的结果,由于血管扭转或血管栓塞所致。由于血供的胚胎发育异常,其特征性地发生在网膜的右侧。

网膜扭转可能由于腹腔内压力突然增高,如咳嗽、打喷嚏、瓦式呼吸或暴食。虽然大多数节段性网膜梗死的病例是特发性的,但也可能与粘连、疝气、手术、腹腔内感染、充血性心力衰竭、肥胖、过度的锻炼、使用洋地黄、近期的 Whipple 手术或

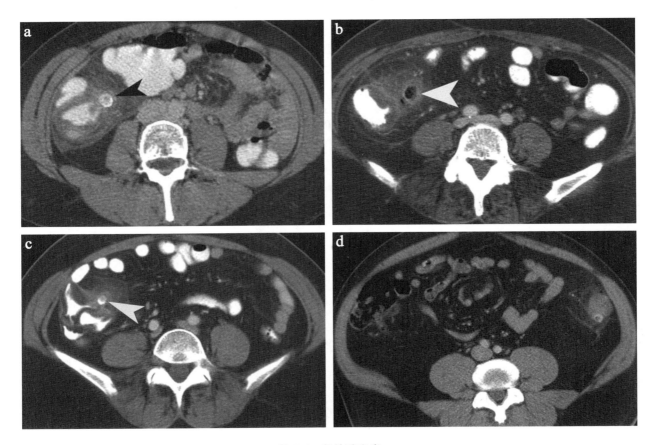

图 6-1　急性憩室炎

　　a～c. 增强 CT 扫描显示升结肠的憩室感染(箭头)。在感染的结肠憩室周围有炎性改变。d. 增强 CT 扫描显示降结肠远端的憩室炎。有结肠壁增厚和结肠周围炎性改变

脾切除术及外伤相关联。

　　网膜梗死的典型 CT 表现包括蛋糕样的炎性脂肪肿块影或旋转的脂肪结构,最常见于右下腹部(图 6-5a、b)[6]。不同于急性肠脂垂炎,网膜梗死最常见于右侧,可以在结肠附近,也可以不在结肠附近,并不表现为围绕在炎性脂肪周围的环形征。典型的急性肠脂垂炎直径多＜3.5cm,而网膜梗死多较大(典型＞5cm)[7]。

　　节段性网膜梗死是自限性疾病,用美林(motrin)进行非手术治疗,疗效很好。大多数患者治疗后 10 天内就无症状了。

三、急性肠脂垂炎

　　肠脂垂是由结肠表面发出并被脏腹膜包绕的指状包含脂肪的小袋。肠脂垂最常见的感染位置是乙状结肠附近,常累及 50～60 岁的成年人[5]。80％的肠脂垂炎患者存在于左侧腹部的原因是肠脂垂更多存在于乙状结肠附近。

　　肠脂垂扭转可以导致血管闭塞和梗死。感染的肠脂垂可能由于粘连从而导致肠梗阻,也可能脱离结肠从而形成腹膜内的游离体[5,8]。也有较少的报道,会导致肠套叠和脓肿。

　　临床上,患者会表现为急性左下腹痛、恶心、发热、腹泻或便秘[5]。当其发生在左下腹部时,临床上大多数被误认为乙状结肠憩室炎。当其累及盲肠时,临床上大多数被误认为急性阑尾炎。由于临床上的误诊,原本是肠脂垂炎的患者,可能得不到及时和必要的住院和治疗。临床上处理急性肠脂垂炎包括使用镇痛药的非手术治疗。

　　影像学表现

　　虽然超声偶尔用于诊断急性肠脂垂炎,而CT 则是做出诊断应选择的影像学手段。CT 表现包括带蒂的脂肪病变,长 1.5～3.5cm,周围有炎性改变,高密度环,中心高密度点和不常见的邻

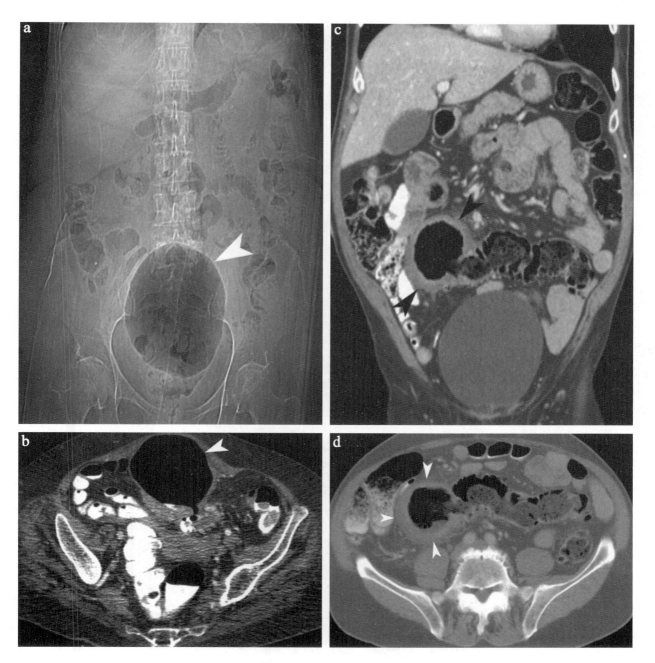

图 6-2 巨大的乙状结肠憩室

a. 腹部定位像显示盆腔内一个直径 10cm 含气空腔，为一反复发作的憩室炎患者的巨大乙状结肠憩室（箭头）。b. 盆腔增强 CT 扫描显示一个巨大的来源于乙状结肠的憩室，少量的直肠内的对比剂进入了这个巨大的憩室腔内。c、d. 增强 CT 扫描显示巨大乙状结肠憩室壁的炎性增厚（箭头），来源于乙状结肠

近结肠壁的增厚（图 6-5c～e）[5]。深达前腹壁的壁腹膜可能增厚。超声检查结果与 CT 结果相似，可能包括局灶性的高回声病灶，其周围环绕低回声边缘。

在脂肪内的中心高密度灶，是有助于提示血栓形成或充血血管的影像学表现。因为 54％ 的患者可以看到这一征象，因此，它的缺少并不能排除急性肠脂垂炎的诊断。通常无结肠壁的增厚[7]。所有肠脂垂炎的患者，其 CT 的异常改变于 6 个月内消失。

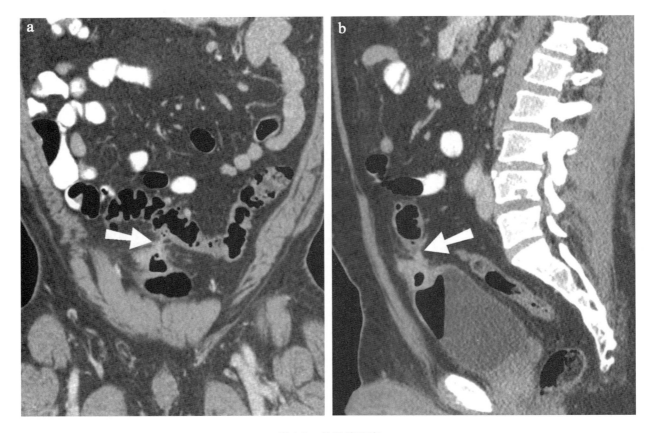

图 6-3 结肠膀胱瘘

a、b. 腹部冠状位和矢状位重建图像显示从乙状结肠到膀胱底的结肠膀胱瘘（箭）。膀胱腔内可见气体，因与结肠相通所致

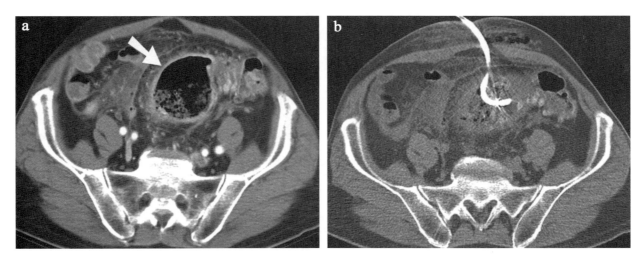

图 6-4 憩室炎脓肿

a. 盆腔增强 CT 扫描显示乙状结肠系膜中有一个边界清楚的脓腔（箭），其周围有炎性改变。b. 增强 CT 扫描显示放置引流管后盆腔脓肿变小

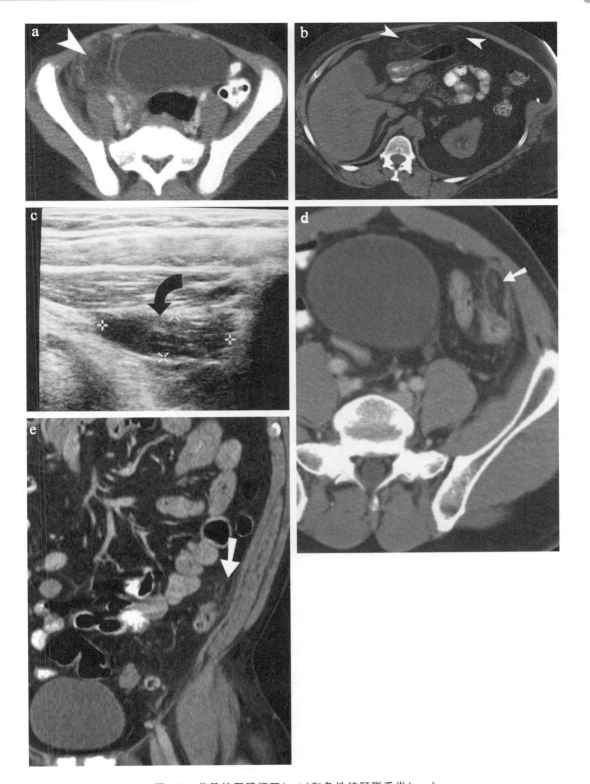

图 6-5　节段性网膜梗死（a、b）和急性结肠脂垂炎（c、e）
a. 增强 CT 扫描显示一个直径 7cm 的网膜脂肪密度炎性病变（箭头），位于一个 6 岁患儿的右下腹部。b. 一个节段性网膜梗死患者的平扫 CT 显示肝左叶前下方中线区域的炎性脂肪病变（箭头）。c. 急性结肠脂垂炎患者的超声显示局灶性不均匀低回声病变（弯箭），位于左前腹壁肌肉层的深部。d、e. 轴位和冠状位增强 CT 扫描图像显示椭圆形、脂肪密度病灶（箭），它与周围有炎性改变的乙状结肠壁有关。高密度的中心点相当于扭转的肠脂垂的血栓形成或充血的血管

含有脂肪炎性改变的病变,需要用CT进行鉴别诊断的疾病包括:急性肠脂垂炎、网膜脂膜炎、急性憩室炎、外伤、网膜挫伤、网膜转移和脂肪肉瘤。虽然网膜梗死可能与肠脂垂炎表现类似,但它缺少高密度环,这在所有肠脂垂炎患者中都能看到。大多数急性肠脂垂炎病例是自限性的,可应用镇痛药治疗。

四、肠道炎症性疾病

克罗恩病是慢性肉芽肿炎症性疾病,累及整个胃肠道,为透壁性的和节段性的病变,绝大多数累及远端回肠和右半结肠[9]。这种透壁的炎性病变常合并深部溃疡、窦道或瘘管形成。

溃疡性结肠炎是特发性的慢性炎症性疾病,常表现为连续性地累及直肠、远端结肠和直肠黏膜[10]。

炎症性肠道疾病的常见临床表现包括腹痛、腹泻、体重减轻、呕吐和发热。克罗恩病患者可能伴有关节炎、眼部炎症性疾病、胆结石和皮肤疾病[11]。

(一)影像学表现

疑似克罗恩病的患者最初的临床表现有腹痛、发热和腹泻,CT肠道造影被认为是最合适的影像学手段。疑似克罗恩病的第二线的影像学检查是小肠造影检查。对于确诊克罗恩病的成年和儿童患者,临床表现为发热、腹痛和白细胞计数增多,常规增强CT被认为是可以选择的检查方法。CT肠道造影包括使用中性口服对比剂和静脉注射对比剂45秒后的成像。

CT表现包括肠壁增强,壁增厚,壁分层现象,突出的直管现象和肠系膜的炎性改变。壁分层现象(靶征或晕征)是由软组织密度的黏膜、低密度的黏膜下层(水肿或脂肪浸润)和软组织密度的固有肌层形成的。影像学检查也能用来鉴别克罗恩病和溃疡性结肠炎(表6-1和表6-2)。

对于临床症状轻微的儿童克罗恩病患者,由于MR肠道造影的敏感性和特异性高(与CT肠道造影类似),则被认为是最为适合的影像学手段。当遇到类似的临床情况时,超声则是二线的影像学手段,因其对操作者的依赖性较强。超声可以用于诊断结肠炎症性疾病,尤其当其他影像学检查得到模棱两可的结果时,因其能看到肠壁

表6-1　溃疡性结肠炎的影像学表现(图6-6)

1. 从直肠到结肠的连续性累及
2. 黏膜的颗粒状和点样改变
3. 结肠袋皱襞模糊
4. 领口状溃疡
5. 炎性假息肉
6. 反流性回肠炎
7. 骶骨前间隙增宽(>1.5cm)

表6-2　克罗恩性结肠炎的影像学表现(图6-7)

1. 淋巴样组织增生:肠壁2mm充盈缺损
2. 口疮样小溃疡:小的,直径1mm的表浅溃疡,伴透亮的光晕
3. 较深的溃疡,窦道和瘘管
4. 结肠壁增厚:多伴有克罗恩病
5. 肠管缩窄:多呈不对称性
6. 肛门直肠裂,脓肿和瘘管,多伴有克罗恩病

增厚(≥4mm)、靶征、肠蠕动减慢,以及炎症性病变向结肠周围的扩散。还可以应用MR成像,尤其是需要反复研究时,因其有极好的软组织对比,而且没有辐射暴露[10]。

(二)并发症和治疗

肠道炎症性疾病包括脓肿、瘘管和肠梗阻[2]。急性发作的克罗恩病通常需要抗感染和类固醇激素治疗。外科手术是保留的治疗手段,用于对药物治疗无反应时、出现并发症时和非常严重的患者。

五、假膜性结肠炎

假膜性结肠炎,又称难辨梭菌性结肠炎,是由难辨梭菌(*Clostridium difficile*)导致的、可危及生命的疾病,难辨梭菌能产生两种外毒素,导致结肠黏膜产生富含蛋白的薄膜(假膜)。毒素A引起结肠炎,并容许毒素B进入细胞。这种细菌在医院内广泛存在,也是高达20%的腹泻的原因,与抗生素的使用有关[12]。

此病开始时可以无症状,但接下来就出现明显的临床症状,如水样腹泻、腹痛和压痛、发热、脱水和白细胞计数增高。一些有生命危险的病例,则会出现昏睡、心动过速、中毒性巨结肠或穿孔,这些表现可能与肠坏死有关。环磷酰胺试验是测定毒素B的金标准,敏感性>90%。在临床实践

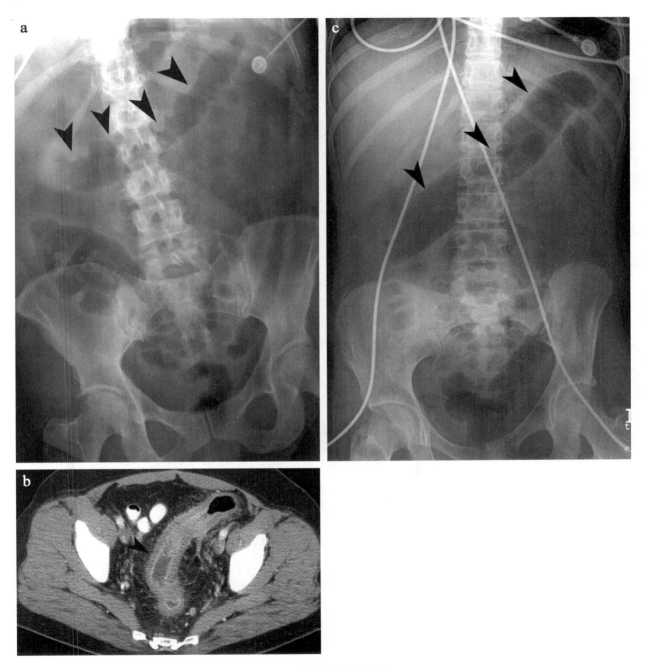

图 6-6　肠道炎症性疾病

　　a. 溃疡性结肠炎患者的腹部普通 X 线检查显示横结肠的指压征（箭头）。b. 溃疡性结肠炎患者的增强 CT 扫描显示对称性的、连续的、累及整个直肠和乙状结肠的直肠结肠炎（箭头）。有乙状结肠壁增厚、黏膜增强和结肠周围的炎性密度影。c. 一个克罗恩病患者的腹部普通 X 线检查显示无特征性表现的横结肠节段

中大多数的病例是通过结肠镜检查和阳性的毒素 B 测定来发现的。

　　CT 表现包括广泛的肠壁增厚，并伴有结肠袋皱襞显示明显（图 6-8）。发生频率按照递减顺序排列为全结肠（最常见）、右半结肠和左半结肠（最少见）。钡剂灌肠表现为指压征和小结节状或斑状的充盈缺损。

　　难辨梭菌感染的死亡率仅为 2%，而每年用

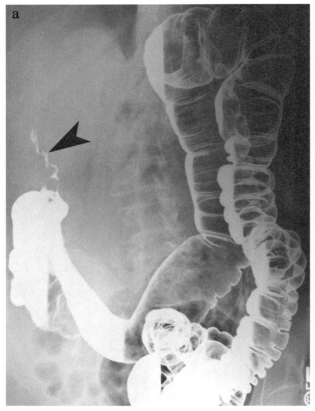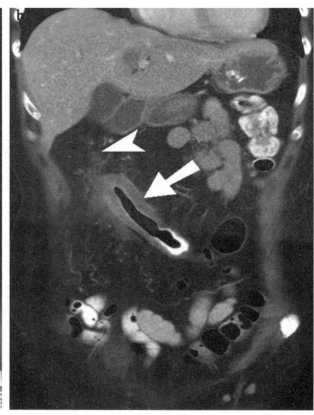

图 6-7　克罗恩结肠炎

a. 气-钡双重对比灌肠检查显示离开结肠肝曲的窦道（箭头）。b. 冠状位 CT 重建图像显示右半横结肠壁的炎性增厚（箭）和一个从结肠肝曲行至右肝下的窦道（箭头），这些均继发于克罗恩结肠炎

于治疗的费用超过 30 亿美元。药物治疗：甲硝唑用于轻度感染，万古霉素±甲硝唑用于严重的感染。耐药患者伴有乳酸水平和白细胞水平增高$[>50×10^9/L(50\ 000/mm^3)]$时，需要外科手术（保留直肠的结肠部分切除术）。

六、盲 肠 炎

盲肠炎的特征是免疫力低下患者的盲肠和升结肠发生感染。它也被称为中性粒细胞减少性结肠炎，最常见于白血病、淋巴瘤、再生障碍性贫血、艾滋病、肾移植或其他免疫力低下的患者。

CT 被认为是较合适的影像学方法。CT 的影像学特征包括盲肠扩张、环状的结肠壁增厚和结肠周围壁增厚（图 6-9）。其他表现包括结肠周围积液、游离气体和肠壁囊样积气症。

七、结肠扭转

扭转指的是一段自由移动的肠管围绕自己的轴扭转，通常由于一个点的牵拉所致。最常见于小肠，但是，也可发生于结肠。乙状结肠扭转引起 75% 的大肠梗阻，而盲肠扭转则引起 20% 的大肠梗阻。

盲肠扭转具有潜在的生命危险，占肠梗阻的 2%，占肠扭转的 11%，占结肠扭转的 25%～40%[13,14]。盲肠扭转最常发生于 20～40 岁，它是发生在升结肠的扭曲，盲肠扭转是个使用不当的名称。盲肠扭转有两种类型：①沿轴扭曲，其特征是沿着升结肠的长轴扭曲 180°～360°；②盲肠翻转，其特征是盲肠向前内侧折叠，导致肠管闭塞。常由于右半结肠在腹膜后的固定异常和右半结肠的活动异常所引起。其他因素包括先前做过

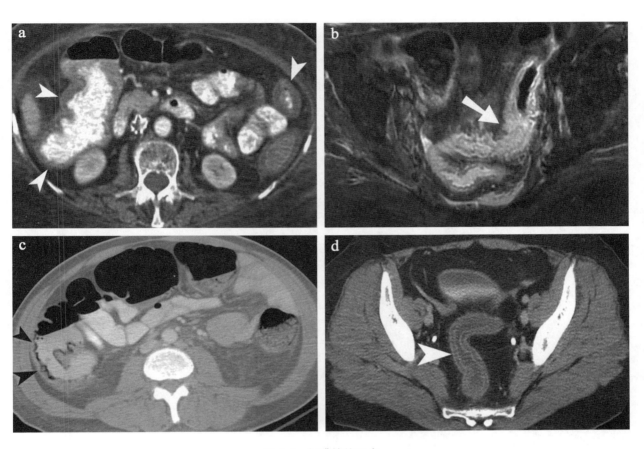

图 6-8　假膜性结肠炎

　　a. 腹部增强 CT 扫描显示弥漫的结肠壁增厚(箭头),右侧更明显。b. 盆腔 MR 钆剂增强 T_1 轴位像显示直肠和乙状结肠壁增厚,伴周围炎性改变(箭)。c. 增强 CT 扫描显示结肠炎累及右半结肠,升结肠肠壁增厚(箭头)和肠壁囊样积气。d. 盆腔增强 CT 扫描显示由直肠结肠炎引起的直肠乙状结肠壁增厚(箭头)。肠壁增厚是由于黏膜下层的水肿被夹在增强的黏膜层和浆膜层之间所形成的

手术、近期的结肠镜检查,近期的灌肠、妊娠、先天性重复畸形囊肿和肠系膜肿物。

　　横结肠扭转是罕见的结肠扭转部位,但大多危及生命。乙状结肠扭转通常发生于老年患者(>70岁),是最常见的结肠扭转类型(60%～75%)。主要的罹患因素是高纤维饮食、妊娠、住院治疗或收容入院和美洲锥虫病(Chagas disease)[14]。

　　影像学表现

　　盲肠扭转表现为一个扩张的充满气体的结肠肠段投影在左上腹部或中腹部,单个的气-液平面和小肠扩张。钡剂灌肠检查表现为,在扩张的盲肠附近、扭转水平处,有一处逐渐变细的鸟嘴样改变。在 CT 图像上,"旋涡征"是其主要表现,提示肠系膜血管、输入的肠管和输出的肠管的扭转(图6-10 和图 6-11)。其他表现为异常扩大的盲肠,

伴随远端松弛的结肠。

　　对横结肠扭转而言,常规影像学检查价值很小。钡剂灌肠或 CT 检查常被用于显示结肠的扭曲。钡剂灌肠检查表现为结肠扭转水平处的鸟嘴样狭窄(图 6-12a、b)。

　　在普通 X 线片上,乙状结肠扭转表现为一个大的充满气体的肠管从盆腔走向头侧并超过横结肠水平(northern exposure sign,朝北征)。其他影像学表现包括"咖啡豆"征,"闭环"征,"三线"征、"白色条纹"征(描述两个梗阻点之间的结肠肠管呈 U 形闭合的表现,为相对的肠壁和空腔形成斜行垂直的白线)(图 6-12c、d)[14]。"咖啡豆"征指的是扩张的 C 形乙状结肠肠管向头侧延伸到横结肠,并被对面的乙状结肠肠壁形成的垂直线样结构分开而形成的征象。CT 能够显示普通 X

线

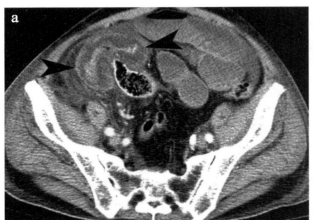

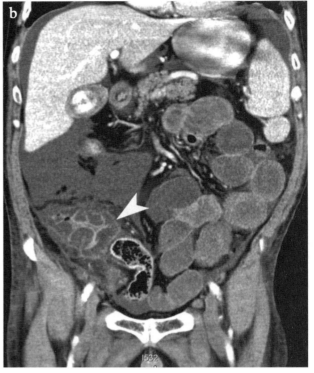

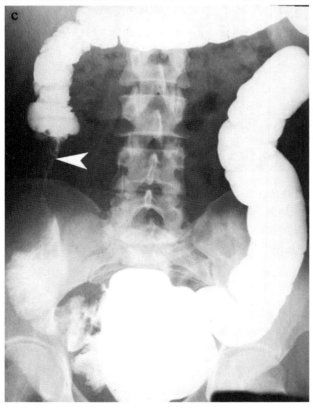

图 6-9　盲肠炎(a、b)和回盲部结核(c)

　　a、b. 慢性淋巴细胞白血病患者的腹部轴位和冠状位 CT 图像显示盲肠壁炎性增厚(箭头)。c. 回盲部结核病患者的单对比钡剂灌肠检查显示慢性回盲肠狭窄(箭头)和回盲肠交界区的头侧移位

检查的表现及一些其他征象(表 6-3)。

表 6-3　结肠扭转的 CT 表现

1. 咖啡豆征
2. 旋涡征(扭转或旋转的肠系膜脂肪和血管)
3. X 形标记点征(十字形的移行点)
4. 肠壁分裂征(结肠周围脂肪内陷进入扭曲的肠管内形成的分裂)

　　结肠扭转的并发症包括肠壁梗死、坏疽和穿孔。有结肠梗阻症状并伴有脾扭转的特征是围绕肠系膜的 180°～720°扭转。轻度扭转可无症状。虽然治疗方法包括扭转矫正法、盲肠固定术、盲肠造口术和部分结肠切除术,倘若出现坏疽,应切除坏死的肠管。

肠套叠

肠套叠常见于 2 个月至 6 岁的儿童,占婴儿

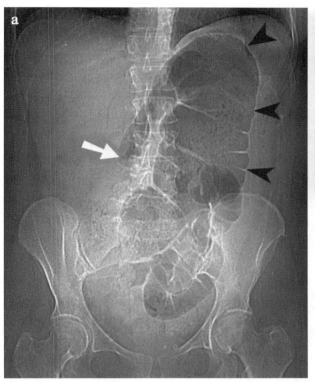

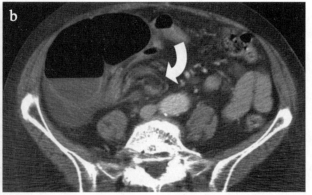

图 6-10　盲肠扭转

a. 腹部 X 线片显示扩张的盲肠(箭头)延伸到左上腹部。在升结肠可见肠管气体的移行处(箭)。b. 盆腔增强 CT 扫描显示右下腹部的旋涡征(弯箭)。盲肠扩张,且盲肠后方有游离液体

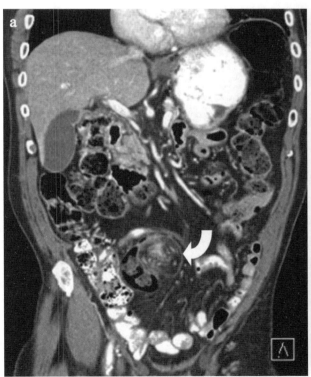

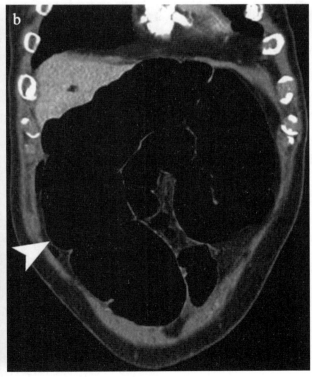

图 6-11　盲肠扭转

a. 盲肠扭转患者的冠状位 CT 重建图像显示肠系膜的旋涡改变及右半结肠。b. 闭袢型肠梗阻的冠状位 CT 重建图像显示扩张的乙状结肠肠管(箭头)

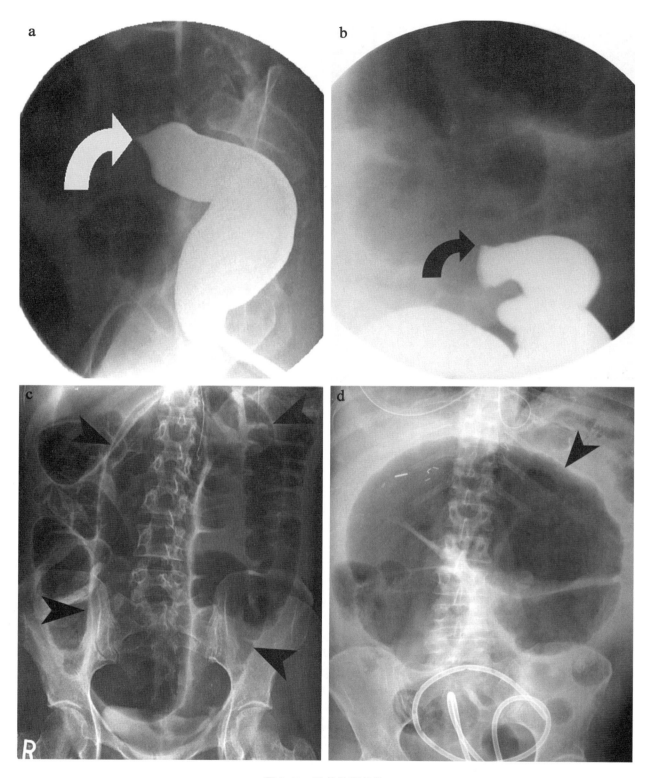

图 6-12　乙状结肠扭转

a、b. 两个乙状结肠扭转患者的单对比钡剂灌肠检查显示直肠乙状结肠交界区的鸟嘴征（弯箭）。c、d. 两个乙状结肠扭转患者的腹部 X 线片显示扩张的乙状结肠的咖啡豆样改变（箭头）

肠梗阻的90%。与成年人不同的是,大多数的患儿是特发性的。肠套叠的特点是,近段肠管及其系膜(套入部)突入到邻近的远段肠管内(鞘部),这是由于肠蠕动所致。在儿童最常见的肠套叠类型是回肠-结肠套叠,在成年人是回肠-结肠或结肠-结肠的套叠[15,16]。值得注意的是,成年人患脂肪瘤、腺瘤性息肉、平滑肌瘤或绒毛性腺瘤的频率较儿童多,而且也较常见。大多数小肠套叠的CT表现是短暂而特发的。

在X线片上,肠套叠套入部的头部轮廓之外的一个新月形的积气被称为"新月征"。钡剂灌肠检查时,对比剂陷入套入部和鞘部之间形成"弹簧样"形状(图6-13和图6-14)。超声检查表现为靶样改变,它是由肠套叠鞘部低回声的水肿肠壁和套入部肠壁多层样结构的同心高回声环(图6-15)形成。

在儿童,应用对比剂灌肠更多是为了治疗肠套叠,而不是用于诊断。现如今主要的诊断工具是超声,尤其是对于年轻患者。它能够做出正确的诊断,而且当肠套叠不存在时,还可以发现其他病变。对于疑似病例和成年患者,也可使用CT检查。

CT表现包括中心套入部、周围同心圆状的肠系膜脂肪和血管,以及最终的鞘部(图6-16)。同心圆状结构可能会形成一个靶样或香肠状的团块影。在晚期由于肠壁水肿和血管受压的进一步加剧,在CT图像上显示为肾形团块影。

肠套叠的治疗包括X线透视下灌肠复位(用气体、水溶性物质或钡剂)。超声引导下注射液体(水或盐水)或气体是另一种方法,它能够减少年轻患者的辐射损伤。如果肠套叠没有复位或出现穿孔,是外科手术切除的指征[15]。外科治疗是成年人肠套叠的主要治疗手段,因为其潜在疾病的发生率较高。

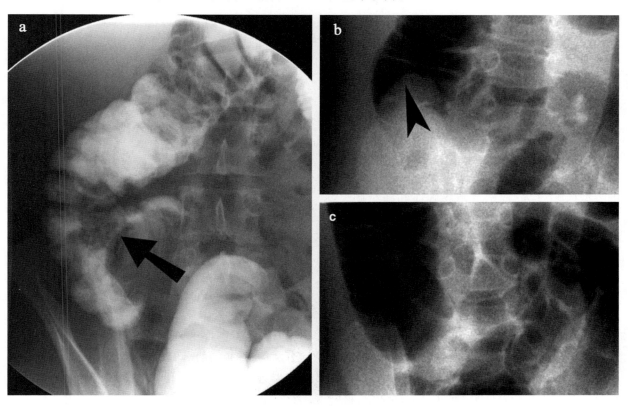

图6-13 灌肠复位结肠套叠

a. 单对比钡剂灌肠显示盲肠腔内较大充盈缺损(箭),提示套叠存在。b. 气体灌肠显示套叠的顶端(箭头)。c. 随访检查显示回肠-结肠套叠已经复位

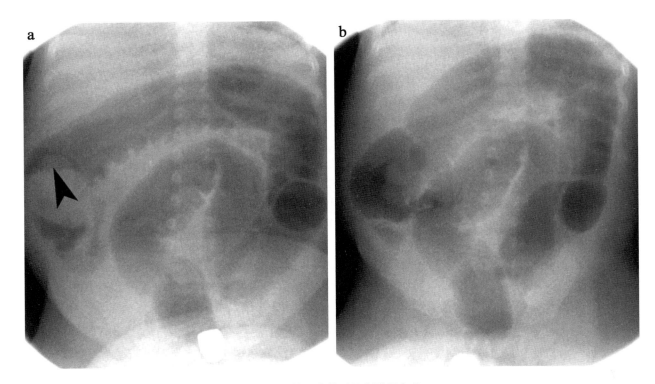

图 6-14　结肠套叠对比剂灌肠复位

　　a、b. 结肠套叠对比剂灌肠复位前的点片图像显示套入部(箭头)的周围气体轮廓,复位后的点片图像显示回肠-结肠套叠已被解除

八、结肠缺血

　　缺血性结肠炎是胃肠道缺血性疾病中最常见的类型(50%),最常累及结肠脾曲和降结肠[13]。主要影响老年人,分为可逆性肠缺血和不可逆性肠缺血(透壁性梗死、坏疽、穿孔和狭窄)。肠缺血的潜在原因是结肠壁供血不足,起初最倾向于影响黏膜层。虽然黏膜缺血大多数是可逆的,仍可能进展为透壁性梗死。

　　肠缺血的原因包括血栓栓塞、非闭塞性原因、结肠梗阻、肿瘤、血管炎、辐射和外伤[17]。仅有1/10大的血管闭塞能在血管造影中看到。如今通常由结肠镜来确诊。普通 X 线检查可能正常或显示黏膜下出血或水肿(指压征)、肠梗阻、横行皱襞或囊袋状肠型。指压征高度提示结肠缺血,为光滑的指状投影突入肠腔(图 6-17a)。根据CT 表现常能做出初步诊断,最常见于肠系膜下动脉供血区(表 6-4)。

　　病情轻的患者可行非手术治疗,2/3 的患者于 24～48 小时可自行恢复。那些对非手术治疗无反应或临床征象提示腹膜炎或肠穿孔的患者,提示需要外科手术治疗。

表 6-4　结肠缺血的 CT 表现

1. 对称性肠壁增厚(图 6-17b)
2. 最常见于肠系膜下动脉供血区
3. 黏膜下水肿引起的双晕征
4. 结肠肠壁囊样积气(图 6-18)

胃肠道出血

　　虽然胃肠道出血最常见的位置是食管、胃和十二指肠,30%的出血源于下消化道、十二指肠悬韧带远端[18]。上消化道出血占胃肠道出血的2/3,最常见于消化性溃疡和胃炎。与上消化道出血相比,下消化道出血最常见于老年人。下消化道出血的主要原因是憩室性疾病(20%～55%)、血管发育不良(3%～40%)、肿瘤(8%～26%)、感染性疾病(6%～22%)和肛门直肠区域的良性病变(9%～10%)[18]。

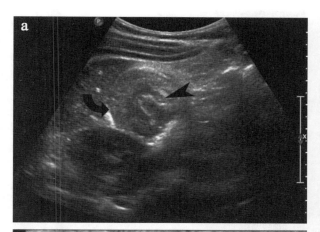

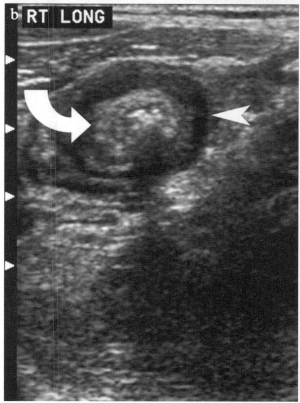

图 6-15　结肠套叠的超声表现

a. 超声显示套入部(箭头)和鞘部(弯箭)呈多层同心圆状改变。b. 超声显示位于中心的套入部(弯箭)和周围的鞘部(箭头)

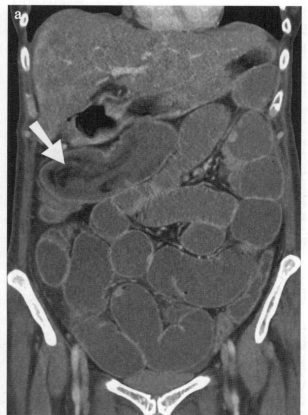

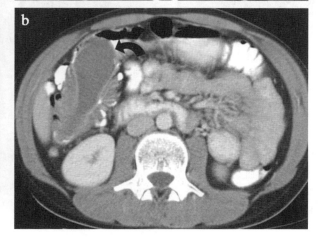

图 6-16　肠套叠

a. 冠状位 CT 重建图像显示结肠-结肠套叠在结肠-肝区。套入部(箭)导致重度肠梗阻。b. 轴位增强 CT 扫描显示结肠-结肠套叠由于重复畸形囊肿(弯箭)所致

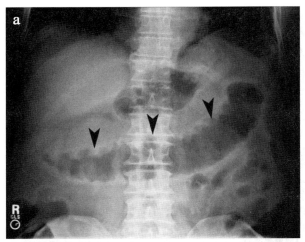

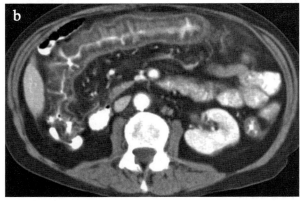

图 6-17　缺血性结肠炎

a. 缺血性结肠炎患者的腹部普通 X 线片显示横结肠的指压征和黏膜水肿（箭头）。b. 腹部增强 CT 扫描显示横结肠肠壁增厚，伴条纹状改变，这是由于黏膜层和浆膜层的增强所致。组织病理学检查结果符合缺血性结肠炎

　　临床上，下消化道出血表现为便血，指的是排出鲜红的血。少量出血（每天＜100ml）可能会没有症状，但当出血量大或急性出血（＞500ml 或＞15%的血容量）时，患者可能会出现低血压性休克。

　　下消化道出血的患者，可以选择^{99m}Tc 标记红细胞核素扫描进行检查，因为这项检查能发现间歇性的出血（图 6-19）。与^{99m}Tc 硫胶体不同的是，^{99m}Tc 标记的红细胞能发现超过几小时的出血，但它在探测出血方面不如^{99m}Tc 硫胶体敏感。^{99m}Tc 硫胶体在探测出血方面具有非常高的敏感性，它能发现每分钟流速仅为 0.05～0.1ml 的出血，但它只有在注射放射性药物 20 分钟内具有敏感性，这是它的不足之处。

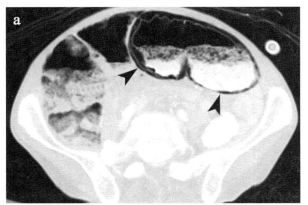

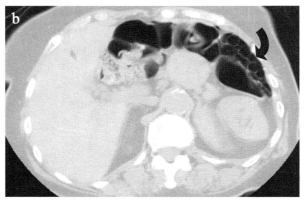

图 6-18　结肠缺血

a、b. 腹部 CT（肺窗）显示横结肠线形（a）和囊状（b）肠壁积气。线形肠壁积气被认为预后较差

　　如果核素扫描提示出血，则应选用常规血管造影进行诊断和治疗。如果血管造影能够证实有出血，则可注入血管加压素或采用导管栓塞进行治疗。选用血管造影识别出血时，出血的速度必须每分钟＞0.5ml。当便血减轻和血管造影的诊断率低时，应行结肠镜检查。

九、急性脂垂炎

　　急性脂垂炎的特征是肠脂垂扭转或血管阻塞。因肠脂垂在乙状结肠的数量更多，因此急性脂垂炎最常见于乙状结肠（62%）（表 6-5）[7]。与网膜梗死不同的是，这种疾病常见于 40～50 岁的人群。临床上最常被误诊为急性乙状结肠憩室炎。

　　在影像上，脂垂炎最常见的征象是直径为 1.5～3.5cm 的脂肪密度病灶，其中心为高密度（54%）伴周围炎症[7]（图 6-20）。

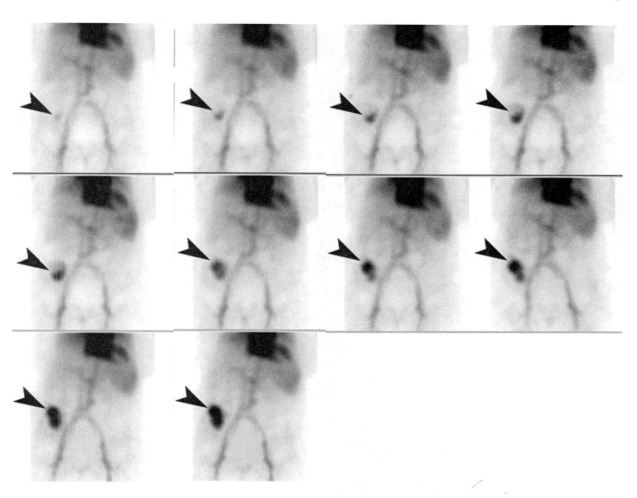

图 6-19 下消化道出血^{99m}Tc 标记的红细胞核素扫描显示盲肠区域逐渐增强的放射性浓聚现象(箭头)

表 6-5 急性脂垂炎的发生位置

位置	发生率(%)
乙状结肠	62
降结肠	18
盲肠	12
升结肠	8
横结肠	0
前壁的	82
侧壁的	8

急性脂垂炎在临床上选用美林治疗。大多数患者的临床症状在 10 天内消失。

十、急性节段性网膜梗死

急性节段性网膜梗死是右下腹痛少见的原因,临床上常被误诊为急性阑尾炎。引起此病的原因包括肥胖、外伤、过度饮食、服用泻药、用力过度和充血性心力衰竭。

CT 表现为不均匀的脂肪密度影,通常比在急性脂垂炎见到的病灶要大(图 6-21)。它位于大网膜,常见于右下腹部[6]。CT 诊断急性节段性网膜梗死的重要性在于此病应采用内科治疗,但此病往往类似外科急腹症。

十一、教 学 点

1. 可选择增强 CT 扫描评价急性左下腹痛。

2. 出现腹痛、发热和腹泻的患者,当怀疑患有克罗恩病时,CT 小肠造影是最合适的影像学方法。

3. 已确诊克罗恩病的成年人或儿童,当出现发热、腹痛、白细胞计数增多时,可选择常规增强 CT 检查。

4. 在大肠梗阻中,乙状结肠扭转占 75%,盲肠扭转占 20%。

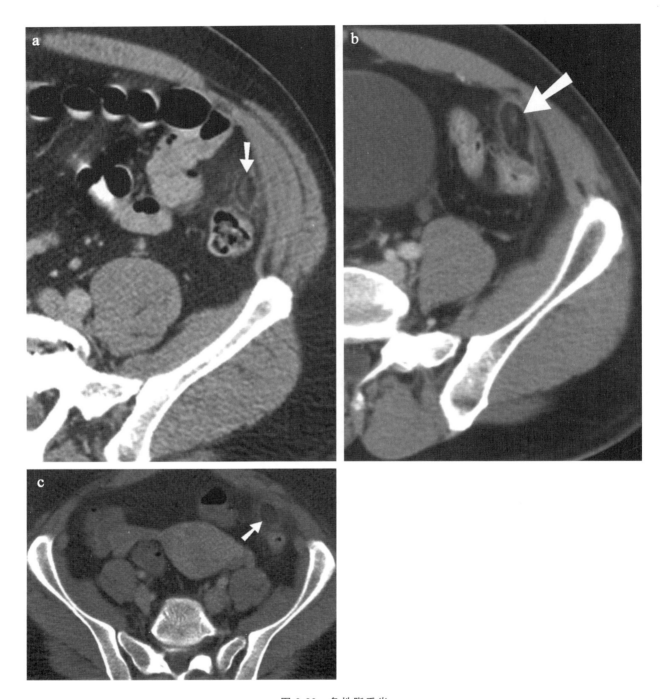

图 6-20　急性脂垂炎

a～c. CT 扫描显示左下腹部感染的肠脂垂（箭）。脂肪病变的中心高密度影提示血栓形成或充血的血管

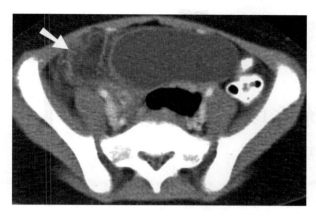

图 6-21　急性节段性网膜梗死

一个儿童的增强 CT 扫描显示右下腹部网膜炎性病变（箭）。在高一个层面显示阑尾正常

参 考 文 献

[1] Pereira JM, Sirlin CB, Pinto PS, et al. Disproportionate fat stranding: a helpful CT sign in patients with acute abdominal pain. Radiographics, 2004, 24: 703-715.

[2] Horton KM, Corl FM, Fishman EK. CT evaluation of the colon: in flammatory disease. Radiographics, 2000, 20: 399-418.

[3] Rucker CM, Menias CO, Bhalla S. Mimics of renal colic: alternative diagnoses at unenhanced helical CT. Radiographics, 2004, 24: S11-33.

[4] Heverhagen JT, Klose KJ. MR Imaging for acute lower abdominal and pelvic pain. Radiographics, 2009, 29: 1781-1796.

[5] Singh AK, Gervais DA, Hahn PF, et al. Acute epiploic appendagitis and its mimics. Radiographics, 2005, 25: 1521-1534.

[6] Singh AK, Gervais DA, Lee P, et al. Omental infarct: CT imaging features. Abdom Imaging, 2006, 31(5): 549-554.

[7] Singh AK, Gervais DA, Hahn PF, et al. CT appearance of acute appendagitis. AJR Am J Roentgenol, 2004, 183(5): 1303-1307.

[8] Ghahremani GG, With EM, Hoff FL, et al. Appendices epiploicae of the colon: radiological and pathological features. Radiographics, 1992, 12: 59-77.

[9] Furukawa A, Saotome T, Yamasaki M, et al. Cross-sectional imaging in Crohn disease. Radiographics, 2004, 24: 689-702.

[10] Rimola J, Rodríguez S, García-Bosch O, et al. Role of 3.0-T MR colonography in the evaluation of in flammatory bowel disease. Radiographics, 2009, 29: 701-719.

[11] Gore RM, Levine MS. Textbook of Gastrointestinal Radiology (2nd ed., Volume 1). W. B. Saunders company, 2000, Chapter 41: 726-745.

[12] Kawamoto S, Horton KM, Fishman EK. Pseudomembranous colitis: spectrum of imaging findings with clinical and pathologic correlation. Radiographics, 1999, 19: 887-897.

[13] Silva AC, Beaty SD, Hara AK, et al. Spectrum of normal and abnormal CT appearances of the ileocecal valve and cecum with endoscopic and surgical correlation. Radiographics, 2007, 27: 1039-1054.

[14] Peterson CM, Anderson JS, Carenza JW, et al. Volvulus of the gastrointestinal tract: appearances at multimodality imaging. Radiographics, 2009, 29: 1281-1293.

[15] del Pozo G, Albillos JC, Tejedor D, et al. Intussusception in children: current concepts in diagnosis and enema reduction. Radiographics, 1999, 19: 299-319.

[16] Kim YH, Blake MA, Harisinghani MG, et al. Adult intestinal intussusception: CT appearances and identi fication of a causative lead point. Radiographics, 2006, 26: 733-744.

[17] Rha SE, Ha HK, Lee SH, et al. CT and MR imaging findings of bowel ischemia from various primary causes. Radiographics, 2000, 20: 29-42.

[18] Laing CJ, Tobias T, Rosenblum DI, et al. Acute gastrointestinal bleeding: emerging role of multidetector CT angiography and review of current imaging techniques. Radiographics, 2007, 27: 1055-1070.

第 7 章

泌尿生殖系统急诊影像学

Robin Levenson，Mai-LanHo

非创伤性的泌尿系急症包括急性尿路梗阻、可能变复杂的感染和肾血管的异常改变。影像学检查在评估泌尿系急症的范围、位置，并与其他相类似的疾病相鉴别时，起到了很重要的作用。

一、梗阻性尿路疾病

梗阻性尿路疾病被定义为正常尿流的结构或功能的阻塞，可以发生在泌尿系的任何水平，从而导致尿的瘀滞，压力增高，不能排泄[1]。病因包括结石、血凝块、感染或炎症、外部的挤压、功能性痉挛和原发性或转移性肿瘤。对于健康人来说，单侧肾的梗阻能通过对侧肾代偿，总体排泄功能没有明显变化。然而，对于有潜在慢性肾病和（或）有双肾梗阻的患者来说，就出现了显著的功能失代偿。其他的并发症包括感染和集合系统的破裂[2]。

尿路梗阻的临床症状包括肋胁部疼痛、排尿困难、血尿、少尿、发热和恶心或呕吐。暴发型尿毒症的患者，可能出现昏迷和精神状态的改变[2]。

（一）影像学表现

对于急性腹痛或急性胁痛的患者，虽然也可以选用 CT，然而普通 X 线片是其最初的筛查方法。X 线片对于肾结石的发现，有 45%～60% 的敏感性和 70% 的特异性（图 7-1a）。非钙化的结石、<4mm 的钙化结石和体型较大的患者，结果可能会出现假阴性。另外，胆结石、静脉石和肉芽肿钙化可能会被误诊为泌尿系结石（假阳性）[1]。其他导致梗阻的原因包括肿物和血凝块，缺乏特征性表现。X 线片也可用于手术前检查和随访观察。

多层螺旋 CT 是怀疑尿路梗阻性疾病患者影像学检查的金标准。结石或病变的大小、位置和梗阻的程度都可以用多层螺旋 CT 进行量化评估。CT 平扫排查尿路结石具有 95%～98% 的敏感性和 96%～100% 的特异性[3~5]。CT 平扫速度快，不需要静脉或口服给药，尤其适用于急诊患者的检查。大多数结石在 CT 上是不透 X 线的。罕见的是，处于脱水状态的艾滋病患者，在服用茚地那韦（indinavir）后，会形成结晶类结石，此类结石在 CT 上是透 X 线的。当检查结果呈阴性或模棱两可时，为了评估肾或腹部的情况需要静脉注入对比剂。除了尿路结石，其他管腔内梗阻的病因包括血块，其密度高，但却低于结石；肿块，其是软组织密度，注入对比剂后可强化；还有输尿管痉挛、狭窄或损伤。管腔外的压迫可能会由腹膜后肿块、脓肿、炎症或创伤后血肿引起[4,5]。

CT 在评估输尿管结石时，应重点关注最常见的部位：输尿管狭窄的解剖部位有输尿管膀胱连接处（UVJ）、骨盆缘输尿管髂血管交叉处和输尿管肾盂连接处（UPJ）（图 7-1b、c）[3]。会经常看到一个移行点，在其远端的输尿管被减压出现舒张。梗阻性尿路病变 CT 检查的间接征象包括输尿管积水、肾积水，肾周积液和可能出现的单侧肾扩大（图 7-1d）（表 7-1）。输尿管壁增厚和肾周或输尿管周围脂肪积液提示急性炎症。"软组织边缘征"是由于结石冲击处的输尿管壁出现水肿，有助于区分输尿管结石和邻近的静脉石（图 7-1c）[6]。肾水肿在 CT 平扫中会表现为 CT 值（HU 值）的减低（"苍白肾"）。增强 CT 检查，可能会出现造影剂延迟排泄进入集合系统或输尿

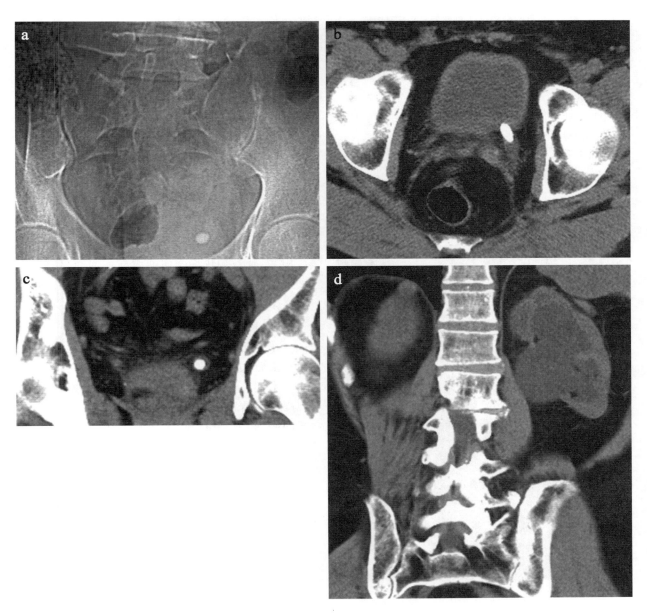

图 7-1　一位 71 岁男性患者，左侧 UVJ 结石梗阻，伴肌酐升高和肾积水

a. 定位像显示左侧盆腔有一个圆钝的钙化影，在随后的 CT 图像上证实左侧 UVJ 结石。b～d. 轴位（b）和冠状位（c、d）平扫 CT 图像显示一个 14mm×6mm×4mm 的左侧 UVJ 结石（b、c），伴软组织边缘征（c）和严重的左肾积水（d）

管，或梗阻部位以上水平的输尿管内（"延迟的肾图或尿路图"），可能是部分的或是完全的（图 7-2）。肾盂肾窦或肾盏穹窿破裂表现为肾周积液（图 7-3）。外在挤压的病例，由于团块的影响导致输尿管出现异常偏离[4,5,7]。

对于孕妇和儿科患者来说，需要考虑射线暴露问题，因此超声是一项非常有用的检查方法。检测出尿路梗阻的敏感性为 60%～70%，但是这种检查高度依赖于操作者和患者，对输尿管的评估也有限[8]。

肾结石在超声上的表现为强回声病灶，伴有或不伴有声影，这取决于结石的大小、成分和成像技术（图 7-4）。较小的结石可能会混入肾窦的回声中被漏掉。输尿管盆腔处和输尿管膀胱交界处的结石，由于位置表浅并位于较好的声窗内，可以被观察到。然而，中段输尿管结石很难被发现。

表 7-1　急性梗阻性尿路病变 CT 表现

1. 泌尿路钙化的结石（UVJ、UPJ 和骨盆缘是最常见的位置）
2. 输尿管积水
3. 肾积水
4. 软组织边缘征
5. 肾周或输尿管周围积液
6. 单侧肾扩大
7. 肾盏穹窿破裂
8. 苍白肾

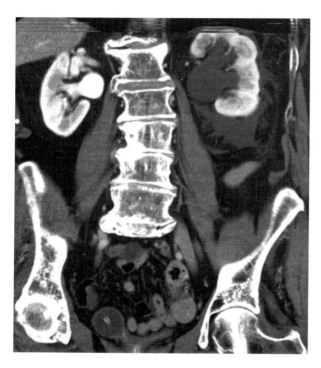

图 7-2　一位有左侧腹痛的 87 岁女性。冠状位增强 CT 图像示左肾积水和对比剂延迟排泄，左肾盂输尿管连接处有一个 9mm 的结石

检查出肾积水有提示作用，但早期的梗阻可能不出现肾积水（假阴性），或者其他的原因会导致肾积水，如妊娠和反流（假阳性）（图 7-5a）。真性肾盂积水需要与肾盂旁囊肿、肾外肾盂和肾盏扩张进行鉴别。其他征象包括输尿管喷射的缺失或减少和多普勒动脉阻力指数＞0.70（或双肾之差＞0.10）。然而，这些表现既不敏感又无特异性[8]。

MRI 是 CT 的备选检查方法，尤其对儿童和孕妇来说，出于对辐射问题的考虑，可选择 MRI 来替代 CT。MRI 有良好的软组织对比，虽然花费增加、扫描时间长，但能应用分辨率高、多平面成像的超快速扫描序列来显示泌尿系统。对液体敏感的 T_2 加权序列，如单次激发快速自旋回波（SSFSE）和平衡稳态自由进动序列（SSFP），利用尿液作为内在的对比剂[9]。还需要用脂肪抑制序列来区分腹膜内或腹膜后脂肪。尿路结石缺少氢质子，可能表现为低信号的充盈缺损（图 7-5b、c）影。直径＜1cm 的结石，常常会看不到，疾病诊断则依靠尿路梗阻的征象，例如输尿管的移行点[9]。急性梗阻通常存在软组织壁增厚、积水和水肿，表现为 T_2 高信号和肾皮质、肾髓质分界的消失。应用 T_1 加权相扰梯度回波序列钆剂增强多期成像可以评估肾实质，提高尿路结石对比，并测量集合系统运输时间[9]。

（二）并发症和治疗

在早期，急性梗阻性尿路病变是可逆的，伴随微小的肾实质损害。＜5mm 的泌尿系结石可以非手术处理，通常能够自行排出。大的和（或）不规则形的结石会形成嵌顿，易发生感染和集合系统的破裂，能导致感染的出血性散播（尿脓毒症）[2]。

在紧急情况下，可以采用引流措施，像经皮肾造口术、肾输尿管支架和耻骨上膀胱造口术，来减低梗阻处近端泌尿系统的压力[2]。

（三）感染

在美国，每年急诊科约有 100 万例泌尿系感染的患者[10]。大多数患者的病情不复杂，仅累及膀胱。然而，如果感染向近端移行或血性扩散，可能会导致肾盂肾炎。

二、急性肾盂肾炎

泌尿系感染通常开始于膀胱并向近端迁移，导致小管间质性炎症。这种上行感染经常出现在没有反流的情况下，而是由于细菌的毒性引起的，致病菌主要是革兰阴性细菌，特别是大肠埃希菌。肾盂肾炎也可能由于泌尿系感染经血源性扩散到肾引起，还可能来源于皮肤感染或心内膜炎，也可能出现于静脉注射的药物滥用者。

肾盂肾炎患者可能出现发热、寒战和胁部疼痛伴肋脊角压痛，还常有排尿困难、尿频和尿急[10]。另外，急性肾盂肾炎的症状可能包括腹

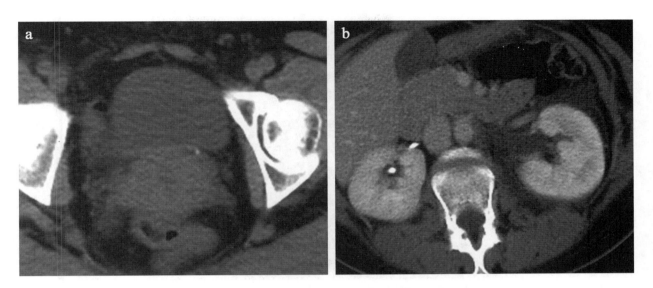

图 7-3　一位肾盏穹窿破裂的 41 岁女性患者,伴左肋部疼痛
a. 轴位 CT 平扫图像显示左 UVJ 的 2mm 结石。b. 轴位 CT 增强图像显示肾周积液符合肾盏穹窿破裂

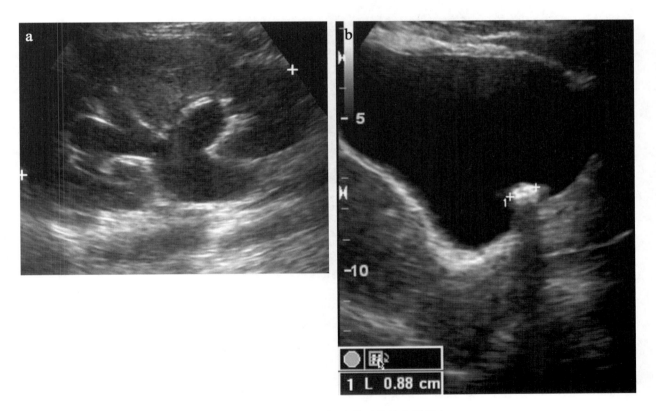

图 7-4　左侧 UVJ 结石梗阻伴反流性左肾积水
a. 超声图像显示左肾中度积水。b. 左侧 UVJ 处可见伴有声影的强回声病灶,提示结石梗阻

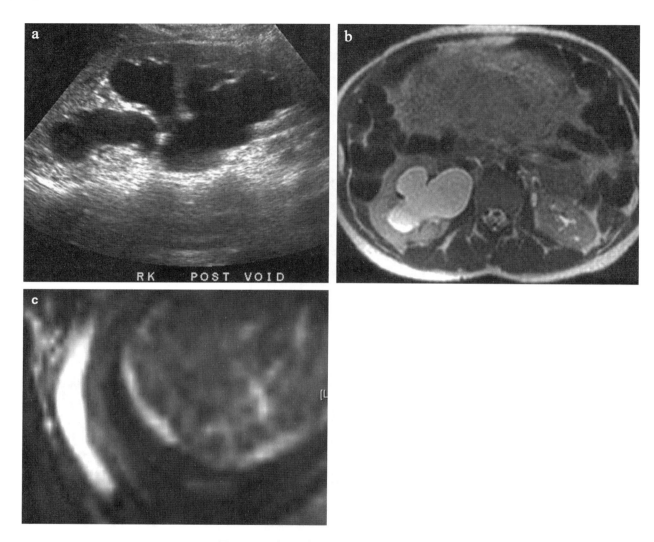

图 7-5　一个 27 岁女性，妊娠 34 周，右腹痛

a. 超声图像显示右肾中度积水。右侧远端输尿管显示不清，病因不明。b、c. MR 图像显示右肾中-重度积水（轴位 SSFSE/HASTE 图像），继发于远端右侧输尿管结石（c. 冠状位 true FISP 图像：稳态梯度回波）

痛、恶心和呕吐，这些症状会与许多其他疾病的症状交叉重叠，尤其是胃肠道疾病。尿分析结果包括脓尿、细菌尿和尿培养结果呈阳性。

（一）影像学表现

大多数患者经抗生素治疗后反应良好，通常不需要影像学检查。然而，在某些特定情况下，影像学检查能够发挥重要作用，如鉴别急性肾盂肾炎和其他导致急性症状的疾病（尤其当患者应用抗生素治疗 72 小时后无效时），发现结构异常，评估发生并发症风险高的患者，评价感染的严重程度和可能发生器官损害的程度。

多层螺旋 CT 是评估急性细菌性肾盂肾炎首选的影像学检查。增强 CT 表现为一个或多个楔形低密度区域，从肾乳突延伸到肾皮质，与条纹状肾图相对应，提示相对于周围肾实质的低强化区（图 7-6a）。随着时间的推移，水肿的肾小管内淤积的对比剂表现为高密度影，而管腔内炎症性碎片、间质水肿和血管痉挛引起肾小管梗阻，并导致低灌注，从而形成增强程度减低或条纹状改变[10]。在尿路梗阻、肾静脉血栓和肾挫伤时，也能看到"条纹状肾图"[11]（表 7-2 和表 7-3）。在平扫 CT 上，肾感染的区域由于其潜在的水肿可能表现为更低的密度，也可能是肾锥体的缺失所致。感染的肾可能扩大[12]。可能会有肾结石存在。

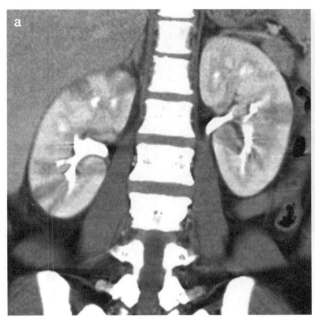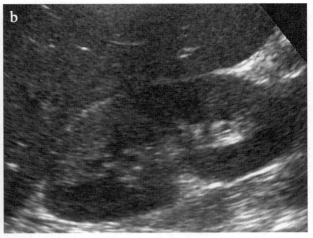

图 7-6　一位 34 岁患急性双侧肾盂肾炎的女性，伴发热、寒战和右上腹痛

　　a. 冠状位 CT 增强图像显示双侧，条纹状肾影伴交替出现的低密度区域，右侧为著，代表增强减低。没有流出的液体积聚。b. 超声图像显示右肾楔形强回声区域

表 7-2　条纹状肾影的鉴别诊断

1. 急性肾盂肾炎
2. 尿路梗阻
3. 肾静脉血栓
4. 挫伤

表 7-3　急性肾盂肾炎的影像学表现

1. CT 和 MRI：条纹状肾影
2. 超声：常呈阴性，但可以看到低回声或高回声区域
3. 肾扩大

　　急性肾盂肾炎的继发表现包括肾周积液、吉氏筋膜增厚和肾积水[10,12]。

　　超声可以对感染病例的泌尿系进行评估，尤其是肾积水或肾脓肿。虽然超声不如 CT 敏感，而且临床怀疑肾盂肾炎的患者常表现为阴性的超声结果，但超声可能会偶然发现肾盂肾炎。可以看到肾实质回声特征的改变，包括水肿引起的低回声区和出血导致的高回声区（图 7-6）[10]。可能会有肾积水、肾扩大和（或）正常肾皮质与肾髓质分界线的消失。彩色多普勒可能看到灌注不足的区域。超声在评估肾盂肾炎的程度及肾周的扩散

及对微小脓肿的显示方面是有限度的[10]。

　　对于那些不能接受静脉注射对比剂行增强 CT 的患者（例如，对静脉注射的对比剂有过敏反应），需要考虑辐射问题的患者或其 CT 结果不确定或模棱两可的患者，可以选用 MRI 来评估急性肾感染。MRI 非常容易产生运动伪影，因此，病情严重的患者更难获得高质量的图像。在急性肾盂肾炎中，与 CT 所见类似的是，注射对比剂后的 T_1 脂肪抑制图像显示楔形低增强的区域，其在 T_2 加权图像上可能显示为低信号（图 7-7）。还可以看到肾扩大和肾周积液。

　　（二）治疗和并发症

　　抗生素治疗是急性细菌性肾盂肾炎的主要治疗手段，绝大多数患者反应较好。然而，急性肾盂肾炎的并发症包括肾梗阻、肾或肾周脓肿和气肿性肾盂肾炎。

三、肾 脓 肿

　　肾或肾周脓肿的典型发病原因是肾盂肾炎的不充分治疗，多于上行性感染，尤其是糖尿病患者易患肾或肾周脓肿（75％的肾脓肿见于糖尿病患者），少见的是血源性扩散[10]。最常见的微生物

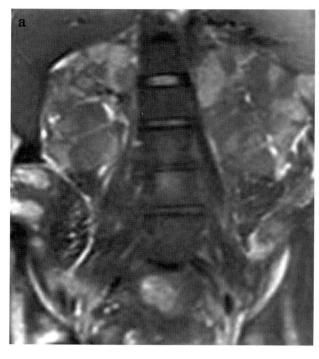
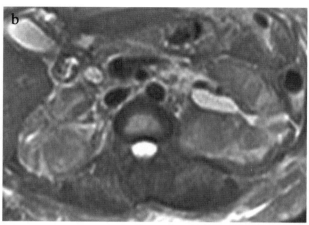

图 7-7 一位 62 岁女性,伴有发热、寒战、尿路感染及大肠埃希菌菌血症,表现为急性细菌性肾盂肾炎。MR 冠状位(a)和轴位(b)SSFSE(HASTE)图像显示双肾弥漫性的线状及楔形不均匀信号影

是大肠埃希菌和奇异变形杆菌。肾脓肿可以单发或多发,多发性肾脓肿常见于血行播散性感染[10]。

尽管应用抗生素治疗了至少 72 小时,而肾脓肿患者倾向于有持续的肾盂肾炎症状。

影像学表现

在急诊情况下,CT 是发现肾脓肿首选的影像学检查,因为超声看不到一些小的脓肿。在 CT 上,肾脓肿表现为圆形、中心低密度影,伴中心液化,可以表现为显著边缘强化,但中心无强化(图 7-8a)。脓肿内可以看到气体。在肾实质期,肾实质内的脓肿周围可以看到低强化的晕。在很多病例中,肾整体扩大或可能是肾轮廓的局灶性肿块或膨隆。还经常见到肾周感染和吉氏筋膜增厚。肾周脓肿表现为肾周间隙内液体积聚,可以含有气体。肾实质外的液体积聚可以扩展到邻近的腰大肌[10]。

在超声上,一个肾脓肿表现为低回声厚壁结构,穿透性增强,但稍逊于同样大小的单纯性囊肿。典型的肾脓肿内没有血管分布。在脓肿内可以看到碎片(彩图 7-8b)。

肾脓肿在 MRI 上呈中心 T_2 高信号、T_1 低信号,有厚壁,其在增强 T_1 加权图像上呈多样性强化表现(图 7-9)。可见肾周炎性积液。肾脓肿与囊性肾细胞癌有时会难以区分;临床症状和影像学随访有助于鉴别。

四、气肿性肾盂肾炎

气肿性肾盂肾炎是肾的一个威胁生命的急症,它是肾实质、集合系统和(或)肾周组织的产气性细菌感染。它与血糖控制差的糖尿病密切相关,约占 90%。也可以发生于结石、肿瘤和(或)乳头脱落引起的泌尿集合系统的梗阻[13,14]。最常见的与气肿性肾盂肾炎相关联的细菌是大肠埃希菌和肺炎克雷伯菌[14]。如果气体局限于肾集合系统,而没有累及肾实质,则称为气肿性肾盂肾炎,这比气肿性肾盂肾炎要轻些,死亡率低。

气肿性肾盂肾炎的临床症状包括发热、胁痛和脓尿,这些是非特异性的,其他泌尿系的感染也可见到这些症状[14]。患者也可能出现嗜睡或精神状态的改变、酸碱异常、高血糖、肾衰竭,以及严重病例会出现感染性休克。气肿性肾盂肾炎在女

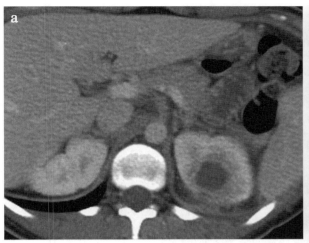
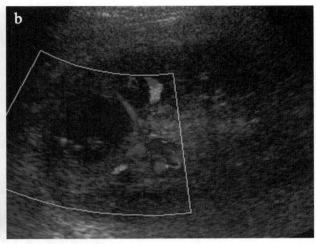

图 7-8 一位 26 岁女性患左肾脓肿、左肋痛和发热
a. 轴位 CT 增强图像显示左肾低密度区,中心为更低密度区,坏死区大小约 2.1cm×2.2cm,相邻的肾周脂肪积液。
b. 左肾超声图像显示大小约 2.3cm×2.1cm 的低回声区,厚壁,内含坏死碎片,病灶中心无血液供应

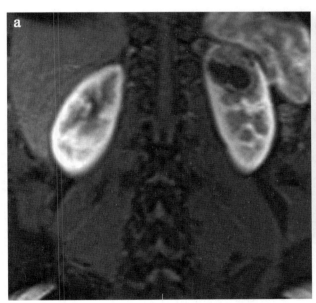
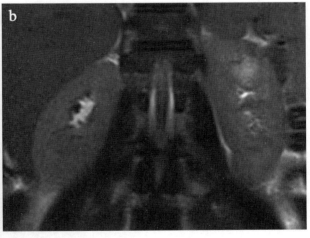

图 7-9 一位 18 岁女性,其 MRI 图像示右肾脓肿,左上腹部疼痛和白细胞计数增高
a. 冠状位 T_1 增强图像显示周围增强的囊性病灶。b. 冠状位 T_2 图像显示左肾上极 T_2 高信号

性患者中更多见,大概是因为女性更易发生泌尿系感染。在体格检查时,患者可能会有肋痛,而在少数情况下,在腰部可能感觉到捻发音[13]。

(一)影像学表现

在 X 线片上,可见气体与肾影重叠或放射状气体与肾锥体一致(图 7-10a)。在严重的病例中,可以看到新月形气体聚集累及吉氏筋膜。还可能包括同侧腰大肌影的模糊[13]。

CT 能最好地显示与气肿性肾盂肾炎相关的气体和破坏的范围。影像学表现包括肾实质或集合系统内的气体病灶,肾扩大和破坏,液体积聚(可能伴有气-液平面),以及组织坏死(图 7-10b)[10]。有两种 CT 表现类型:Ⅰ型为条纹状或斑点状气体积聚,没有液体积聚;Ⅱ型为肾实质或

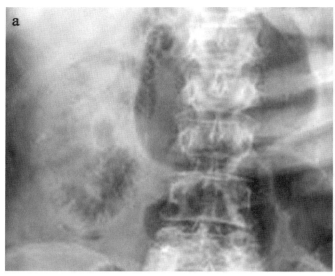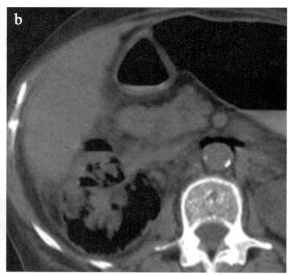

图 7-10 气肿性肾盂肾炎

a. 定位图像显示右肾影区斑点状透光区。b. 轴位 CT 平扫图像显示肾实质内的气体(图像由纽约州纽约市哥伦比亚大学医学中心的 Leonora Mui 允许)

集合系统内气泡伴肾或肾周围的液体积聚[10,13]。Ⅰ型死亡率达 69%,Ⅱ型死亡率为 18%。

超声在评价气肿性肾盂肾炎时,可以显示为扩大的肾,内含强回声病灶伴后方雾状声影(图 7-11)。此强回声病灶可能会与肾结石相混淆。在超声中,气肿性肾盂肾炎的真实范围可能会被低估[13]。

(二)治疗和并发症

最初的治疗包括积极静脉补液、纠正电解质紊乱和静脉注射广谱抗生素[13]。如果气体弥散贯穿肾,是肾切除术的指征。如果感染为局限性

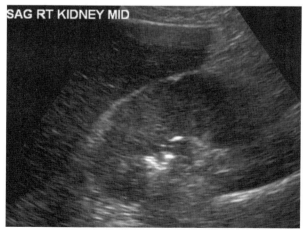

图 7-11 气肿性肾盂肾炎

右肾超声显示强回声病灶伴雾状声影,符合气体表现

的,优先保留肾,可以尝试经皮引流术。

五、气肿性膀胱炎

气肿性膀胱炎是膀胱很少见的感染,由产气型微生物引起,最常见的是大肠埃希菌、产气肠杆菌和肺炎克雷伯菌[15]。常见于老年糖尿病患者,据报道有超过 50% 的病例伴有糖尿病。年老和身体虚弱的患者,由于膀胱出口梗阻、神经源性膀胱或膀胱结构异常导致慢性尿潴留,以及留置膀胱导尿管的患者,部分由于尿液停滞从而增加气肿性膀胱炎发生的风险。也有学者推测认为膀胱内的微生物引起尿液葡萄糖发酵,导致二氧化碳气体释放,从而聚集在膀胱黏膜下和管腔内[15,16]。

临床表现为排尿困难、血尿和尿频。女性发病率高于男性,为 2:1[13]。

(一)影像学表现

普通 X 线片在发现气肿性膀胱炎有高度敏感性(<97%)[17]。在 X 线片上,可以看到曲线样的透亮区,符合气体表现,勾画出膀胱壁的轮廓,伴有或不伴有腔内的气体影(图 7-12a)。

如果在膀胱壁内或腔内见到气体影,尤其是患者近期没有接受过侵入性检查或治疗,也没有与空腔脏器形成瘘管,则提示气肿性膀胱炎(EC)(图 7-12b)。CT 能发现 X 线片上不明显的气肿

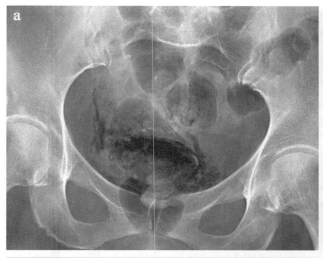
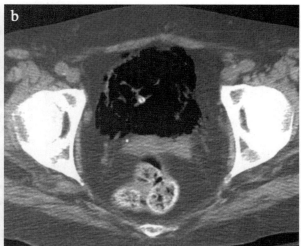
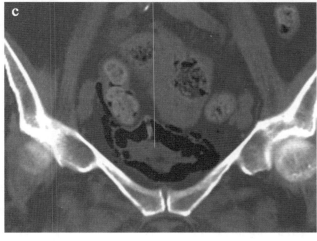

图 7-12　气肿性膀胱炎

一位 62 岁女性伴有右肋痛和尿路感染（UTI）。a. 盆腔 X 线片显示盆腔内透亮区，符合气体，后经 CT 证实。b、c. CT 图像显示在膀胱腔内和壁内广泛的气体。冠状位图像显示右侧耻骨膀胱间隙（Retzius 间隙）的气体分层

性膀胱炎，能更好地显示疾病的范围和程度。CT 也能帮助区分气肿性膀胱炎和其他引起盆腔气体的原因，包括脓肿或膀胱结肠瘘[13]。

（二）治疗

通常早期应用广谱抗生素和 Foley 管膀胱引流来治疗气肿性膀胱炎。如果疾病进展累及输尿管或肾，可能需要手术治疗。

（三）肾血管的急症

肾血管系统的急性改变可以导致肾的多种变化，有些需要介入治疗。肾血管的急症包括肾梗死和肾静脉血栓。

六、肾 梗 死

肾梗死可能继发于血栓性疾病、栓塞、主动脉

夹层或创伤。血栓形成的原因包括动脉硬化、脉管炎、主动脉或肾动脉的动脉瘤。肾动脉栓塞最常来源于心脏，但也可能是医源性的，像导管插入术。肾梗死患者可能会出现肋痛和血尿症状。

（一）影像学表现

可选择 CT 对肾梗死进行评估。肾梗死的大小和位置取决于栓子的大小、动脉闭塞的位置和发生的时间。肾梗死的增强 CT 表现为一个或多个楔形低强化区域，累及肾皮质和髓质（图 7-13）[18]。由于被膜的侧支灌注，可以看到邻近肾梗死的肾皮质呈边缘性增强，这通常出现于梗死发生几天之后[19]。慢性肾梗死导致瘢痕形成和肾皮质的消失。

急性肾梗死在超声上可以显示为正常的灰

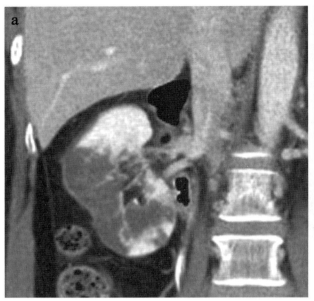
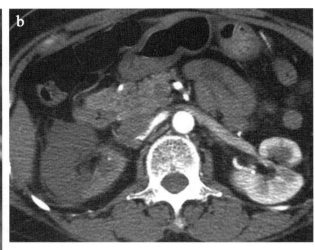

图 7-13　一位 50 岁女性肾梗死患者,右腹痛

　　a. 冠状位 CT 增强图像示右肾楔形低密度区,累及皮质和髓质,被膜完好。b. 10 天后的轴位 CT 增强图像显示右肾动脉远端血流缺失和右肾灌注或增强表现且严重缺失

阶。另外,一个楔形低回声区域可能存在于肾实质,若不使用彩色多普勒,其与肾盂肾炎很难区分。在彩色多普勒上,则呈部分或整个肾血流的缺失。

(二)治疗

治疗急性肾梗死的主要方法是抗凝血治疗。

七、肾静脉血栓

肾静脉血栓通常由于潜在的肾病或凝血系统的紊乱引起。也见于脱水、局部肿瘤[包括肾、肾上腺和(或)输尿管]的直接扩散和创伤[18,19]。

肾静脉血栓因其形成的病因不同而临床表现各异。临床表现包括肋胁部疼痛、肉眼血尿和肾功能减低或缺少[19]。肾静脉血栓更常见于左侧,可能由于左肾静脉比右肾静脉长。膜性肾小球肾炎是成年人肾静脉血栓最常见的潜在病因[19]。

(一)影像学表现

对疑似肾静脉血栓的患者,应先进行超声检查。在超声图像中,可以看到受累肾的扩大和肾皮质的低回声表现,这是由于潜在的水肿所致。之后,肾体积缩小并变成高回声。在多普勒超声检查中,其表现为静脉血流缺失、肾静脉腔内强回

声物质(提示血栓)、动脉舒张血流倒流和肾动脉阻力指数升高(由于高阻力)。

急性肾静脉血栓的 CT 图像显示,在增厚的肾静脉内有低密度的充盈缺损影(提示血栓),伴有静脉扩张(图 7-14)。血栓的增强表现则提示肿

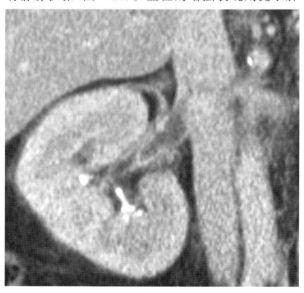

图 7-14　患肾静脉血栓的 57 岁女性,有腹痛和膜性肾小球肾炎病史。冠状位 CT 增强图像显示扩张的右肾静脉内的充盈缺损

瘤性血栓。受累及的一侧肾可以增大,肾皮质显影可能会延迟,而且肾影的密度减低[18,19]。另外,可能会形成肾周水肿。一旦成为慢性肾静脉血栓,血栓的回缩则导致静脉变细,局部可见侧支血管。

(二)治疗和并发症

抗凝血是治疗肾静脉血栓的主要方法。溶栓治疗已被用于双侧肾静脉血栓伴急性肾衰竭、凝血块大且有高风险形成栓塞和肺栓塞。肾静脉栓塞的并发症包括急性肾衰竭、血栓扩展至下腔静脉内和肺动脉栓塞风险的升高。

八、肾 移 植

随着近几年肾移植的增加,更多的肾移植患者可能会就诊于急诊室,了解一下肾移植潜在的并发症,显得尤为重要。在急诊情况下,通常应用超声对肾移植进行评估。并发症可以是泌尿系的或是血管性的,也可能是移植肾周围的液体积聚。

超声

移植肾周围积液可通过移植后的时间间隔进行部分鉴别。小的血肿通常见于术后,可自行吸收。急性期呈强回声,随着时间推移其回声减弱,并可见分隔[20]。

尿性囊肿边界清楚,单发,无回声,倾向于出现在膀胱和移植肾之间、移植后最初 2 周内[20]。

淋巴囊肿常在移植后 1～2 个月出现,虽然也可能出现在移植后数周到数年后,但常见于移植肾和膀胱之间。在超声图像上,淋巴囊肿无回声。

大量的肾周积液可能导致肾积水,以淋巴囊肿最为常见[20]。所有的肾周积液可能会发生感染,表现为更为复杂的囊性病变,伴有脓肿形成的可能。移植肾周围脓肿少见,倾向于发生在移植后的最初几周内[20]。

肾移植的血管并发症包括肾静脉血栓和肾梗死,其影像学特征类似于前面所描述的。值得注意的是,肾静脉血栓在彩色多普勒图像上,表现为肾实质内动脉舒张血流的缺失或逆流,这也会出现在急性排斥反应或急性肾小管坏死(ATN)。肾静脉血栓因其血流缺失和主肾静脉内之血栓,从而与急性移植排斥反应或 ATN 相鉴别(彩图 7-15)。

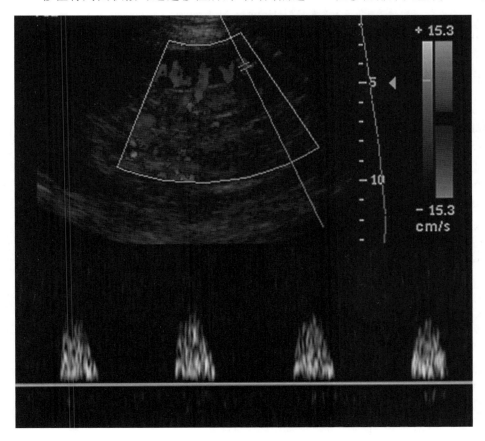

图 7-15　舒张期血流缺失

59 岁女性肾移植后肌酐升高。多普勒超声显示舒张期血流缺失。肾静脉通畅。ATN 与排斥反应待鉴别

参 考 文 献

［1］ Reddy S. State of the art trends in imaging of renal colic. Emerg Radiol,2008,15(4):217-225.

［2］ Dhar M,Denstedt JD. Imaging in diagnosis,treatment,and followup of stone patients. Adv Chronic Kidney Dis,2009,16(1):39-47.

［3］ Rucker CM,Menias CO,Bhalla S. Mimics of renal colic: alternative diagnoses at unenhanced helical CT. Radiographics,2004,24 Suppl 1:S11-28.

［4］ Taourel P,Thuret R,Hoquet MD,et al. Computed tomography in the nontraumatic renal causes of acute flank pain. Semin Ultrasound CT MR,2008,29(5):341-352.

［5］ Krauss T,Frauenfelder T,Strebel RT,et al. Unenhanced versus multiphase MDCT in patients with hematuria,flank pain,and a negative ultrasound. Eur J Radiol,2012,81(3): 417-422.

［6］ Dyer RB,Chen MY,Zagoria RJ. Classic signs in uroradiology. Radiographics, 2004, 24 Suppl 1: S247-280.

［7］ Cullen IM,Cafferty F,Oon SF,et al. Evaluation of suspected renal colic with noncontrast CT in the emergency department: a single institution study. J Endourol,2008,22(11):2441-2445.

［8］ Moş C,Holt G,Iuhasz S,et al. The sensitivity of transabdominal ultrasound in the diagnosis of ureterolithiasis. Med Ultrason,2010,12(3):188-197.

［9］ Kalb B,Sharma P,Salman K,et al. Acute abdominal pain:is there a potential role for MRI in the setting of the emergency department in a patient with renal calculi? J Magn Reson Imaging,2010,32(5):1012-1023.

［10］ Craig WD,Wagner BJ,Travis MD. Pyelonephritis: radiologicpathologic review. Radiographics,2008,28(1):255-277.

［11］ Saunders HS,Dyer RB, Shifrin RY,et al. The CT nephrogram: implications for evaluation of urinary tract disease. Radiographics,1995,15(5): 1069-1085.

［12］ Urban BA,Fishman EK. Tailored helical CT evaluation of acute abdomen. Radiographics,2000,20(3):725-749.

［13］ Grayson DE,Abbott RM,Levy AD,Sherman PM. Emphysematous infections of the abdomen and pelvis:a pictorial review. Radiographics,2002,22(3):543-561.

［14］ Huang JJ,Tseng CC. Emphysematous pyelonephritis: clinicoradiological classi fication,management,prognosis, and pathogenesis. Arch Intern Med,2000,160(6):797-805.

［15］ Nemati E,Basra R,Fernandes J,Levy JB. Emphysematous cystitis. Nephrol Dial Transplant,2005,20(3):652-653.

［16］ Chong SJ,Lim KB,Tan YM,et al. Atypical presentations of emphysematous cystitis. Surgeon,2005,3(2): 109-112.

［17］ Grupper M,Kratvsov A,Potasman I. Emphysematous cystitis: illustrative case report and review of the literature. Medicine,2007,86(1):47-53.

［18］ Urban BA,Ratner LE,Fishman EK. Three-dimensional volumerendered CT angiography of the renal arteries and veins: normal anatomy,variants,and clinical applications. Radiographics,2001, 21 (2): 373-386.

［19］ Kawashima A,Sandler CM,Ernst RD,et al. CT evaluation of renovascular disease. Radiographics, 2000,20(5):1321-1340.

［20］ Akbar SA,Jafri ZH,Amendola MA,et al. Complications of renal transplantation. Radiographics,2005, 25: 1335-1356.

第8章

男性生殖器官急诊影像学

Caterina Missiroli，Ajay Singh

一、鞘膜积液

在睾丸周围内层和壁层白膜间正常有 1～2ml 液体。此间隙内出现异常量的液体可见于鞘膜积液、鞘膜积血或鞘膜积脓（彩图 8-1 和图 8-2，彩图 c)[1]。

超声可以确定液体积聚的类型。鞘膜积液通常是无回声积液，鞘膜积血和鞘膜积脓则表现为复杂的内部回声和多样的分隔与腔形成。

二、精索静脉曲张

精索静脉曲张的特征是精索静脉丛血管直径增大（正常范围为 0.5～1.5mm），于睾丸后面形成一团纤曲、扩张的静脉[2]。

原发性精索静脉曲张是由精索内静脉的静脉瓣膜功能不全引起的，导致血液反流（精索变成蔓状静脉丛）。精索静脉曲张常见于左侧，这是由于精索内静脉流入左肾静脉而不是流入下腔静脉（右侧精索内静脉直接流入下腔静脉)[2,3]。获得性精索静脉曲张是由于精索静脉系统压力增高所致（肾盂积水、肝大和腹部肿瘤）。这些患者高达 70% 的精索静脉曲张是双侧的，在站立位和瓦氏动作时更加明显[2]。

彩色多普勒超声在评估阴囊静脉形态和显示接近附睾头部直径＞2mm 的弯曲状的血管时，起着重要的作用（图 8-3，彩图 b)[2,4]。血流方向是相反的，瓦氏动作和站立位时反流明显增加。

虽然传统治疗方法是手术，但也可以通过介入栓塞治疗[5]。

三、附睾炎和睾丸-附睾炎

睾丸和附睾的感染最常见于年轻的成年人，是由病原体从尿道、前列腺或精囊逆行引起的（淋病奈瑟菌、沙眼衣原体或大肠埃希菌)[6,7]。附睾炎是阴囊炎性疾病最常见的原因。附睾炎和睾丸附睾炎是最常继发于泌尿系感染的逆行扩散。

影像学检查的主要目的是对假定为炎症性疾病的患者进行鉴别诊断，就是区分是炎症还是睾丸扭转或是其他外科方法才能治疗的阴囊疼痛的原因，例如脓肿或睾丸肿瘤。炎症的超声表现是充血，表现为低阻力的血供增加（彩图 8-4）。正常附睾探测不到血流（即使在最低可能的血流设定），因此，探测到任何附睾的血供都是异常的，提示有充血[4]。附睾和睾丸常常增大和水肿。附睾炎的超声表现为扩大、低回声或强回声的附睾积液和鞘膜积液。对于有并发症的病例，可见到脓肿，其边缘有充血。在超声检查中，睾丸炎表现为睾丸增大、回声不均匀和血供增加。

通常不需要其他的影像学检查。MR 成像可能会显示附睾和睾丸信号增高、减低或正常，伴有血供增加和鞘膜积液[8]。有时可见脓肿，表现为阴囊内复杂的液体聚集。

四、坏　疽

坏疽是一种快速进展、多种微生物引起的坏死性筋膜炎，最常见于 50～60 岁的男性。累及会阴、肛周或生殖器区域，需要紧急外科清创术和积极的抗生素治疗。

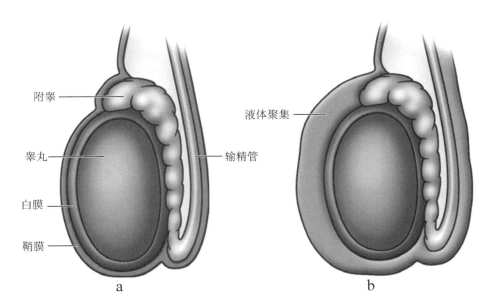

图 8-1　睾丸解剖
a. 显示正常睾丸解剖。b. 鞘膜积液：显示白膜和鞘膜之间的液体

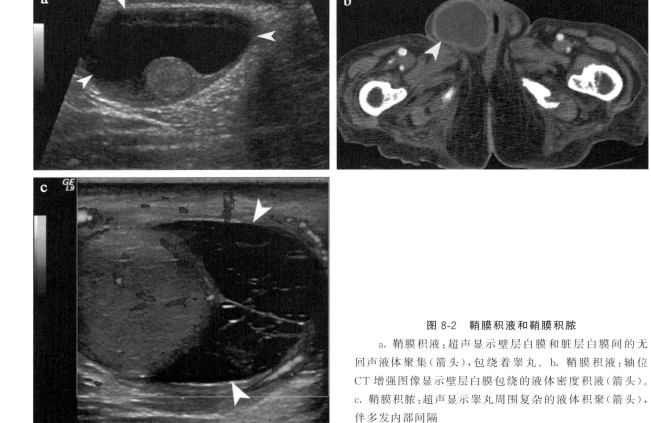

图 8-2　鞘膜积液和鞘膜积脓
a. 鞘膜积液：超声显示壁层白膜和脏层白膜间的无回声液体聚集（箭头），包绕着睾丸。b. 鞘膜积液：轴位 CT 增强图像显示壁层白膜包绕的液体密度积液（箭头）。c. 鞘膜积脓：超声显示睾丸周围复杂的液体积聚（箭头），伴多发内部间隔

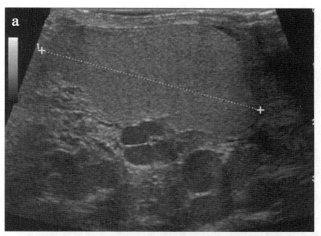

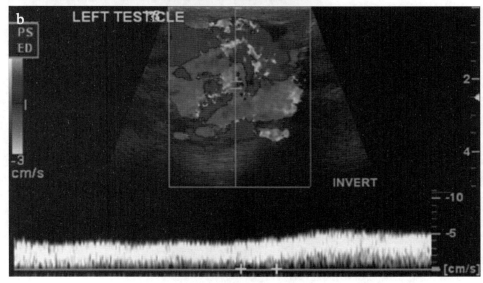

图 8-3 精索静脉曲张
a、b. 超声显示睾丸外扭曲的管状结构（灰阶图像和彩色多普勒图像）

坏疽是一种多种细菌（平均多于 3 种病原体）感染的疾病，最常见的是大肠埃希菌、类杆菌属和链球菌属[9,10]。此感染通常由脓肿（肛周脓肿、直肠周围脓肿和坐骨直肠窝）、肛裂或结肠穿孔、尿路感染和附睾炎扩散而来。易感因素包括糖尿病、滥用乙醇、膀胱器械使用后、创伤、外科手术、肿瘤、类固醇治疗、化疗、放疗、长期住院和 HIV 感染[9]。

超声表现包括阴囊皮肤增厚、正常的睾丸和高回声的软组织气体伴有反射伪影。CT 可以评估软组织炎症、积液、气体及并发症，如皮下气肿、脓肿形成和腹膜后扩散（图 8-5）。还有助于区分坏疽和腹股沟疝、软组织水肿和蜂窝织炎。

并发症包括脓肿扩散至大腿或腹部、凝血病、

糖尿病酮症酸中毒、败血症和多器官衰竭。治疗包括血流动力学稳定、静脉注射抗生素和外科清除坏死组织。对那些外科治疗不佳的患者，也可以将高压氧作为辅助性治疗。

五、睾丸扭转

精索扭转是外科急症，在美国每 125 个男人中则有 1 例发生，需要紧急手术。扭转导致血管受压、血供中断，先累及静脉，随后累及动脉。

鞘内扭转是最常见的类型，其与睾丸鞘膜的异常悬吊有关，导致睾丸钟摆畸形（bell-clapper deformity，BCD）。这种异常的发生率为 2%（40%～80% 为双侧），其允许睾丸在阴囊内自由

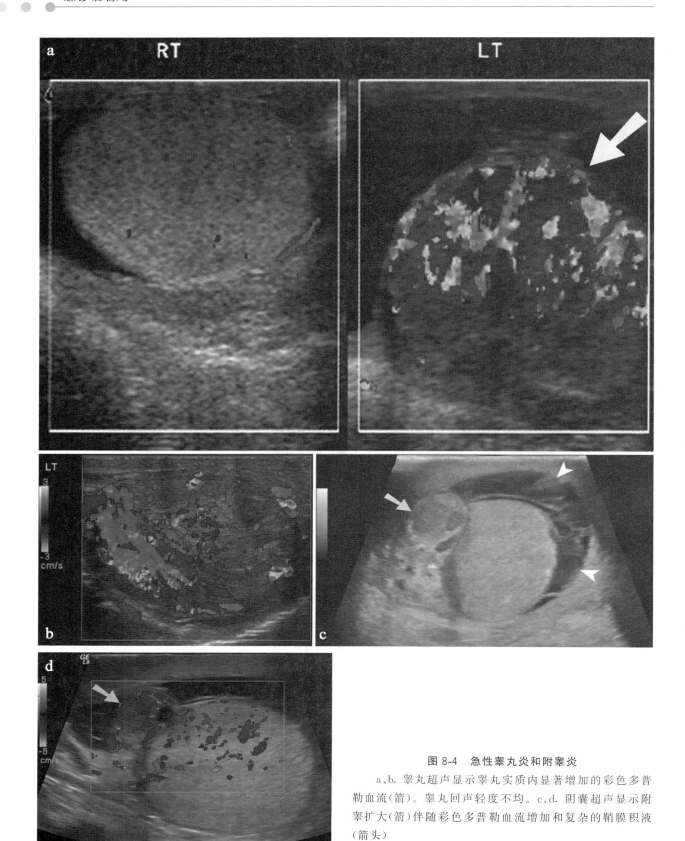

图 8-4 急性睾丸炎和附睾炎

a、b. 睾丸超声显示睾丸实质内显著增加的彩色多普勒血流（箭）。睾丸回声轻度不均。c、d. 阴囊超声显示附睾扩大（箭）伴随彩色多普勒血流增加和复杂的鞘膜积液（箭头）

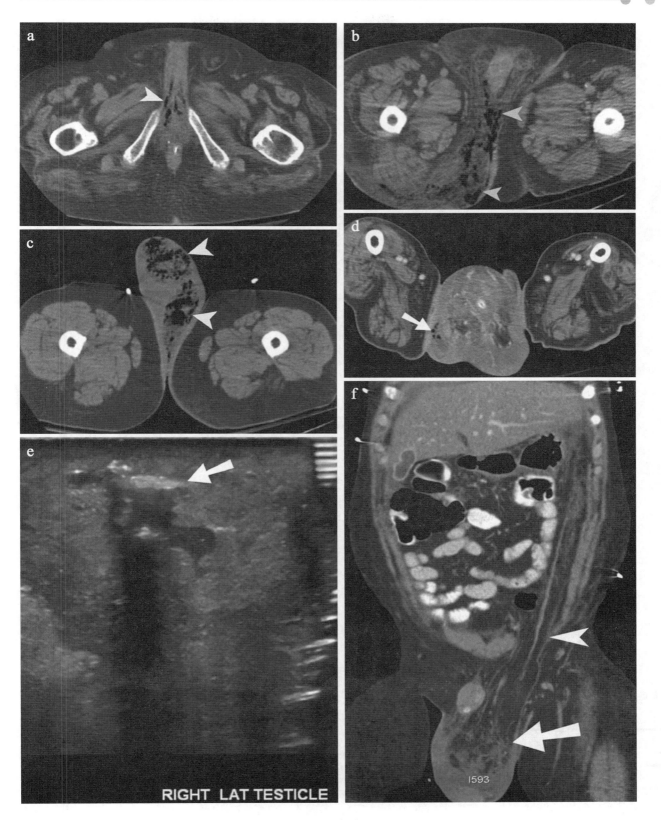

图 8-5　坏疽

　　a～c. 下盆腔轴位 CT 图像显示会阴、阴茎体和阴囊处软组织内的继发于厌氧菌感染的气体浸润。d、e. 超声和 CT 显示阴囊含气脓肿（箭）。f. 冠状位 CT 重建图像显示网膜脂肪通过展开的左侧腹股沟管（箭头）进入左侧阴囊疝内（箭）

旋转。

鞘外的扭转在新生儿最常见,其睾丸与阴囊壁连接较差或尚未与阴囊壁相连,允许睾丸旋转。精索扭转发生在腹股沟外环水平。

超声是一线影像学检查方法,它显示进入精索和睾丸的血流减少或缺失。其他表现为发病几小时内的睾丸和附睾的扩大。虽然睾丸的回声起初是正常的,随着时间推移,睾丸回声变得不均匀和呈低回声,提示可能不能存活(图8-6,彩图a、c)。鞘膜积液常出现于受累的一侧。梗死和出血发生于扭转24小时后,睾丸表现为不均匀回声。对于间歇扭转的病例进行诊断可能比较困难,这时血流可能正常或在缺血后出现充血。

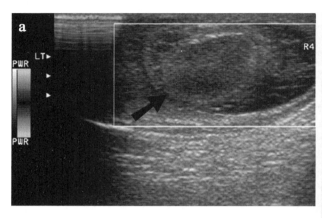

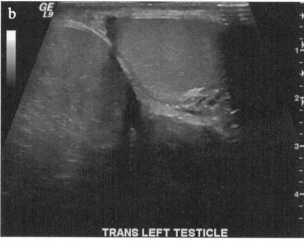

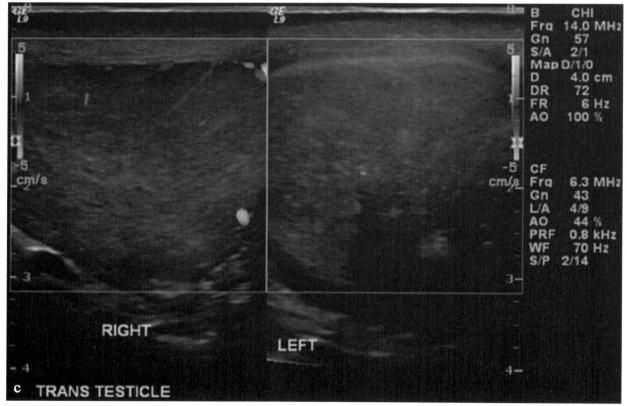

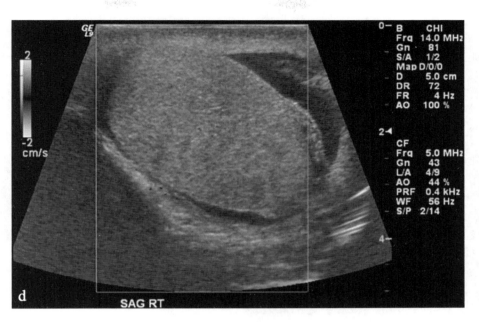

图 8-6　睾丸扭转

a、b. 灰阶超声图像显示左侧睾丸不均匀低回声,而右侧睾丸回声正常(b)。c、d. 睾丸能量多普勒图像和彩色多普勒图像显示睾丸实质内血流完全缺失,睾丸尾侧可见鞘膜积液(d)

如果不治疗,扭转会导致不可逆的缺血和睾丸的丧失。如果扭转于症状出现 6 小时内得到外科处理,抢救成功率高达 80%~100%。然而,12 小时后的抢救成功率降至 20%[2]。

六、阴囊外伤

创伤是引起急性阴囊疼痛的第 3 位最常见原因,仅次于扭转和炎症。主要的原因是钝器伤、穿透伤、套状撕脱伤、电击伤和术后损伤。由于其解剖位置和阴囊的活动性,阴囊损伤占所有创伤不足 1% 的比例。阴囊创伤发生的峰值在 10~30 岁年龄段[11]。

钝器伤是睾丸损伤最常见的原因,通常源自于体育损伤(50%)、机动车碰撞(9%~17%)或遭受袭击[8]。穿透伤通常由于枪击伤所致,而较少见的是刺戳伤、动物袭击和自残。在套状撕脱伤中阴囊皮肤被撕掉了,可能需要皮肤移植。右侧睾丸比左侧更常被损伤,这是因为右侧睾丸更倾向于被困在耻骨或内侧大腿。

常用超声评估阴囊创伤,因其能显示睾丸的整体、阴囊的积液和血流。超声能探查阴囊的血肿、鞘膜积液、鞘膜积血、睾丸断裂和睾丸破裂。

彩色多普勒超声还能用于区分创伤后改变和肿瘤,>1.5cm 的肿瘤是血供多的,而血肿是无血供的。

七、睾丸断裂和睾丸破裂

睾丸断裂并不常见,常继发于钝器伤。应紧急做出诊断,如果手术拖延超过 3 天,则睾丸的切除率较高。

在超声上,睾丸断裂表现为线形低回声带穿过睾丸实质,而睾丸轮廓完整。睾丸破裂可见白膜回声不连续,睾丸边缘模糊和由于出血和梗死引起的混杂回声(图 8-7)[11,12]。可能会伴有阴囊壁增厚和鞘膜积血。彩色多普勒图像可显示血流流速降低或无血流,有助于区分正常的实质和血肿。

MRI 能够显示白膜中断,并能够区分睾丸内的血肿(没有白膜的断裂)和需要外科手术的睾丸破裂。白膜在质子密度像和 T_2 加权像中均显示为薄的低信号膜。睾丸破裂表现为不连续的膜,睾丸内的血肿在 T_1 加权像表现为高信号影,在 T_2 加权像表现为低信号影[10]。

如果发现血流正常,睾丸断裂可以非手术治

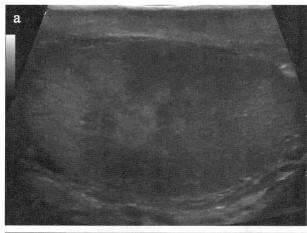
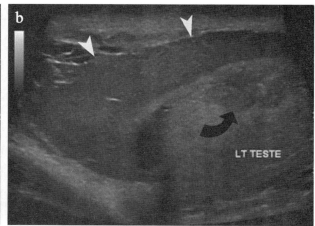
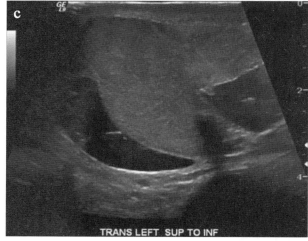

图 8-7　创伤后睾丸挫伤

a、b. 睾丸超声显示睾丸实质内不均匀低回声区域,继发于睾丸挫伤(弯箭)。睾丸轮廓尚连续。睾丸周围可见强回声液体,符合鞘膜积血(箭头)。c. 超声显示睾丸断裂患者的不连续的睾丸轮廓

疗,倘若没有血流,则需要急诊手术。对睾丸破裂做出及时的诊断是非常重要的,因为急诊手术能挽救 80%~90% 的睾丸破裂病例。如果手术推迟 3 天,挽救成功率会下降。由穿透伤引起的睾丸破裂与钝器伤引起的睾丸破裂处理方法一样。

八、阴茎断裂

阴茎断裂是由于外力作用在勃起的阴茎上,引起阴茎海绵体破裂和白膜的撕裂而导致的。通常是创伤后,常常由于性交、手淫、坠落时以勃起的阴茎着地、勃起的阴茎在床上翻转或直接损伤。大多数患者,撕裂仅发生于一条阴茎海绵体,通常累及阴茎远端 2/3。在一些患者,海绵体和尿道

(38% 的患者)可能均受累及[13,14]。

当患者的临床表现不典型或疼痛显著从而阻止体格检查时,则需要影像学检查。虽然海绵体造影术能发现海绵体撕裂或尿道海绵体瘘,但它是一种有创的方法并伴有潜在的并发症。超声可以显示正常的阴茎解剖、白膜的撕裂和软组织血肿(图 8-8 和图 8-9)。由于 MR 能够多维成像,而且具有极好的软组织对比度,故而能用于显示白膜[14]。CT 在显示阴茎内部解剖时,其作用有限,常不用于检查阴茎损伤(图 8-10)。

当怀疑患者有白膜撕裂或尿道损伤时,常推荐外科修复。早期的手术治疗能防止迟发的并发症的出现,如斑块形成和勃起功能障碍[15]。

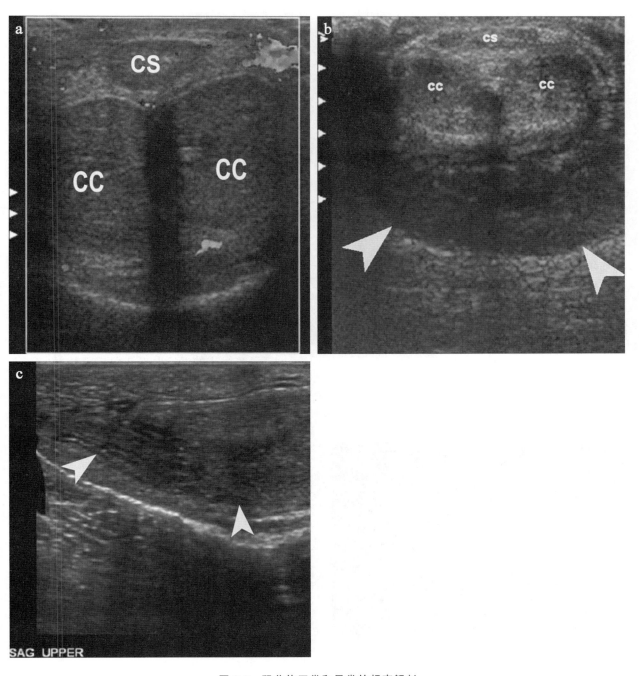

图 8-8　阴茎体正常和异常的超声解剖

a. 正常解剖。阴茎体横断位超声显示成对的海绵体 (CC) 和单一的海绵体 (CS)。b. 阴茎海绵体横断位超声显示在阴茎体腹侧面一个大的血肿 (箭头)，致使海绵体向上移位。c. 矢状位图像显示阴茎海绵体血肿患者的海绵体增宽 (箭头)

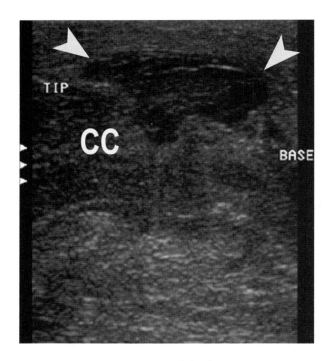

图 8-9 阴茎断裂

阴茎断裂患者的超声图像显示阴茎海绵体背侧的血肿,伴有海绵体不连续

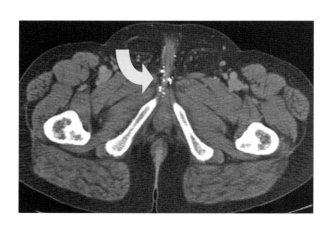

图 8-10 阴茎体枪击伤

盆腔 CT 显示枪击伤后的阴茎体内多发金属碎片(弯箭)。CT 显示阴茎体内部解剖有局限性

九、尿道损伤

尿道损伤是盆腔创伤的常见并发症(机动车损伤和高处坠落),占成年人骨盆骨折的 24%[16]。尿道易受损伤是由于其邻近近端的耻骨和耻骨前

列腺韧带。尤其是远端的尿道膜部,其受损伤的风险较高,它的损伤可能会破坏有效的节制机制。

尿道损伤最常见的位置是后尿道(占 3%~25% 的骨盆骨折患者),接下来是前尿道损伤[16]。约 1/5 的患者有膀胱损伤[14]。

如果怀疑尿道损伤,在导尿管插入前,应进行影像学检查以排除尿道损伤。逆行尿道造影是应用最广泛的技术,用于检查尿道的完整性并对尿道损伤进行分类。精确的尿道损伤分类重要,因为其能够提供有效的治疗计划(表 8-1)。

CT 图像显示尿道被拉伸,前列腺位置发生改变,前列腺周围脂肪层消失和肌肉血肿(I 型);泌尿生殖膈上的对比剂溢出是典型的 II 型损伤,而泌尿生殖膈下的对比剂溢出是 III 型损伤[15,17]。IV 型损伤时,可见膀胱内对比剂的溢出(图 8-11,彩图 a)。

后尿道损伤的迟发并发症包括阳痿、失禁、狭窄和瘘,前尿道损伤的迟发并发症包括狭窄和阳痿。突然的短节段狭窄通常是创伤性的,长节段的狭窄可以是创伤性或炎症后的。通常通过逆行尿路造影来诊断尿道狭窄,明确尿道狭窄的位置、长度、狭窄数和尿道周围的异常,如结石、假的通道和憩室[14,15]。

IV 型和 V 型损伤需要及时手术,因其有潜在的尿失禁可能。 I 型损伤可以非手术治疗,如果尿道完全断裂(II～III 型),则需要立即手术,因其将来有形成狭窄的风险。短的狭窄首选导管扩张术或尿道切开,长的狭窄或复发的狭窄需要外科手术切除[15]。

十、教 学 点

1. 坏疽是一种感染,由多种细菌引起,最常见的是大肠埃希菌、类杆菌属和链球菌。

2. 睾丸鞘内扭转是最常见的扭转类型,与睾丸鞘膜的异常悬吊相关联,导致睾丸钟摆畸形(bell-clapper deformity,BCD)。

3. 逆行尿路造影时,尿生殖膈上出现对比剂的溢出见于 II 型损伤,尿生殖膈下出现对比剂的溢出见于 III 型尿道损伤。

表 8-1　逆行尿路造影中尿道损伤的分类

损伤类型	解剖结构描述	影像学表现
I	后尿道的拉伸或延长	尿道拉伸,但无损伤
II	尿生殖膈上后尿道的断裂	溢出位于尿生殖膈上
III	尿道膜部的断裂	溢出位于尿生殖膈上和尿生殖膈下
IV	膀胱颈部和近端尿道损伤	溢出物进入腹膜外间隙和膀胱颈部断裂
IV A	膀胱基底部损伤,尿道完整(类似于 IV 型)	溢出物进入尿道间隙,伴随膀胱基底部病变
V	前尿道损伤	溢出物位于尿生殖膈下

根据 Goldman(高曼)[2,9]

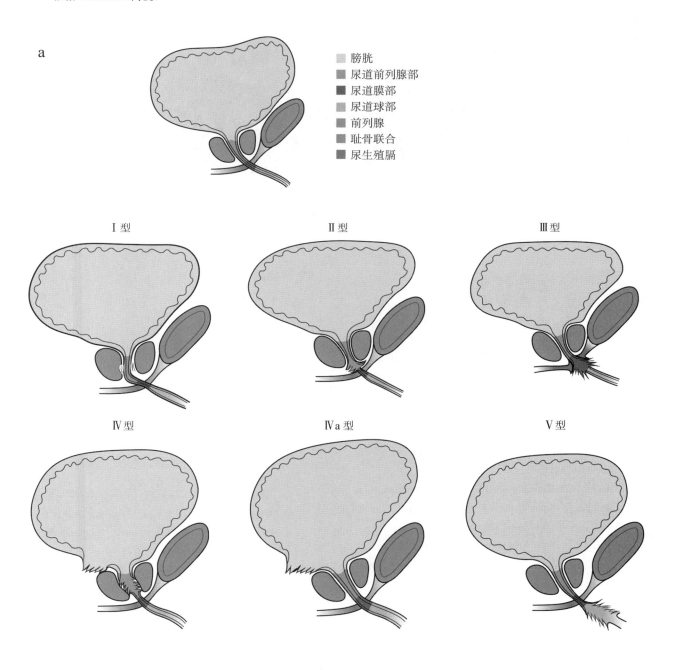

a

■ 膀胱
■ 尿道前列腺部
■ 尿道膜部
■ 尿道球部
■ 前列腺
■ 耻骨联合
■ 尿生殖膈

I 型　　　II 型　　　III 型

IV 型　　　IVa 型　　　V 型

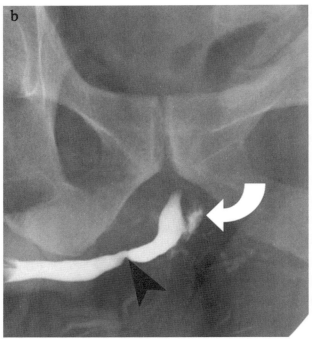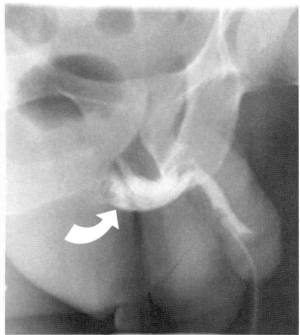

图 8-11 尿道损伤

a. 正常尿道解剖和尿道损伤分类（高曼分类法）。b. 膀胱尿路造影片显示局限性尿道狭窄（箭头）和阴茎近端尿道部的对比剂溢出（弯箭，第 1 个尿道损伤患者）及尿道阴茎部的对比剂溢出（弯箭，第 2 个尿道损伤患者）

参 考 文 献

［1］ Garriga V，Serrano A，Marin A，et al. US of the tunica vaginalis testis：anatomic relationships and pathologic conditions. Radiographics，2009，29：2017-2032.

［2］ Cokkinos DD，Antypa E，Tserotas P，et al. Emergency ultrasound of the scrotum：a review of the commonest pathologic conditions. Curr Probl Diagn Radiol，2011，40（1）：1-14.

［3］ Brant WE，Helms CA. Helms，Fundamentals of diagnostic radiology. 2nd ed. Philadelphia：Lippincott Williams & Wilkins，1999：869-877.

［4］ Horstman WG，Middleton WD，Leland Melson G，Siegel BA. Color Doppler US of the scrotum. Radio-Graphics，1991，11：941-957.

［5］ Mazzucato F. Anatomia Radiologica - tecniche e metodologie in radiodiagnostica. 3th ed. Milano：Piccin Editore，2009：2419-2420，cap. 39.

［6］ Tessler FN，Tublin ME，Rzfldn MD. US case of the day. Radiographics，1998，18：251-253.

［7］ Muttarak M，Lojanapiwat B. The painful scrotum：an ultrasonographical approach to diagnosis. Singapore Med J，2005，46（7）：352.

［8］ Brant WE，Helms CA. Fundamentals of diagnostic radiology. 2nd ed. Philadelphia：Lippincott Williams & Wilkins，1999：823-826.

［9］ Levenson RB，Singh AK，Novelline RA. Fournier gangrene：role of imaging. Radiographics，2008，28：519-528.

［10］ Cramer BM，Schlegel EA，Thueroff JW. MR imaging in the differential diagnosis of scrotal and testicular disease. Radiographics，1991，11（1）：9-21.

［11］ Deurdulian C，Mittelstaedt CA，Chong WK，Fielding JR. US of acute scrotal trauma：optimal technique，imaging findings，and management. Radiographics，2007，27：357-369.

［12］ Bertolotto M，Pavlica P，Serafini G，et al. Painful penile induration：imaging findings and management. Radiographics，2009，29：477-493.

［13］ Choi M-H，Kim B，Ryu J-A，et al. MR imaging of acute penile fracture. Radiographics，2000，20：1397-1405.

［14］ Kawashima A，Sandler CM，Wasserman NF，et al.

Imaging of urethral disease：a pictorial review. RadioGraphics，2004，24：S195-216.

［15］ Kirkham APS，Illing RO，Minhas S，Allen C. MR imaging of nonmalignant penile lesions. RadioGraphics，2008，28：837-853.

［16］ Ingram MD，Watson SG，Skippage PL，Patel U. Urethral injuries after pelvic trauma：evaluation with urethrography. Radiographics，2008，28：1631-1643.

［17］ Ali M，Safriel Y，Sclafani SJA，Schulze R. CT signs of urethral injury. RadioGraphics，2003，23：951-966.

腹部钝挫伤和穿通伤影像学

Paul F. von Herrmann，David J. Nickels，Ajay Singh

一、简 介

在 45 岁以下人群中，外伤是主要的发病和死亡原因。腹部器官的外伤性损伤，与随之而来的出血，是死亡的主要原因[1]。到医院就诊的所有腹部外伤性损伤中，钝挫伤约占 90%，典型原因为机动车碰撞或高处坠落。穿通伤占剩余的 10%，常常为子弹伤或刀伤。对腹部钝挫伤或穿通伤进行评价可能是急性创伤护理中最具挑战性的和最消耗资源的部分。

1988 年，美国创伤外科协会（AAST）基于手术探查的发现制定了一组器官损伤的标准（OISs）。现在，OISs 已可以通过计算机断层扫描（CT）的标准来确定[2]。CT 对损伤的准确、无创伤性的评价是有益的，并可以指导临床治疗。随着这些基于 CT 的标准的发展和应用，对腹部钝挫伤使用非手术治疗已越来越普遍，尤其是血流动力学稳定的患者。不断积累的证据已经证明，腹部钝挫伤使用微创治疗，以取代剖腹手术，可以提高生存率。相类似的是，在 15%～25% 的腹部穿通伤病例中，剖腹手术导致消极的或不利于健康的治疗过程，这样就促使临床倾向于更保守的治疗方法[3]。

目前，对于血流动力学稳定的患者，经创伤超声重点评估（FAST）显示有腹腔积液时，多排螺旋 CT（MDCT）增强扫描是诊断性影像学检查的"金标准"[4]。很多研究表明，MDCT 在评价肝、脾、肾和膀胱、中空脏器和主要血管结构损伤时，具有高敏感性、特异性、阳性预测值、阴性预测值和准确性的特点[2~5]。

二、创伤超声重点评估法

在紧急情况下应用时，创伤超声重点评估法（FAST）是一种有用的诊断工具，因为它可以显示腹内液体，这一发现提示显著的器官损伤，其敏感度为 90%～93%[4]。经常在第 2 次评估之后或在复苏期间应用 FAST。对于血流动力学不稳定的患者，应用 FAST 发现腹内游离液体则被认为是腹腔积血的同义词，因此可以指导外科医师考虑腹部是出血的主要来源，提示需要紧急剖腹手术，而不是行 CT 检查。相反地，对于血流动力学稳定的患者，如果 FAST 的结果为阳性，则应该应用 CT 进行随访来确定积液的来源。

FAST 的不足之处包括：它不能给器官损伤的程度分级，直接证实腹部钝挫伤的敏感度低（34%～55%）[4]。其他限制因素包括不能证实少量的游离液体，对操作者具有依赖性，评价腹膜后腔的准确性有限，对于躯体大的患者来说应用受限。

三、肝

在钝挫伤和穿通伤中，肝是最常受损伤的腹部实质性器官。据报道，在有持续性钝挫伤的患者中肝损伤发生率为 1%～8%，在穿通伤的患者中发生率高达 39%[1,6]。然而，随着腹部 CT 检查在严重受伤患者中的应用，在钝挫伤患者中发现肝损伤高达 25%[7]。据报道，钝挫性或穿通性肝损伤的死亡率范围为 2.8%～11.7%[6,8]。

血流动力学稳定的肝钝挫伤患者首选非手术治疗。通过 CT 检查对损伤程度所进行的准确评价能给临床医师提供特别的信息,这些信息可以通过 AAST OIS 标准进行遵循和分类(表 9-1)。

通过 CT 检查发现的肝损伤可以分类为撕裂、血肿、活动性出血和近肝静脉的损伤。肝撕裂是实质性肝损伤中最常见的类型;它在增强 CT(CECT)上表现为不规则形、线形或分支形的低密度区(图 9-1)。撕裂进一步分为表浅性的(<3cm)或深部的(>3cm)。

钝挫性肝损伤出现的血肿被定义为肝包膜下或肝实质内的。在 CECT 上,包膜下的血肿表现为在肝包膜与增强的肝实质之间的椭圆形低密度血液聚集(图 9-2)。在 CECT 上,肝实质内血肿的特点为肝实质内的模糊、边缘不规则的局灶性低密度区(图 9-1)。如果发现局灶性高密度区,则代表外渗对比剂的聚集,就能够诊断为活动性出血。通过测量 CT 衰减系数,通常可以把活动性血液外渗与血凝块进行鉴别。血凝块的衰减系数范围是 28~82 亨氏单位(HU)(平均为 54HU),而活动性动脉出血的范围是 91~274HU(平均为 155HU)[10]。活动性造影剂外渗(ACE)的表现随时间而改变;这一模式可以通过多期血管成像,也就是在动脉期、静脉期、延迟期的表现来显示。在血管成像后期,ACE 的区域将增大并且常聚集成池状,或在附近的血肿中与无对比剂的血液混合。

肝裂伤或血肿延伸至主要静脉结构时则提示严重损伤,据报道,这种情况需要紧急外科手术治疗,要比那些没有损伤到肝静脉或下腔静脉(IVC)的患者高达 6.5 倍的频率[11]。当 CT 的影像学表现为与门静脉及其分支平行的门静脉周围的低密度影时,则可能提示肝损伤。肝裂伤附近的门静脉周围低密度影可能提示出血延伸到门静脉周围的结缔组织内,尽管这一发现是非特异性的。它也可能提示门静脉周围淋巴管的扩张,可以在积极的液体复苏、张力性气胸或心脏压塞之后被观察到[12]。

四、脾

当前,在持续性钝挫性脾损伤的患者中,60%~80% 的患者经非手术治疗后,其成功率接近 95%[2]。单纯性脾损伤的非手术治疗是视血流动力学的稳定性而定的。不可避免的是,非手术治疗会出现失败,这与 CT 扫描中出现活动性

表 9-1　肝损伤的 AAST 分级

级别	描述
I	血肿:包膜下,<10% 表面积 裂伤:包膜撕裂,实质深度<1cm
II	血肿:包膜下,占表面积的 10%~50% 肝实质内,直径<10cm 裂伤:肝实质深度 1~3cm,长度<10cm
III	血肿:包膜下,>50% 的表面积或正在扩大或包膜下肝实质血肿破裂;肝实质内血肿>10cm 或正在扩大或破裂 裂伤:肝实质裂伤深度>3cm
IV	裂伤:肝实质断裂累及肝叶的 25%~75% 或 1~3 个肝段(Couinaud)
V	裂伤:肝实质断裂累及肝叶的 75% 以上或累及一个肝叶中 3 个以上的肝段(Couinaud) 血管:近肝静脉损伤(例如中央主肝静脉或肝后下腔静脉)
VI	血管:肝撕脱

源自:Tinkoff et al.[9]

造影剂外渗(ACE)有关,也与依照 AAST 标准确定的损伤的影像学分级有关[9](表 9-2)。

增强 CT(CECT)能准确诊断脾损伤的常见 4 种类型:血肿、裂伤、活动性出血和血管损伤[13]。脾血肿可以分类为包膜下或实质内血肿。在 CECT 上,包膜下血肿表现为在脾包膜与强化的脾实质之间的椭圆形低密度区(图 9-3)。急性裂伤有锯齿状或锐利的边缘,在 CECT 上表现为线形或分支形的低密度区。

在 CECT 上,脾活动性出血表现为不规则形或线形的造影剂外渗病灶。可能会在以下几个位置观察到活动性出血:脾实质内或包膜下间隙或腹腔内。通过测量 CT 衰减系数可以鉴别活动性造影剂外渗(ACE)(范围为 85~350HU,平均为 132HU)和血肿或血凝块(范围为 40~70HU,平均为 51HU)[13]。

脾血管损伤包括外伤后假性动脉瘤和动静脉瘘(AV)。脾假性动脉瘤表现为比强化的脾实质的密度还要高的边界清楚的病灶(图 9-4)。早期脾静脉强化时,动静脉瘘(AV)显示最佳。所有这些血管损伤在动脉期图像上显示最佳,而在门静

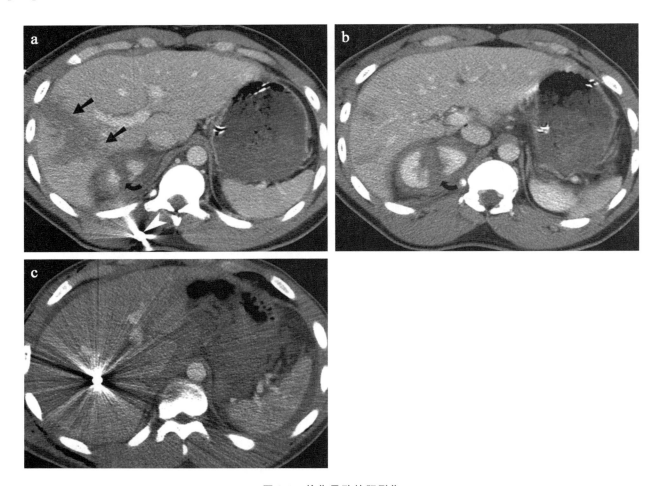

图 9-1　枪伤导致的肝裂伤

a、b. CT 增强图像显示肝深部裂伤(直箭)和右肾裂伤(弯箭)。在右后腹壁处有子弹碎片(白箭头)。c. CT 增强图像显示肝右叶中心处的金属密度子弹碎片。肝裂伤因金属碎片产生的大范围线束硬化伪影而显示不清

脉期或延迟期(肾排泄期)图像上则可能会难以发现。如果在早期动脉期可疑有脾假性动脉瘤,在延迟期图像上观察其特征,则有助于将它与 ACE 进行区分。其特征是,在延迟期图像上,假性动脉瘤大小保持不变,显示与主动脉相似的密度变化,而 ACE 则会体积增大,并保持高密度表现不变。脾血管性病变可以通过脾动脉栓塞术成功地治疗,它使非手术治疗钝挫性脾损伤的成功率从 87% 提高至 94%[14,15]。

五、胰　腺

据报道,胰腺损伤在钝挫伤受伤者中发生率高达 12%,在穿通伤受伤者中发生率为 6%。通常情况下,胰腺损伤同时合并其他腹内损伤为 50%～98%[13]。临床诊断胰腺损伤可能困难,尤其当它单独损伤时。由于胰腺的腹膜后位置,胰腺损伤导致的胰腺炎可能需要数小时至数天的时间才能显示出来。此外,血淀粉酶和尿淀粉酶水平是诊断胰腺损伤不可靠的标记物[16]。

CECT 是诊断胰腺损伤的首选方法;据报道,其敏感性和特异性高达 85%[17]。胰腺损伤的 CECT 表现可能是细微的,若在损伤后立即行 CT 检查,胰腺则可能显示正常。评价胰管是最重要的,因为它的完整性或不完整性将直接指导治疗。

胰腺损伤可以被分类为挫伤、裂伤或断裂伤,胰腺挫伤可能表现为胰腺的弥漫性增大或局灶性低密度或密度不均匀。胰腺裂伤表现为正常强化实质内的线形或不规则形低密度区(图 9-5)。胰腺断裂可能难以用 CT 诊断,除非在断裂胰腺的两端之间有低密度的液体聚集。

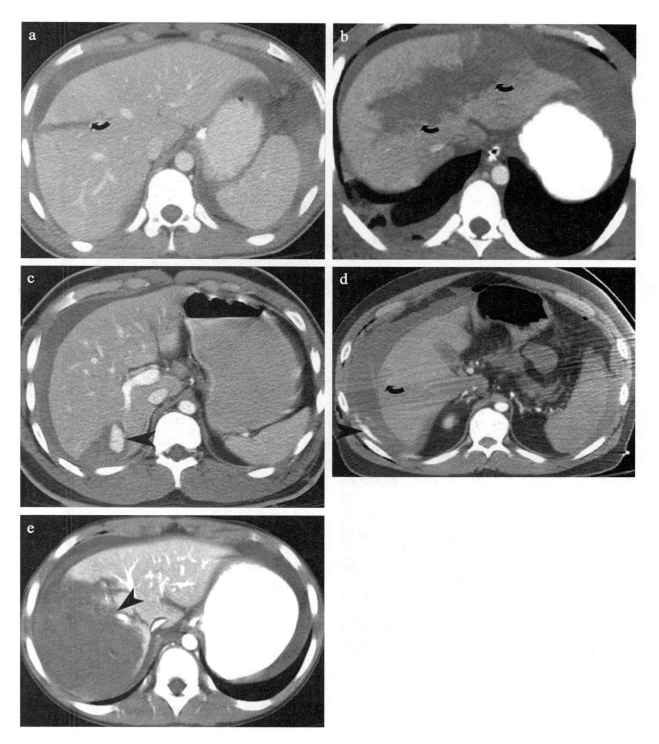

图 9-2　肝裂伤

　　a、b. 受刺伤的两个不同患者的 CT 增强图像显示深部肝裂伤(＞3cm)(Ⅲ级和Ⅳ级肝损伤)(弯箭)。c. CT 增强图像显示由于刺伤所致的楔形肝裂伤,伴包膜下血肿和强化的假性动脉瘤(箭头)。d. CT 增强图像显示由于火器伤导致的肝浅表性裂伤(弯箭)及大的肝周血肿和活动性出血(箭头)。e. CT 增强图像显示Ⅳ级肝损伤,伴肝右叶 25％以上的脉管系统破坏(箭头)

表 9-2　脾损伤的 AAST 分级

级别	描述
I	血肿:包膜下,<10%的表面积
	裂伤:包膜撕裂,实质深度<1cm
II	血肿:包膜下,10%~50%表面积;实质内,直径<5cm
	裂伤:包膜撕裂,实质深度为1~3cm,不累及横纹导管
III	血肿:包膜下,>50%的表面积或呈扩张性;包膜下或实质内血肿破裂
	实质内血肿>5cm或呈扩张性
	裂伤:实质深度>3cm或累及横纹导管
IV	裂伤:累及段或脾门血管导致主要脉管系统的破坏(>25%的脾血管)
V	血肿:脾完全碎裂
	裂伤:脾门血管损伤致脾脉管系统破坏

源自:Tinkoff et al.[9]

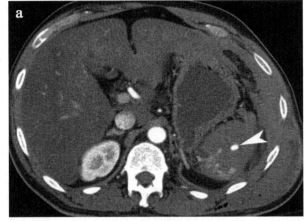
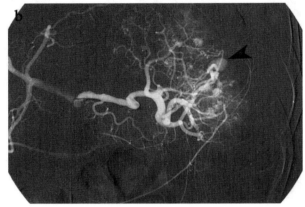

图 9-4　脾假性动脉瘤

a. CT 增强图像显示脾实质撕裂内的假性动脉瘤(箭头)。b. 脾动脉造影显示脾动脉分支的假性动脉瘤(箭头)

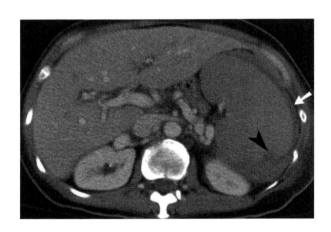

图 9-3　脾撕裂伤

CT 增强图像显示包膜下血肿(箭)和脾实质的撕裂(箭头)伴血肿

胰腺裂伤的部位与肠系膜上动脉的关系和裂伤的深度有助于预测胰管是否断裂,在胰腺损伤中胰管断裂高达15%[13,17]。肠系膜上血管是划分胰腺近侧和远侧的标志,近侧胰腺的损伤往往合并更严重的损伤。胰腺裂伤累及胰体或胰尾前后径的50%以上,通常合并胰管的断裂。

有几个与胰腺损伤相关的非特异性的 CT 表现,最常见的是肾前筋膜的增厚或渗液。另外的非特异性 CT 表现包括:沿肠系膜血管出现的血液或液体,小网膜囊内的积液,在胰腺和脾静脉之间出现的液体,或在胰腺周围脂肪层内出现液体或血液[13]。

六、肾

肾是创伤中最常被损伤的泌尿生殖器官。在所有显著的腹部钝挫性创伤性损伤中约10%为肾损伤,其中80%~90%采用非手术治疗。非手术治疗的目标是保持器官的完整性和减少并发症的发生率。既往病例显示,血流动力学稳定的肾损伤的患者接受外科手术探查时,肾切除的发生率更高[4]。肾损伤中,钝挫伤约占90%,而穿通伤约占10%。更多提倡采用非手术方法治疗

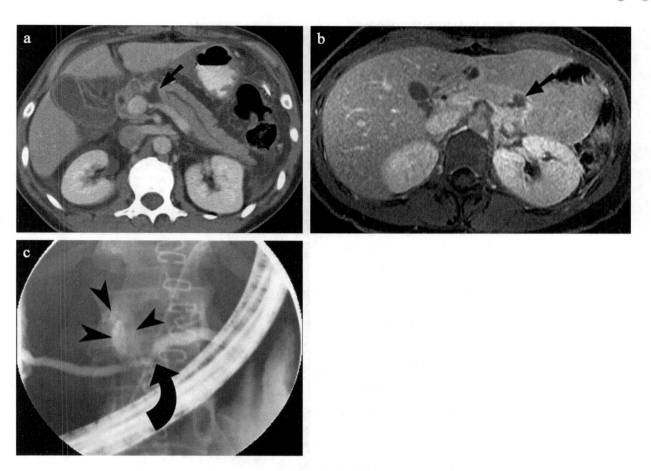

图 9-5 胰腺损伤

a、b. CT 增强图像显示胰腺裂伤（箭）伴主胰管断裂。c. 内镜逆行性胰胆管造影显示胰管不连续（弯箭）和造影剂从胰管的断裂处外渗（箭头）

肾钝挫伤，而且非手术治疗也同样应用于肾穿通伤[18,19]。然而，穿通伤更多伴随血流动力学的不稳定和周围腹部器官的破坏，故而更多伴随肾的严重损伤并常常需要有创性治疗[20]。肾影像学检查的适应证包括肉眼血尿和穿通伤或钝挫伤伴血尿。评价外伤后肾的首选影像学检查是 CECT。

肾损伤可分类为裂伤、挫伤或肾血管性损伤，它确定了 AAST 的影像学损伤分级标准（表 9-3）。肾挫伤显示为边界不清、圆形或卵圆形的低密度区，与邻近的正常肾实质相比，表现为延迟或持续存在的肾影。血肿可分为包膜下血肿或肾周血肿。在平扫 CT 上，包膜下血肿（图 9-6）表现为局限于肾实质与肾包膜之间的偏心高密度积液。然而在 CECT 上，与正常增强的肾实质对比，包膜下血肿则为低密度影。在个别情况下，包膜下血肿还可能对肾轮廓产生肿块效应，也可以导致灌注减低。肾周血肿显示为局限于肾实质与肾筋膜之间的边缘模糊、高密度积液（45～90HU）[21]。肾周血肿的其他表现有侧锥筋膜增厚、结肠受压和肾移位。

肾裂伤表现为低密度、不规则楔形或线形肾实质缺陷或裂缝（图 9-7 和图 9-8）。肾裂伤的最严重形式，称为"肾粉碎"，表明肾破裂为多个碎片。它常常合并肾组织失活、损伤集合系统、严重出血、活动性动脉出血、造影剂排泄受损[21]。

表 9-3　肾损伤的 AAST 分级

等级	描　述
I	血肿:包膜下,无扩张性,不伴有肾实质裂伤
	挫伤:镜下或肉眼血尿,泌尿外科检查正常
II	血肿:无扩张性的肾周血肿局限于肾腹膜后
	裂伤:涉及肾皮质的实质深度<1cm,无尿液外渗
III	裂伤:涉及肾皮质的实质深度>1cm,无集合系统的破裂或尿液外渗
IV	裂伤:肾实质裂伤延伸通过肾皮质、髓质和集合系统
	血管性:肾主动脉或静脉损伤伴随出血
V	血肿:完全性肾粉碎
	血管性:肾门撕脱致肾血流阻断

源自:Tinkoff et al.[9]

肾裂伤的深度是重要的,因为它关系到肾集合系统。如果裂伤延伸至集合系统,则为更严重的损伤级别(为IV或V级,而不是III级)。如果肾盂或集合系统受累可通过尿液外渗证明,表现为动脉期或门脉期肾周的低密度积液。通过造影剂的外渗现象,可以将可疑尿液外渗与血肿相鉴别,造影剂外渗表现只见于延迟的肾排泄期。

七、膀　胱

膀胱损伤是由钝挫伤或穿通伤引起的。膀胱损伤中,钝挫伤占 60%～85%,而穿通伤占 15%～40%[22]。腹部钝挫伤引起膀胱损伤的常见机制是膀胱内压迅速增加,导致膀胱壁的腹腔部分撕裂。膀胱损伤更常见于那些持续的安全带损伤或方向盘损伤中。

当患者出现肉眼血尿、盆腔积液和(或)骨盆骨折时,应怀疑膀胱破裂。某些类型的骨盆骨折合并膀胱破裂;其中包括骶骨骨折、髂骨骨折和耻骨支骨折,以及耻骨联合分离和骶髂关节分离[23]。骨盆骨折的患者中,膀胱损伤的发生率约

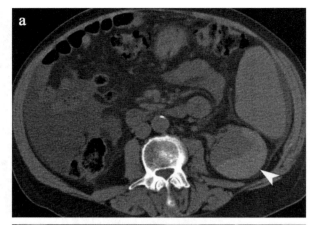

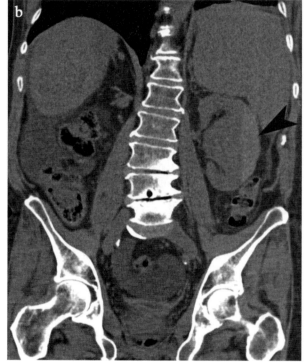

图 9-6　Page 肾

a、b. 轴位和冠状位 CT 增强图像表现为包膜下血肿(箭头)压迫左肾皮质

为 10%;然而,膀胱的创伤性腹膜外破裂主要与骨盆骨折相关[24]。血流动力学稳定的外伤患者,当伴随肉眼血尿、骨盆骨折(除了单纯性髋臼骨折以外)加镜下血尿(>25 红细胞/HPC)或镜下血尿和盆腔积液时,应该在腹部和盆腔 CT 检查之后行 CT 膀胱造影或常规 X 线膀胱造影。CT 膀胱造影的灵敏度和特异性与常规 X 线膀胱造影相似,并且与常规腹部和盆腔 CT 相比,能提供更

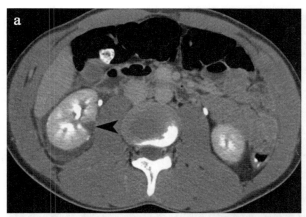

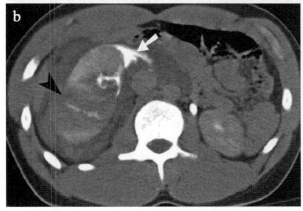

图 9-7　肾裂伤

a. 轴位 CT 增强图像显示 Ⅱ 级裂伤(箭头)伴随肾周小血肿。b. 轴位 CT 增强图像显示 Ⅴ 级肾粉碎(箭头)和尿液外渗(白箭)至肾周间隙

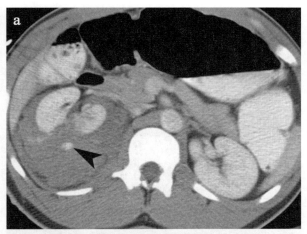

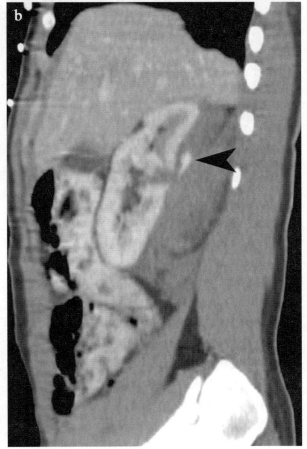

图 9-8　肾损伤(CECT)

a、b. 轴位和矢状位 CT 增强图像显示右肾裂伤伴造影剂外渗(箭头)至肾周血肿内

完整和更灵敏的膀胱评价信息[25]。

　　腹部 CT 提示膀胱损伤或破裂的发现包括无明确来源的盆腔游离液体的存在、尿路造影剂外溢、膀胱壁的不连续和膀胱壁内异物的存在(图 9-9～图 9-11,彩图 a)。在 CT 膀胱造影图像中,腹膜内损伤与腹膜外损伤可以通过外渗的位置与腹膜反折的关系来鉴别。腹膜外损伤位于腹膜反折之下,因为对比剂渗入膀胱周围组织内,对比剂渗出表现为典型的"火焰型"或"白齿型"。在腹膜内膀胱损伤的病例中,穿孔是在腹膜反折之上,外渗的对比剂会勾勒出肠袢的轮廓。膀胱颈的损伤表现为膀胱底部周围的对比剂外渗。膀胱造影时对比剂外渗的方式是最重要的,它将指导患者的治疗。

八、尿　道

　　尿道损伤最常是由移位性骨盆前弓骨折或医源性操作引起[26]。10%～25% 的骨盆骨折的患者也有尿道损伤。尿道损伤最常经逆行性尿路造影(RUG)诊断,应该在插入导尿管之前行 RUG 检查以避免进一步的损伤。外伤后进行 RUG 检

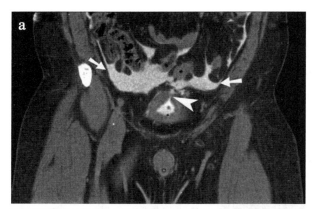

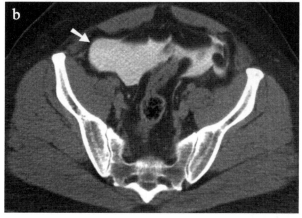

图 9-9 腹膜内膀胱破裂

a、b. 冠状位 CT 膀胱造影图像显示大量的腹膜内造影剂(箭)自膀胱顶(箭头)漏出,勾勒出少量的肠袢

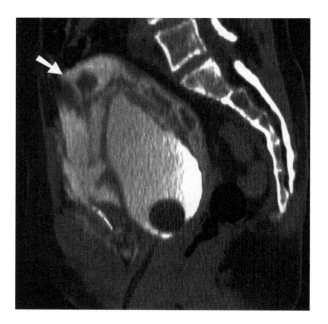

图 9-10 腹膜内膀胱破裂

矢状位 CT 膀胱造影图像显示腹膜内造影剂(箭)勾勒出骨盆

前列腺轮廓模糊、坐骨海绵体肌和闭孔内肌的血肿,以及球海绵体肌模糊[27-29]。

九、肠和肠系膜

未被查明的肠和肠系膜损伤的发病率和死亡率较高,但低于腹膜炎引起的并发症。肠和肠系膜损伤的发生率约占持续性腹部钝挫伤患者的5%,约占持续性腹部穿通伤患者的30%[2,6,13]。与胰腺损伤相似,肠系膜损伤患者最初的身体检查可能会被误认为正常。只有 1/3 的患者出现典型的腹膜征象[30]。

肠和肠系膜损伤最常用 CECT 诊断。然而,没有一个单一的 CT 征象被认为兼具敏感性和特异性来诊断肠或肠系膜损伤。提示肠系膜损伤的 CT 表现包括活动性对比剂溢出(ACE)至肠系膜、肠系膜局灶性血肿或渗出(图 9-14)、肠壁增厚或肠系膜异常强化伴肠系膜血肿。存在肠穿孔(图 9-15)的病例,CT 表现可能包括肠道外游离空气或口服对比剂(如果使用的话),或无明显来源(如实质性脏器损伤)的中到大量的腹腔游离液体[5]。

当患者由于出血导致严重的低血压时,可能

查的最终目的是评价尿道的完整性和确定尿道是否是密闭的。RUG 检查过程中发现造影剂外渗就能诊断为尿道损伤(图 9-12)。RUG 还可以显示狭窄,它是尿道损伤的长期后遗症。

根据损伤的解剖部位,尿道损伤分为两类。后尿道损伤位于尿道膜部和尿道前列腺部。前尿道损伤位于尿道膜部的远端。通常情况下,后尿道和前尿道损伤均由钝挫伤引起。穿通伤,包括枪伤和刀伤,最常损伤尿道海绵体部(图 9-13)。

影像学医师应用两种不同的分类系统对尿道损伤进行分级。泌尿外科医师最常使用 Goldman 分类法(表 9-4),包括尿道损伤和与后尿道损伤相似的膀胱损伤。第 2 种分类系统是 AAST 器官损伤的尿道损伤分级法(表 9-5)。RUG 的尿道图像是尿道损伤的参考标准;然而,随着 CT 的广泛应用,熟悉提示尿道损伤的 CT 表现变得至关重要。这些表现包括:泌尿生殖膈脂肪层模糊、

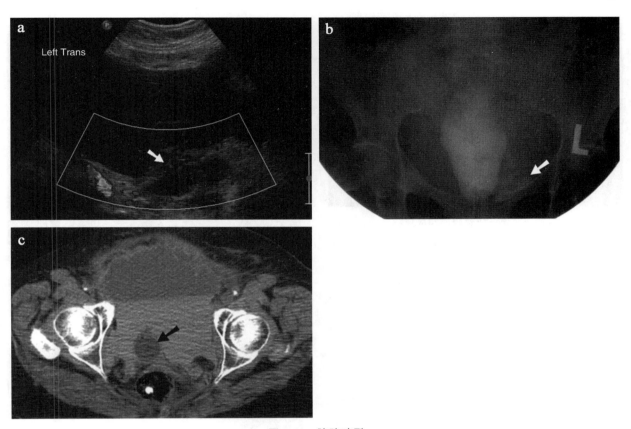

图 9-11　膀胱破裂

　　a. 盆腔超声显示膀胱和大的盆腔尿性囊肿经腹膜直接相通（箭）。b. 膀胱造影显示造影剂从膀胱渗出至腹膜外间隙（箭）。c. 膀胱 CT 造影显示 Foley 导尿管球部（箭）位于膀胱外的大量盆腔积液中

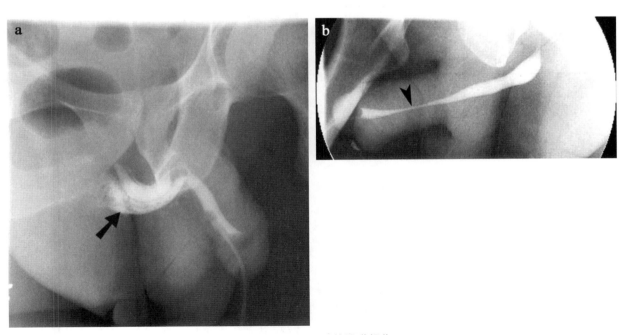

图 9-12　RUG 显示的尿道损伤

　　a. RUG 显示造影剂（箭）从尿道球部外渗。b. RUG 显示由于阴茎体血肿外在压迫所致的尿道狭窄（箭头）

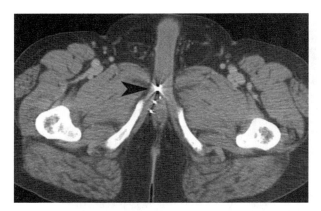

图 9-13 散弹枪所致阴茎和尿道损伤

CT 增强图像显示阴茎海绵体和尿道海绵体内多发金属异物(箭头)

表 9-4 尿道损伤的 Goldman 分级法

等级	描 述
Ⅰ	后尿道完整,但拉伸并伸长。前列腺和膀胱顶部向上移位
Ⅱ	尿道在尿生殖膈以上的前列腺部断裂,尿道膜部完整
Ⅲ	尿道膜部断裂,损伤延伸至近端尿道球部和(或)尿生殖膈断裂
Ⅳ	膀胱颈损伤扩展到近端尿道
ⅣA	膀胱基底部损伤合并尿道周围渗出,酷似Ⅳ型尿道损伤
Ⅴ	部分或完全的纯前尿道损伤

源自:Ali et al.[27]

表 9-5 尿道损伤的 AAST 分级

等级	损伤类型	描述
Ⅰ	挫伤	尿道口出血,尿路造影正常
Ⅱ	牵拉损伤	尿道伸长,尿路造影无外渗
Ⅲ	部分断裂	尿路造影在损伤处有造影剂外渗,膀胱内可见造影剂
Ⅳ	完全断裂	尿路造影在损伤处有造影剂外渗,膀胱内无造影剂,尿道分离<2cm
Ⅴ	完全断裂	完全横断,尿道分离>2cm 或扩展至前列腺或阴道

源自:Ingram et al.[28]

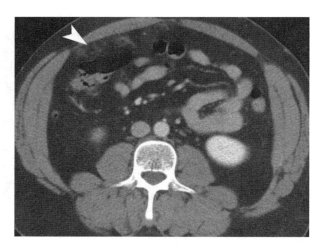

图 9-14 网膜挫伤

CT 增强图像显示由于外伤性网膜挫伤所致的网膜脂肪(箭头)内的索条影

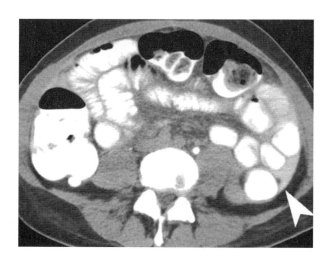

图 9-15 小肠穿孔

CT 增强图像显示口服对比剂的外渗(箭头),继发于腹腔镜外科手术时套管针所致的小肠穿孔

发生休克肠或弥漫性小肠缺血(图 9-16 和图 9-17)。由循环血容量减少发展而来的休克,常由于循环调节紊乱和释放血管收缩剂(如血管紧张素Ⅱ、肾上腺素和去甲肾上腺素)而更复杂。当交感神经明显兴奋时,肠黏膜的血供急剧的减少,血流转移到重要生命器官如脑和心脏。内脏血管收缩的结果是导致肠管低灌注,进一步发展的情况是肠缺血。释放血管紧张素Ⅱ、肾上腺素和去甲肾上腺素之后,表现为肠壁的肠系膜动脉血管收缩和静脉血管的收缩。动脉灌注和静脉流出均减

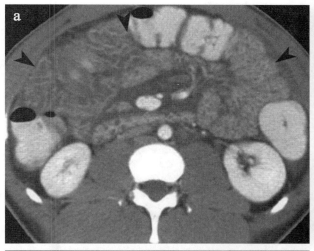
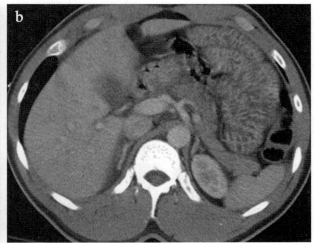
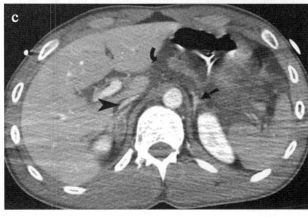

图 9-16　休克肠综合征

　　a、b. 机动车事故后的低血容量患者，其 CT 增强图像显示小肠壁明显强化（箭头）。c. CT 增强图像显示明显强化的肾上腺（直箭）、变扁的下腔静脉（IVC）（箭头）及胰周积液（弯箭）

少的结果是休克肠[31]的肠黏膜强化。肠管低灌注影响最显著的是肠黏膜，可能会导致"第三间隙"液体损失进入胃肠道。休克肠的 CT 特征是小肠壁弥漫性增厚（7～15mm）、小肠积液扩张、小肠壁强化增加以及下腔静脉变扁。在小肠缺血的情况下，大肠常显示正常。

　　除肠和肠系膜低灌注复合情况引起的上述影响之外，肾上腺休克在交感神经兴奋方面起了重要作用，并且在 CT 上显示为对称性明显强化。低灌注导致释放血管紧张素Ⅱ，它刺激肾上腺皮质产生醛固酮，肾上腺髓质产生肾上腺素和去甲肾上腺素。

十、教学点

　　1. 提示肠系膜损伤的征象包括 ACE 至肠系膜，肠系膜局灶性血肿或渗出，肠壁增厚或肠系膜异常强化伴血肿。

　　2. RUG 是诊断尿道损伤的首选检查方法。

　　3. 如果可疑膀胱损伤，应在腹部或盆腔 CT 检查之后行 CT 膀胱造影或常规 X 线膀胱造影。

　　4. 肠穿孔可能会显示肠腔外的游离气体或口服造影剂，或无明确来源的中至大量腹腔游离液体。

　　5. 休克肠表现为小肠壁弥漫性增厚（7～15mm）、小肠积液扩张、小肠壁强化增加，以及下腔静脉变扁。

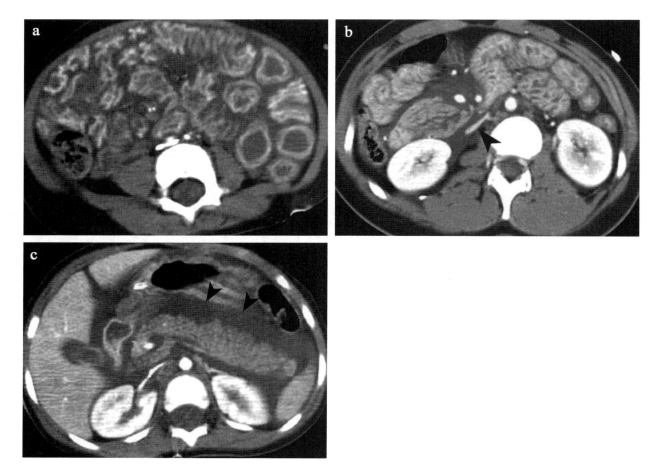

图 9-17　休克肠综合征

a、b. CT 增强图像显示明显强化的小肠壁和腹水,继发于血容量减少的下腔静脉(箭头)变扁。c. CT 增强图像显示胰周积液(箭头)和下腔静脉变扁

参 考 文 献

[1] Sauaia A,Moore FA,Moore EE,Moser KS,Brennan R,Read RA,et al. Epidemiology of trauma deaths: a reassessment. J Trauma,1995,38:185-193.

[2] Milia DJ,Brasel K. Current use of CT in the evaluation and management of injured patients. Surg Clin North Am,2011,91:233-248.

[3] Melo EL, de Menezes MR, Cerri GG. Abdominal gunshot wounds: multi-detector-row CT findings compared with laparotomy-a prospective study. Emerg Radiol,2012,19:35-41.

[4] van der Vlies CH,Olthof DC,Gaakeer M, et al. Changing patterns in diagnostic strategies and the treatment of blunt injury to solid abdominal organs. Int J Emerg Med,2011,4:47.

[5] Butela ST,Federle MP,Chang PJ,et al. Performance of CT in detection of bowel injury. AJR Am J Roentgenol,2001,176:129-135.

[6] Feliciano DV,Rozycki GS. The management of penetrating abdominal trauma. Adv Surg,1995,28:1-39.

[7] Matthes G,Stengel D,Seifert J,et al. Blunt liver injuries in polytrauma: results from a cohort study with the regular use of whole-body helical computed tomography. World J Surg,2003,27:1124-1130.

[8] Yoon W,Jeong YY,Kim JK,et al. CT in blunt liver trauma. Radiographics,2005,25:87-104.

[9] Tinkoff G,Esposito TJ,Reed J,et al. American association for the surgery of trauma organ injury scale: spleen, liver, and kidney, validation based on the national trauma data bank. J Am Coll Surg,

2008,207:646-655.

[10] Willmann JK,Roos JE,Platz A,et al. Multidetector CT: detection of active hemorrhage in patients with blunt abdominal trauma. AJR Am J Roentgenol, 2002,179:437-444.

[11] Poletti PA,Mirvis SE,Shanmuganathan K,et al. CT criteria for management of blunt liver trauma: correlation with angiographic and surgical fi ndings. Radiology,2000,216: 418-427.

[12] Shanmuganathan K,Mirvis SE. CT scan evaluation of blunt hepatic trauma. Radiol Clin North Am, 1998,36:399-411.

[13] Shanmuganathan K. Multi-detector row CT imaging of blunt abdominal trauma. Semin Ultrasound CT MR,2004,25:180-204.

[14] Davis KA,Fabian TC,Croce MA,et al. Improved success in nonoperative management of blunt splenic injuries: embolization of splenic artery pseudoaneurysms. J Trauma, 1998, 44: 1008-1013; discussion 1013-1015.

[15] Shanmuganathan K,Mirvis SE,Boyd-Kranis R,et al. Nonsurgical management of blunt splenic injury: use of CT criteria to select patients for splenic arteriography and potential endovascular therapy. Radiology,2000,217:75-82.

[16] Craig MH,Talton DS,Hauser CJ,Poole GV. Pancreatic injuries from blunt trauma. Am Surg,1995, 61:125-128.

[17] Fisher M,Brasel K. Evolving management of pancreatic injury. Curr Opin Crit Care, 2011, 17: 613-617.

[18] Broghammer JA,Fisher MB,Santucci RA. Conservative management of renal trauma: a review. Urology,2007,70:623-629.

[19] Meng MV,Brandes SB,McAninch JW. Renal trauma: indications and techniques for surgical exploration. World J Urol,1999,17:71-77.

[20] Sica G,Bocchini G,Guida F,et al. Multidetector computed tomography in the diagnosis and management of renal trauma. Radiol Med,2010,115:936-949.

[21] Alonso RC,Nacenta SB,Martinez PD,et al. Kidney in danger: CT findings of blunt and penetrating renal trauma. Radiographics,2009,29:2033-2053.

[22] Cass AS,Luxenberg M. Features of 164 bladder ruptures. J Urol,1987,138:743-745.

[23] Morgan DE,Nallamala LK,Kenney PJ,et al. CT cystography: radiographic and clinical predictors of bladder rupture. AJR Am J Roentgenol,2000,174: 89-95.

[24] Tonkin JB,Tisdale BE,Jordan GH. Assessment and initial management of urologic trauma. Med Clin North Am,2011,95:245-251.

[25] Wirth GJ,Peter R,Poletti PA,et al. Advances in the management of blunt traumatic bladder rupture: experience with 36 cases. BJU Int, 2010, 106: 1344-1349.

[26] Koraitim MM,Marzouk ME,Atta MA,et al. Risk factors and mechanism of urethral injury in pelvic fractures. Br J Urol,1996,77:876-880.

[27] Ali M,Safriel Y,Sclafani SJ,et al. CT signs of urethral injury. Radiographics, 2003, 23: 951-963; discussion 963-966.

[28] Ingram MD,Watson SG,Skippage PL,et al. Urethral injuries after pelvic trauma: evaluation with urethrography. Radiographics,2008,28:1631-1643.

[29] Ramchandani P,Buckler PM. Imaging of genitourinary trauma. AJR Am J Roentgenol, 2009, 192: 1514-1523.

[30] Donohue JH,Crass RA,Trunkey DD. The management of duodenal and other small intestinal trauma. World J Surg,1985,9:904-913.

[31] Lubner M,Demertzis J,Lee JY,et al. CT evaluation of shock viscera: a pictorial review. Emerg Radiol, 2008,15:1-11.

第10章

肝和脾急性非创伤性影像学

Dale E. Hansen III，Sridhar Shankar，Ajay Singh

一、简 介

每年，在美国有1.2亿以上的患者到急诊科就诊，就诊于急诊科的最常见原因是腹部疼痛。影像科医师的工作是协助确诊并正确分流患者。以下综述肝和脾的急性非外伤性疾病。

二、急性肝炎

广义地讲，急性肝炎是任何对肝的急性损伤导致炎症细胞聚集[1]。肝炎的鉴别诊断很广，范围从急性病毒性肝炎到自身免疫性肝炎[2]。各种原因的肝炎影像学表现相对来说没有特异性，常常必须留给临床医师来梳理出特定的诊断。以下将讨论急性病毒性肝炎的影像学表现，然而这些表现可以在任何急性肝炎见到。

急性肝炎的典型急诊室（ER）病例是患者有右上腹疼痛、黄疸和发热[2]。在暴发性肝衰竭的严重病例中，患者可出现严重的凝血障碍和精神状况的变化[2]。实验室检查可以帮助确定肝炎的诊断和可能的特定原因。转氨酶几乎总是升高，通常显著升高。病毒性肝炎面板有助于判断是否急性病毒感染是其病因。最后，病史在确定患者患肝炎的任何风险时是至关重要的。病史方面的因素提示急性肝炎包括静脉注射毒品、食物中毒、其他自身免疫性疾病、酗酒、肥胖、糖尿病、对乙酰氨基酚过量或辐射。

影像学表现

如前所述，急性肝炎的影像学表现无明显特异性。超声常显示肝大，伴随弥漫性肝实质回声减低[3]。这种回声减低使门静脉分支表现为相对

强回声，表现为典型的"满天星"图像（图10-1a）。还可能有相关的反应性胆囊壁增厚。不幸的是，肝表现正常也不能排除急性肝炎[3]。

通常，肝增强CT将会表现为密度不均匀。低密度区代表坏死区域或门静脉周围的水肿。较高密度区代表局灶性肝存活区，或在较为慢性的病例中，则代表再生结节区。其他的表现包括肝大、门静脉周围的水肿、胆囊壁增厚和腹水（图10-1b）。在MRI上，T_2加权图像显示为门静脉周围水肿的高信号区；相同的区域在T_1图像上显示为低信号[3]。

暴发型肝炎，是对肝最具破坏性和威胁生命的肝炎类型，以肝缩小、大面积的低密度和广泛性坏死为其特征[4,5]。可能会出现的继发表现为腹水、脾大和门静脉扩张。虽然HIDA肝胆核素扫描一般不用于诊断肝炎，但是，对于有右上腹痛和可疑胆囊炎的患者行HIDA肝胆核素扫描则有助于明确胆囊壁增厚的原因（图10-2）。血池的清除率受损，并且没有放射性示踪剂排泄进入胆管系统提示显著的肝细胞功能损害，这符合急性肝炎的表现。

三、肝 脓 肿

肝脓肿可由多种细菌引起，大肠埃希菌（*Escherichia coli*）是到目前为止最常见的病原体，或由真菌或溶组织内阿米巴原虫（*Entamoeba histolytica*）感染。肝真菌性感染最常见于AIDS患者、血液恶性肿瘤或器官移植患者[3]。念珠菌是最常见的致病微生物。隐球菌、组织胞浆菌、曲霉菌和毛霉菌不常见。肝脓肿最常由胆道感染扩

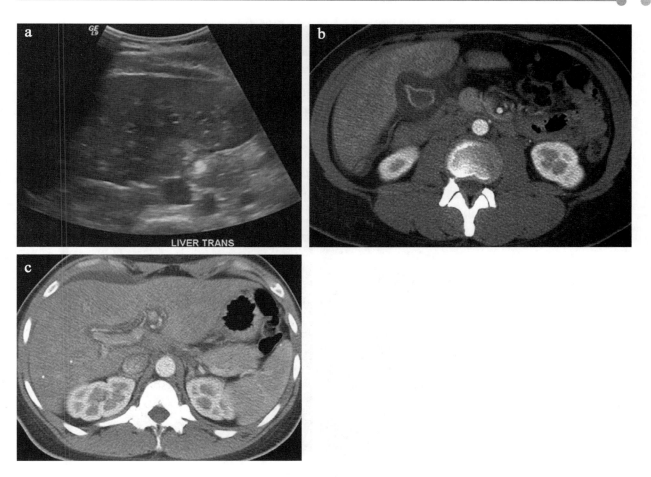

图 10-1　急性丙型病毒性肝炎

　　a. 由于肝实质回声减低和门静脉周围回声相对性增高,肝超声显示"满天星"表现。b、c. CT 增强图像显示门静脉周围水肿、胆囊壁水肿和胆囊周围积液

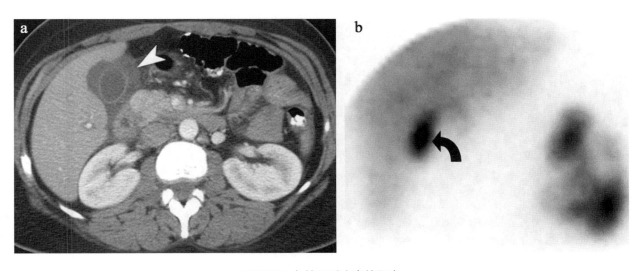

图 10-2　急性乙型病毒性肝炎

　　a. CT 增强图像显示胆囊壁水肿(箭头)和胆囊周围积液。胆囊壁虽然明显显示,也不如之前病例的胆囊壁厚。b. HI-DA 肝胆核素扫描显示胆囊(弯箭)摄取并排泄示踪剂进入小肠肠曲。放射性示踪剂进入胆囊腔内,从而排除胆囊管的可能性

散或通过血液播散、肝坏死的重复感染或医源性原因引起。总之,化脓性脓肿相当危险,有2%的死亡率[3]。

化脓性脓肿通常由放射介入科医师治疗,CT引导下引流术是其主要的治疗方法。

影像学表现

1. 化脓性脓肿　化脓性脓肿可以进一步细分为两类:以2cm为界,微脓肿和大脓肿[3]。超声和CT是其主要的影像学检查方法。

对于微脓肿的病例来说,超声将显示一个小的(＜2cm),可能是散在分布的低回声的病灶或是不均质回声。大脓肿病例,超声表现可能是相当不同的,范围从低回声至强回声,伴随不同程度的内部分隔和碎屑。内部的气体,显示为强回声和其后方伴随声影,有助于明确诊断[3]。

微脓肿的CT表现为小的低密度病灶、边缘轻度强化和周围水肿[3]。大的脓肿也表现为低密度,边缘常不规则,边缘强化和内部气体(图10-3和图10-4)。

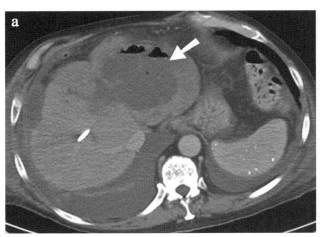
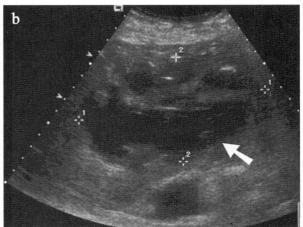

图10-3　肝移植后的化脓性肝脓肿

a. 肝CT增强图像显示肝左叶一个大的、不规则的低密度区(箭),含有气体。这基本上可明确肝脓肿的诊断。还可见一胆管内支架。b. 同一患者的灰阶超声显示肝内一复杂性液体聚集(箭),这一患者将行CT引导下经皮穿刺脓肿引流

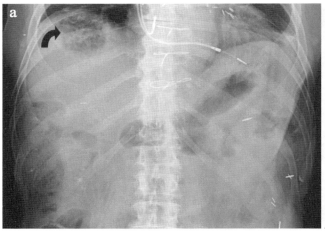
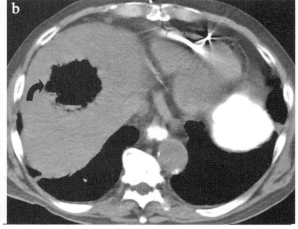

图10-4　肝脓肿

a. 上腹部X线片显示右上腹部有一类圆形的气体聚集区(弯箭)。这是肠管气体的非典型表现和位置。b. 上腹部CT增强图像证实肝内大的气体聚集区,伴随分层的碎片(弯箭),诊断为脓肿

2. 真菌性脓肿 真菌感染的 4 种超声表现已经描述。

(1)"轮中轮征"表现为特征性的真菌坏死的中央低回声区周围环绕以炎性细胞的高回声。也可能会有薄的纤维化的低回声边缘。

(2)"牛眼征"表现为中心高回声巢,周围环绕以低回声区。这种表现见于活动性感染的患者。

(3)单一低回声结节,无其他鉴别特征。不幸的是,这是最常见的表现,也最无特异性。

(4)一个后方伴声影的强回声病灶。这一表现通常可见于疾病的早期。

在增强 CT 上,典型表现是满布肝的多发、小的低密度病灶。病灶通常中心强化(尽管低于周围的肝)和偶尔边缘强化。在 MRI 上显示为满布肝的多发小病灶,T_2 像呈极高信号,T_1 加权像呈略低信号(图 10-5,彩图 a)。在钆剂增强 T_1 加权图像上显示为与周围肝相比的低信号病灶。

3. 阿米巴肝脓肿 尽管阿米巴肝脓肿可能与化脓性肝脓肿的表现非常相似,一个有用的线索是阿米巴肝脓肿有扩散到肝外的趋势。发现右侧胸腔积液或腹腔内破裂提示阿米巴脓肿的诊断[6]。

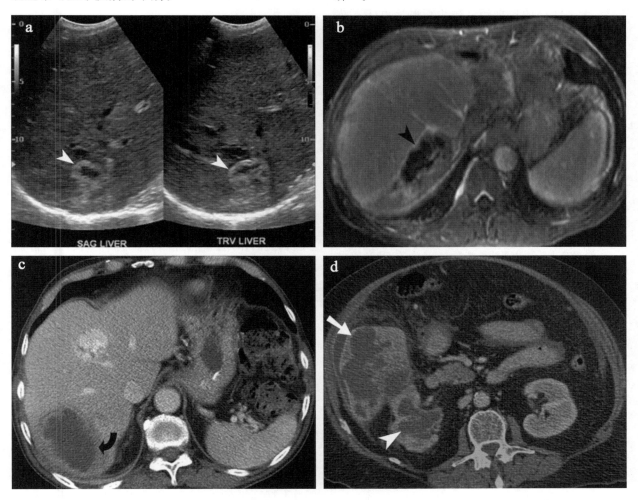

图 10-5 肝脓肿

a. 肝的横断位和矢状位灰阶超声图像显示低回声病灶,边缘呈强回声(白箭头)。b. 同一患者的 MR 钆增强 T_1 加权图像显示肝右叶一坏死病灶(黑箭头),边缘轻度强化。这是一侧经过治疗的肠球菌脓肿。c. 腹部 CT 增强图像显示壁不规则的液体密度病灶,符合脓肿(弯箭)。偶然发现,在肝右叶的偏前部位有一血管瘤。d. 肝下部层面的腹部 CT 增强图像显示一不规则形脓肿(箭),与肾脓肿相通(箭头)

阿米巴肝脓肿通常表现是邻近包膜的卵圆形脓肿,超声一般是低回声、内部低回声,壁无回声。通过透射法可能会增加回声。增强 CT 显示混杂性液体区,边缘强化,周围水肿。可见内部分隔或液体-碎片平面[3,6]。如果应用 MRI,通常显示 T_2 高信号、T_1 低信号的病灶。50%的患者出现周围水肿,在 T_2 序列上显示最佳。

四、包虫囊肿

尽管在美国罕见,但包虫囊肿在地中海地区是特有的。这一疾病通过摄入细粒棘球绦虫卵而传播,犬是此病的传播源。包虫囊肿经常不被发现,但是患者可能在囊肿发生破裂、囊肿出现肿块效应或重叠感染时才出现症状[2]。

组织学上,包虫囊肿由 3 层结构组成。最外层为囊周层,是由被压缩的肝组织组成;中间层为外囊层,是一层薄膜;最内层为内囊层,即生发层[3]。

影像学表现

包虫囊肿的影像学特征不同于囊性病变和实性假性肿瘤。典型的表现是"水上浮莲征象",实际上是层离的内囊呈波浪状的带子。常见子囊和周围钙化。

在 CT 上,包虫囊肿通常表现为有明确壁的低密度病灶。50%有外周壁的钙化,75%可见子囊(图 10-6)[3]。MRI 对于显示囊肿周围层很好,在 T_1 和 T_2 加权像上均呈低信号,继发于纤维化和钙化。包虫囊肿的基质一般表现为 T_2 极高信号、T_1 低信号。若能见到子囊,则表现为 T_1 和 T_2 低信号。

五、Fitz-Hugh-Curtis 综合征

Fitz-Hugh-Curtis 综合征是相当罕见的进展性盆腔炎性疾病的结局,它是炎症从盆腔向右上腹沿腹腔内的播散。这些患者表现为发热、阴道分泌物、宫颈运动触痛和右上腹痛[2]。鉴别诊断包括其他引起"肝周炎"的病因,如胆囊炎穿孔、辐射后的变化、穿孔性脓肿[7]。

增强 CT 上的影像学表现包括肝前表面的早期动脉期强化、盆腔内 PID 表现(输卵管积脓、炎症)[7,8]。超声检查通常表现为正常[2]。

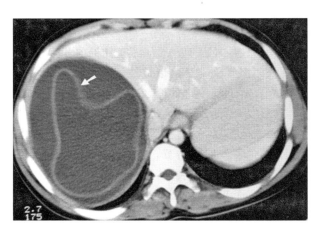

图 10-6　包虫囊肿
腹部 CT 增强图像显示肝右叶内一大的、囊性病灶。在内部,可见一分层的内囊(箭);相当于超声描述的"水上浮莲征"

六、肝 梗 死

由于肝为双重血供,所以肝梗死一般罕见[9]。肝梗死常见于慢性肝动脉供血不足背景下肝动脉损伤或门静脉血栓之后[10]。然而,肝梗死更常见于肝移植后。在这种情况下,肝动脉在肝供血中起更大的作用。任何肝动脉的损伤,没有门静脉的"后援",会因此导致梗死。

肝梗死的原因包括外伤、休克、高凝血状态、TIPS 术后和移植后状态。由于肝动脉是胆管的唯一血供,肝动脉的闭塞可导致胆管坏死,最终形成胆汁湖[10,11]。

影像学表现

在 CT 上,肝梗死常表现为肝实质外周的楔形病灶,常与胆管平行(图 10-7a)[9-11]。这些区域可能显示不均匀强化,任何坏死病灶均不强化。如继发坏死或重叠感染,则于梗死内可见气体。胆管坏死后的胆汁湖或胆汁性囊肿可表现为不规则形低密度区,常见于移植后、肝动脉损伤的患者(图 10-7b)。动脉期图像可用以评价肝动脉的任何损伤。相反,门静脉期图像有助于评估任何的门静脉血栓。病因线索是寻找相关的脾梗死,提示全身性低灌注(休克)或栓塞性疾病。

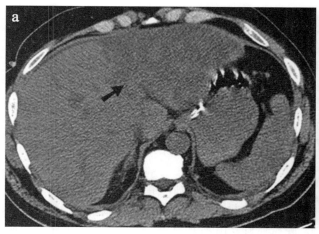
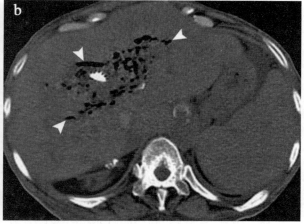

图 10-7　Whipple 术后和肝移植术后的肝梗死

a. 平扫 CT 显示一大的、低密度的病灶（箭），占据肝左叶，符合大的肝梗死。箭标注着正常肝组织和梗死肝组织的明确交界。b. 移植肝平扫 CT 显示扩张的胆管树内碎片（箭头）。患者有肝动脉血栓形成，导致胆管坏死

七、巴德-基亚里综合征

巴德-基亚里综合征（Budd-Chiari Syndrome）是由肝静脉或下腔静脉阻塞引起的。这会损害静脉流出，引起肝淤血，降低门静脉血流，最终导致坏死和萎缩[12]。巴德-基亚里综合征的病因很多，最常见的是高凝血状态。几乎所有的患者均有一定程度的腹痛，腹水也几乎总是存在。

最常见的类型是亚急性型，有一定时间去形成侧支血管。罕见的情况是，患者可出现有大面积坏死、腹水和肝性脑病的暴发性肝衰竭。当这些改变与门静脉高压（脾大和静脉曲张）并存时，则更多见于亚急性和慢性患者。由于肝尾叶有单独的静脉流入下腔静脉，肝尾状叶一般表现正常。

影像学表现

超声、CT 和 MRI 在显示巴德-基亚里综合征时均有用。彩色多普勒超声，在测定从肝流出的静脉血流量减少或缺失方面，以及在探测肝静脉或下腔静脉内的强回声血栓方面，极其有用。此外，还可见到脾大和腹水等继发性表现。

巴德-基亚里综合征的急性期，其平扫 CT 通常会显示为肝增大和密度减低[10,12]。在平扫 CT 图像上，下腔静脉由于血栓的存在可表现为高密度[9]。对比增强后，典型的方式是尾状叶和肝中心部分呈早期动脉期强化，而外周肝实质由于坏死和（或）脂肪变性呈弥漫性低密度（图 10-8）。在

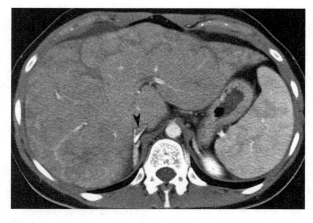

图 10-8　巴德-基亚里综合征

CT 增强图像显示低密度纤维化区和多发再生结节，以及前方的少量腹水。下腔静脉内可见血栓（箭头）和一些对比剂绕过血栓

门静脉期图像上，可能截然相反，对比剂从肝中心区流出，而肝外周则由于包膜静脉的血流而强化[10]。在肝静脉或下腔静脉内可见低密度的血凝块。随着病情进一步发展，肝出现形态异常，即表现为肝周围萎缩和尾状叶增大，此外，由于纤维化和再生结节而表现为不均匀强化[10,12]。还可见到门静脉高压的继发性表现，包括脾大、腹水和静脉曲张。

在 MRI 上，急性期图像表现为肝外周 T_1 低信号，T_2 不均匀性高信号[12]。慢性期，肝受累部

分会出现纤维化,致 T_1 和 T_2 加权像上均为低信号。

八、自发性非外伤性肝血肿

无外伤的自发性肝血肿相当罕见,通常见于肝肿瘤的情况。到目前为止,引起出血的两个最常见的病因为肝腺瘤和肝细胞癌,而其他不常见的病因包括局灶性结节样增生、阿米巴脓肿、转移瘤和血管瘤[13]。

CT 的表现包括急性期肝内的高密度血肿,然而在更多的慢性期,可能表现为低密度。

通常情况下,腺瘤与女性口服避孕药有关(发病率为 0.4‰)[13]。偶尔也见于糖尿病、肝糖原储存性疾病、铁沉积病和使用合成代谢类固醇的患者。80%的腺瘤是单发的,患者几乎都是无症状直至破裂[14]。通常情况下,由于腺瘤缺乏结缔组织支持、包膜不完整、外周血管丰富,这些都成为大量出血的原因。

平扫 CT 显示低密度肿瘤内含高密度的出血区(图 10-9)。还可以见到包膜下血肿和腹腔内血肿。10%的腺瘤含有脂肪[14]。其 MRI 表现则随血肿时间的不同而不同。

出血性腺瘤的治疗通常是以正常肝组织为界将肿瘤行外科手术切除。对于非出血性腺瘤来说,如果>4cm,则通常采取预防性切除[14]。

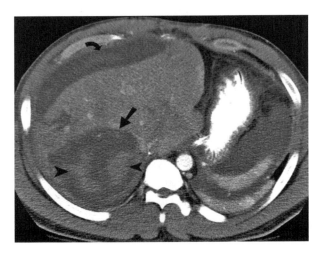

图 10-9 出血性腺瘤
腹部 CT 增强图像显示肝右叶内混杂密度腺瘤(箭),含出血区(箭头)。肝前方还存在包膜下血肿(弯箭)和来源于腹腔积血的脾周积液

九、门静脉血栓形成

门静脉血栓形成最常见于肝硬化患者,常常是肝细胞癌的并发症。其他疾病如高凝血状态、骨髓增殖性疾病、栓塞现象和感染也可导致门静脉血栓[15]。正如前面所讨论的,如果再出现肝动脉供血不足的情况,那么,门静脉血栓患者也可出现肝梗死。

影像学表现

超声或许是识别门静脉血栓和鉴别其来源的最常用的方法。由于单纯性血栓内部无血流,而肿瘤性血栓内部有血流,所以单纯性血栓可与肿瘤性血栓相鉴别(图 10-10,彩图 b)。其他表现有肝硬化、肝肿块、脾大和腹水,可帮助确定病因。

在平扫 CT 上,门静脉内可见高密度血栓。注射造影剂后,门静脉期可见门静脉内造影剂流动受阻,血栓表现为充盈缺损[15]。如果在肝硬化和门静脉血栓的患者中看到任何的肝病灶,应首先想到肝细胞肝癌的可能。

十、脾 梗 死

虽然少见,脾梗死是公认的腹部疼痛原因。脾梗死最常见的病因是心房颤动产生的栓塞。其他梗死的器官,包括肝,也可见于栓塞性脾梗死的患者。其他原因包括恶性肿瘤和血液高凝状态[16]。

影像学表现

脾梗死首选的影像学检查是增强 CT(图 10-11 和图 10-12)。CT 表现为脾内典型的楔形、低密度病灶。其他征象是脾周积液、左侧胸腔积液和其他相关器官的梗死,每种征象的发生率为30%。必须注意鉴别脾梗死和早期脾的不均匀性灌注;更多的延迟图像有助于两者的鉴别。超声可显示脾内楔形,低回声区,但不是很敏感[16,17]。MRI 显示 T_1 和 T_2 低信号病灶,无强化[18]。

十一、脾 扭 转

脾扭转是非常罕见的诊断,通常见于游走脾。游走脾,由于脾韧带松弛,脾可游离,不在通常的左上腹的位置。游走脾患者可发生自发性扭转,也可出现扭转性脾缺血所致的急腹症[19]。

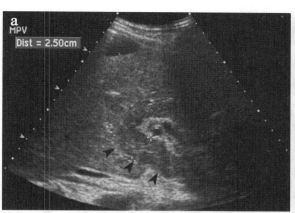

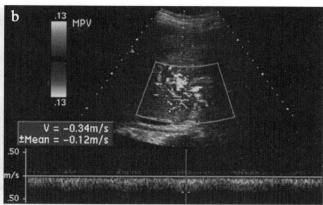

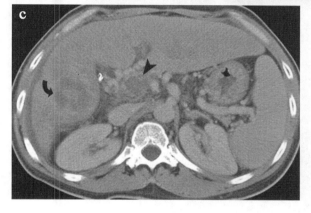

图 10-10　丙型病毒性肝炎患者的肝细胞癌和门静脉癌栓

a、b. 门静脉血栓的灰阶和彩色多普勒超声。扩张的门静脉内有强回声血栓(箭头)。血栓内有动脉血流,符合瘤栓。c. 同一患者的 CT 增强图像显示门静脉内的低密度栓子(箭头)和肝右叶的肝细胞癌(弯箭)

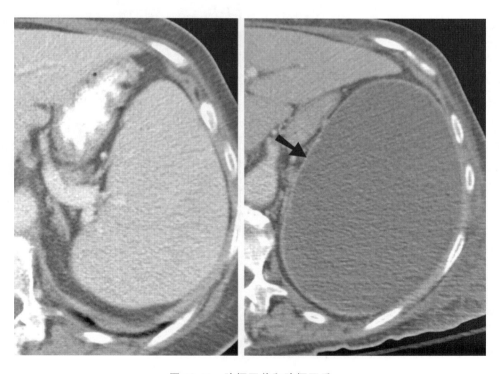

图 10-11　脾梗死前和脾梗死后

左侧图像显示正常脾。同一患者的右侧图像显示由于完全脾梗死致脾弥漫性密度减低(箭)

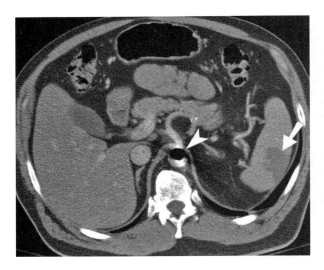

图 10-12　继发于主动脉内气囊泵的脾梗死

CT 增强图像显示脾内的楔形低密度病灶,符合梗死(箭)。主动脉近腹腔干开口处可见主动脉内气囊泵(箭头)

影像学表现

如其他器官的扭转,当有血流量减少的证据时可诊断脾扭转。彩色多普勒超声显示脾血流减少,脾可能异位。CT 可显示强化差的异位脾,平扫 CT 呈低密度(图 10-13)。

十二、血　肿

自发性、非外伤性脾血肿或破裂是罕见的疾病,最常见于脾大的患者,既可以由恶性肿瘤(白血病或淋巴瘤)引起,也可以由感染(传染性单核细胞增多症、巨细胞病毒感染和疟疾)引起[20]。

与其他部位的血肿一样,自发性脾血肿应用CT 最容易诊断,表现为脾内不均匀性假性肿块,常延伸至脾实质外。由于相当大的血肿,脾自身可能会增大,呈现洋葱皮的外观(图 10-14)。如果血肿延伸至脾外,可有腹腔积血。

十三、教　学　点

1. 肝真菌感染的最常见超声表现是低回声结节。

2. 急性肝炎的影像学表现包括门静脉分支强回声和胆囊壁增厚。

3. 脾梗死的常见表现包括楔形低密度区、脾周积液、左侧胸腔积液和其他器官的梗死。

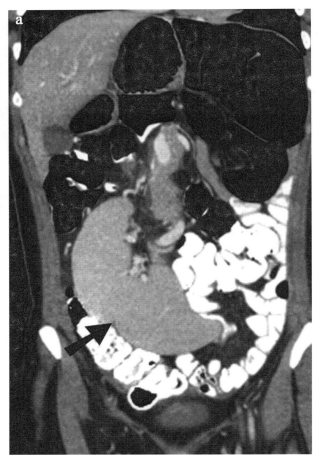

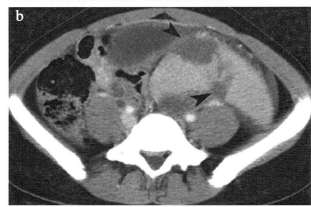

图 10-13　游走脾和脾扭转

a. 口服和静脉注射造影剂的冠状位 CT 图像显示:韧带松弛所致盆腔内异位脾(箭)。异位脾正常强化。b. 盆腔 CT 增强图像显示脾异位。此外,脾内有多个低密度区(箭头),符合血供不足所致的梗死

4. 肝硬化患者合并门静脉栓子、肝内血肿和包膜下血肿时应怀疑肝细胞癌。

5. 急性巴德-基亚里综合征影像表现包括增

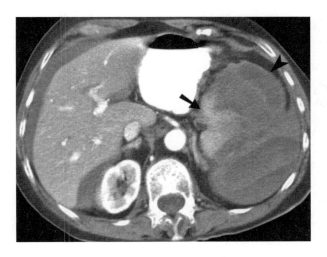

图 10-14　自发性脾血肿

无外伤病史的患者，其腹部增强 CT 显示一大的脾包膜下血肿（箭头），压迫脾组织（箭），伴有肝周高密度液体和腹腔积血

强 CT 门静脉期对比剂从肝中心区域流出，而尾状叶正常。

参 考 文 献

[1] Kumar V，Abbas AK，Fausto N. Robins and Cotran：pathologic basis of disease. 7th ed. Philadelphia：Saunders，2004.

[2] Kasper DL，et al. Harrison's principles of internal medicine. 16th ed. New York：McGraw-Hill，2005.

[3] Mortele KJ，Segatto E，Ros PR. The infected liver：radiologicpathologic correlation. Radiographics，2004，4：937-955.

[4] Itai Y，Sekiyama K，Ahmadi T，et al. Fulminant hepatic failure：observation with serial CT. Radiology，1997，202：379-382.

[5] Murakami T，Baron RL，Peterson MS. Liver necrosis and regeneration after fulminant hepatitis：pathologic correlation with CT and MR fi ndings. Radiology，1996，198：239-242.

[6] Radin DR，Ralls PW，Colletti PM，et al. CT of amebic liver abscess. AJR Am J Roentgenol，1988，150：1297-1301.

[7] Kim S，Kim TU，Lee JW，et al. The perihepatic space：comprehensive anatomy and ct features of pathologic conditions. Radiographics，2007，27：129-143.

[8] Joo SH，Kim MJ，Lim JS，et al. CT diagnosis of Fitz-Hugh and Curtis syndrome：value of the arterial phase scan. Korean J Radiol，2007，8：40-47.

[9] Kawamoto S，Soyer PA，Fishman EK，et al. Nonneoplastic liver disease：evaluation with CT and MR imaging. Radiographics，1998，18：827-848.

[10] Torabi M，Hosseinzadeh K，Federle MP. CT of non-neoplastic hepatic vascular and perfusion disorders. Radiographics，2008，28：1967-1982.

[11] Smith GS，Birnbaum BA，Jacobs JE. Hepatic infarction secondary to arterial insufficiency in native livers：CT findings in 10 patients. Radiology，1998，208：223-229.

[12] Cura M，Haskal Z，Lopera J. Diagnostic and interventional radiology for Budd-Chiari syndrome. Radiographics，2009，29：669-681.

[13] Casillas VJ，Amendola MA，Gascue A，et al. Imaging of nontraumatic hemorrhagic hepatic lesions. Radiographics，2000，20：367-368.

[14] Grazioli L，Federle MP，Brancatelli G，et al. Hepatic adenomas：imaging and pathologic findings. Radiographics，2001，21：877-894.

[15] Gallego C，Velasco M，Marcuello P，et al. Congenital and acquired anomalies of the portal venous system. Radiographics，2002，22：141-159.

[16] Antopolsky M，Hiller N，Salameh S，et al. Splenic infarction：10 years of experience. Am J Emerg Med，2009，27：262-265.

[17] Goerg C，Schwerk W. Splenic infarction：sonographic patterns，diagnosis，follow-up，and complications. Radiology，1990，174：803-807.

[18] Elsayes KM，Narra VR，Mukundan G，et al. MR imaging of the spleen：spectrum of abnormalities. Radiographics，2005，25：967-982.

[19] Herman TE，Siegel MJ. CT of acute splenic torsion in children with wandering spleen. AJR Am J Roentgenol，1991，156：151-153.

[20] Furlan A，Fakhran S，Federle MP. Sponateous abdominal hemorrhage：causes，CT findings，and clinical implications. AJR Am J Roentgenol，2009，193：1077-1087.

第11章

胰腺急诊影像学

Caterina Missiroli,Ajay Singh

急性胰腺炎是胰腺的最常见炎症性病变[1]。在美国,每年有超过 20 万患者被确诊为急性胰腺炎,每年耗资超过 20 亿。因为急性胰腺炎入院的频率日益增多,导致医疗保险成本增高。某些特定人群(黑种人和老年人)有着更高的胰腺炎住院率。

一、急性胰腺炎

急性胰腺炎的病因被认为是胰腺酶导致的胰腺自身消化。在成年人,70%～80%的胰腺炎病例是由于胆道结石或饮酒引起[2,3]。在儿童,最常见的原因是钝挫伤、药物(类固醇和呋塞米)、感染(流行性腮腺炎、柯萨奇病毒、蛔虫病、大肠埃希菌)或遗传性疾病,如溶血性尿毒综合征、基因突变(阳离子胰蛋白酶原)和胆道发育异常[1,4]。

(一)分类

急性胰腺炎的亚特兰大分类法是于 1992 年提出的,它将急性胰腺炎分为轻度和重度两种[5]。轻度胰腺炎导致胰腺实质水肿,用非手术性治疗可痊愈。重度胰腺炎与器官功能衰竭和并发症(如假性囊肿形成、胰腺坏死和胰腺脓肿形成)有关。在 2008 年,急性胰腺炎分类工作小组修订了亚特兰大分类系统,以提高临床评估并明确胰腺和胰腺周围积液的恰当术语。这一分类定义胰腺炎为两类,包括间质水肿性胰腺炎和有胰腺实质坏死和(或)胰腺周围坏死的坏死性胰腺炎。

分类定义了 4 种类型的与胰腺炎相关的积液。它们是急性胰周积液(<4 周)、假性囊肿(>4 周)、急性坏死后积液(<4 周)和包裹性坏死(>4 周)。

Balthazar 等介绍了 CT 严重指数评分,以急性胰腺炎的不同表现从 0～4 分给分(表 11-1)[6]。总分为 6 意味着超过 50% 的概率发生胰腺坏死。

表 11-1　CT 严重程度指数

CT 表现	CT 分级	得分
正常胰腺	A	0
胰腺局灶性或弥漫性增大	B	1
胰腺周围脂肪组织炎性改变	C	2
单发积液	D	3
两处以上积液和(或)胰腺内或胰腺邻近部位有气体	E	4
坏死(%)		得分
<30		2
30～50		4
>50		6

(二)影像学表现

当患者的淀粉酶和(或)脂肪酶升高而无发热或液体丢失的证据时,则需要影像学检查对急性胰腺炎进行初步评估,而增强 CT 和超声均为首选的影像学检查方法(图 11-1)。超声主要用于评估胆囊结石,增强 CT 是评估儿童和成年人胰腺实质的最合适的影像学检查方法。当胰腺炎患者 48 小时后症状无好转时,增强 CT、MRI 加 MRCP 均被认为是同样适宜的一线影像学检查方法(图 11-2)。

除了对胆道的评估以外,超声由于经常受如肥胖和肠道气体的技术性因素制约,限制了它的应用。急性胰腺炎的 CT 表现包括胰腺肿大、胰腺周围脂肪层模糊、胰腺外积液、胰管扩张和胰胆

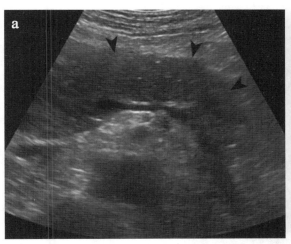
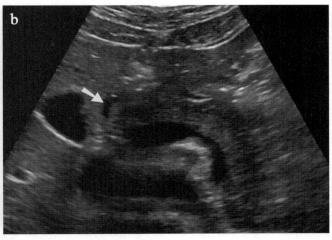

图 11-1　急性水肿性胰腺炎

a. 超声显示胰腺增大（箭头），胰腺实质由于水肿呈低回声。b. 超声显示低回声的胰腺实质和少量胰周积液（白箭）

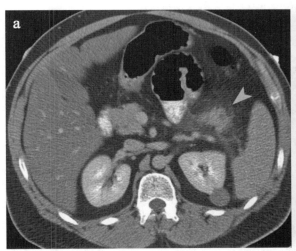
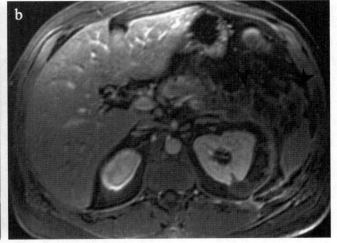

图 11-2　急性水肿性胰腺炎

a. CT 增强图像显示水肿性胰腺炎所致的胰尾周围脂肪层内的条索影。b. MR 增强图像显示胰尾周围混杂信号的炎性病变，伴侧锥筋膜增厚

管结石（图 11-3 和图 11-4）。间质性水肿型胰腺炎的 CT 表现为局灶性或弥漫性胰腺增大，伴均匀或不均匀性强化。坏死性胰腺炎的特征是胰腺实质缺乏强化。胰腺坏死的程度分为＜30％、30％～50％ 和＞50％ 的胰腺组织。＜30％ 的胰腺组织表现为无强化或轻度强化，被归类为坏死，可能会在 CT 随访中实际表现为水肿性胰腺炎，而不是坏死。

MRI 对于病情稳定的患者来说是有用的，因为它能够识别炎症并能对炎症进行分级，还能探测胰管以及胰管的阻塞或中断[2,3,7]。对于复杂性胰腺炎（例如出血性胰腺炎、坏死性胰腺炎）患者来说，MRI 还有可能探测出液体构成的类型（图 11-5 和图 11-6）。

急性胰腺炎的并发症包括出血、坏死、脓肿、假性囊肿和假性动脉瘤[3]（图 11-7 — 图 11-10）。有症状的积液和假性囊肿常见最佳治疗方法是影像引导手术置管引流。ERCP 被用来诊断和治疗结石相关的胰腺炎，当在 MRCP 上见到结石阻塞胰导管时，则常应用 ERCP（图 11-11 和图 11-12）。

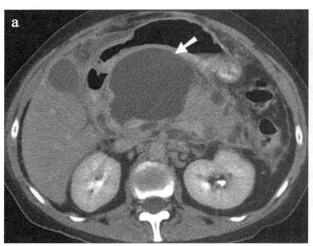
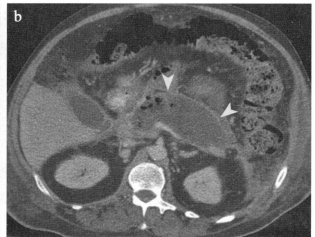

图 11-3　胰腺积液

a.CT 增强图像显示胰腺增大,由于胰头有一明显的积液(箭)。b.CT 增强图像显示胰腺实质坏死,胰腺内见积液(箭头)和气体

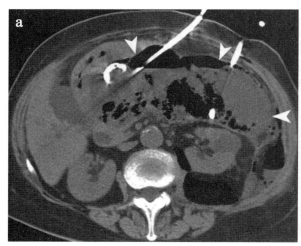
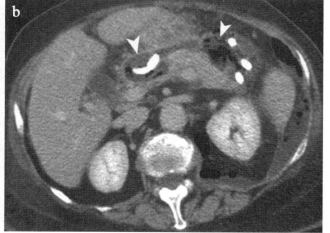

图 11-4　胰腺积液

a.影像指导下猪尾导管置入后立即 CT 平扫,显示一大的小网膜囊液体和气体聚集(箭头)。左侧肾后间隙和左侧结肠旁沟也可见积液。b.随访 CT 增强图像显示小网膜囊积液明显改善(箭头)

二、胰腺癌的急性胰腺炎

胰腺炎症可能存在于肿瘤性疾病中,通常是腺癌、淋巴瘤或转移瘤。1%～2%的急性胰腺炎病例是由肿瘤引起的[1]。这种胰腺炎通常是由于胰头肿块引起胰管阻塞所致。

40 岁以上的患者首发胰腺炎而无明确的原因时,增强 CT 可以用来排除潜在的肿瘤性病变。由于炎症变化掩盖了肿瘤,所以胰腺肿瘤的诊断通常是延迟的。有助于诊断潜在的肿瘤的影像学表现包括胰管明显扩张,胰头与胰腺其他部位相比不成比例的增大,淋巴结肿大、转移和血管受累。使用内镜或影像指导下活组织检查可做出明确诊断。

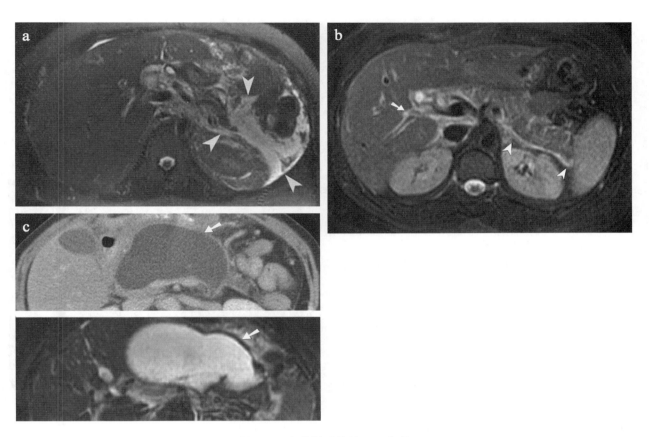

图 11-5　急性胰腺炎的 MRI 表现

a. TSE-T$_2$ 加权序列显示在左肾前间隙,胰腺周围的广泛高信号的炎性病变(箭头)。b. 淀粉酶水平 2300U/L 的患者,钆剂增强 T$_1$ 加权序列显示胰腺周围的炎性病变(箭头)和门静脉周围的水肿(箭)。c.CT 增强图像和相应的 FSE-T$_2$ 加权 MRI 图像显示胰腺坏死和胰腺内的大量信号均匀的积液(箭)

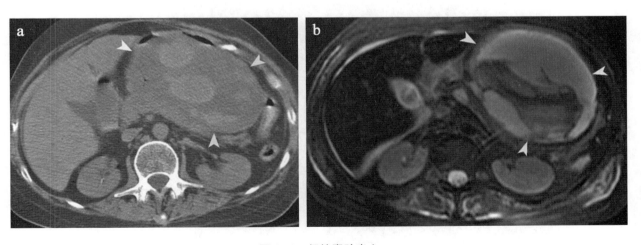

图 11-6　假性囊肿出血

a、b.CT 平扫和 T$_2$ 加权 MR 图像显示大的小网膜囊假性囊肿(箭头),含有近期出血形成的凝血块

三、外伤性损伤

胰腺损伤相对少见，占所有腹部外伤的 2%。胰腺损伤的患者，死亡率高，范围为 9%～34%[4,8]。大多数患者合并其他内脏器官的损伤，是损伤后 48 小时内死亡的主要原因。

胰腺的损伤可能涉及胰管（Ⅰ型）或胰管和胰腺实质（Ⅱ型）（表 11-2）（彩图 11-13）。儿童胰腺损伤的常见原因包括自行车意外事故和受虐待。在成年人，机动车意外事故是最常见的原因，其次较常见的原因如运动损伤、坠落和击打腹部[8]。

增强 CT 是外伤患者最常用的影像学检查方法，对于稳定的患者来说，是诊断胰腺损伤的最佳方法[9]。CT 检测胰腺损伤的敏感度约为 80%。CT 有可能会低估胰腺损伤的严重程度。胰腺损伤的 CT 表现包括胰腺裂伤（可见线性低密度）、水肿或出血。

胰腺挫伤 CT 表现为胰腺内局灶性或弥漫性低密度（图 11-14）。胰腺裂伤若超过胰腺厚径的一半，则提示存在主胰管损伤。脾静脉和胰腺之间存在液体是诊断腹部钝挫伤后胰腺损伤的有用的 CT 发现[10]。

表 11-2　胰腺损伤的分级

分级	损伤程度
Ⅰ	无胰管损伤，血肿和轻微的裂伤
Ⅱ	血肿和大的裂伤或挫伤，无胰管损伤
Ⅲ	远端撕裂或横断伤，有胰管损伤
Ⅳ	近端撕裂或横断伤，有胆管损伤和壶腹周围病变
Ⅴ	大范围胰头损伤

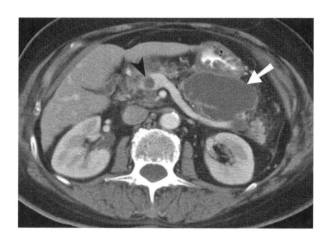

图 11-7　门静脉血栓

CT 增强图像显示由急性胰腺炎发展所致的门静脉主干内的栓子（箭头）。在胰体可见胰腺内的积液（箭）

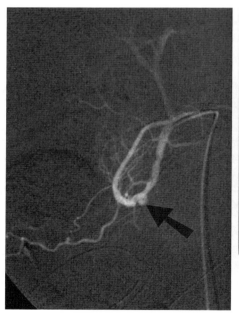 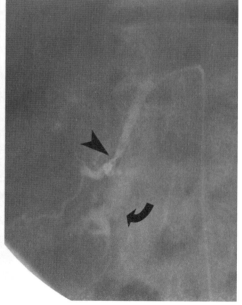

图 11-8　胰腺炎后胃十二指肠动脉的动脉瘤

数字减影血管造影图像显示胃十二指肠动脉的走行区存在动脉瘤（箭）。右侧图像是在动脉瘤置入弹簧圈后，显示造影剂外溢（弯箭）

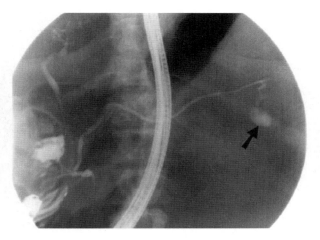

图 11-11 胰管漏

ERCP 点片显示在胰尾部的主胰管存在造影剂漏（箭），所致的积液使用影像引导下猪尾导管引流排出

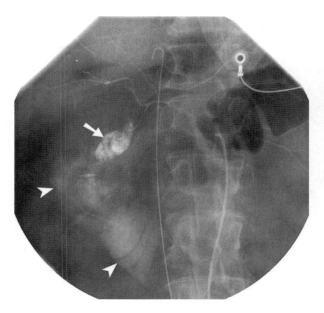

图 11-9 胃十二指肠动脉瘤

常规血管造影显示造影剂自一大的胃十二指肠动脉瘤（箭）外溢（箭头）至十二指肠腔内

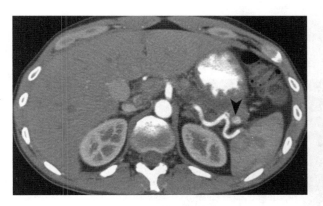

图 11-10 脾动脉瘤

CT 增强图像显示胰尾内亚厘米级的假性动脉瘤（箭头），邻近脾动脉

显示胰管的完整性对于患者选择治疗方法和评价预后是重要的。MRCP 是评价胰管的最佳非侵入性的方式。MRI 的 T_2 加权序列对探测胰腺实质损伤和胰腺周围炎症是敏感的（图 11-15）。ERCP 可以评价胰管的完整性，还可以实施置入性操作。胰腺损伤的影像学表现包括胰腺肿大、低密度撕裂或挫伤、胰管不连续、胰腺周围条索影、积液和血肿。

30%～60%的胰腺损伤患者发生并发症，包括瘘、胰腺炎、假性囊肿、脓肿、出血、脓毒症和多

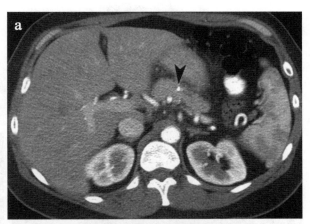

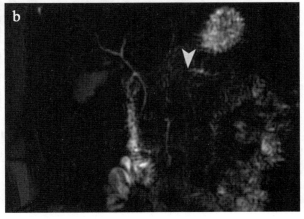

图 11-12 胰管结石

a. CT 增强图像显示位于主胰管内的小结石（箭头），造成胰管梗阻和胰腺炎。b. MRCP 显示由结石引起的主胰管梗阻（箭头），距壶腹部 8cm

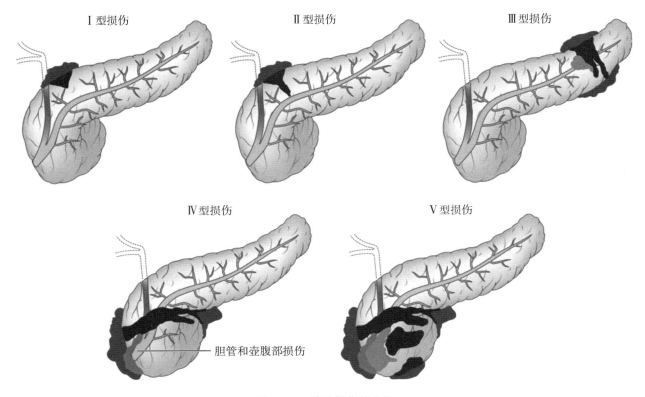

Ⅰ型损伤   Ⅱ型损伤   Ⅲ型损伤

Ⅳ型损伤   Ⅴ型损伤

胆管和壶腹部损伤

图 11-13 胰腺损伤的分级

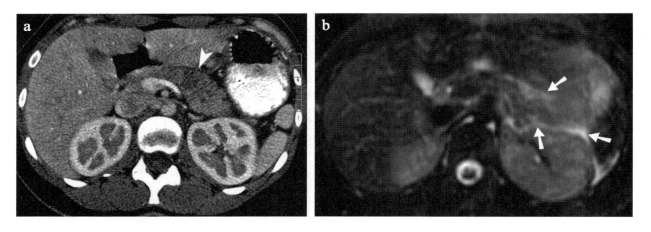

图 11-14 胰腺挫伤

a. CT 增强图像显示钝挫伤病史的患者胰体内低密度挫伤(箭头)。b. T₂ 加权序列显示由于腹膜后水肿所致的胰前高信号(箭)

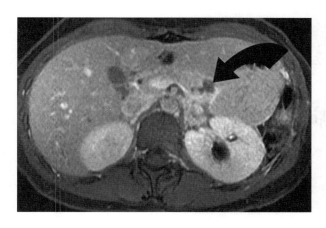

图 11-15　胰腺裂伤

增强 MRI 显示胰腺裂伤(弯箭),有主胰管的断裂

器官功能衰竭。穿通伤、严重的钝挫伤(Ⅲ ~ Ⅴ级)、活动性出血和胰管横断的患者需要外科手术治疗[11]。影像引导下穿刺置管引流可用于假性囊肿、感染性积液和术后血清肿。

四、总　结

1. 在成年人中,70% ~ 80% 的胰腺炎是由于胆道结石或饮酒所致。

2. 经修订的亚特兰大分类系统将急性胰腺炎分为急性水肿性胰腺炎和急性坏死性胰腺炎。

3. 40 岁以上的患者首发胰腺炎而无明确的原因时,增强 CT 可以用来排除潜在的肿瘤性病变。

4. 根据 CT 严重程度指数,综合得分 6 分意味着胰腺坏死的概率>50%。

参 考 文 献

[1] Shanbhogue AKP, Fasih N, Surabhi VR, et al. A clinical and radiologic review of uncommon types and causes of pancreatitis. Radiographics, 2009, 29: 1003-1026.

[2] Kim YS, Kim Y, Kim SK, et al. Computed tomographic differentiation between alcoholic and gallstone pancreatitis: significance of distribution of infiltration or fluid collection. World J Gastroenterol, 2006, 12(28): 4524-4528.

[3] Xiao B, Zhang XM, Tang W, et al. Magnetic resonance imaging for local complications of acute pancreatitis: a pictorial review. World J Gastroenterol, 2010, 16(22): 2735-2742.

[4] Vaughn DD, Jabra AA, Fishman EK. Pancreatic disease in children and young adults: evaluation with CT. Radiographics, 1998, 18: 1171-1187.

[5] Thoeni RF. The revised Atlanta classification of acute pancreatitis: its importance for the radiologist and its effect on treatment. Radiology, 2012, 262 (3): 751-764.

[6] Balthazar EJ, Robinson DL, Megibow AJ, et al. Acute pancreatitis: value of CT in establishing prognosis. Radiology, 1990, 174: 331-336.

[7] Vanzulli GA. Role of MR imaging in the diagnostic work-up of acute pancreatitis. JOP, 2006, 7(1): 110-112.

[8] Linsenmaier U, Wirth S, Reiser M, et al. Diagnosis and classification of pancreatic and duodenal injuries in emergency radiology. Radiographics, 2008, 28: 1591-1601.

[9] Gupta A, Stuhlfaut JW, Fleming KW, et al. Blunt trauma of the pancreas and biliary tract: a multimodality imaging approach to diagnosis. Radiographics, 2004, 24: 1381-1395.

[10] Lane MJ, Mindelzun RE, Sandhu JS, et al. CT diagnosis of blunt pancreatic trauma: importance of detecting fluid between the pancreas and the splenic vein. AJR Am J Roentgenol, 1994, 163 (4): 833-835.

[11] Henarejos A, Cohen DM, Moossa AR. Management of pancreatic trauma. Ann R Coll Surg Engl, 1983, 65: 297-300.

第 *12* 章

急性产科疾病影像学

Ajay Singh

第一孕期(妊娠前3个月)的超声检查目的包括妊娠囊的定位、检测胚胎死亡、检测多胎妊娠和确认孕龄。美国妇产科学院和美国放射学会不推荐在第一孕期进行常规超声筛查。通常情况下,用于妊娠早期评估的经阴道探头要比经腹探头能提供更多的信息,通常是5～7.5MHz[1]。用于第一孕期的经腹探头通常是3.5～5MHz。

一、胎 龄

受精通常于24小时内发生在输卵管内。在月经周期的第22～25天,受精卵迁移和着床,即在第一次错过的月经周期的4天之前。在前2个月,妊娠囊以每天1～1.5mm逐步增大。

孕龄与受精龄是不一样的。受精龄是从受精时开始计算,而孕龄比受精龄多2周。

月经年龄＝30天＋妊娠囊直径(1mm相当于1天)。

一旦检测到胚极,头臀长测量被认为是孕龄的最准确测量方法。平均囊直径被用来测定妊娠5～6周的孕龄或当胚胎不确定时。在妊娠中期,双顶径和股骨长度用来测定孕龄。

二、正常妊娠

蜕膜内征为子宫内膜内一局灶性偏心无回声病灶,周围环绕强回声厚壁(图12-1a)。这是由于胚泡着床于增厚的子宫内膜所引起的。尽管这一征象早在月经年龄的3.5周就可以被看见,但Laing等发现这一征象的敏感度低,为34%～36%[2]。它是一个有用的征象,尤其是当子宫内膜腔与妊娠囊能被可靠地分开时[3,4]。

当胚囊腔4周时,妊娠囊偏心性地位于子宫内膜腔,测量直径为1mm。在孕龄4.5～5周时,在超声上有可能见到妊娠囊与卵黄囊在一起(在绒毛膜腔内),此时,测量它的直径可达1cm。在这一孕龄,胚胎和羊膜腔都很小。通常妊娠囊以每天1.1mm的速度增长,到6周时测量为1.6cm。

双蜕膜囊征指存在两个同心性的环:内层代表绒毛膜,外层代表蜕膜(图12-1b)。双蜕膜囊征不能排除异位妊娠的存在。它见于大多数孕妇,当妊娠囊的直径约为10mm时观察最佳。

通常在妊娠5周时,卵黄囊是妊娠囊内发现的第一元素。它通常直径<5mm,呈球形(图12-1c)。卵黄囊过大或过小被认为异常(表12-1)。卵黄囊的数目与羊膜囊的数目相等。

在妊娠6周时,当顶臀长为2mm时,羊膜囊几乎不能被识别。在妊娠2～4个月时,正常可见羊膜为一个单独的膜(图12-1d)。由于存在高蛋白质浓度,绒毛膜液比羊水回声强。羊膜腔逐渐增大,至14～16周时充满绒毛膜下腔。双泡征指可见两个同心泡,是由于存在卵黄囊和羊膜囊所致。

尽管胚胎的心脏活动从月经龄的第26天就已开始,但只有当顶臀长5mm时,也就是约6.2周时,胚胎的心脏活动才能在超声上被首次看见。若顶臀长<5mm,又没有胚胎心脏搏动,应重复进行超声检查。若胎心搏动少于每分钟80次,则胚胎死亡的风险较高。

证实早期宫内妊娠的可靠标准包括妊娠囊内有卵黄囊和胚胎有心脏活动(表12-2)。

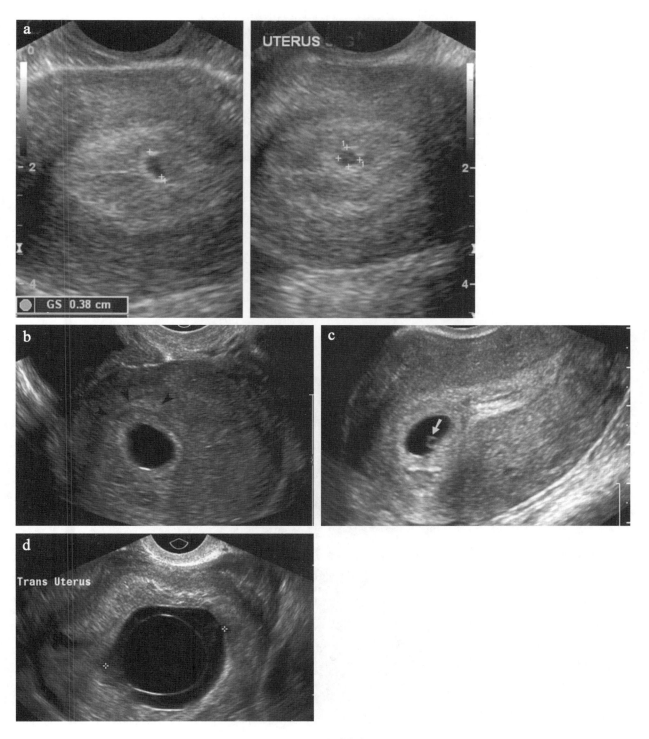

图 12-1　正常妊娠

a. 蜕膜内征：超声显示在增厚的子宫内膜有一 4 周的妊娠囊，没有任何可识别的卵黄囊或胚胎。b. 双蜕膜囊征：超声显示同心的强回声环，由绒毛膜和蜕膜（箭头）产生，环绕妊娠囊。c. 6 周：超声显示卵黄囊（箭）和妊娠 6 周的微小胚胎。d. 9 周：超声显示无回声的羊膜腔，由羊膜将其与绒毛膜腔分离，绒毛膜腔由于存在高蛋白浓度而呈低回声

表 12-1　异常卵黄囊的标准

直径>5.6mm(在 5~10 周)
直径<2mm(在 8~12 周)
妊娠囊直径>8mm 时,其内没有卵黄囊
在妊娠早期,存在胚胎,但没有卵黄囊

表 12-2　妊娠的形态学表现及其出现时的相应孕龄

妊娠囊	4.5 周(总共到 5 周)
卵黄囊	5 周
胚胎	5.7~6.1 周
胎心搏动	6.2 周

当 β-hCG 水平>3600 时,通常妊娠的经腹超声呈阳性。当 β-hCG 水平>2000 时,经阴道超声均应可见宫内妊娠。

三、异常妊娠囊

胚胎停育是指妊娠囊内无胚胎。它是由于胚胎死亡伴滋养层持续生长所致,也常由于潜在的染色体异常引起。

探测胚胎停育最重要的标准是,经阴道超声检查妊娠囊的平均直径>18mm 时而无胚胎存在,以及经阴道超声妊娠囊的平均直径>13mm 时而无卵黄囊存在(图 12-2a)(表 12-3)。因为这些标准是不够充分的证据,所以应在 7~8 天之后复查超声以排除正常妊娠的可能。

当胎芽的直径>6mm 而没有测得胎心搏动时,提示隐性流产。如果胎芽的直径<6mm 而没有测得胎心搏动时,患者应在 1 周后复查来鉴别胎儿存活和妊娠失败。若在 1 周后复查超声仍没有看到胎心搏动,这些发现,则表明隐性流产。小妊娠囊的定义是平均囊直径和顶臀长度之间的差别<5mm,此与高流产率相关。稽留流产是指妊娠滞留≥2 个月。

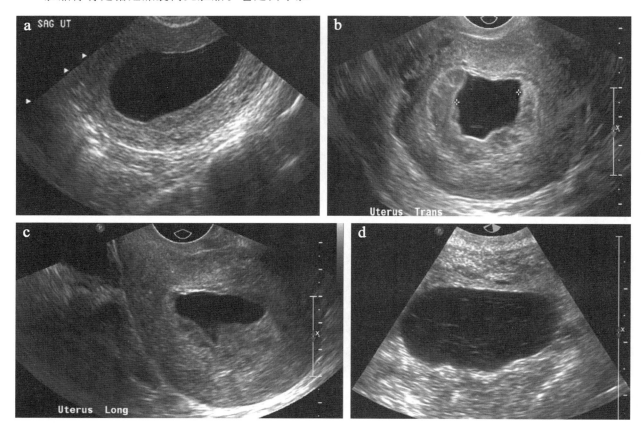

图 12-2　异常妊娠囊:胚胎停育

　　a. 超声显示在妊娠 8 周时的胚胎停育。经阴道超声上,妊娠囊测量直径>13mm,而没有胚胎,被认为异常。b、c. 经阴道超声显示胚胎停育妊娠囊的不规则轮廓。d. 超声显示 8 周的胚胎停育妊娠囊,内含低回声

四、妊娠终止失败

妊娠终止可在 72 小时之内进行,口服米索前列醇和米非司酮有 80% 以上的成功率。妊娠终止失败的病例的超声特征包括子宫内有肿块存在和血管增多。然而,缺乏血流并不能排除残留宫内妊娠物的存在。彩色多普勒的血流缺乏支持宫

内妊娠物是非活性的,因此不使用刮宫术将自发性排出(图 12-3 彩图 a、b)。残留的宫内妊娠物通常在子宫内膜和子宫肌层之间产生不规则的界面。如果没有见到子宫内膜肿块或液体,并且子宫内膜厚度 <10mm,残留的宫内妊娠物是非常不可能的。MR 图像可显示有不同强化的子宫腔内肿块和结合带的消失(图 12-3c、d)。

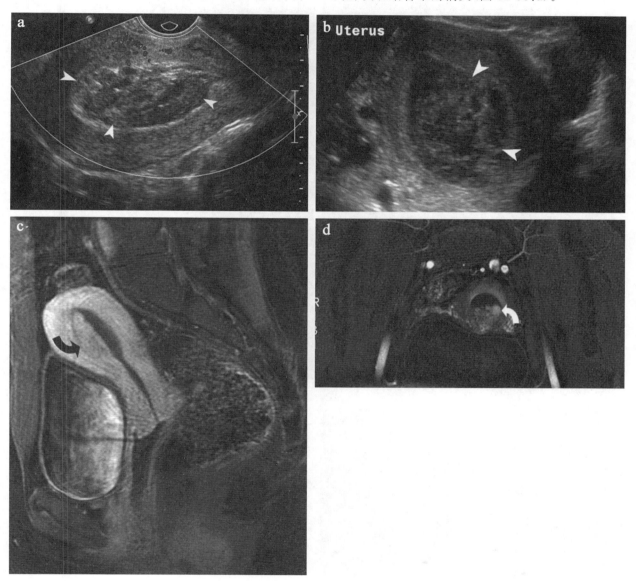

图 12-3 残留妊娠物

超声显示子宫内膜腔内的残留血凝块(a)(箭头)和宫内妊娠物(b)(箭头)。c、d. 钆剂增强 MRI 显示残留宫内妊娠物的强化(弯箭)

五、绒毛膜下出血

绒毛膜下出血是指血肿使得绒毛膜从真蜕膜分离。绒毛膜下出血最初与胎盘比较为等回声或强回声,逐渐变成低回声(图 12-4)。孕龄越早,出血区越大,而因绒毛膜下出血导致的流产机会越多。我们通常描述绒毛膜下出血的大小与血肿覆盖妊娠囊的周长的比例(<1/3、1/3~2/3、>2/3等)相关。较大的绒毛膜下出血,流产的可能性较高。

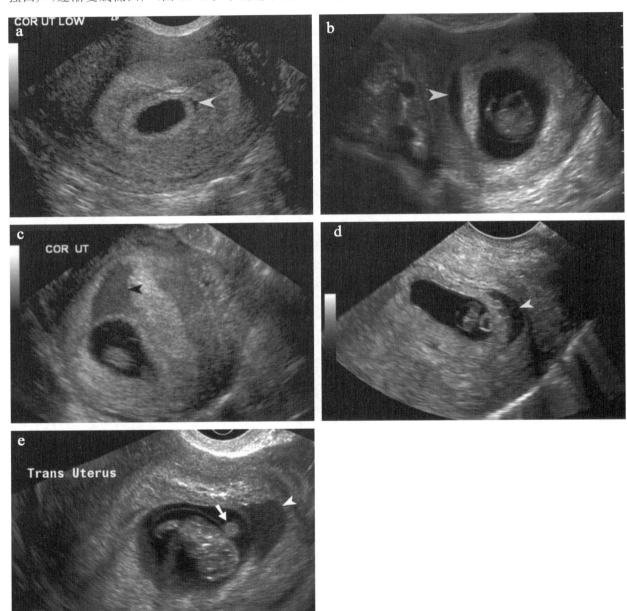

图 12-4 绒毛膜下出血

a~e. 超声显示 5 个不同患者的镰刀形绒毛膜下出血(箭头)。在绒毛膜腔(e)内可见一个异常的、较大强回声卵黄囊(箭)

表 12-3　胚胎停育的影像学表现

当平均妊娠囊直径为 18mm 时,没有胚胎
当平均妊娠囊直径为 13mm 时,没有卵黄囊
低位妊娠囊
妊娠囊形态不规则(图 12-2b、c)
薄蜕膜反应,厚度＜2mm
没有双蜕膜囊征
妊娠囊内有液-液平面或碎片(图 12-2d)

六、异位妊娠

异位妊娠最常见部位是输卵管壶腹部、依次递减是峡部、伞部和角部。异位妊娠的第二最常见部位是输卵管间质部,发生率约为 2%。卵巢内出现肿块不太可能是异位妊娠,因为异位妊娠在卵巢罕见。异位妊娠的危险因素包括盆腔炎性疾病、异位妊娠病史、子宫内膜异位症、盆腔手术、首次性行为年龄早且进行了不孕治疗、子宫输卵管发育异常。使用宫内节育器不会增加异位妊娠的风险。

1/4～2/3 的病例在超声上可以在任意部位见到异位妊娠囊。附件肿块合并盆腔积液的患者,可疑异位妊娠的阳性预测值较高。在确诊异位妊娠的患者中,有高达 1/3 的附件超声检查是正常的,而 1/5 的病例,在附件可见活的胚胎。对于月经龄＞5 周,且 β-hCG 水平阳性的患者,如果超声未见宫内妊娠时,应高度可疑异位妊娠。

异位输卵管环是由低回声中心和周围环绕的 2～4mm 强回声边缘组成,出现于 49%～68% 的病例[5,6]。强回声边缘是由绒毛膜囊周围的滋养细胞产生的,比卵巢实质回声强(图 12-5,彩图 a、c 和图 12-6)。患侧输卵管部位的彩色多普勒血流通常表现为高流速,并伴有低阻力。患侧输卵管的低阻力指数被认为是由于滋养层细胞入侵所致[7,8]。"火环征"是指异位妊娠和黄体可见彩色多普勒血流增加。异位妊娠的血流存在表明是存活组织,可经甲氨蝶呤或腹腔镜手术治疗。因为宫内妊娠患者为绝大多数,即使 β-hCG＞2000,且超声不能显示妊娠囊,这些患者不应被自动视为异位妊娠。

七、输卵管间质部妊娠

在这些患者中,妊娠发生于输卵管的间质部,周围是富血供的子宫肌层组织,允许妊娠进展到第二孕期。输卵管间质部妊娠的临床意义是它有随后破裂的倾向,导致比其他异位妊娠患者更高的死亡率。

输卵管间质部妊娠的超声表现为妊娠囊一侧的子宫肌层变薄,妊娠囊偏心存在于底部,其与子宫内膜腔有关。妊娠囊外侧部分的肌层厚度通常＜5mm(图 12-7)。

间质线征是指强回声线从间质部异位妊娠向子宫内膜回声复杂区延伸。其诊断输卵管间质部妊娠的敏感度为 80%,相比之下,而偏心妊娠囊的敏感度为 40%[9]。

八、异位双胎妊娠

异位双胎妊娠指宫内妊娠和异位妊娠同时存在(图 12-8)。随着促排卵药物的使用,异位双胎妊娠的发生率增加。宫外妊娠最常在输卵管内(94%)[10]。普通人群的异位双胎妊娠的概率约为 1/30 000,而现在接受不孕症治疗的患者的发生概率已经增长至 1/100。当前,异位双胎妊娠的发生率为 1/7000～1/4000[11,12]。

九、葡萄胎妊娠

部分性葡萄胎是由两个精子穿透卵子产生,导致总共 69 条染色体,而不是 46 条染色体。完全性葡萄胎通常是由一个丢失染色体的卵子与一个单倍体精子受精。精子复制染色体,产生 46 条染色体。约 20% 的完全性葡萄胎和 2% 的部分性葡萄胎会导致妊娠滋养细胞疾病。在妊娠 6 周以后的异常出血,应测量 β-hCG 来排除新的妊娠或妊娠滋养细胞疾病。

单靠超声检查不足以诊断葡萄胎妊娠,其敏感度仅为 34%。完全性葡萄胎的敏感度(58%)比部分性葡萄胎的敏感度(17%)高[13]。几乎 2/3 的葡萄胎妊娠病例被超声漏诊,因为超声表现为稽留流产或胚胎停育。诊断葡萄胎妊娠的超声表现是水泡状绒毛形成的囊性间隙。葡萄胎妊娠产生的不均匀肿块可能有暴风雪外观(彩图 12-9 和图 12-10a、b)。由于 β-hCG 的过度刺激,卵巢增大,在高达 40% 的病例中可见卵泡膜黄素囊肿。卵泡膜黄素囊肿通常是多房性的和双侧性的(图 12-10c)。

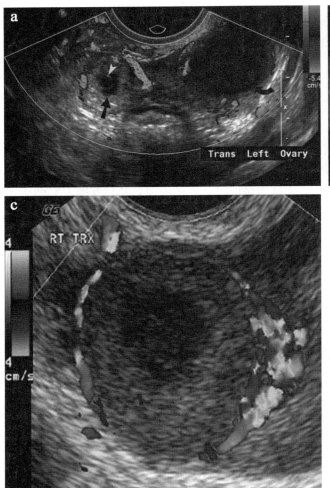

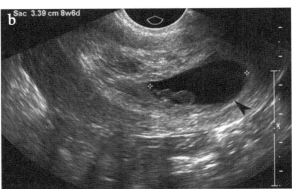

图 12-5 异位妊娠

a. 邻近左侧卵巢（弯箭）的妊娠囊（箭）和卵黄囊（箭头），提示左侧附件区的异位妊娠。b. 矢状位超声显示宫颈管的异位妊娠（箭头）。c. 一个近期流产患者，其左侧卵巢可见出血性黄体囊肿。由于卵巢内异位妊娠罕见，给这一病例做出"卵巢内异位妊娠"的诊断是非常不可能的

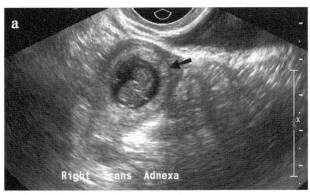

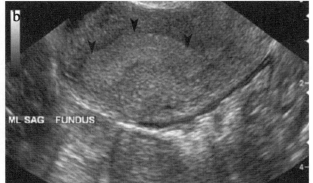

图 12-6 异位妊娠

a. 右侧盆腔附件区的异位妊娠囊（箭），其周围环绕强回声的滋养层细胞提示异位输卵管环。b. 异位妊娠的同一患者，在子宫内可见蜕膜反应（箭头）

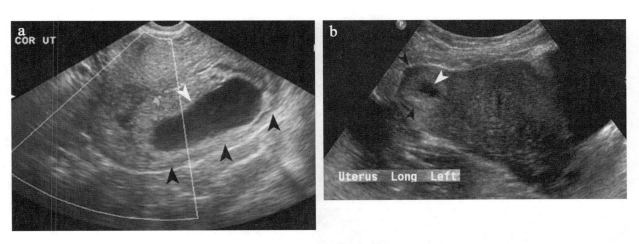

图 12-7　宫角异位妊娠

a、b. 超声显示偏心妊娠囊(白箭头),子宫肌层变薄(黑箭头),<5mm

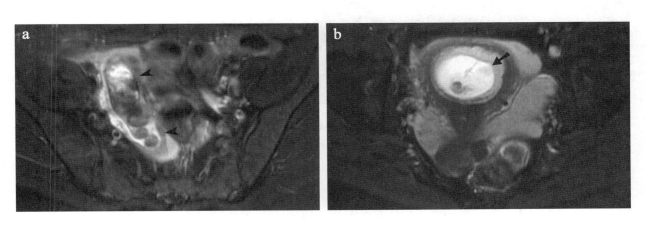

图 12-8　异位双胎妊娠

a、b. T$_2$ 加权 MRI 显示异位双胎妊娠:右侧附件区异位妊娠(箭头)和宫内妊娠(箭)

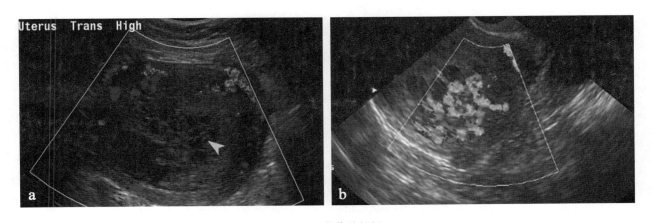

图 12-9　葡萄胎妊娠

a、b. 超声显示回声不均匀(箭头)的实性和囊性(水泡状绒毛)区域,使子宫内膜腔扩张,彩色多普勒血流增加

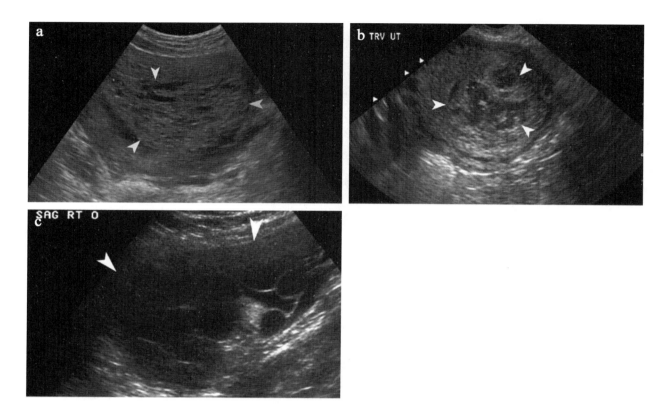

图 12-10　葡萄胎妊娠

a、b. 两名患者的子宫超声显示位于子宫内的不均匀强回声肿块（箭头）。c. 葡萄胎妊娠患者的超声显示卵巢增大（箭头），测量直径＞8cm，含有多发、大的卵泡膜黄素囊肿

十、学习要点

1. 当平均囊直径分别为 13mm 和 18mm 时，卵黄囊和胚胎可在经阴道超声上见到。

2. 在胚胎测量直径为 6mm、没有胎心搏动时，应复查超声评估胚胎是否死亡。

3. 只要可能，在第一孕期，顶臀长是测定孕龄的首选方式。

4. 在第一孕期，胎心率＜80 次/分，其结果不佳。

参 考 文 献

[1] Kaur A，Kaur A. Transvaginal ultrasonography in first trimester of pregnancy and its comparison with transabdominal ultrasonography. J Pharm Bioallied Sci，2011，3(3)：329-338.

[2] Laing FC，Brown DL，Price JF，et al. Intradecidual sign：is it effective in diagnosis of an early intrau-terine pregnancy? Radiology，1997，204：655-660.

[3] Yeh HC. Efficacy of the intradecidual sign and falla-cy of the double decidual sac sign in the diagnosis of early intrauterine pregnancy. Radiology，1999，210(2)：579-582.

[4] Yeh HC，Goodman JD，Carr L，et al. Intradecidual sign：a US criterion of early intrauterine pregnancy. Radiology，1986；161：463-467.

[5] Fleischer AC，Pennell RG，McKee MS，et al. Ectopic pregnancy：features at transvaginal sonography. Ra-diology，1990，174(2)：375-378.

[6] Fleischer AC，Pennell RG，McKee MS，et al. Ectopic pregnancy：features at transvaginal sonography. Ra-diology，1990，174：375-378.

[7] Szabó I，Csabay L，Belics Z，et al. Assessment of u-terine circulation in ectopic pregnancy by transvagi-nal color Doppler. Eur J Obstet Gynecol Reprod Bi-ol，2003，106(2)：203-208.

[8] Kirchler HC，Kölle D，Schwegel P. Changes in tubal blood flow in evaluating ectopic pregnancy. Ultra-

sound Obstet Gynecol,1992,2(4):283-288.

[9] Ackerman TE,Levi CS,Dashefsky SM,et al. Inter-stitial line: sonographic finding in interstitial (cor-nual) ectopic pregnancy. Radiology,1993,189:83-88.

[10] Reece EA,Petrie RH,Sirmans MF,et al. Combined intrauterine and extrauterine gestations: a review. Am J Obstet Gynecol,1998,146:323-330.

[11] Hann LE,Bachman DM,McArdle CR. Coexistent intrauterine and ectopic pregnancy: a reevaluation. Radiology,1984,152:151-154.

[12] Rizk B,Tan SL,Morcos S. Heterotropic pregnancy after in vitro fertilization and embryo transfer. Am J Obstet Gynecol,1991,164:161-164.

[13] Sebire NJ,Rees H,Paradinas F,et al. The diagnostic implications of routine ultrasound examination in histologically con firmed early molar pregnancies. Ultrasound Obstet Gynecol,2001,18:662-665.

第 13 章

急性妇科疾病影像学

Chris Malcom,Amisha Khicha,Ajay Singh

一、简　介

盆腔疼痛是急诊最常见原因之一。各种妇科疾病可能是盆腔疼痛的病因；出血性卵巢囊肿、盆腔炎性疾病、卵巢扭转、子宫内膜异位症、膀胱炎、卵巢静脉血栓形成和卵巢过度刺激综合征是一些最常遇到的疾病。在进行医学影像学检查评价盆腔疼痛之前，了解相关的临床病史并复习现有的实验室信息是非常重要的。患者的年龄及妊娠情况在鉴别诊断方面尤为重要；因此，即使有极小的妊娠可能性，都应进行血清 β-hCG 的实验室评估。

当怀疑盆腔疼痛由妇科疾病引起时，经阴道和经腹部超声是评估盆腔疼痛的主要检查方式。在评估盆腔疼痛时，经阴道和（或）经腹部超声均被认为是同样恰当的；无论血清 β-hCG 是阳性或阴性，无论怀疑妇科病因或非妇科病因，这确实如此。

对于盆腔疼痛的妊娠和非妊娠妇女，当超声没有明确诊断时，用 MRI 进行评估可能是合适的。MR 的局限性包括有限的可用性、成像时间长、成本高和来源于肠道蠕动产生的运动伪影。

当可疑妇科病因时，CT 不是评估盆腔疼痛的首选影像学检查方法。对于急性胃肠道或泌尿道疾病来说，CT 是最合适的影像学方法。

二、功能性卵巢囊肿

排卵前期的正常卵巢显示多个卵泡，包括一个占优势的卵泡，其通常测量＜2.5cm。在排卵时，这个优势卵泡破裂，释放一个卵子和少量的液体。排卵后，这个优势卵泡变成黄体囊肿，其通常测量最大径＜2.5cm，并且在多普勒超声上显示血流增加的外周环。黄体退化最终形成白体[1]。

在卵巢周期过程中，许多意外事件可能发生，促使患者到急诊科就诊。排卵期，在优势卵泡破裂过程中，许多妇女经历不同程度的疼痛；"经间痛"（"中间痛"）这一术语就是用来描述伴随正常优势卵泡破裂、释放卵子的这种疼痛。女人可能会经历囊肿破裂的腹膜刺激疼痛或囊肿出血所引起的疼痛。大部分破裂的卵巢囊肿或出血性卵巢囊肿是生理性的[2]。

影像学表现

单纯性卵巢囊肿在超声上是无回声、无分隔的。在绝经前期的妇女中，如果这些单纯性囊肿≤5cm，它们大多数是良性的。在绝经后的妇女中，若单纯性囊肿＜1cm，不需要随访。如果一个卵巢囊肿的特征与恶性肿瘤有关（例如，厚的分隔、壁结节或增强），无论超声的表现如何，应建议外科会诊。

卵巢囊肿破裂没有特征性表现，往往唯一的表现是存在盆腔游离积液。在正常排卵期间，在超声上，几乎 50% 的妇女在道格拉斯窝有一些游离液体；因此，患者会有一些相关的症状。

出血性卵巢囊肿在超声上通常表现为低回声，内部回声呈网状，有时描述为花边状、蜘蛛网或渔网。对于绝经前期的患者，若出血性囊肿测量＞5cm，应在 6～12 周之后、月经周期的第 3～10 天行影像学复查（图 13-1）。绝经后患者不应该有出血性囊肿[1]。出血性卵巢囊肿破裂所致的腹腔积血在超声上可表现为盆腔内大量的混杂性

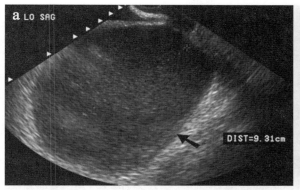
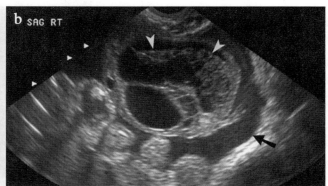
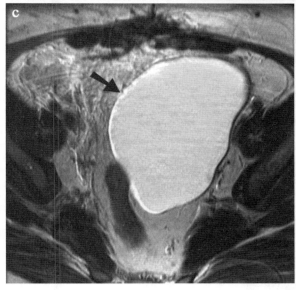

图 13-1　黄体囊肿

　　a. 盆腔经腹灰阶超声矢状位图像显示一个大的囊性病变(箭),内部回声相对均匀,后方回声增强。b. 超声显示出血性功能性卵巢囊肿,包含血凝块(箭头)。周围环绕出血性液体(箭),也可见于附件。c. 盆腔轴位 T₂ 加权 MR 图像示左半盆腔处高信号的黄体囊肿(箭)。注意壁薄,其内没有分隔或壁结节

液体。CT 显示腹膜内的高密度液体,在出血性囊肿的附近可能存在高密度的哨兵凝血块。在 MRI 图像上,出血性囊肿最常表现为 T_2 高信号,而出血性腹水表现为 T_1 高信号(图 13-2)[3]。

三、盆腔炎症性疾病:输卵管卵巢脓肿和输卵管积脓

　　盆腔炎症性疾病(PID)通常是由沙眼衣原体或淋病奈瑟菌的细菌性感染引起的[4]。感染起源于阴道,蔓延至子宫内膜,导致子宫内膜炎。然后,感染延伸至输卵管。由此产生的炎性变化、水肿和渗出物,导致输卵管梗阻并形成输卵管积脓[5]。然后,感染沿着输卵管伞部向外蔓延,进入卵巢(通常通过破裂的卵巢黄体),导致输卵管卵巢脓肿[6]。此疾病可以在腹膜间隙蔓延,累及各种器官,包括肝和右侧结肠旁沟(Fitz-Hugh-Curtis 综合征)。

　　症状往往是非特异性的,可能包括发热,盆腔疼痛、宫颈或附件触痛(吊灯征)、阴道分泌物、性交痛、恶心和呕吐。高达 35% 的 PID 患者无症状[7]。

　　影像学表现

　　当可疑 PID 时,盆腔超声是首选的检查方式,因为其高灵敏度和特异性,以及相对低成本。由于 PID 的症状是非特异性的,特别是当鉴别诊断范围广并且包括其他可疑疾病时,例如憩室炎

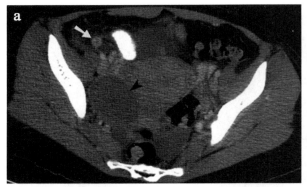

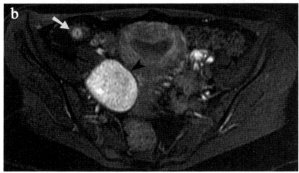

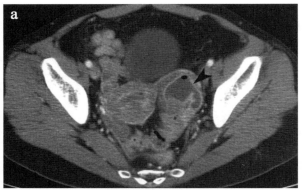

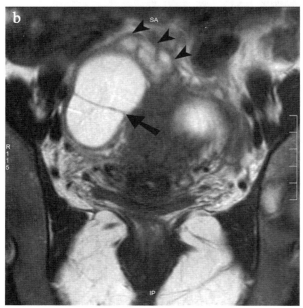

图 13-2 出血性卵巢囊肿和阑尾炎

a. 盆腔轴位 CT 增强图像显示右下腹部阑尾增大,伴周围脂肪炎性条索影(箭)。子宫右侧可见一椭圆形、边缘强化的卵巢囊肿(箭头),伴少量游离积液。b. 盆腔轴位 T_1 加权脂肪饱和增强图像显示明显强化增大的阑尾,伴周围邻近肠系膜脂肪组织炎性改变(箭)。右侧出血性卵巢囊肿(箭头)内部无强化的部分呈 T_1 均匀性高信号,符合高铁血红蛋白

图 13-3 输卵管卵巢脓肿

a. 盆腔轴位 CT 增强图像显示左侧附件病灶,包含外周强化的输卵管卵巢脓肿(箭头)和孤立的小气泡,卵巢和输卵管不能作为独立结构区分。b. 盆腔冠状位 T_2 加权像显示右侧附件一个大的 T_2 高信号脓肿,周围囊壁厚,一个内部分隔(箭),并可见一轻度扩张,蜿行、厚壁的输卵管(箭头)延伸至脓肿

或阑尾炎(图 13-3a),CT 常常是首选的检查。盆腔 MRI 对盆腔炎性疾病也具有高灵敏度和特异性;然而,它通常不被认为是首选的检查方式(图 13-3b 和图 13-4,彩图 a)[4]。

在超声上,PID 患者的输卵管常积液、扩张。在急性发作时,多普勒图像上输卵管壁测量 5mm或更厚,显示彩色血流丰富,血流阻力减低(阻力指数约 0.5)。由于充满液体的输卵管扩张,它们变得弯曲和褶皱;这些褶皱表现为不完全分隔状。增厚的输卵管壁,充满积液的管腔,增厚的黏膜褶皱可产生"齿轮征"[5]。在输卵管积脓时,液体-碎片水平常见于扩张的输卵管内。如果不能将卵巢与这一炎性肿块分离开,则应提示输卵管卵巢脓肿的诊断,而不是输卵管积脓。在慢性输卵管疾病时,管腔扩张、管壁变薄、黏膜褶皱延伸得更广,

导致横断面图像上的"串珠征"[5]。

在 CT 上,PID 的表现包括输卵管扩张,卵巢增大,盆腔内邻近脂肪的炎性改变,宫骶韧带增厚,腹膜明显强化[4,7,8]。能用 CT 较好显示的间接表现可能包括小肠梗阻、肝周炎(Fitz-Hugh-Curtis 综合征)和输尿管梗阻[4]。

盆腔衣氏放线菌感染(Actinomyces israelii)与使用宫内节育器有关。输卵管卵巢放线菌脓肿通常表现为实性病灶,并且可能会含有小的边缘

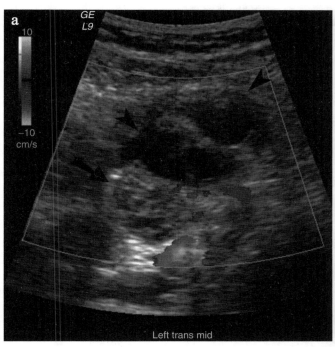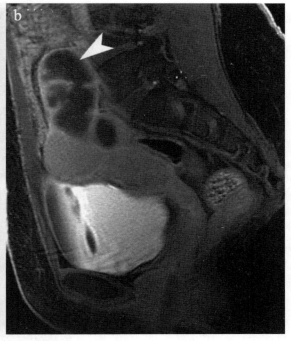

图 13-4 输卵管积脓

a. 经阴道超声图像显示一邻近卵巢(箭)的扩张的输卵管(箭头)。b. 矢状位 T_1 加权脂肪饱和 MR 增强图像显示扩张的输卵管(箭头),内部有不完整的分隔,明显强化的厚壁

强化。这种感染通过直接蔓延传播,表现为线性的强化病灶,常类似癌症表现。

在 MRI 上,输卵管卵巢脓肿通常表现为一个 T_1 像低信号肿块,常伴随高信号的出血或蛋白质碎片。沿着脓肿的内侧部分,常存在一个 T_1 高信号薄环,它是继发于一层肉芽组织内的出血[8]。脓肿通常在 T_2 加权序列上呈高信号。在增强后的图像上,脓肿壁有强化表现,而邻近脂肪组织有条索状影[9]。输卵管卵巢脓肿在弥散加权图像上呈高信号,显示扩散受限[10]。

四、子宫内膜异位症

子宫内膜异位症为子宫内膜组织在子宫腔外生长,可能由于经血逆行致子宫内膜细胞转移性植入[11]。子宫内膜异位症最常见的位置包括卵巢(子宫内膜瘤)、宫骶韧带、直肠乙状结肠、阴道和膀胱。子宫内膜异位症中异位的子宫内膜组织浸润邻近的组织结构,导致强烈的促结缔组织增生性反应、纤维化、粘连和肌肉增生。这些改变可以导致痛经、性交困难、排便困难、小便不利、月经期后背疼痛和血尿[12~14]。

腹腔镜是诊断、分期和治疗子宫内膜异位症的金标准;然而,在有些病例中,由于其广泛的纤维化和粘连,导致盆腔组织结构的活动度受限,腹腔镜检查可能会变得有限。影像学检查的目的是对病变进行术前规划和术后疗效评价。经阴道超声是对可疑子宫内膜异位症进行初步评价的首选影像学检查方法。

影像学表现

在超声图像上,与子宫肌层相比较,深部浸润的子宫内膜植入区呈低回声表现。子宫内膜瘤(子宫腺肌瘤)表现为弥漫性低回声,其内无血流。

MRI 可能是诊断子宫内膜异位症最具特异性的影像学检查方法。MRI 是寻找出血性内容物最佳的方法,在脂肪抑制 T_1 加权图像上呈高信号,在 T_2 加权图像上呈低信号(图 13-5a)。其周围的结缔组织增生性反应在 T_1 和 T_2 加权序列上均呈低信号[12,13]。子宫内膜异位症呈典型的 T_1 高信号、T_2 低信号(被描述为"T_2 遮蔽")(图 13-5b)。子宫内膜异位症极少引起腹腔积

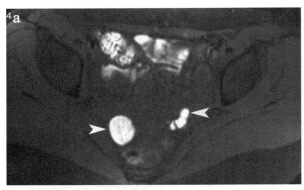

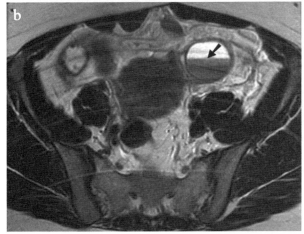

图 13-5　子宫内膜异位症

a. 盆腔轴位 T_1 加权脂肪饱和 MR 平扫图像显示沿两侧骨盆侧壁可见多个子宫内膜瘤（箭头）。由于高铁血红蛋白成分，植入物表现为 T_1 高信号。b. 盆腔轴位 T_2 加权 MR 平扫图像显示一个左侧卵巢子宫内膜瘤，有液-液平面（箭）。子宫内膜瘤的从属内容物表现为特征性的"T_2 遮蔽"（低信号）

血，腹腔积血可能来源于子宫内膜瘤（子宫腺肌瘤）的破裂或对子宫动脉的浸润和继发破裂[14]。

五、卵巢扭转

当附件在血管蒂上扭转时，则发生卵巢扭转，常导致静脉血流中断和卵巢增大。随着扭转进一步发展，动脉血流中断，继而发生卵巢缺血[15]。卵巢有双重动脉血供，包括卵巢动脉和子宫动脉卵巢支。任何卵巢肿块或大的囊肿均可能使附件有发生扭转的危险[2,16]。

扭转最常见于患有卵巢肿块或囊肿的育龄女性，扭转发生率高达 80%。扭转的症状是非特异性的，最常见症状包括急性腹痛。患者也可出现

恶心、呕吐，偶尔数小时后出现发热[17]。因为临床表现无特异性，所以正确诊断常被延迟[18]。

影像学表现

当可疑卵巢扭转时，超声是首选的影像学检查方法。如果在超声上卵巢的大小、形态正常，扭转则可以被排除[19]。最常见的表现是卵巢增大，直径＞4cm。由于多个小卵泡被移位到卵巢外围，卵巢可能有泪珠状外形。

尽管彩色多普勒图像上无血流就高度提示扭转，但是因为早期扭转通常是间歇性的或部分性的，所以多普勒血流正常并不能排除扭转[12,16]。"旋涡征"是指在血管蒂可见扭曲或环绕的血管；对于附件扭转具有高度特异性[15,20]。

偶尔在 CT 和 MRI 上，可以直接看到血管蒂扭曲；这一表现对诊断附件扭转具有高度特异性（图 13-6）[21]。大部分的其他征象是非特异性的，可能包括附件肿块、子宫同侧偏移、缺乏对比增强和腹水。在 MRI 上，当发生缺血时，弥散加权图像显示扩散受限。由于扭转所引起的卵巢增大和水肿，导致中央卵巢间质呈 T_2 高信号，也显示多个外周卵泡。

六、膀胱炎

膀胱炎可能有多种病因，包括细菌感染、机械性刺激（Foley 导管）、药物治疗效应（环磷酰胺）、辐射或特发性（间质性膀胱炎）。当可疑单纯性膀胱炎时，通常没有医学影像学检查可以显示[22]。然而，影像学检查可表明是否与恶性肿瘤、结石或尿道梗阻有关。

单纯性膀胱炎的影像学表现包括弥漫性膀胱壁增厚和膀胱周围炎症。扩张的膀胱（＞200ml）的正常膀胱壁厚度是 1.1～4.5mm[23]。尽管膀胱壁增厚可以用超声、CT 或 MRI 评价，但是膀胱周围炎症只能在 CT 或 MRI 上识别（图 13-7a、b）。免疫功能低下的患者患气肿性膀胱炎的风险增加，在膀胱壁内出现气体即可确认（图 13-7c）[24]。

七、卵巢过度刺激综合征

卵巢过度刺激综合征（OHSS）是一种罕见的并发症，发生在用促性腺激素治疗不孕不育症的妇女。症状包括腹痛、恶心、呕吐、腹胀和头晕。

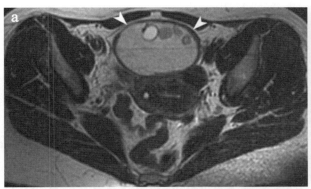

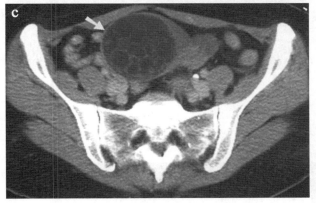

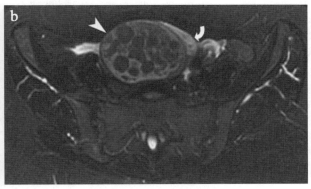

图 13-6　卵巢皮样囊肿

a. 盆腔轴位 T₂ 加权 MR 图像显示子宫前方一个边界清晰的圆形病灶（箭头）。这一成熟畸胎瘤的主要成分表现为 T₂ 高信号，但是在病灶内有多个圆形的小分叶。b. 盆腔轴位 STIR 序列 MR 图像再次显示一圆形、边界清晰的卵巢皮样囊肿，位于骨盆中线上（箭头）。有多发圆形的内部小叶，由于其脂肪成分，则显示信号丢失。皮样囊肿的两侧和前方的水肿卵巢组织的边缘显示 T₂ 高信号（弯箭）。c. 盆腔轴位 CT 增强图像再次显示内部有多个脂肪密度小叶的未成熟畸胎瘤，表现特征性脂肪衰减，诊断为卵巢皮样囊肿（箭）

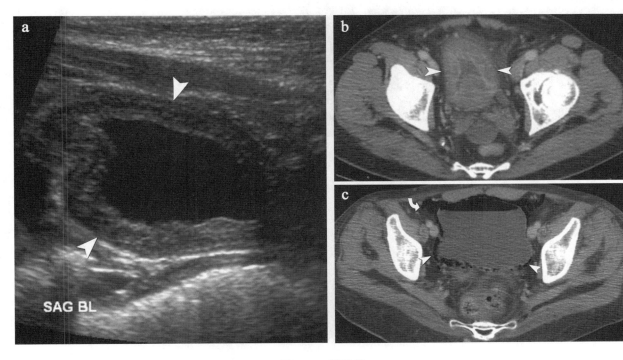

图 13-7　膀胱炎

a. 经腹灰阶超声图像显示膀胱壁炎性增厚（箭头）。b. 盆腔轴位 CT 增强图像显示膀胱壁显著增厚和明显强化（箭头）。邻近脂肪组织也有广泛的炎性改变。c. 盆腔轴位 CT 增强图像显示膀胱壁广泛气肿（箭头）。膀胱前方也可见腔外气体（弯箭）

影像学表现包括腹水、卵巢增大,增大的卵巢含有大量的外周囊肿(图 13-8)。也可出现胸腔积液[15,25]。

八、卵巢静脉血栓

卵巢静脉血栓最常发生于产后或术后患者。症状包括发热和腹痛。大部分病例累及右侧卵巢静脉,表现为扩张并中心性充盈缺损,伴周围脂肪索条状影。增强 CT 是其最敏感的检查方法(图 13-9)[25]。

九、有症状的子宫肌瘤

子宫肌瘤表现为子宫平滑肌和结缔组织增生的良性肿块。在梗死、扭转(带蒂的浆膜下肌瘤)或脱垂(带蒂的黏膜下肌瘤)的情况时,肌瘤可能是急性盆腔疼痛的原因。

在超声上,肌瘤内存在囊性特征提示内部退变。用 MRI 检查子宫肌瘤退变的敏感度和特异性

更高(图 13-10~图 13-12,彩图 a)。如果子宫肌瘤在 T_2 像上呈高信号,在增强后 T_1 像上呈轻微强化或无强化时,则提示存在缺血或出血性坏死[26]。

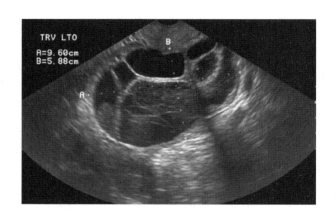

图 13-8　卵巢过度刺激综合征

超声显示卵巢明显增大,测量直径>9cm,含有多个囊肿,其中一些是出血性的

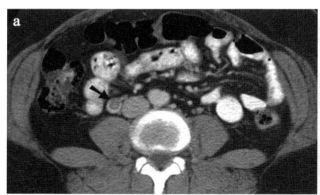

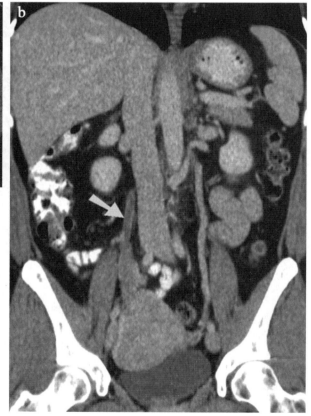

图 13-9　性腺静脉血栓

a. 腹部轴位 CT 增强图像显示右侧异常扩张的性腺静脉内有一低密度腔内栓子(箭)。b. 腹部和盆腔冠状位 CT 增强图像显示右侧性腺静脉内有一管状的腔内栓子(箭)。静脉异常扩张,栓子周围可见少量对比剂

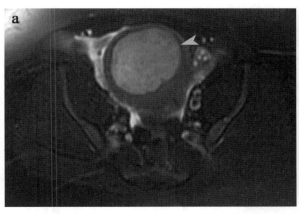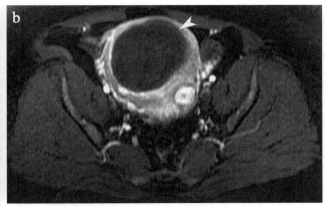

图 13-10　变性的子宫肌瘤

a. 盆腔轴位 T_2 加权脂肪饱和 MR 图像显示一个边界清晰，T_2 呈高信号的有囊性变的子宫肌瘤（箭头）。b. 轴位 T_1 加权脂肪饱和增强 MR 图像显示无强化的圆形、边界清晰的子宫肌瘤（箭头）

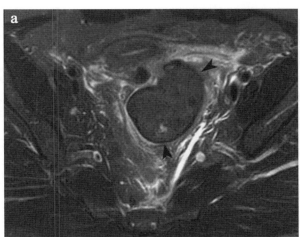

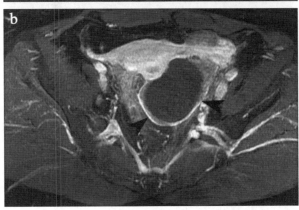

图 13-11　变性的子宫肌瘤

a. 盆腔轴位 T_2 加权脂肪饱和 MR 平扫图像显示一个低信号肿块，外周环形低信号是子宫肌瘤正在经历红色变性的特征（箭头）。b. 轴位 T_1 加权脂肪饱和增强后的图像显示正在变性的浆膜下子宫肌瘤无强化（箭头）

红色退变通常发生在妊娠或口服避孕药的患者，是由于引流静脉梗阻所致。由于存在不同时期的出血成分，子宫肌瘤内产生的信号强度是不同的。外周阻塞静脉可见 T_2 低信号、T_1 高信号的边缘。增强后图像显示无强化。

十、子宫阴道积血和子宫阴道积液

子宫阴道积血表现为阴道内血液积聚，子宫阴道积液表现为子宫和阴道内存在液体。原因可能是先天性处女膜闭锁或后天获得性的，例如肿瘤性梗阻、产后感染或医源性宫颈狭窄。在超声、CT 或 MRI 上最常见的表现是阴道和（或）子宫腔囊性扩张，在膀胱后方可能有液体-碎片平面（图 13-13）[27,28]。

十一、教 学 点

1. 超声是急性盆腔疾病的主要影像学检查方法。

2. CT 是急性憩室炎和阑尾炎的最初影像学评估方法。

3. 卵巢扭转最常见于育龄妇女，几乎总是发生于卵巢异常的患者，例如卵巢肿块或囊肿。

4. 尽管 MRI 不太便利且昂贵，但其对于大多数急性盆腔疾病的解剖结构显示则具有高的敏感度和特异性。

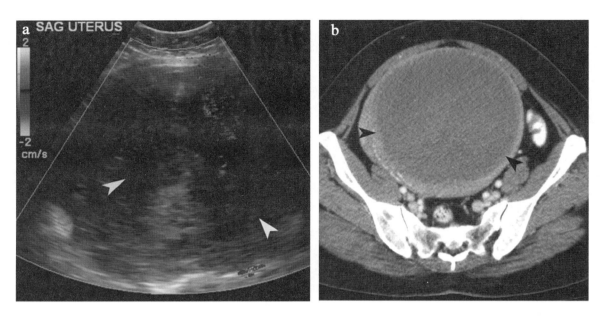

图 13-12　变性的子宫肌瘤

　　a. 彩色多普勒盆腔超声显示在变性的子宫肌瘤内有一个回声不均匀的肿块,伴有不规则的囊性区域(箭头)。b. 轴位 CT 增强图像显示一个大的、坏死性边界清晰的子宫肌瘤,无强化(箭头)

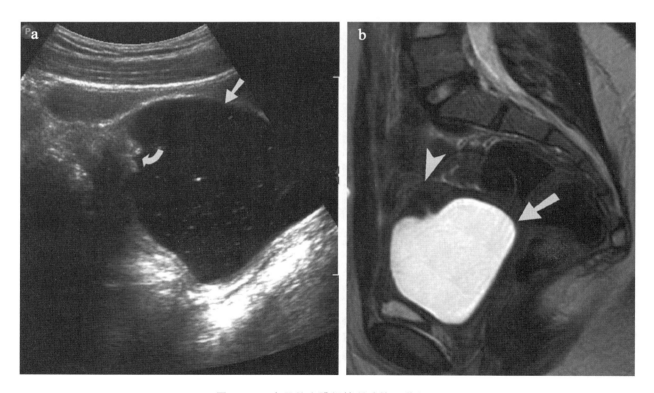

图 13-13　由于处女膜闭锁所致的阴道积血

　　a. 经腹超声显示显著扩张的阴道腔(箭)内有大量低回声的积液,内部漂浮强回声的碎片。积液的上方层面可见宫颈(弯箭)。b. 盆腔矢状位 T_2 图像显示在扩张的阴道腔(箭)内有大量 T_2 高信号积液。由于阴道扩张积液,可见子宫(箭头)向上移位

参 考 文 献

[1] Levine D，Brown DL，Andreotti RF，et al. Management of asymptomatic ovarian and other adnexal cysts imaged at US Society of Radiologists in Ultrasound consensus conference statement. Ultrasound Q，2010，26(3)：121-131.

[2] Bottomley C，Bourne T. Diagnosis and management of ovarian cyst accidents. Best Pract Res Clin Obstet Gynaecol，2009，23(5)：711-724.

[3] Tamai K，Koyama T，Saga T，et al. MR features of physiologic and benign conditions of the ovary. Eur Radiol，2006，16(12)：2700-2711.

[4] Horrow MM. Ultrasound of pelvic inflammatory disease. Ultrasound Q，2004，20(4)：171-179.

[5] Timor-Tritsch IE，Lerner JP，Monteagudo A，et al. Transvaginal sonographic markers of tubal inflammatory disease. Ultrasound Obstet Gynecol，1998，12(1)：56-66.

[6] Lambert MJ，Villa M. Gynecologic ultrasound in emergency medicine. Emerg Med Clin North Am，2004，22(3)：683-696.

[7] Sam JW，Jacobs JE，Birnbaum BA. Spectrum of CT findings in acute pyogenic pelvic inflammatory disease. Radiographics，2002，22(6)：1327-1334.

[8] Kim SH，Kim SH，Yang DM，Kim KA. Unusual causes of tuboovarian abscess：CT and MR imaging findings. Radiographics，2004，24(6)：1575-1589.

[9] Singh AK，Desai H，Novelline RA. Emergency MRI of acute pelvic pain：MR protocol with no oral contrast. Emerg Radiol，2009，16(2)：133-141.

[10] Kilickesmez O，Tasdelen N，Yetimoglu B，et al. Diffusion-weighted imaging of adnexal torsion. Emerg Radiol，2009，16(5)：399-401.

[11] Woodward PJ，Sohaey R，Mezzetti Jr TP. Endometriosis：radiologic-pathologic correlation. Radiographics，2001，21(1)：193-216；questionnaire 288-294.

[12] Chamie LP，Blasbalg R，Pereira RMA，et al. Findings of pelvic endometriosis at transvaginal US，MR imaging，and laparoscopy. Radiographics，2011，31(4)：E77-100.

[13] Marcal L，Nothaft MA，Coelho F，Choi H. Deep pelvic endometriosis：MR imaging. Abdom Imaging，2010，35(6)：708-715.

[14] Bennett GL，Slywotzky CM，Cantera M，et al. Unusual manifestations and complications of endometriosis-spectrum of imaging findings：pictorial review. AJR Am J Roentgenol，2010，194(6 Suppl)：WS34-46.

[15] Chang HC，Bhatt S，Dogra VS. Pearls and pitfalls in diagnosis of ovarian torsion. Radiographics，2008，28(5)：1355-1368.

[16] Chiou S-Y，Lev-Toaff AS，Masuda E，et al. Adnexal torsion：new clinical and imaging observations by sonography，computed tomography，and magnetic resonance imaging. J Ultrasound Med，2007，26(10)：1289-1301.

[17] Galinier P，Carfagna L，Delsol M，et al. Ovarian torsion. Management and ovarian prognosis：a report of 45 cases. J Pediatr Surg，2009，44(9)：1759-1765.

[18] Hiller N，Appelbaum L，Simanovsky N，et al. CT features of adnexal torsion. AJR Am J Roentgenol，2007，189(1)：124-129.

[19] Patel MD，Dubinsky TJ. Reimaging the female pelvis with ultrasound after CT. Ultrasound Q，2007，23(3)：177-187.

[20] Vijayaraghavan SB. Sonographic whirlpool sign in ovarian torsion. J Ultrasound Med，2004，23(12)：1643-1649；quiz 1650-1651.

[21] Rha SE，Byun JY，Jung SE，et al. CT and MR imaging features of adnexal torsion. Radiographics，2002，22(2)：283-294.

[22] Johansen TEB. The role of imaging in urinary tract infections. World J Urol，2004，22(5)：392-398.

[23] Blatt AH，Titus J，Chan L. Ultrasound measurement of bladder wall thickness in the assessment of voiding dysfunction. J Urol，2008，179(6)：2275-2278；discussion 2278-2279.

[24] Chang C-B，Chang C-C. Emphysematous cystitis：a rare cause of gross hematuria. J Emerg Med，2011，40(5)：506-508.

[25] Bennett GL，Slywotzky CM，Giovanniello G. Gynecologic causes of acute pelvic pain：spectrum of CT findings. Radiographics，2002，22(4)：785-801.

[26] Wilde S，Scott-Barrett S. Radiological appearances of uterine fibroids. Indian J Radiol Imaging，2009，19：222-231.

[27] Dykes T，Siegel C，Dodson W. Imaging of congenital uterine anomalies：review and self-assessment module. AJR Am J Roentgenol，2007，189(3)：S1-10.

[28] Kim TH，Lee HH，Chung SH. Presenting features of pyometra including an increase in iatrogenic causes. J Low Genit Tract Dis，2011，15(4)：316-317.

第 14 章

胸部与腹部急诊放射性核素显像

Paul F. von Herrmann，M. Elizabeth Oates

一、简 介

核医学（NM）使用多种非密封的放射性化合物，它被称为放射性药物或放射性示踪剂。尽管放射性药物（放射性示踪剂）的使用剂量很小，但放射性药物也通常由两部分组成：放射性核素（也被称为放射性同位素）和分子或细胞载体；后者决定了药物在被注入患者体内后的生物学分布。在临床实践中，最常见的给药途径是静脉注射和口服。

由于放射性药物拥有其各自不同的放射性核素，每种放射性药物则会发射出其特定的 γ 射线，这些 γ 射线能被 γ 相机检测到，并由 γ 相机处理成医学图像，这被称为 γ 闪烁显像。最终生成的 γ 闪烁显像图像显示所使用的放射性药物的放射性活性在患者体内的分布，从而反映正常或异常的生理学功能，也同时生成了反映人体脏器或器官系统的分辨率较低的解剖结构图像。生理学信息是解剖学信息的补充，并在某些特定条件下，经过临床实践证明，它比单一的解剖学信息更加有益。

在急诊室，恰当的预检分诊和及时的诊断是非常重要的。急诊科医师已经越来越多地依赖医学影像学来进行诊断和治疗，并且经常根据影像学诊断来确定是否住院或出院。有一些因素使得核医学检查在急诊情况下没有得到充分的应用。急诊科医师往往对核医学的检查项目不太熟悉，而且对各种核医学检查的适应证及其优势也缺少经验。同其他影像学检查相比，核医学检查通常

遇到的挑战是，它的利用率有限，并且检查时间较长。特别是在晚上、夜间和周末，难以获得核医学检查的放射性药物。在许多医疗机构，核医学科的工作人员一般只是在日常工作时间上班；在某些医疗机构，核医学科的工作人员在非日常工作时间只是"电话听班"；因此，在非日常工作时间，是不能进行核医学检查的。这可能是急诊科医师很少申请核医学检查的主要因素之一。然而，即使能做核医学检查，它也比普通 X 线检查或计算机断层扫描（CT）需要的检查时间长。

尽管如此，核医学检查能够在急诊科的诊断和治疗方面发挥重要的作用。在放射性检查中，选择性的核医学检查能提供很重要的价值，因为阴性检查的排除性诊断的准确性高，同时，阳性检查则能够指导恰当的治疗。目前，胸部和腹部急诊中最常见的核素显像检查是肺通气/灌注（V/Q）显像、心肌灌注显像（MPI）、肝胆核素显像（HBS）、胃肠出血显像（GI）（表 14-1）。本章将讲述核医学检查的合理应用和优缺点，并举例说明。

二、急性肺栓塞：肺通气/灌注（V/Q）核素显像

肺栓塞（PE）是深静脉血栓的一种潜在致命的并发症。急性肺栓塞是由于栓子脱离静脉，迁移到肺血管处，并停留在肺动脉主干或其分支所致。血栓性栓子缩小了肺动脉血管床的横断面积，从而会导致缺氧和血流动力学的损害。由于缺乏特异性的临床症状并且其临床表现常与其他胸部和腹部的急症相似，因此从临床角度上来诊断急性肺栓塞很困难。

表 14-1　胸部和腹部急诊放射性核素显像的常见临床适应证

临床适应证	检查方法	放射性药物	检查时间	敏感性	特异性	阳性预测值	阴性预测值	参考文献
急性肺栓塞	肺通气/血流显像	通气:^{133}Xe气体吸入或^{99m}Tc-DTPA气溶胶吸入　灌注:^{99m}Tc-MAA静脉注射	30~60分钟	高度可能性(70%~85%)	正常或低度可能性(96%~98%)	临床高度怀疑的高度可能性(96%~99%)	正常或低度可能性(97%~98%)	[1~3]
急性冠脉综合征	心肌灌注显像	^{99m}Tc-MIBI或^{99m}Tc-替曲膦,静脉注射	1~2小时	90%~100%	63%~71%	15%~22%	97%~99%	[3~8]
急性胆道疾病:胆囊管梗阻(急性胆囊炎)和胆总管梗阻	肝胆显像	^{99m}Tc-IDA类似物,静脉注射	1~4小时	88%~100%	93%~100%	85%~90%	95%~99%	[9~11]
急性胆道疾病:胆管损伤			1~2小时	100%	90%~100%	91%~100%	100%	[12]
胃肠道出血	胃肠道出血显像	^{99m}Tc-RBCs,静脉注射	1~2小时	78%~97%	70%~100%诊断特异性,88%~97%定位特异性	75%~77%	76%~93%	[13~16]

157

对于疑似急性肺栓塞的患者,CT 血管成像(CTA)和肺通气/灌注(V/Q)核素显像是普遍选用的影像学检查方法。目前,大多数患者选用 CTA 检查。然而,肺通气/灌注(V/Q)核素显像仍然是很重要的检查方法,因为肺的核素显像不仅能提供局部肺动脉灌注的生理学信息,还能提供支气管肺泡通气的生理学信息。此外,肺通气/灌注(V/Q)核素显像避免了碘造影剂潜在的肾毒性作用,并且辐射剂量较低[3]。

尽管不同的医疗机构所采用的肺通气/灌注(V/Q)核素显像具体操作程序不同,但他们都是先采集肺通气像。肺通气像一般采用市场上可以采购到的两种放射性核素中的一种。紧接着,应用标准的放射性药物行肺灌注显像(表 14-2)。肺灌注显像的原理是基于毛细血管阻塞。放射性药物 MAA 粒子大于毛细血管,停留于毛细血管前动脉;因此,放射性药物的生物学分布反映了双肺的肺动脉血流。在这些核素显像图像中,正常灌注的肺段呈现均匀一致的灌注像(图 14-1),而那些灌注减低的肺段显示为比正常灌注肺段的放射性减低(图 14-2 和图 14-3)。通常来说,潜在的肺部疾病表现为与肺通气相匹配的轻度至重度的肺灌注异常(图 14-2)。急性肺栓塞仅影响肺灌注,导致肺通气/灌注的不匹配(图 14-3)。一般采用 PIOPED Ⅱ 标准来解释肺通气/灌注核素显像(表 14-3)[2]。

给可疑急性肺栓塞患者选择合适的放射学检查方法时,急诊科医师不仅需要考虑每一种影像学检查方法的敏感性、特异性、技术的可行性,而且需要考虑患者的安全。首先,对于急性症状的患者,传统的胸部 X 线片仍然是首选的影像学检查方法。如果患者的胸部 X 线片有明显异常,则应进一步行 CTA 检查,这时并不适合行肺通气/灌注核素显像,因为此时如果有慢性阻塞性肺疾病、肺炎、胸腔积液、肺不张等基础性肺疾病,则通常不能做出诊断[17]。同时,不同的诊断医师对肺通气/灌注核素显像的解释也明显不同,特别是轻度、中度灌注的影像。在评价整个胸部、上腹部时,CTA 具有显著的优势,它还可以评价胸部或腹部其他疾病。

表 14-2　典型的肺通气/灌注显像技术规程

1. 同时拍摄肺部 X 线后前位及侧位像
2. 患者吸入 ^{133}Xe 气体 20mCi(740MBq)或 ^{99m}Tc-DTPA 气溶胶 3mCi(111MBq)
3. 肺通气像:后位(^{133}Xe 气体)或前位、后位、双前斜位、双后斜位(^{99m}Tc-DTPA 气溶胶)
4. 静脉注射 ^{99m}Tc-MAA 4mCi(148MBq)
5. 肺灌注像:前位、后位、双前斜位、双后斜位

表 14-3　简化的诊断急性肺栓塞的肺 V/Q 显像解释标准

解释	肺 V/Q 显像模式
无肺栓塞:"正常"	无灌注缺损区
无肺栓塞:"可能性极低"	非肺段样的灌注缺损(例如心脏肥大、肺门增大、一侧膈升高)
	灌注缺损区小于相应的胸部 X 线片异常区
	2 个或 2 个以上 V/Q 相匹配的肺段缺损而胸部 X 线片正常,或灌注相对正常
	3 个或少于 3 个的小段灌注缺损
	中上肺 V/Q/X 线三重匹配的异常
	条纹征(例如,保留灌注至胸膜表面)
	大量胸腔积液,而灌注正常
不能诊断肺栓塞:"低或中度可能"	所有其他模式,包括下肺 V/Q/X 线三重匹配的异常
有肺栓塞:高度可能	2 个或 2 个以上肺段 V/Q 不匹配表现

改编自 Sostman et al.[2]

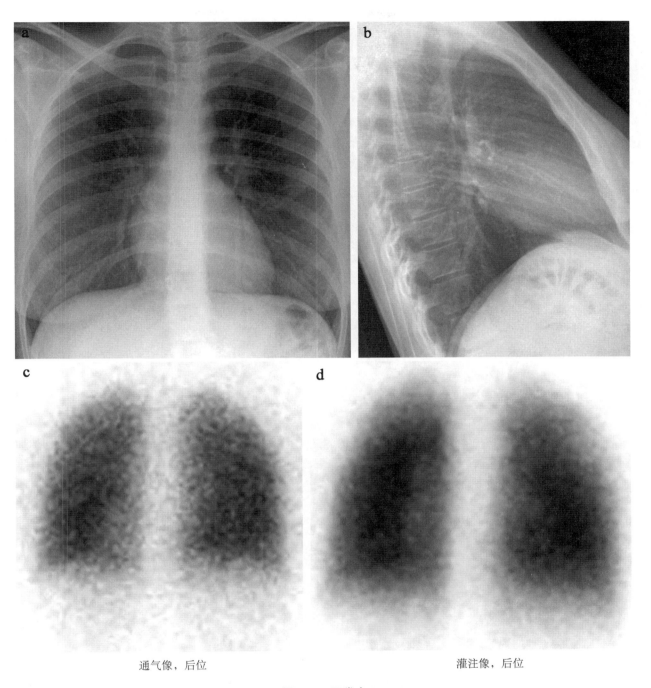

通气像，后位　　　　　　　　　　　　灌注像，后位

图 14-1　正常人

正常后前位(a)和侧位(b)胸部 X 线片。正常的通气像(c)和灌注像(d)，通气像采用吸入[133]Xe 放射性气溶胶，灌注像采用[99m]Tc-MAA 静脉注射

其次，目前在许多医疗机构，CT 室的技术人员可以 24 小时行 CTA 检查。在日常工作期间，也可以相对较快地进行肺通气/灌注核素显像；然而在下班时间，核医学科的工作人员通常需要赶到医院，而且需要单独的房间准备放射性药物，有

时放射性药物还需要从医疗机构外运输过来，这些都需要额外的时间。

最后，人们更加关心辐射剂量，以及与碘造影剂有关的危险[3]。行 CTA 检查时，患者接受很高的辐射照射，特别是女性的乳腺组织。未孕女

159

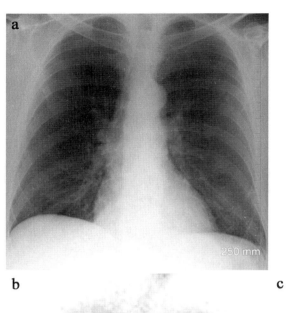

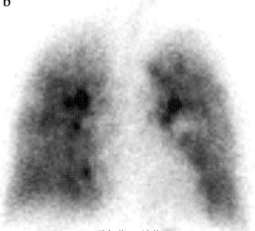

通气像，前位

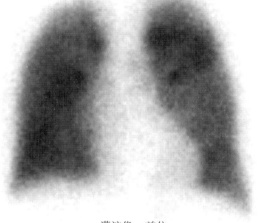

灌注像，前位

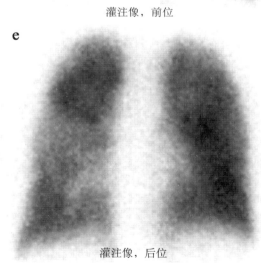

通气像，后位

灌注像，后位

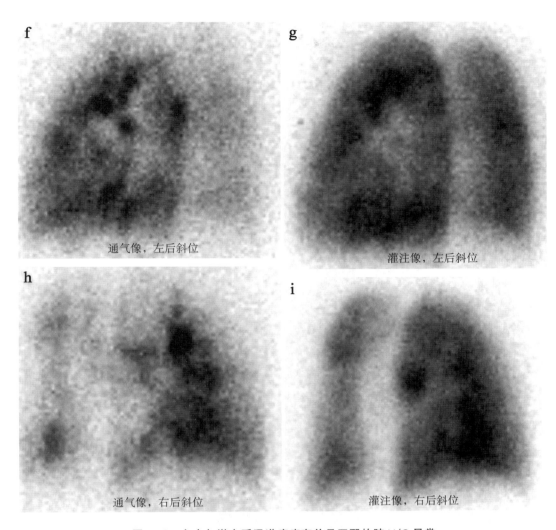

图 14-2　多个与潜在呼吸道疾病有关且匹配的肺 V/Q 异常

正常胸部 X 线片(a)。不均匀的 ^{99m}Tc-DTPA 通气像(左侧,b、d、f、h)与不均匀的 ^{99m}Tc-MAA 灌注像(右侧,c、e、g、i)

性乳腺的组织剂量(辐射剂量)可能为 10～60mGy(1～6 rad),在妊娠妇女可能更高。相反,肺通气/灌注核素显像的乳腺受到的辐射剂量可能比 0.31 mGy(0.031 rad)低好多或者比 CTA 检查低 200 倍;在妊娠前 3 个月,改良的肺通气/灌注核素显像操作程序,可以使胎儿受到的辐射剂量减少到一半[3]。因此,对于孕妇、哺乳期妇女、肾功能差的患者、静脉注射造影剂过敏的患者,肺通气/灌注核素显像是更合适的影像学检查方法。

总之,对于疑似急性肺栓塞的患者,如遇下列情况时,可以考虑行肺通气/灌注核素显像:①胸部 X 线检查正常者。②心、肺没有同时出现疾病者。③有核医学设备及相关工作人员。④辐射或碘造影剂为 CTA 检查的相对禁忌证。

三、急性冠脉综合征:心脏灌注显像

在急诊科就诊的患者中,约 10% 为急性冠脉综合征(ACS),因此 ACS 是急诊科最常见的急症。急性冠脉综合征包括 S-T 段抬高的心肌梗死以及不能忍受的心绞痛等一系列临床表现。根据临床表现,心电图(ECG)、心脏生物标记物(如肌钙蛋白)来指导临床危险度分级。肌钙蛋白检查因其敏感度及特异度高,已经成为测定心肌坏死最常使用的生物标志物。然而,心肌生物标记物只能诊断梗死,在无心肌坏死时,则无法判断有

无心肌缺血;此外,实验室证据滞后于生理学变化。按照惯例,患者被分为3个风险等级:高度风险、中度风险、低度风险。大多数胸痛患者无冠状动脉粥样硬化性心脏病病史和缺血性心电图改变。这类ACS患者的风险度低,但不是零。通过临床表现来发现此类患者中的高危患者则困难。因此,许多患者虽然没有心肌缺血的表现,仍需要住院观察并进一步检查。

相反的情况是,尽管被选入院的门槛较低,但极少数的非典型症状的ACS患者,在最初风险评估时被评为低风险,则被非故意地安排出院回家,而实际上这些患者有急性心肌梗死。

心肌灌注显像(MPI)可以作为不明病因胸痛患者的有效预检分诊手段。MPI通常采用两种

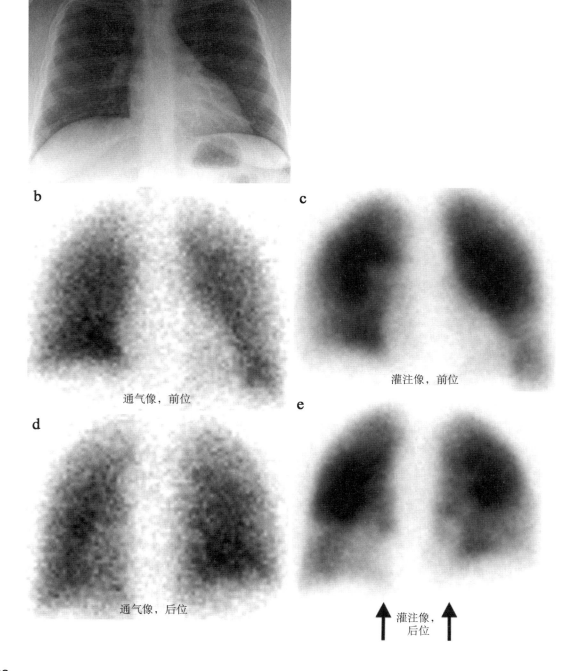

通气像, 前位

灌注像, 前位

通气像, 后位

灌注像, 后位

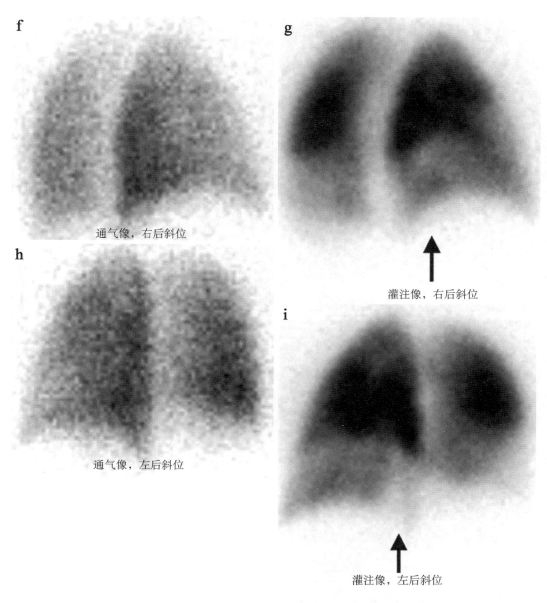

图 14-3　高度可能急性肺栓塞（多处 V/Q 不匹配）

胸部 X 线片正常（a）。正常的^{99m}Tc-DTPA 通气像（左侧图：b、d、f、h）和异常的^{99m}Tc-DTPA 灌注像
（右侧图：c、e、g、i），双下叶见多处灌注缺损区（箭）

可用的^{99m}Tc 放射性药物的一种，^{99m}Tc-MIBI
和^{99m}Tc -TF（表 14-4）。左心室心肌内的生物分
布总体上与静脉注射药物时的冠状动脉血流量成
正比；这些放射性示踪剂不会在几小时内重新分
布。正常情况下，心肌灌注均匀一致（彩图 14-4）。
如果一个 ACS 患者出现与冠状动脉有关的胸痛
时，那么在静息状态下静脉注射的显像剂的分布

将会出现改变，将表现为受累血管供血区域的心
肌灌注减低（彩图 14-5）。然而，急性心肌梗死或
先前发生过的心肌梗死可能会在静息状态下的心
肌灌注显像（MPI）中出现类似的灌注缺损区；因
此，单凭静息状态下的心肌灌注显像是不可能区
分缺血和梗死的。

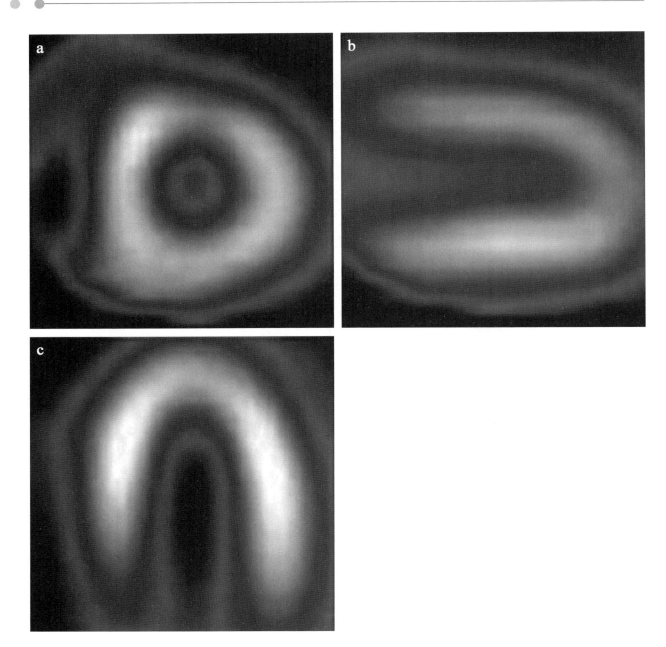

图 14-4　正常的静息心肌灌注显像

^{99m}Tc-MIBI 活性均匀分布于左心室肌。短轴（a）、垂直长轴（b）和水平长轴（c）图像

表 14-4　胸痛患者静息心肌灌注显像(MPI)操作规程

1. 胸痛患者静息时静脉注入 25 mCi（925MBq）的^{99m}Tc-MIBI 或^{99m}Tc-TF
2. 等待 15～30 分钟
3. 单光子发射计算机断层扫描（SPECT）成像
4. 评估静息态影像

据报道，在有症状的患者中，静态心肌灌注显像确定无心脏事件的敏感度为 90%～100%，阴性预测值（NPV）＞99%[19]。静态心肌灌注显像的高灵敏度依赖于示踪剂注入时胸痛的存在；如果患者在胸痛消失后注入示踪剂，那么静态心肌灌注显像就没有如此高的敏感度，这种亚型的冠状动脉粥样硬化性心脏病患者需要进行负荷试验。因此，胸痛患者静态心肌灌注显像的高的阴性预测值（NPV），使得急诊科医师非常肯定地确定胸痛症状的病因不是心肌缺血或心肌梗死。特

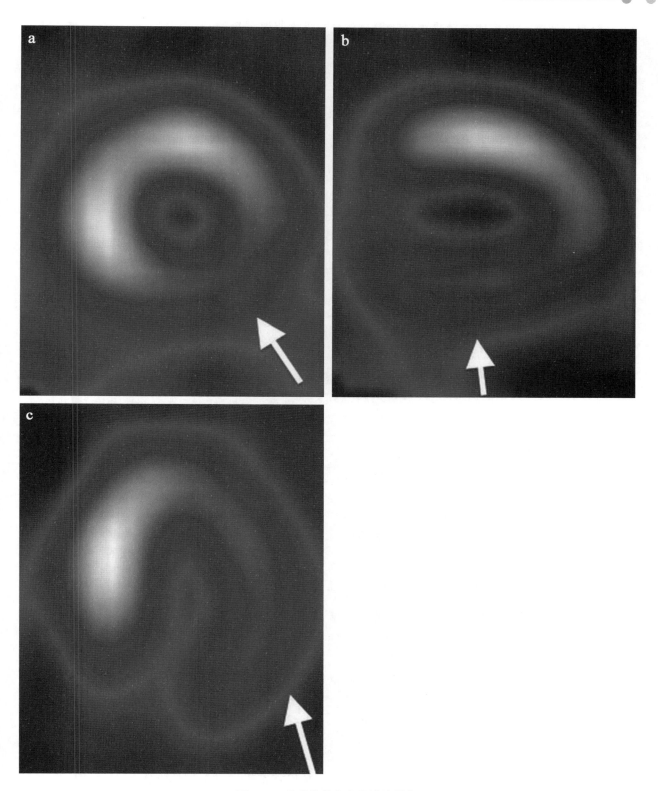

图 14-5　异常的静息心肌灌注显像

在静脉注射^{99m}Tc-MIBI 后心肌灌注显像提示活动性胸痛是由于左回旋支冠脉的高度阻塞引起的。下侧壁内的大片状中度严重灌注缺损区，由心尖延续到心底（箭）。短轴（a）、垂直长轴（b）和水平长轴（c）图像

别是,静息心肌灌注显像阴性结果可以指导急诊科医师恰当处置那些可能延期住院的患者,相反,阳性结果可以帮助急诊科医师从那些可能被误诊为低风险或可能被延误诊断为 ACS 的患者中挑选出高风险的患者。

把心肌灌注显像纳入急性胸痛的诊断方法中是很有帮助的。"排除"试验(ERASE trial)[20]表明,通过心肌灌注显像(MPI)在急诊科的应用,减少了不必要的住院治疗,而并没有增加不适当的检查费用。对于低风险的胸痛患者(例如,血流动力学稳定、没有心电图异常变化、没有冠状动脉粥样硬化性心脏病病史)来说,心肌灌注显像(MPI)是最有效的预检分诊手段。如果患者的静息心肌核素显像和生物标志物均为阴性的话,则可以安全出院;或者,如果只有一项阴性的话,不管是否住院,则根据这些结果尽早接受负荷试验。心肌核素显像是唯一常用的既直接又准确的评估心肌风险的成像技术[19]。心肌灌注显像的最大优点在于其有很高的阴性预测值(NPV),这可以协助急诊科医师有效地排除低风险 ACS 患者,降低成本,缩短住院时间,降低发病率[7,21,22]。

总之,当急性胸痛患者符合下列标准时,结合肌钙蛋白等生物标记物,心肌核素显像可以作为急性胸痛病因的预检方法,以排除心肌缺血或心肌梗死:①血流动力学稳定;②病因不明的胸痛;③考虑为低风险的 ACS;④无缺血性心电图改变。

四、急性胆道疾病:肝胆核素显像

胆囊管梗阻(急性胆囊炎)和胆总管梗阻

>95%的急性胆囊炎是由于胆囊管的完全梗阻引起的,它与一个或多个胆囊结石有关。堵塞导致致命的病理生理的变化,包括淋巴和静脉阻塞、黏膜充血和水肿、急性炎症性细胞浸润、出血和坏死,最终出现以下并发症:坏疽、穿孔和脓肿[23]。因此,早期诊断和恰当的处理,对降低死亡率和发病率至关重要。

肝胆核素显像(HBS),通俗地说,就是 HIDA 扫描或胆道核素显像(表 14-5),它提供了肝细胞功能和胆汁流动的生理学图像。静脉注射[99m]Tc-亚氨基二乙酸(IDA)类似物后,它很快被肝摄取并迅速分泌到胆汁里。正常情况下,放射性胆汁

进入胆道系统,包括胆囊,在 1 小时内进入小肠(图 14-6)。

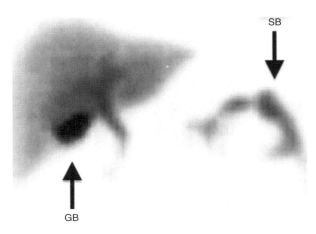

图 14-6　正常显像

静脉注射[99m]Tc-IDA 类似物后 20 分钟采集的前位像。胆囊(GB)和小肠显影(SB)

表 14-5　急性胆囊炎或胆总管梗阻肝胆核素显像技术规程

1. 禁食 4 小时;如禁食超过 24 小时,使用辛卡利特(合成的胆囊收缩素,0.02mg/kg,静脉注射)

2. 静脉注射 4mCi(148MBq)的[99m]Tc-IDA 类似物

3. 获取前位图像,采集速度约 1 帧/分钟,采集 60 分钟或直到胆囊和小肠显像

4. 如果胆总管和小肠显影,而胆囊没有显影,则使用硫酸吗啡(0.04mg/kg,静脉注射)

5. 30 分钟后采集前位、左前斜、右侧位图像

6. 如果胆囊和小肠均未显影,禁用硫酸吗啡

7. 在选定的患者中,再延迟 2～4 小时或直至 24 小时,获取多方位延迟图像

在急性胆囊炎,胆囊管很可能被阻塞。因此,急性胆囊炎在肝胆核素显像上的标志是胆囊不显影,而胆总管和十二指肠迅速显影(图 14-7)。支持复杂性的急性胆囊炎的征象是胆囊周围环形征,这是由于肝胆囊窝附近肝的放射性示踪剂活性增高所致。在肝胆核素显像胆囊不显影的病例中,约 20%的病例可见胆囊周围环形征,这样的征象常常提示复杂的急性胆囊炎;此外,约 40%的病例存在坏疽或胆囊穿孔(图 14-7)。胆囊延迟显影提示慢性胆囊炎,这是由于胆汁在胆囊管流动不畅所致,而胆囊管并非真正的梗阻(图 14-8)。表 14-6 中列出了有关急性胆囊炎的肝胆核素显

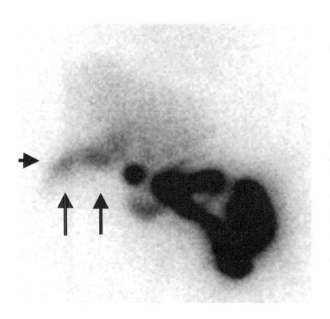

图 14-7　急性坏疽性胆囊炎

静脉注射[99mTc]-IDA 类似物后 2 小时的前位像。胆囊未显影,并可见胆囊周围环形征(箭)

像假阳性和假阴性结果的产生原因。

　　随着时间的推移,肝胆核素显像准确诊断急性胆囊炎的敏感性和特异性增加。对于传统的肝胆核素显像来说,把显像的完成时间从 1 小时延长至 4 小时,假阳性率则从 10% 降低到不足 1%,而特异性则从 88% 增加到 99%[23]。因此,延迟显像成为区分急性胆囊炎和慢性胆囊炎的标准方法,而在慢性胆囊炎时,胆囊显像延迟。肝胆核素显像时,静脉注射硫酸吗啡可以缩短成像时间,并且可以增加诊断急性胆囊炎的特异性[24]。硫酸吗啡通过收缩 Oddi 括约肌,从而提高胆总管内的压力,促进胆汁通过胆囊管反流,致使胆囊显影(图 14-8)。为使小肠显影,必须应用吗啡增强方案。同样重要的是,要确定患者在急诊室用了什么镇痛药,以避免不经意间给予额外的阿片类药物。吗啡增强胆囊显像具有很高的准确性,其诊断准确性与延迟显像一样高[24~26]。

　　同超声相比,在诊断急性胆囊炎时,HBS 具有更高的敏感性(88% 比 50%)、特异性(93% 比 88%)、阳性预测值(85% 比 64%)、阴性预测值(95% 比 80%)和准确性(92% 比 77%)[10]。然而,正如本章前面讨论过的,在非日常工作时,核医学检查的应用受到了限制,并影响这种优秀显

像技术在临床的应用。因此,右上腹部超声检查是诊断急性胆囊炎首选的影像学检查方法;此外,它可以提供非胆源性诊断的信息。

　　当胆汁不能从肝排出时,鉴别诊断包括:常由于胆总管远端结石嵌顿所致的胆总管急性高度梗阻或完全性梗阻和潜在的肝细胞功能障碍。HBS可延迟至 24 小时,然而,在临床上,可能仅仅在显像几小时之后就指导治疗了。胆总管梗阻经典的HBS 表现是一个持续存在的肝显像("肝图"),而且没有胆汁排泄到胆管内(图 14-9)[23]。对于远端梗阻所致的胆总管扩张来说,可能需要延时至72 小时;因此,超声在早期可能是正常的。应该注意的是,当肝排出胆汁的功能严重受损时,HBS不能显示胆囊管。

表 14-6　HBS 诊断急性胆囊炎假阳性和假阴性

产生假阳性的原因 (胆囊未显影)	产生假阴性的原因 (胆囊显影)
4 小时内进食	非结石性胆囊炎
禁食超过 24 小时	急性胆囊炎穿孔
静脉输入营养液	附胆囊管
慢性胆囊炎	十二指肠憩室
肝功能不全	
胆囊管	
胆管癌	
酗酒	
胰腺炎	

胆管损伤

　　胆管损伤通常发生于腹部钝伤后,其次是肝胆系统剪切伤。胆管损伤可能导致胆汁性腹膜炎,这可能需要数天或数周形成;临床诊断可能较困难。CT 和超声检查可以识别和定位的腹腔内的积液,但不能确定其中包含胆汁。

　　HBS 是诊断胆漏的无创性方法[27]。正如在本章的前面所讨论过的,HBS 使用[99mTc]-IDA 类似物。为评估胆漏,已对技术方案做了修改(表14-7)。HBS 可以检测到游离或局限的胆汁聚集(胆汁储留囊型包块,bilomas),并能提供胆漏的速度和程度信息。胆漏可以慢或快,也可以是活动性的或间歇性的。

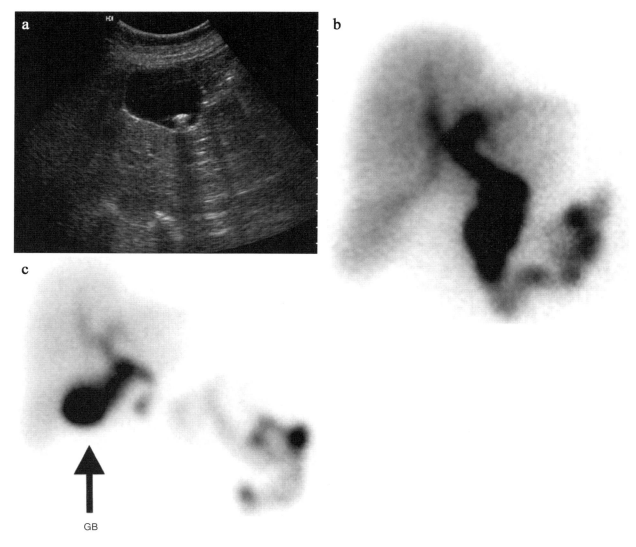

图 14-8 慢性结石性胆囊炎

胆结石的超声影像(a)。核素显像:静脉注射^{99m}Tc-IDA 类似物 1 小时后胆囊未显影(b),但在静脉注射硫酸吗啡 20 分钟后胆囊显影(c)

表 14-7 胆汁泄漏肝胆显像技术规范

1. 静脉注射 4mCi(148MBq)的^{99m}Tc-IDA 类似物
2. 以 1 帧/分钟的速度动态采集前位像 60 分钟或直到肝示踪剂被清除或胆漏被确定
3. 如需要,则采集前位与后位、右前斜位与左前斜位和(或)右侧位图像直至 24 小时

如果放射性胆汁溢出到正常胆道和胃肠道以外,则提示有活动性的胆漏(图 14-10)。可采取非手术治疗或进一步行经皮穿刺引流、内镜逆行胆管造影术或剖腹手术。

在急诊室,尤其是钝挫伤或穿通伤后,HBS 可以准确地识别活动性胆汁泄漏或确定在 CT 上所见异常积液的特性。例如,伴有严重胆管损伤的肝裂伤与不伴有胆管损伤的肝裂伤的处理原则不同[28]。

总之,肝胆核素显像能提供胆道系统的生理图像,如果在急诊情况下能够开展肝胆核素显像(HBS),则应强烈考虑和利用肝胆核素显像,以达到以下意图:①评价整个肝胆管-小肠轴的通畅性;②与超声相比,可提供更具特异性的急性胆囊炎的诊断;③评价高度的胆总管阻塞;④探查活动

图 14-9　胆总管完全阻塞

在静脉注射^{99m}Tc-IDA 类似物 5 小时后肝均匀显影，胆管没有显影

性胆漏，特别是外伤后。

五、胃肠道出血:胃肠道出血显像

　　急性胃肠道出血可以危及生命，需要及时诊断和恰当干预。上消化道出血定义为 Treitz 韧带近端的出血，而下消化道出血则发生于 Treitz 韧带的远端。上消化道出血的典型表现为呕血或黑粪，而下消化道出血通常呈现为鲜血便。

　　患者对内镜检查的耐受性较好，对于可疑上消化道出血的患者，内镜是成功的首选检查;通过内镜可以看到食管、胃、十二指肠的出血部位，并且可以直接治疗。当怀疑下消化道出血时，则遇到了不同的挑战。及时地确定出血的部位对于治疗非常重要;诊断出高风险下消化道出血的时间是预后的重要决定因素[29]。可以选择内镜检查，但对于没有做肠道准备的结肠来说，内镜的价值更加有限，因为近端出血源可能会导致肠腔充满血液，而且内镜不能检查小肠。两种影像学检查方法可用于确诊和定位下消化道出血:^{99m}Tc-红细胞核素显像和血管造影。尽管核素显像的敏感性较高，然而，只有 10%～15% 的下消化道出血患者才被核素检查评估[14]。

　　动态胃肠道出血核素显像利用放射性药物^{99m}Tc-红细胞(表 14-8)，能够有效地识别和定位缓慢或快速、活动性或间歇性的下消化道出血。

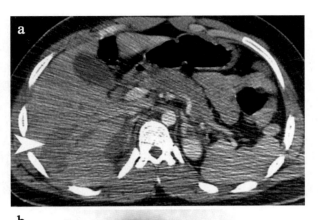

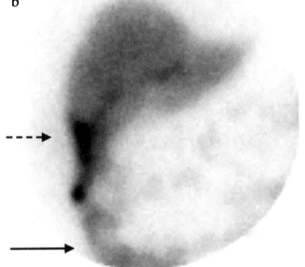

图 14-10　活动性胆汁漏

CT 示腹部钝伤后肝右叶裂伤(箭头)(a)。静脉注射^{99m}Tc-IDA 类似物 30 分钟后肝胆图像(b)，游离胆汁泄漏(虚线箭)到右结肠旁沟(长箭)和整个腹腔，小肠腔内未见明确放射性浓聚

从正常循环系统(称为血池)向外渗出的放射性标记的红细胞，是比较容易识别的，因为其有很高的目标—背景比率。随着时间的推移，放射性标记的红细胞将在肠腔内移动，可以帮助确定出血源的位置(图 14-11)。

表 14-8　动态红细胞显像技术规程

1. 取血进行放射性标记
2. 体外方法放射性标记红细胞
3. 静脉注射 25 mCi(925 MBq)^{99m}Tc 标记的红细胞
4. 每 10～60 秒采集 1 帧速度采集动态图像 60～90 分钟
5. 在电影模式下观看图像

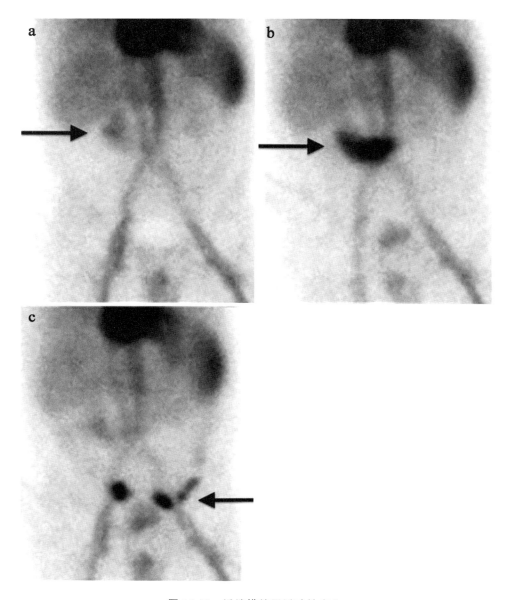

图 14-11　近端横结肠活动性出血

静脉注射^{99m}Tc-红细胞后 6 分钟(a)、38 分钟(b)、50 分钟(c)图像。右上腹部放射性外溢(a,箭),移动到中腹(b,箭),随着时间的延迟,进一步移动到降结肠和乙状结肠(c,箭)

与血管造影相比,红细胞核素显像在确定出血位置方面有几个优点。首先,红细胞核素显像可检测到出血速率低至每分钟 0.1~0.3ml 的出血[30];而血管造影则需要至少是其 10 倍的出血速率。据报道,核素显像具有较高的灵敏性(93%)和特异性(95%)[15]。其次,红细胞核素显像可以连续地检查整个胃肠道,可以按照需要任意选择时间段进行检查,就患者的临床情况来说,也能耐受此项检查。再次,与有创的血管造影相

比,HBS 的并发症更少,患者受到的辐射剂量更低。最后,红细胞核素显像可以指导血管造影,并加快介入治疗过程[31]。

核素检查是一种灵敏度高、无创的检查方法,已被认为是胃肠道出血重要的预后评估手段。阴性结果预示良好的临床结果[30];阳性结果预示较高的发病率和死亡率[29,32]。阳性结果在确定出血部位的准确率约为 75%[30]。假阳性的原因包括马蹄肾、肝血管瘤、小肠缺血、子宫平滑肌瘤和

动脉瘤的血管结构[33]。

总之,当胃肠道出血患者有下列情况时,应考虑红细胞核素显像为其主要的影像学检查方法:①血流动力学稳定。②想确定出血源并指导介入治疗。

六、教学要点

1. 对于怀疑急性 PE 的患者来说,如果其胸部 X 线片正常、没有同时进行的心肺检查、有 CTA 检查时的碘造影剂的相对禁忌证或需要考虑辐射剂量时,应当考虑肺通气/灌注(V/Q)显像为其主要的影像学检查方法。

2. 低度风险患者出现活动性胸痛时,静息心肌灌注显像(MPI)是最有效的初筛工具;静息 MPI 结果和生物标记物同时阴性的患者可以安全出院;或只有一项阴性的话,应尽早进行负荷试验以确定是否需住院治疗。

3. 肝胆核素显像(HBS)能提供生理性的胆汁流动图,能够发现胆道正常或阻塞,在诊断急性胆囊炎方面,比超声拥有更优越的诊断能力。特别是在腹部钝伤时,HBS 可以发现细微的胆管损伤。

4. 动态 ^{99m}Tc 红细胞(RBC)显像可以明确活动性的或间歇性的下消化道出血的来源,并能指导血管造影或手术治疗。

参考文献

[1] Mansi L,Rambaldi PF,Cuccurullo V,et al. Nuclear medicine in emergency. Q J Nucl Med Mol Imaging, 2005,49:171-191.

[2] Sostman HD,Miniati M,Gottschalk A,et al. Sensitivity and specificity of perfusion scintigraphy combined with chest radiography for acute pulmonary embolism in PIOPED Ⅱ. J Nucl Med,2008,49: 1741-1748.

[3] Amini B,Patel CB,Lewin MR,et al. Diagnostic nuclear medicine in the ED. Am J Emerg Med,2011, 29:91-101.

[4] Forberg JL,Hilmersson CE,Carlsson M,et al. Negative predictive value and potential cost savings of acute nuclear myocardial perfusion imaging in low risk patients with suspected acute coronary syn-

drome: a prospective single blinded study. BMC Emerg Med,2009,9:12.

[5] Gallagher MJ,Ross MA,Raff GL,et al. The diagnostic accuracy of 64-slice computed tomography coronary angiography compared with stress nuclear imaging in emergency department low-risk chest pain patients. Ann Emerg Med,2007,49:125-136.

[6] Kontos MC,Jesse RL,Anderson FP,et al. Comparison of myocardial perfusion imaging and cardiac troponin I in patients admitted to the emergency department with chest pain. Circulation,1999,99: 2073-2078.

[7] Kontos MC,Schmidt KL,McCue M,et al. A comprehensive strategy for the evaluation and triage of the chest pain patient: a cost comparison study. J Nucl Cardiol,2003,10:284-290.

[8] Schaeffer MW,Brennan TD,Hughes JA,et al. Resting radionuclide myocardial perfusion imaging in a chest pain center including an overnight delayed image acquisition protocol. J Nucl Med Technol,2007, 35:242-245.

[9] Alobaidi M,Gupta R,Jafri SZ,et al. Current trends in imaging evaluation of acute cholecystitis. Emerg Radiol. 2004;10:256-258.

[10] Chatziioannou SN,Moore WH,Ford PV,et al. Hepatobiliary scintigraphy is superior to abdominal ultrasonography in suspected acute cholecystitis. Surgery,2000,127:609-613.

[11] Flancbaum L,Choban PS,Sinha R,et al. Morphine cholescintigraphy in the evaluation of hospitalized patients with suspected acute cholecystitis. Ann Surg,1994,220:25-31.

[12] Wahl WL,Brandt MM,Hemmila MR,et al. Diagnosis and management of bile leaks after blunt liver injury. Surgery,2005,138:742-747; discussion 747-748.

[13] Brunnler T,Klebl F,Mundorff S,et al. Significance of scintigraphy for the localisation of obscure gastrointestinal bleedings. World J Gastroenterol,2008, 14:5015-5019.

[14] Currie GM,Kiat H,Wheat JM. Scintigraphic evaluation of acute lower gastrointestinal hemorrhage: current status and future directions. J Clin Gastroenterol,2011,45:92-99.

[15] Maurer A. Gastrointestinal bleeding. In: Murray IP CEP,Ell PJ,editors. Nuclear medicine in clinical di-

agnosis and treatment. 2nd ed. Edinburgh：Churchill Livingstone，1998：67-74.

[16] Ng DA，Opelka FG，Beck DE，et al. Predictive value of technetium tc 99m-labeled red blood cell scintigraphy for positive angiogram in massive lower gastrointestinal hemorrhage. Dis Colon Rectum，1997，40：471-477.

[17] Freeman LM，Stein EG，Sprayregen S，et al. The current and continuing important role of ventilation-perfusion scintigraphy in evaluating patients with suspected pulmonary embolism. Semin Nucl Med，2008，38：432-440.

[18] Kontos MC，Tatum JL. Imaging in the evaluation of the patient with suspected acute coronary syndrome. Semin Nucl Med，2003，33：246-258.

[19] Kontos MC. Myocardial perfusion imaging in the acute care setting：does it still have a role? J Nucl Cardiol，2011，18：342-350.

[20] Udelson JE，Beshansky JR，Ballin DS，et al. Myocardial perfusion imaging for evaluation and triage of patients with suspected acute cardiac ischemia：a randomized controlled trial. JAMA，2002，288：2693-2700.

[21] McGuire DK，O'Shea JC，Dyke CK，et al. Highlights from the American college of cardiology 49th annual scientific sessions：march 12 to 15，2000. Am Heart J，2000，140：181-188.

[22] Radensky PW，Hilton TC，Fulmer H，et al. Potential cost effectiveness of initial myocardial perfusion imaging for assessment of emergency department patients with chest pain. Am J Cardiol，1997，79：595-599.

[23] Ziessman HA. Interventions used with cholescintigraphy for the diagnosis of hepatobiliary disease. Semin Nucl Med，2009，39：174-185.

[24] Fink-Bennett D，Balon H，Robbins T，et al. Mor-phine-augmented cholescintigraphy：its efficacy in detecting acute cholecystitis. J Nucl Med，1991，32：1231-1233.

[25] Fig LM，Wahl RL，Stewart RE，et al. Morphine-augmented Hepatobiliary scintigraphy in the severely ill：caution is in order. Radiology，1990，175：467-473.

[26] Kistler AM，Ziessman HA，Gooch D，et al. Morphineaugmented cholescintigraphy in acute cholecystitis. A satisfactory alternative to delayed imaging. Clin Nucl Med，1991，16：404-406.

[27] Fleming KW，Lucey BC，Soto JA，et al. Posttraumatic bile leaks：role of diagnostic imaging and impact on patient outcome. Emerg Radiol，2006，12：103-107.

[28] Mittal BR，Sunil HV，Bhattacharya A，et al. Hepatobiliary scintigraphy in management of bile leaks in patients with blunt abdominal trauma. ANZ J Surg，2008，78：597-600.

[29] O'Neill BB，Gosnell JE，Lull RJ，et al. Cinematic nuclear scintigraphy reliably directs surgical intervention for patients with gastrointestinal bleeding. Arch Surg，2000，135：1076-1081；discussion 1081-1082.

[30] Mellinger JD，Bittner JG，Edwards MA，et al. Imaging of gastrointestinal bleeding. Surg Clin North Am，2011，91：93-108.

[31] Gunderman R，Leef J，Ong K，et al. Scintigraphic screening prior to visceral arteriography in acute lower gastrointestinal bleeding. J Nucl Med，1998，39：1081-1083.

[32] Kouraklis G，Misiakos E，Karatzas G，et al. Diagnostic approach and management of active lower gastrointestinal hemorrhage. Int Surg，1995，80：138-140.

[33] Howarth DM. The role of nuclear medicine in the detection of acute gastrointestinal bleeding. Semin Nucl Med，2006，36：133-146.

第 15 章

颈部急诊影像学

Ajay Singh

一、咽和食管异物

最常见的咽和食管异物包括硬币、鱼刺、电池、牙齿碎片、纽扣和塑料碎片。尽管大多数的小异物将会通过胃肠道,而并没有产生症状,然而,能引起症状的最常见的原因是异物停留在环咽肌以上。

调查显示,吃鱼后发生咽部疼痛症状的患者中约 21% 的患者可以发现鱼刺,最常见的部位是口咽部[1]。鱼刺最常嵌入的部位是舌根部。如果未发现鱼刺,症状多能自行缓解。鱼刺最常见的并发症包括穿孔和败血症。咽异物最明确的检查方法是内镜检查。鱼刺的密度取决于患者吃的是哪种鱼。如鲑鱼、鳟鱼、鳎鱼和鲱鱼的骨质密度较低,放射学检查很难显示。

在颈部侧位 X 线片上,影像学表现为椎体前软组织肿胀、软组织积气和高密度的鱼刺(图 15-1 和图 15-2)。摄颈部 X 线片至少包括第 6 颈椎,这很重要,以便评估环咽肌处的异物。可让患者发"E"的声音时摄普通 X 线片,这样可以抬高喉部,使更多的上段食管进入观察视野。

不透 X 线的硬币是儿科患者最常见的吞入异物。有症状的食管内硬币患儿,建议立即在内镜下取出异物,而无症状的食管内硬币患者,建议非手术治疗 12~24 小时,希望硬币自行通过[2]。无症状的食管内硬币患者的处理方法是,当硬币位于胸廓入口下方时,需要再摄 X 线片。如果随访的 X 线片显示硬币持续存在于食管内时,则需要在内镜下取出[3]。

二、感　染

口腔感染最常见的原因是牙周疾病。牙周感染源于齿龈炎,常导致牙周袋感染,X 线片显示牙根周围的透光区。感染可以从牙周扩展到下颌下间隙或舌下间隙,这取决于牙根延伸至下颌舌骨肌附着处的上方还是下方。骨皮质的破坏更常见于下颌骨的舌侧而不是颊侧,这是因为下颌骨舌侧皮质较薄。因此,源于切牙、尖牙和第一前磨牙的牙源性感染往往累及舌间隙。下颌第二和第三个磨牙根扩展至下颌舌骨肌附着处的下面,因此,其感染往往累及下颌下间隙。

颊间隙感染一般来自上颌切牙、尖牙、前磨牙和第一磨牙。咀嚼肌间隙感染源于上颌第二磨牙。上颌第三磨牙的感染往往累及咽旁间隙。

增强 CT 可以发现受感染牙齿根部周围的骨质侵蚀,伴脓肿扩展到口腔底部的软组织内(图 15-3)[4]。

三、涎 腺 炎

涎腺炎是指涎腺的病毒或细菌感染,最常累及腮腺。由于免疫的普遍应用,病毒感染(流行性腮腺炎)的概率已显著下降。引起涎腺炎的病毒包括流行性腮腺炎病毒(最常见)、HIV、柯萨奇病毒、副流感病毒和疱疹病毒。细菌性感染可以因涎石阻塞下颌下腺的 Wharton 管或腮腺的Stensen 管引起。最常引起涎腺炎的细菌包括金黄色葡萄球菌、草绿色链球菌、流感嗜血杆菌、化脓性链球菌、铜绿假单胞菌和大肠埃希菌。干燥综合征通常伴有腮腺炎、干燥性角膜结膜炎和口腔干燥。

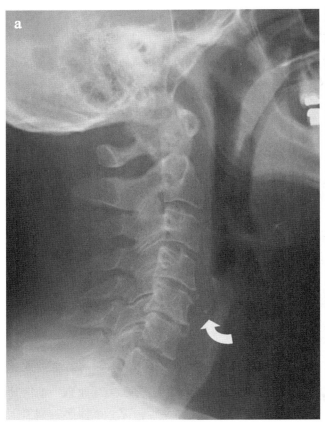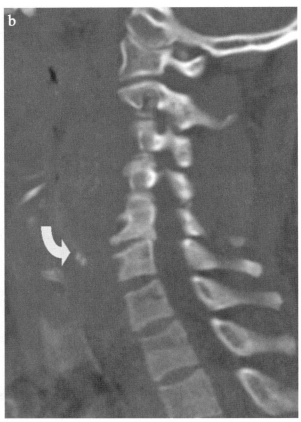

图 15-1　下咽部的鱼刺

a、b. 颈部侧位 X 线片和矢状位 CT 重建图像显示第 5 颈椎水平的椎前软组织内的鱼刺（弯箭）

涎腺管阻塞继发于涎腺结石，最常累及下颌下腺。这些结石最常由磷酸钙或碳酸钙组成，而且这些结石通常不透光，可以在 X 线片上显示。80%～95% 的下颌下腺结石是不透光的，因此可以在 X 线片上看到[5]。可以选用涎腺造影这种影像学检查方法来显示涎腺导管。

涎腺的影像学成像方法包括普通 X 线片、涎腺造影术、超声和 CT 扫描。CT 可以很好地与对侧涎腺进行对比，能清楚地显示结石，鉴别内部的和外部的炎症，确定脓肿或坏疽形成。涎腺炎在 CT 上通常表现为涎腺肿大、周围炎性改变和由于结石引起的涎腺管扩张（图 15-4）[6]。

四、危险间隙和咽后间隙脓肿

危险间隙位于咽后间隙的后方，其前方为翼筋膜，其后方为椎前筋膜。危险间隙感染在临床上的重要性在于，危险间隙感染可以直接蔓延至后纵隔，可以蔓延至中线的两侧。

咽后间隙位于颊咽筋膜（包绕咽部的脏筋膜）和翼筋膜之间。其外侧为咽旁间隙及颈动脉鞘。其向下延伸至气管分叉水平，向上延伸至颅底。

普通 X 线片的表现包括椎前软组织增厚。在第 6 颈椎水平，当儿童的气管后间隙＞14mm、成年人的气管后间隙＞22mm 时，则提示椎前软组织增厚。增强 CT 扫描可以明确显示脓肿的大小、位置以及脓肿在颈部深部间隙的范围。除非在第 4 胸椎椎体水平以下看到脓肿（图 15-5），否则是不可能区分咽后间隙脓肿和危险间隙脓肿的。

五、咽后脓肿

咽后脓肿最常见于 6 岁之前，最常由金黄色

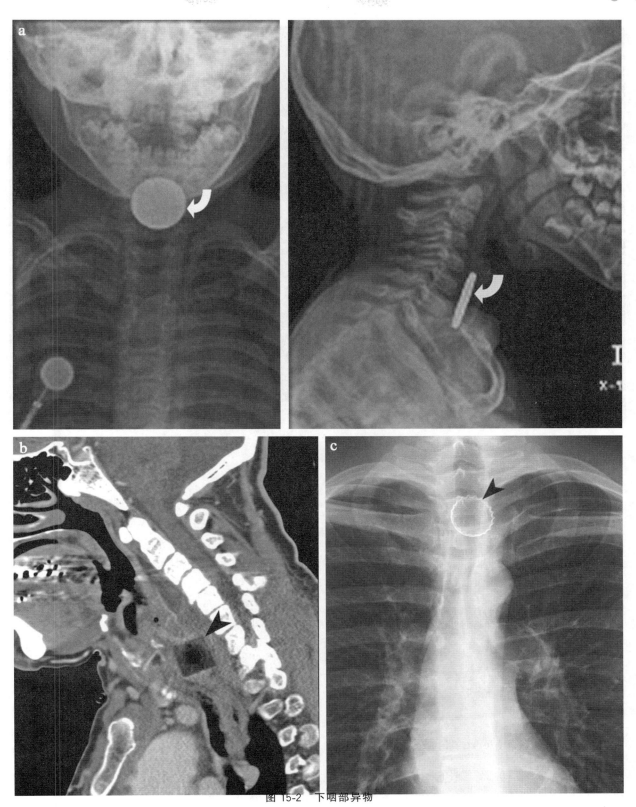

图 15-2　下咽部异物

　　a. 颈部前后位（左）和侧位（右）X 线片显示椎前软组织内、环咽肌上方的不透 X 线的硬币（弯箭）。b. 颈部矢状位 CT 重建图像显示椎前软组织内、环咽肌近端的塑料异物（箭头）。c. 颈部前后位 X 线片显示下咽部软组织内、环咽肌上方的瓶盖（箭头）

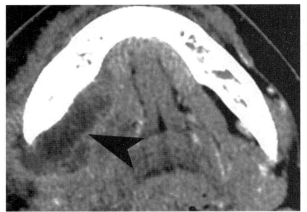

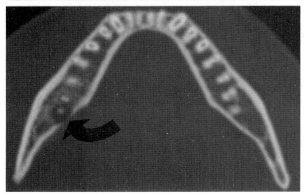

图 15-3　牙周脓肿

下颌骨增强 CT 横断面图像显示牙周脓肿（弯箭），脓肿扩展至右侧下颌下间隙（箭头）

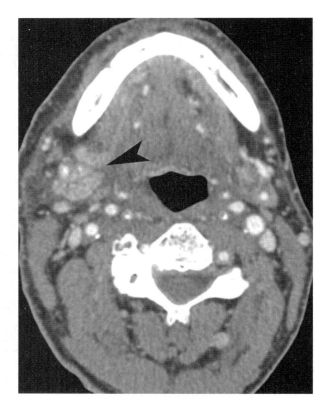

图 15-4　涎腺炎

口腔底部 CT 增强图像示右侧下颌下腺肿大伴周围水肿（箭头）

葡萄球菌、链球菌及流感嗜血杆菌引起。它最常继发于咽后淋巴结的化脓性改变，而咽后淋巴结则是引流扁桃体炎、咽炎或中耳炎的[7]。这些化脓的淋巴结破裂就导致了咽后间隙脓肿。咽后间隙脓肿也可由脊柱外科手术、椎间盘炎、椎体骨髓炎或咽部穿孔引起。

增强 CT 显示椎前软组织肿胀和壁强化的包裹性脓肿（图 15-5c）。增强 CT 还可以显示其他征象，如椎间盘炎或骨髓炎、气道损伤、血栓性静脉炎、硬膜外脓肿。

六、Lemierre 综合征

Lemierre 综合征，又称咽峡后脓毒症或坏死杆菌病，特点是颈部血栓性静脉炎，最常是由坏死梭杆菌感染引起的[8]。其他种类的梭杆菌引起 11% 的 Lemierre 综合征，而其他的革兰阴性杆菌引起 8% 的 Lemierre 综合征[9]。它最常见于青壮年，由伴有咽旁脓肿或扁桃体周脓肿形成的复杂性咽炎引起。这些脓肿为厌氧菌的生长提供最佳的环境，可以扩散至相邻的颈内静脉。颈内静脉的血栓性静脉炎可引起肺部感染性栓塞和败血症。

CT 或 US 可以显示脓毒性血栓性静脉炎和相关脓肿。急性颈内静脉血栓在增强 CT 上的表现为扩张的静脉内有低密度充盈缺损（图 15-6）。增强 CT 还可以显示脓毒性微小栓子进入肺内，表现为肺外带多发性圆形或楔状结节影和肺脓肿的形成。其他肺部表现包括肺实变、胸腔积液和脓胸。

七、扁桃体炎和扁桃体周脓肿

扁桃体周脓肿是急性扁桃体炎的并发症，是扁桃体感染沿扁桃体囊蔓延所致，感染蔓延至扁桃体囊和咽上缩肌之间的潜在间隙。它是最常见的颈深部软组织感染，最常由葡萄球菌、链球菌、

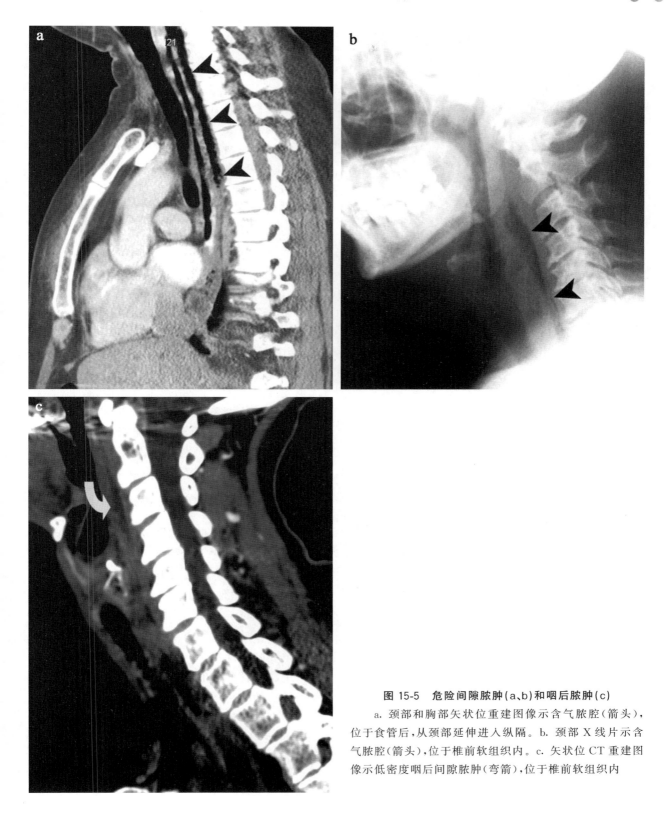

图 15-5　危险间隙脓肿(a、b)和咽后脓肿(c)

a. 颈部和胸部矢状位重建图像示含气脓腔(箭头),位于食管后,从颈部延伸进入纵隔。b. 颈部 X 线片示含气脓腔(箭头),位于椎前软组织内。c. 矢状位 CT 重建图像示低密度咽后间隙脓肿(弯箭),位于椎前软组织内

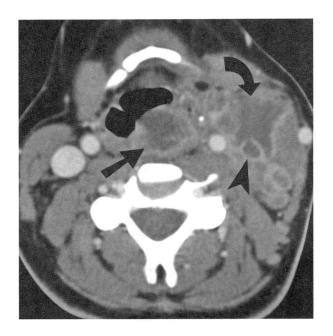

图 15-6　Lemierre 综合征
　　颈部增强 CT 扫描显示咽后间隙脓肿(直箭)向左侧扩展至颈内静脉,导致左侧颈内静脉(箭头)血栓性静脉炎。左颈内静脉的感染性血栓导致左侧(弯箭)颈前三角脓肿

流感嗜血杆菌、肺炎球菌、梭杆菌和消化链球菌引起。

　　在复杂性扁桃体炎情况下,当怀疑扁桃体周围感染时,通常需要进行影像学检查。影像学表现包括腭扁桃体增大、条纹样强化、扁桃体周围液化、包裹性脓肿形成(图 15-7)。扁桃体周脓肿明确的治疗方法是静脉注射抗生素后在急诊室手术切开引流。

八、腺样体肥大

　　腺样体肥大常见于 6 个月至 6 岁的儿童。临床检查和可弯曲的鼻咽镜检查可以评估腺样体大小。在评价腺样体时,鼻内镜可作为颈部侧位 X 线片的补充[10]。虽然颈部侧位 X 线片的作用有争议,但它是一种可靠的、评价腺样体肥大的诊断方法(图 15-8)[10,11]。

九、喉　炎

　　喉炎是呼吸道的病毒感染,其典型特征是急性喉气管支气管炎。其最常由副流感病毒或呼吸道合胞病毒引起。最常见于 6 个月至 3 岁的儿童。它与声门下反应性水肿有关,水肿由声带延伸至弹性圆锥,颈部高千伏 X 线片可以显示上述改变。

　　正常颈部前后位 X 线片显示声门下喉部的正常肩顶样表现(图 15-9a)。绝大多数喉炎患者有声门下水肿,表现为尖塔征。尖塔征的特点是声门下喉部呈倒立的 V 形结构,失去了其正常情况下的"肩顶样或凸面样"表现(图 15-9b)。颈部侧位 X 线片还可能显示继发于声门下狭窄的喉咽部的扩张,声门下狭窄的长度为 1～1.5cm[12]。

　　喉炎是自限性疾病,非手术治疗的预后较好。

十、会 厌 炎

　　会厌炎可很快引起气道受压,尤其是在儿童,因此会厌炎会对生命构成威胁。与喉炎不同的是,会厌炎见于年龄较大的儿童,最常见于 6～7 岁的儿童。流感嗜血杆菌会厌炎比其他类型的会厌炎发展得更快,因此引起上气道阻塞的风险很高。当临床诊断不确定时,可以行影像学检查。颈部侧位 X 线片显示会厌呈拇指样肿大及杓会厌皱襞增厚(图 15-10)。增强 CT 可显示会厌肿大、黏膜强化,与邻近蜂窝织炎或脓肿的形成。

十一、甲状舌管囊肿

　　甲状舌管囊肿是颈部最常见的先天性异常,是由甲状舌管退化不全引起的。最常见于 10 岁以下的儿童。这些内层为上皮的囊肿常位于中线(舌骨下囊肿除外),位于舌骨的近端,且紧贴舌骨。大多分布于接近舌骨的中线位置。舌骨下的部位(65%)是甲状舌管囊肿最常见的发生部位。舌骨下囊肿的部位不在中线,最常位于中线 2cm 内。甲状舌管囊肿的并发症包括感染和恶变(甲状腺乳头状癌)。

　　超声、CT 或 MRI 均可显示甲状舌管囊肿。Ahujaa 等报道,甲状舌管囊肿的超声显像有 4 种表现类型。这 4 种表现类型包括:无回声(28%)、均匀低回声区伴内部碎片(18%)、假实性(28%)和回声不均匀(28%)。大多数的甲状舌管囊肿呈现晚期强化(88%),位于中线(63%)和舌骨下(88%)[13]。

　　CT 表现包括:边界清楚的薄壁低密度囊性

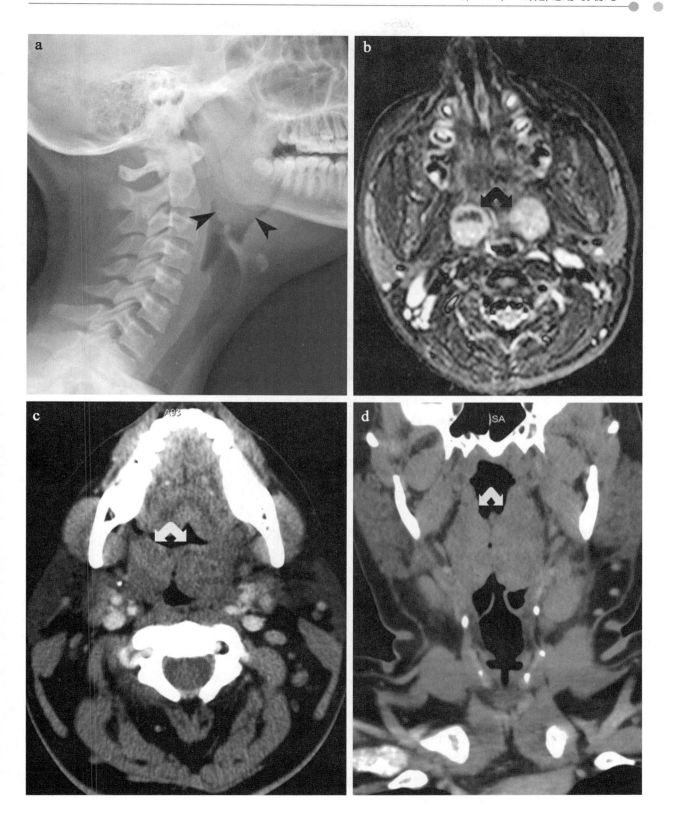

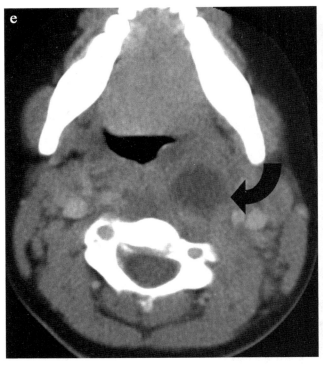

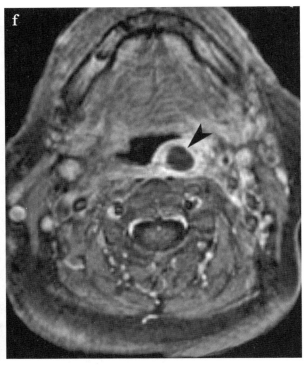

图 15-7　扁桃体炎和扁桃体周脓肿

　　a. 颈部侧位 X 线片显示位于口咽侧壁肿大的咽扁桃体(箭头)。b~d. MR 增强 T_1 加权像及 CT 平扫(轴位和冠状位)示双侧腭扁桃体增大(分叉的箭头)。e. 上颈部增强 CT 扫描示左侧扁桃体周脓肿(弯箭),对口咽气道产生肿块效应。f. 上颈部 MR 增强 T_1 加权像示左侧扁桃体周脓肿(箭头),对口咽气道产生肿块效应

病变,最常位于舌骨下(图 15-11)。这种囊性病变在 T_1WI 呈低信号和 T_2WI 呈高信号。成年人甲状舌管囊肿的鉴别诊断包括皮样囊肿、鳃裂囊肿、淋巴结肿大、胸腺囊肿、淋巴管瘤和囊性甲状腺结节。

十二、鳃裂囊肿

　　第二鳃裂囊肿占鳃裂囊肿的 95%,位于胸锁乳突肌的近端 1/3 处(表 15-1)。其常见于 10~40 岁的年龄组,表现为上颈部无痛性囊性肿块。在 CT 上,其典型的表现为薄壁囊性病变,位于胸锁乳突肌前缘、下颌角水平(图 15-12)。感染性囊肿可显示为壁增厚和强化。颈部中线旁的囊肿性肿块的鉴别诊断包括皮样囊肿、喉囊肿、潜突型囊肿、淋巴管瘤、胸腺囊肿(图 15-13)和淋巴结坏死。

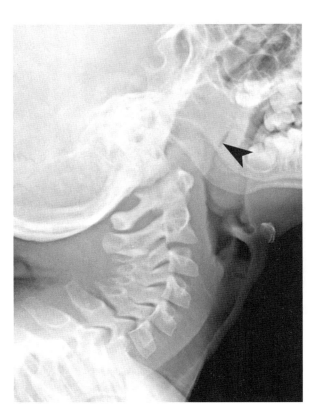

图 15-8　腺样体肥大

颈部侧位 X 线片显示沿鼻咽后壁的腺样体肥大(箭头),伴鼻咽气道的严重受压

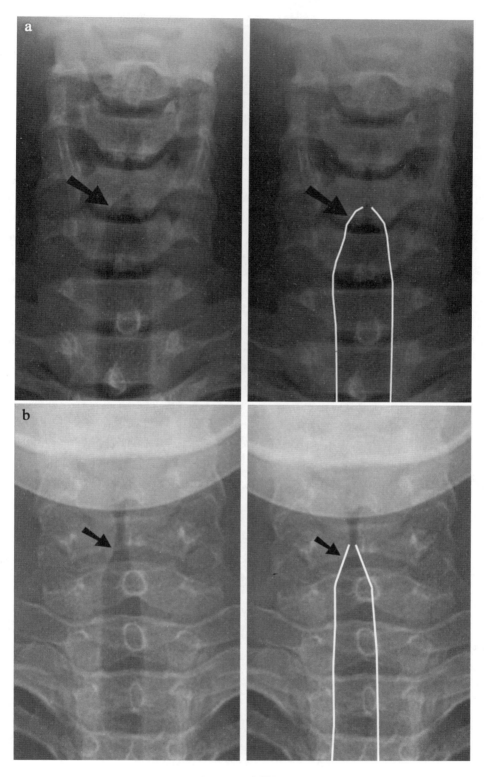

图 15-9　尖塔征

a. 正常颈部前后位 X 线片显示声门下气道内的正常肩顶样表现（直箭）。b. 喉炎患者前后位 X 线片显示声门下气道的尖塔样变窄（直箭）

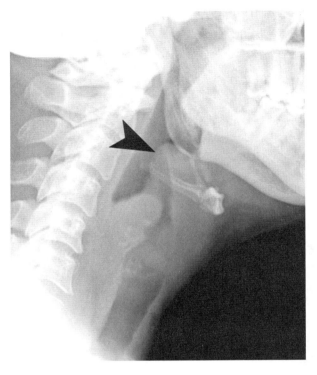

图 15-10 会厌炎

颈部侧位 X 线片显示会厌显而易见的肿大(箭头)以及杓会厌皱襞的增厚,导致声门上喉部气道的狭窄

表 15-1 鳃裂囊肿的位置

鳃裂囊肿	位 置
第一鳃裂	外耳道(1 型)和下颌下腺(2 型)
第二鳃裂	胸锁乳突肌上 1/3 的前缘
第三鳃裂	喉及梨状窝
第四鳃裂	各种位置,包括甲状腺和纵隔

十三、颞骨骨折

可选用 CT 对颞骨骨折和听小骨链的中断进行评估。颞骨骨折的类型分为纵形骨折或横形骨折,取决于骨折平面平行于岩骨的长轴或垂直于岩骨的长轴。与颞骨岩部骨折相关的损伤包括:第Ⅶ对脑神经的损伤、脑脊液漏、感音神经性聋、传导性聋和脑挫伤。

颞骨的横形骨折往往是枕部或头颈交界区外伤的结果。由于前庭装置受累,横形骨折可导致感音神经性聋(图 15-14a)。由于第Ⅶ对脑神经沿迷路走行,此型骨折还可能损伤第Ⅶ对脑神经。

纵形骨折是岩骨骨折最常见的类型(图 15-

14b)。常常是颞部直接外伤的结果,因此伴有颞骨鳞部骨折。骨折线可能会通过面神经管,还可能引起听小骨链的中断,造成传导性聋。砧镫关节脱位是最常见的创伤后中耳听小骨异常(图 15-15)。当创伤后出现传导性听力丧失>30dB 且持续 6 个月时,需行听小骨链重建[14]。

十四、舌骨骨折

舌骨由舌骨体、两个指向后方的大角和两个指向上方的小角组成。舌骨骨折在临床上很重要,因为其接近气道,并与软组织损伤密切相关(图 15-16)。舌骨骨折好发于舌骨的中部。大多数的分离性的舌骨骨折是由于颈部勒伤所致。因此,在涉嫌杀人的案例中,舌骨骨折强烈提示颈部勒伤[15]。舌骨骨折更常见于舌骨融合后的年龄稍大的患者。与未骨折的舌骨相比,骨折的舌骨往往在前后方向平面上显得更长和更倾斜[15]。

十五、胆脂瘤

大多数的胆脂瘤为获得性的,被认为继发于中耳感染,源于鼓膜。它是在上皮细胞形成的壳内,由不断聚集的致密的角化鳞状上皮构成。壳是由鼓膜内陷、角蛋白阻塞颈部形成。

CT 是显示胆脂瘤首选的影像学检查,胆脂瘤最常位于普鲁萨克间隙(Prussak's space),伴盾板侵蚀和听小骨的内侧移位(图 15-17)。典型的胆脂瘤来自于鼓膜紧张部,其占所有胆脂瘤的 80% 以上。较少见的(<20%)鼓膜紧张部胆脂瘤,向内侧延伸至砧骨,并把听小骨挤到内侧。

MRI 在显示解剖结构的精确程度不如 CT,但可以更好地显示瘢痕组织、肉芽组织、胆脂瘤(在 DWI 序列上呈高信号)和胆固醇肉芽肿(呈 T_1 像高信号)的组织特征。在 MRI 图像中,胆脂瘤在 T_1WI 像上呈低信号,在 T_2WI 像上呈高信号,在 DWI 像上呈高信号。

十六、岩尖炎

岩尖炎指的是岩骨尖部的感染,可导致骨髓炎。其可以被看作是乳突炎或中耳感染的一种并发症。由于抗生素的早期应用,目前在临床上岩尖炎已不常见。岩尖炎最常由假单胞菌引起。

典型的临床表现包括头痛、第Ⅵ对脑神经麻

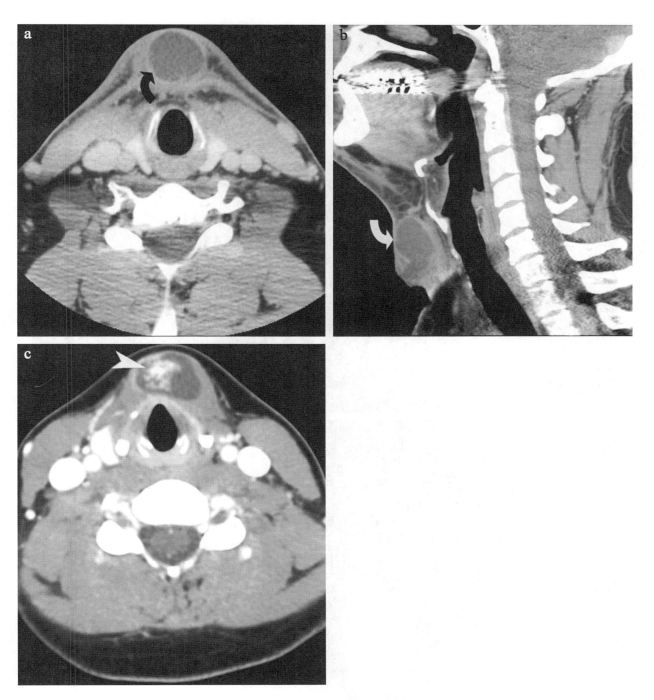

图 15-11　甲状舌管囊肿

a、b. 轴位 CT 和矢状位重建图像显示边界清楚的舌骨下囊性病变,伴壁强化(弯箭)。c. 上颈部增强 CT 显示中线的甲状舌管囊肿,位于舌骨下。囊肿内伴有钙化的不规则强化病变,证实为乳头状甲状腺癌(箭头)

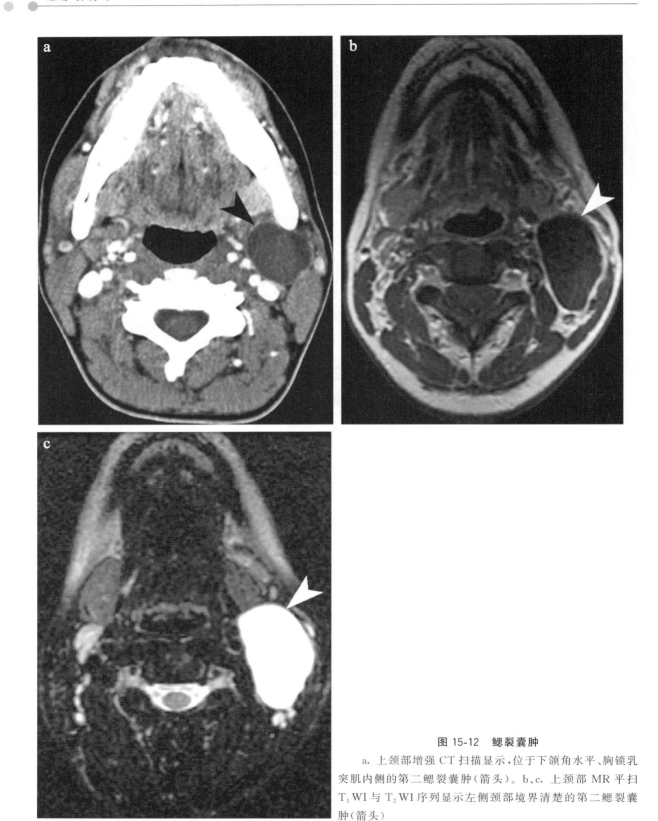

图 15-12　鳃裂囊肿

a. 上颈部增强 CT 扫描显示,位于下颌角水平、胸锁乳突肌内侧的第二鳃裂囊肿(箭头)。b、c. 上颈部 MR 平扫 T_1WI 与 T_2WI 序列显示左侧颈部境界清楚的第二鳃裂囊肿(箭头)

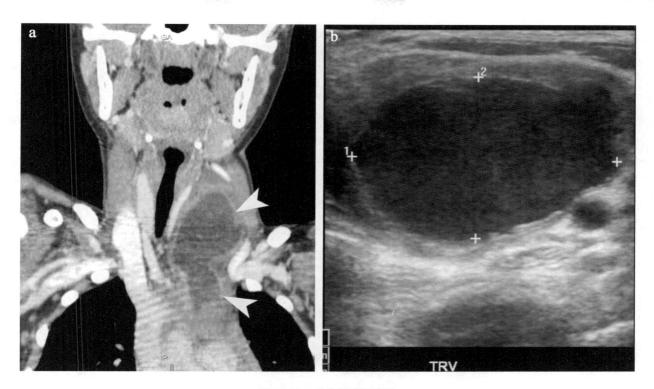

图 15-13　感染性胸腺囊肿

a. 冠状位 CT 重建图像显示一个大的位于左侧的胸腺囊肿（箭头），从左上纵隔延伸至左锁骨上。b. 感染性胸腺囊肿在超声上显示为囊肿内部低回声

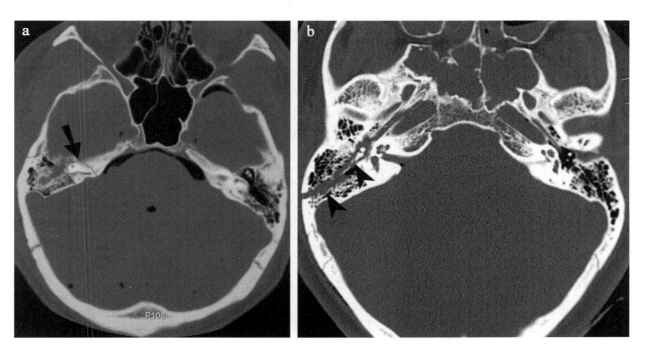

图 15-14　岩骨骨折

a. 轴位 CT 图像显示右侧颞骨岩部横形骨折（直箭），并可见颅内积气，这是由于乳突气房与轴外间隙相通所致。b. 颞骨岩部轴位 CT 图像显示右侧颞骨岩部纵向骨折线（箭头）

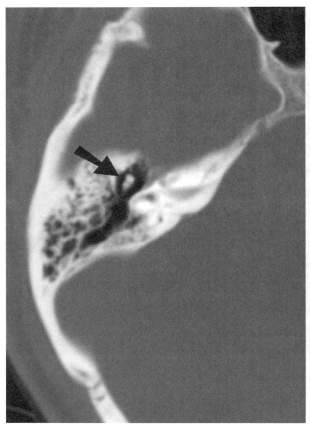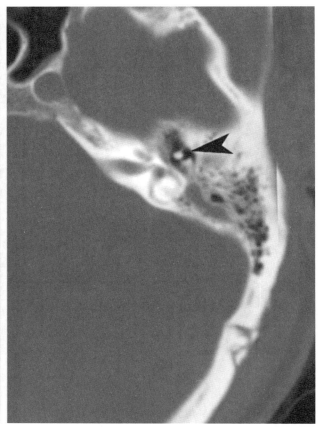

图 15-15 听小骨中断

颞骨岩部轴位 CT 图像示右侧中耳听小骨的正常方向(直箭)。CT 图像显示左侧听骨链中断(箭头),提示锤骨与砧骨间有气体

痹和耳漏。这被描述为格拉代尼戈综合征(Grad-enigo syndrome),其特点是展神经麻痹,这是由于其经过 Dorello 管所致。岩尖炎的并发症包括硬脑膜静脉窦血栓形成、硬膜外脓肿、脑膜炎及脑脓肿的形成。

CT 扫描是其首选的影像学检查,其特点为骨质侵蚀破坏,伴有边界模糊和边缘强化。MRI 在评价炎症向硬脑膜的扩展和向颅内的扩展方面更加敏感。MRI 的表现包括 T_2WI 像上的高信号影(由于其内含液体所致)、肉芽组织以及注射钆剂(MR 造影剂)后的强化表现(由于炎症所致)(图 15-18)[16]。

十七、乳 突 炎

乳突炎是指颞骨乳突气房的感染。因为其与中耳有着密切的解剖关系,所以乳突炎往往是中耳炎的扩散所致。乳突炎可以从乳突气房内衬细胞的感染发展至骨髓炎,并且形成脓腔,继之,脓腔可以扩散至乳突骨皮质界限之外。急性乳突炎的并发症包括硬膜窦血栓形成、骨髓炎、脑脓肿、硬膜下脓肿和硬膜外脓肿。

急性乳突炎好发于幼儿,且常继发于急性中耳炎。CT 表现包括乳突气房密度增高影,后期可出现骨质破坏、骨质裂开及脓肿形成。Bezold 脓肿是指乳突壁骨质裂开,伴炎症扩散进入颈部软组织并形成脓肿(图 15-19)。

十八、教学要点

1. 与咽后脓肿不同的是,危险间隙脓肿可扩散至第 4 胸椎水平以下。

2. Lemierre 综合征的特点是颈部血栓性静脉炎,最常由坏死梭杆菌感染引起。

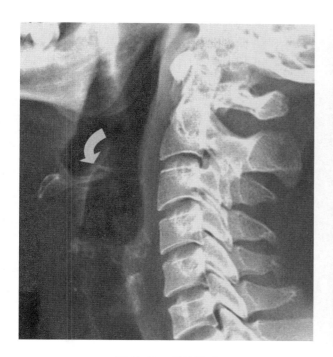

图 15-16　舌骨骨折
颈部侧位 X 线片显示舌骨大角骨折（弯箭）

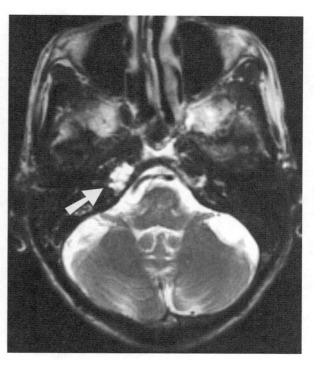

图 15-18　岩尖炎
MRI T_2WI 像显示右侧岩尖处高信号影（直箭）

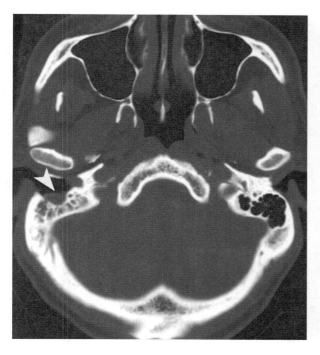

图 15-17　胆脂瘤
右侧软组织密度胆脂瘤（箭头），伴骨壁破坏及乳突气房密度增高影

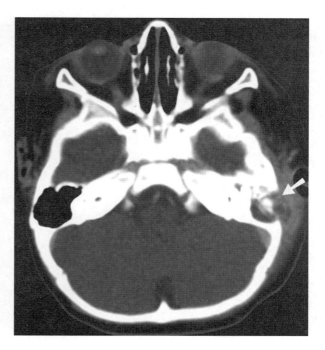

图 15-19　乳突炎和 Bezold 脓肿
CT 增强图像显示左侧岩骨乳突气房骨质破坏（直箭），伴脓肿扩散进入左乳突周围的软组织内

3. 80%～95%的下颌下腺结石是不透 X 线的,因此在 X 线片上可见。

参 考 文 献

［1］ Knight LC,Lesser THJ. Fish bones in the throat. Arch Emerg Med,1989,6:13-16.

［2］ Waltzman ML. Management of esophageal coins. Curr Opin Pediatr,2006,18(5):571-574.

［3］ Sharieff GQ,Brousseau TJ,Bradshaw JA,Shad JA. Acute esophageal coin ingestions: is immediate removal necessary? Pediatr Radiol,2003,33(12):859-863.

［4］ Capps EF,Kinsella JJ,Gupta M,et al. Emergency imaging assessment of acute, nontraumatic conditions of the head and neck. Radiographics,2010,30:1335-1352.

［5］ Isacsson G,Isberg A,Haverling M,et al. Salivary calculi and chronic sialoadenitis of the submandibular gland: a radiographic and histologic study. Oral Surg Oral Med Oral Pathol,1984,58(5): 622-627.

［6］ Zenk J,Iro H,Klintworth N,et al. Diagnostic imaging in sialadenitis. Oral Maxillofac Surg Clin North Am,2009,21(3):275-292.

［7］ Shefelbine SE,Mancuso AA,Gajewski BJ,et al. Pediatric retropharyngeal lymphadenitis: differentiation from retropharyngeal abscess and treatment implications. Otolaryngol Head Neck Surg,2007,136(2):182-188.

［8］ Screaton NJ,Ravenel JG,Lehner PJ,et al. Lemierre syndrome: forgotten but not extinct - report of four cases. Radiology,1999,213(2):369-374.

［9］ Sinave CP,Hardy GJ,Fardy PW. The Lemierre syndrome: suppurative thrombophlebitis of the internal jugular vein secondary to oropharyngeal infection. Medicine,1989,68:85-94.

［10］ Saedi B,Sadeghi M,Mojtahed M,et al. Diagnostic efficacy of different methods in the assessment of adenoid hypertrophy. Am J Otolaryngol,2011,32(2):147-151.

［11］ Mary Kurien M,Lepcha A,Mathew J,et al. X-Rays in the evaluation of adenoid hypertrophy: It's role in the endoscopic era. Indian J Otolaryngol Head Neck Surg,2005,57(1):45-47.

［12］ Mozhdeh SM. The steeple sign. Radiology,2000,216:428-429.

［13］ Ahujaa AT,Kinga AD,Kinga W,et al. Thyroglossal duct cysts: sonographic appearances in adults. AJNR Am J Neuroradiol,1999,20:579-582.

［14］ Lee D,Honrado C,Har-El G,et al. Pediatric temporal bone fractures. Laryngoscope,1998,108:816-821.

［15］ Pollanen MS,Chiasson DA. Fracture of the hyoid bone in strangulation: comparison of fractured and unfractured hyoids from victims of strangulation. J Forensic Sci,1996,41(1):110-113.

［16］ Lee YH YH,Lee NJ,Kim JH,et al. CT,MRI and gallium SPECT in the diagnosis and treatment of petrous apicitis presenting as multiple cranial neuropathies. Br J Radiol,2005,78:948-951.

第16章

头部急诊影像学

Majid Khan,Sneha Patel,Ajay Singh

一、简 介

在对颅内急症进行处理时,对患者预检分类是关键,因此,尽早进行影像学检查并做出恰当的诊断对于指导恰当的病情分析和处理大有帮助。

二、假性蛛网膜下腔出血

基底池蛛网膜下腔的密度增高通常出现在弥漫性蛛网膜下腔出血的患者中。然而,对具有脑水肿征象的脑实质进行仔细观察则很有必要,因为蛛网膜下腔的密度增加很可能是由于脑肿胀引起充血的硬脑膜、动脉和静脉血管所致(图16-1)。在CT上,其他类似蛛网膜下腔出血的情况包括椎管内注射过造影剂、传染性脑膜炎,以及血管内的对比剂漏入蛛网膜下腔。

脑池密度增高的病理原因不是很明确,但被推测认为是多种因素综合形成的,包括正常低密度的脑脊液被替代、表面血管结构的充血,以及相邻脑组织的水肿和密度减低[1]。

三、一氧化碳中毒

当患者出现反应迟钝并行紧急的神经影像学检查,则发现许多的影像学表现,一些较细微,而另一些则比较明显。一氧化碳中毒就是一个潜在的细微的影像学表现,如果能早期发现,就可以显著提高患者的临床预后。

一氧化碳中毒是一种典型的对称性的缺氧性脑病,与血红蛋白的亲和力高于与氧的亲和力。脑损伤偏爱于苍白球(图16-2)[2]。脑白质可能受累或可能不受累,这取决于暴露于一氧化碳的时间。如果能在发生损伤的6小时内确诊,长期的神经精神疾病的发生可被减少。标准的治疗方法包括高压氧和100%氧治疗。

鉴别诊断包括克雅病、威尔逊病和Leigh综合征,尽管这些疾病比一氧化碳中毒更广泛地累及灰质,但是,所有疾病均可以影响到苍白球。

四、中枢神经系统感染

脑脓肿通常位于皮质与髓质交界区,拥有薄而规则的脓肿壁,其在 T_2 加权图像上呈低信号。脑脓肿的病因包括细菌、真菌或结核。脑脓肿的发展是由早期的脑炎和广泛的 T_2 像信号异常至液化坏死和脓肿壁的形成。

发生于颞叶内侧的局灶性病变可能会由于动脉缺血引起,其属于大脑后动脉(PCA)的供血区;化脓性感染,可能起源于耳源性感染;疱疹病毒脑炎,则更倾向于累及海马[3]。如果局灶性病变累及颞叶外侧,应考虑为大脑中动脉(MCA)供血区的动脉缺血。如果水肿累及整个颞叶,应考虑肿瘤。如果耳源性感染不进行治疗,感染可能会突破硬脑膜,导致积脓、脑炎和脓肿形成(图16-3)。

如果有寄生虫感染疫区的旅游史,则应考虑寄生虫感染,如脑猪囊尾蚴病、肺吸虫病和棘球绦虫感染。脑猪囊尾蚴病是在发展中国家最常见的累及中枢神经系统的寄生虫感染,流行于墨西哥、南美洲、非洲、东欧和亚洲。累及中枢神经系统的脑猪囊尾蚴病有4种类型:脑膜型、脑实质型、脑室型和混合型。

脑膜囊肿主要形成在基底部脑膜处,而脑实质囊肿通常发现于脑皮质,脑白质很少受累。

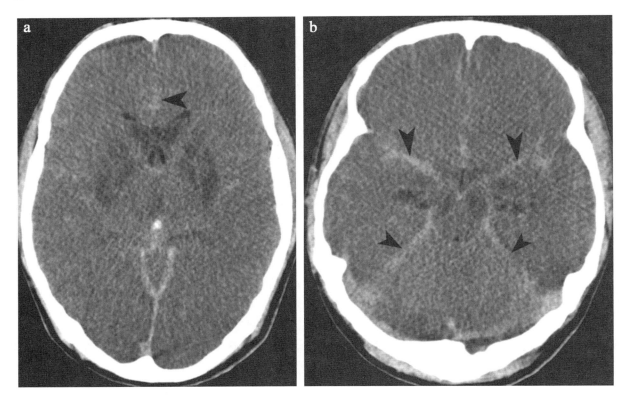

图 16-1　脑水肿

脑平扫 CT 轴位像示脑实质内弥漫性低密度改变,脑水肿导致灰白质的界限消失(a)。轴外高密度(箭头)类似蛛网膜下腔出血的表现,然而在此则是由脑水肿引起(b)

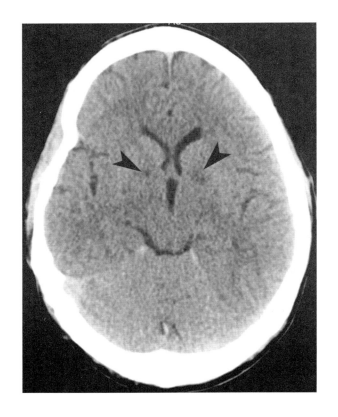

15％的脑猪囊尾蚴病患者可见脑室囊肿,最常累及第四脑室。在脑室病变的病例中,约 1/5 患者的脑实质受累。

脑实质型脑猪囊尾蚴病的典型影像学表现为:直径约 1cm(范围:4～20mm)的类圆形病变,伴有直径 2～3mm 的壁结节,其由头节形成。病变周围出现水肿和囊壁出现强化,则提示囊虫处于变性期或处于胶体状态。在 T_1WI 序列上,囊性病灶内的液体相对于脑白质来说呈低信号,而与脑脊液相比则呈高信号。在 T_2WI 序列上,囊肿内的液体呈显著的高信号。在囊变早期无强化表现,此时幼虫仍活着,囊肿呈抗原惰性。在结节样钙化期,囊性病变发生钙化,病变无任何强化。

图 16-2　一氧化碳中毒

脑平扫 CT 轴位像示双侧苍白球内小低密度区(箭头),符合一氧化碳中毒的缺氧性损伤

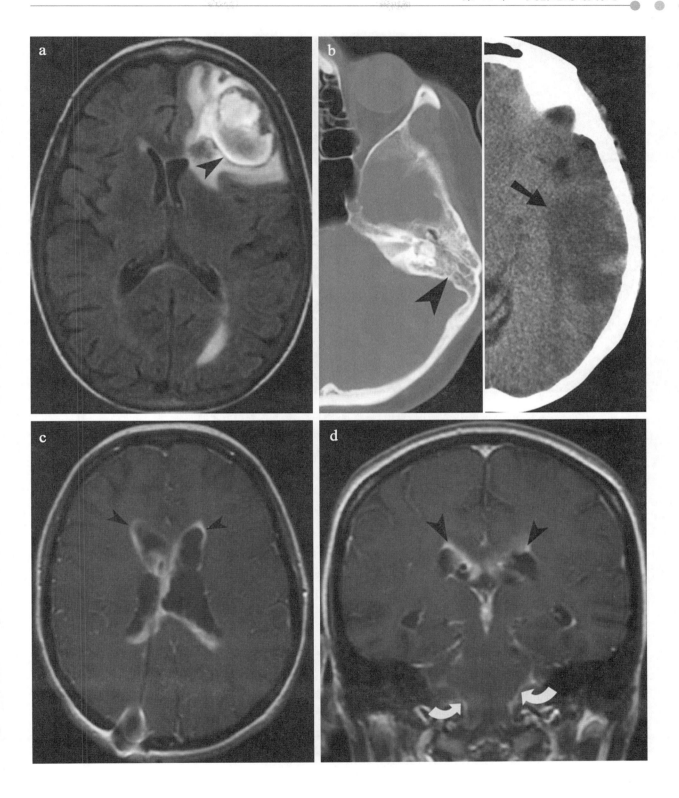

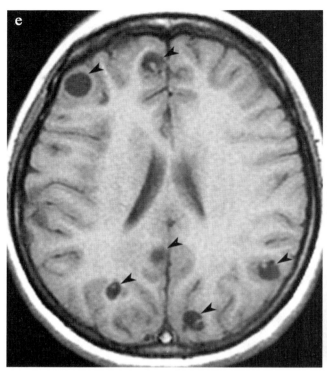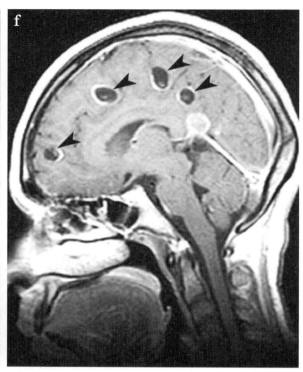

图 16-3　颅内感染：脑脓肿、脑室炎、脑膜炎和脑囊虫病

　　a. FLAIR 序列显示左侧额叶真菌感染性脑脓肿（箭头），伴周围水肿。脓肿内侧壁较薄，这是脑脓肿的特征，它是由于内侧血供受限所致。b. 脑平扫 CT 轴位像示左侧颞叶低密度影（箭头）是由脓肿和水肿形成的（箭）。骨窗示乳突气房内液体密度影（箭头）。c、d. MRI 增强扫描 T₁WI 像显示脑室壁广泛的室管膜强化（箭头）。基底池也有强化（弯箭）。由于脑室引流管术后形成右侧顶骨局部缺如，因引流管感染形成，于是拔出了引流管。e、f. 脑猪囊尾蚴病，T₁WI 像示灰质与白质交界区多发类圆形囊性病灶，内含头节。增强 T₁WI 像（f）示幕上多发边缘强化囊性病变

五、疱疹性脑炎

　　单纯疱疹病毒感染在人群中普遍存在，最初通常通过口咽接触感染。然后病毒休眠在三叉神经节内。单纯疱疹病毒（HSV）脑炎是中枢神经系统内最常见的病毒感染。虽然有些患者在发病前出现病毒感染的前驱症状，但不清楚是什么机制促进了病毒在中枢神经系统（CNS）的再次激活[4]。患者通常出现高热，并逐渐呈现出精神状态的改变，这一过程持续几天。局灶性神经体征并不常见。

　　幸运的是，单纯疱疹病毒（HSV）脑炎有许多特征性影像学表现。大脑边缘系统是其特征性部位（图 16-4）。可以表现为双侧，通常不对称。典型的增强类型为脑回样强化。在边缘系统内经常可见扩散受限改变。出血为晚期特征。如果患者有上述这些特征性影像学表现，则提示有疱疹性脑炎的可能，临床应开始静脉注射阿昔洛韦（acyclovir），及时的抗病毒治疗已被证明能够改善预后。

　　鉴别诊断包括脑梗死，特别是在起病时症状非常急时；梗死发作之后引起脑组织水肿和斑片样强化，与单纯疱疹病毒脑炎相似，特别是当单纯疱疹病毒脑炎的病灶位于颞叶时；另外，也与边缘系统脑炎相似，特别是起病时症状较为渐进性时，比如病程持续数月，而不像单纯疱疹病毒脑炎仅持续几天。

六、张力性气颅

　　张力性气颅是一种非常严重并且潜在威胁生命的情况，是由于硬膜下腔空气压力增高对额叶产生占位效应，导致神经功能恶化。发生机制可

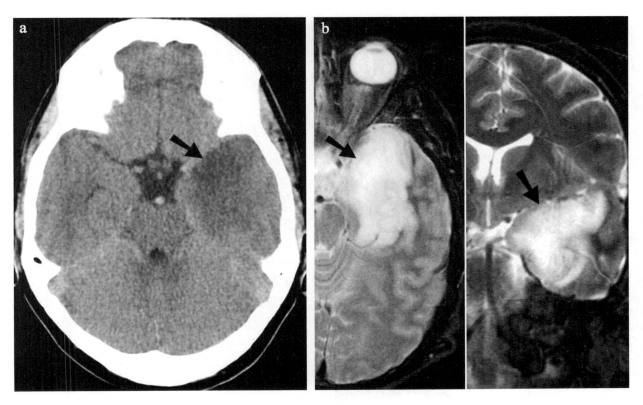

图 16-4　HSV 脑炎

　　a. 头颅轴位 CT 平扫显示左侧颞叶内侧脑组织密度减低区（箭）。b. 轴位及冠状位 T_2WI 像显示左侧颞叶内侧水肿（箭），增强扫描 T_1WI 像呈斑片状强化

　　以形象地描述为球与阀门机制。颅内间隙和颅外相通，由于颅内压力较低，空气由入口进入颅内，而出口则被梗阻阻塞。大多数的张力性气颅是由头部外伤引起，也可以发生于颅底外科手术、鼻旁窦手术、脑脊液分流术、硬膜下血肿清除术或颅后窝手术。

　　张力性气颅患者常有头痛，而且最重要的是其意识水平下降。其影像学表现具有特征性，但不能确定诊断：显著的双侧额部硬膜下空气聚集，并对双侧额叶产生占位效应，伴双侧额叶之间的大脑半球间隙增宽（Mt. Fuji 征）（图 16-5）[5,6]。

　　如果近期曾行颅脑手术的患者出现这种影像学表现并且临床表现恶化，应高度考虑张力性气颅的诊断。治疗方法包括钻孔置管、开颅手术、针吸和硬脑膜修补术。

七、巨大的 MCA 动脉瘤

　　颅内巨大动脉瘤是指直径＞2.5cm 的动脉瘤。大多数的巨大动脉瘤是囊状的，而不是梭形的[7]。一般发生在血管的分支点处，其往往发生于有缺陷的内膜或由于血流动力学异常导致较小的动脉瘤扩大。巨大动脉瘤破裂的典型症状为"我一生中最糟糕的头痛"，未破裂的巨大动脉瘤具有凶险的临床表现，经常出现由于肿块效应而引起相邻脑实质受压的临床表现或由于血栓栓塞而引起相应的临床表现。基底池或蛛网膜下腔附近任何大的高密度肿块，至少可以高度提示脑动脉瘤的可能性（图 16-6）。除了大小以外，巨大脑动脉瘤的影像学特征包括边缘钙化，由于搏动导致水肿从而引起的层状和相邻脑实质的低密度水肿。

八、自发性颅内低压

　　自发性颅内低压的特点是脑脊液压力低和体位性头痛，而且在此之前并无外伤、手术或腰椎穿刺[8]。通常是由小的脑膜缺损引起的隐匿性脑脊

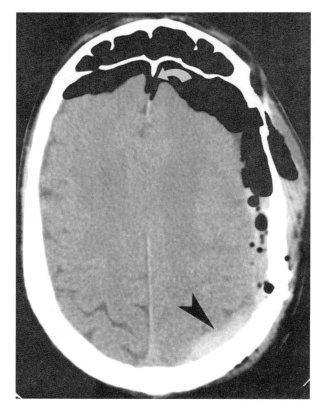

图 16-5　张力性气颅

头颅 CT 平扫显示双侧额部硬膜下显著的空气聚集，并对双侧额叶产生占位效应（弯箭）。左侧顶部可见高密度硬膜下血肿（箭头）

液漏所致。临床表现为新发的头痛，仰卧位时可以迅速且显著地缓解，而坐位或站立时头痛症状复发。与头痛相伴随的症状有恶心、呕吐、眩晕、视物模糊、畏光、颈部僵硬、屈颈时枕颈部痛。脑部 CT 或磁共振成像的影像学表现包括双侧硬膜下血肿、弥漫性硬脑膜强化、小脑扁桃体和脑干向尾侧移位、脑室和基底池变小，脑垂体肿大（图 16-7）[9]。总的来说，该病是自限性的，但相伴随的硬膜下血肿或头痛有可能需要治疗。如果非手术治疗失败，持续的头痛可以使用自体硬膜外填充血斑进行治疗。

九、轴外出血

轴外出血分为 3 种主要类型：硬膜外出血、硬膜下出血和蛛网膜下腔出血（图 16-8）[10]。

外伤性蛛网膜下腔出血是最常见的与头部创伤有关的轴外出血。由脑底部静脉和动脉的外伤

性损伤引起，比动脉瘤破裂引起的蛛网膜下腔出血的出血量少。

硬膜下血肿位于内层硬脑膜与蛛网膜之间。约 50% 是由于桥静脉剪切伤引起，而另 50% 则是由于皮质动脉撕裂引起。硬膜下出血的形态呈新月状，通常穿过颅缝，但不越过中线。在儿童，如出现于大脑半球之间，则提示并非偶然的创伤。

硬膜外血肿发生在颅盖骨与外层硬脑膜之间的潜在间隙。硬膜外出血最常见的原因是颞骨骨折和动脉撕裂（通常为脑膜中动脉），很少一部分与硬脑膜静脉窦的撕裂有关。硬膜外血肿呈双凸透镜形并受颅缝的限制，这是由于硬脑膜与颅骨内板黏附牢固，并附着于颅缝。不足 50% 的患者因最初的脑震荡导致的昏迷状态中间有一个清醒的间隔，然后在恢复之后又陷入昏迷。及时的识别和治疗可以显著降低与硬膜外出血有关的发病率和死亡率。

十、疝综合征

脑、脑脊液和血液共同存在于一个刚硬的且不能扩展的容器内：颅骨内。当绝大多数的其他器官增大时，一般来说会有一定的膨胀空间；然而，当脑因水肿、肿瘤或出血导致膨胀时，能膨胀的空间很小。如果颅内压增加到足够高时，它将会导致脑从一个间隔疝入到另一个间隔内（图 16-9 a～b）[11]。

大脑镰下疝是最常见的颅内疝类型，当扣带回和大脑前动脉的胼周支疝到大脑镰下方时，则发生大脑镰下疝。由于脉络丛连续产生脑脊液，导致同侧脑室消失而对侧脑室扩大。也可能压迫同侧的大脑前动脉或脑内静脉，并且会有脑梗死的风险。

当内侧颞叶组织（钩回和海马）通过小脑幕的游离缘向内侧移位并压迫脑干与邻近结构（大脑后动脉、动眼神经和脉络丛前动脉）时，则发生钩回疝。同侧动眼神经受压，造成瞳孔固定和放大，而同侧的大脑后动脉受压，则造成其分布区域的脑梗死。并发症还包括中脑导水管周围坏死；中脑（迪雷）出血；由于基底动脉上支的拉伸而引起的脑桥和中脑的被盖部出血；对侧大脑脚压迫小脑幕的游离缘，即 Kernohan-Woltman 压迹。

小脑扁桃体疝发生于颅后窝的肿块效应，导

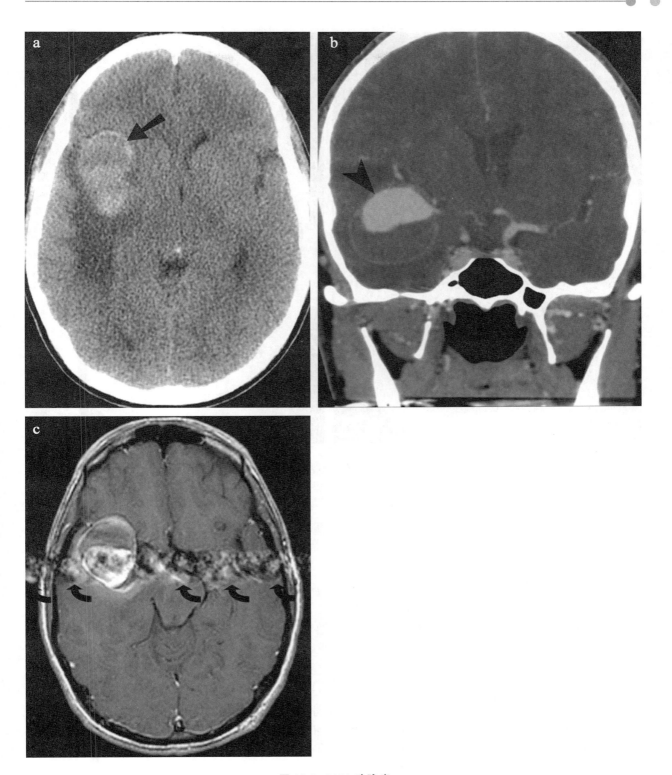

图 16-6　MCA 动脉瘤

　　a. 头颅轴位 CT 平扫示右侧外侧裂池混杂高密度病灶（箭），伴右侧颞叶水肿。b. 冠状位 CTA 示直径约 4、5cm、部分血栓形成、起源于右侧大脑中动脉的分支 M2 的动脉瘤（箭头）。c. 轴位增强 T_1WI 像示相位编码方向的血管搏动伪影（弯箭），提示动脉瘤内血流速度较快

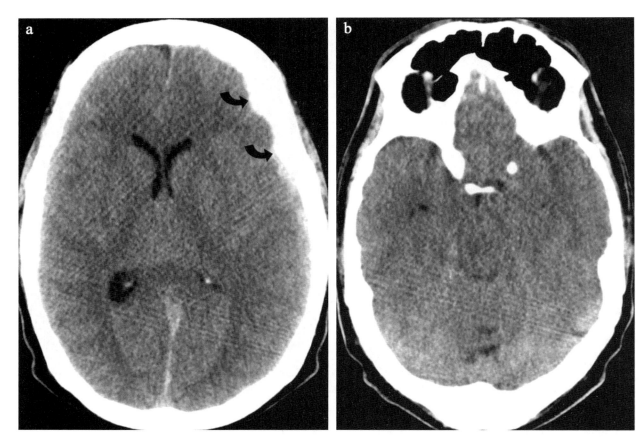

图 16-7　颅内低压

a、b. 头颅轴位 CT 平扫显示基底池消失、脑干下垂、左侧硬膜下血肿（弯箭）

致第四脑室梗阻、脑积水、小脑扁桃体和小脑通过枕骨大孔向下移位。延髓受压导致控制呼吸和心脏节律的生命中枢受抑制。

不常见的疝包括：①中心性小脑幕裂孔疝，是大脑半球和基底核向下移位的最终结果，可能会伴有基底池的完全闭塞。②提升小脑幕切迹（小脑上蚓）疝，是由于小脑或脑干的缓慢生长驱使小脑蚓部和小脑半球向上移位通过小脑幕形成。

十一、脑挫伤

挫伤是由于外伤所致脑组织的加速或减速损伤，累及脑的外周表面，是继弥漫性轴索损伤之后的第二位最常见的原发性创伤性神经损伤。脑挫伤的发生部位具有特征性，也就是说，位于颞叶和额叶的前面和下表面（图 16-9 e、f）[12]。这些部分的脑组织是最容易移动的区域，而其近端的部分则较为固定，因此，脑组织的这些部分与颅前窝的

前额骨和下额骨以及颅中窝的蝶骨大翼和颞骨不规则的颅骨内面进行擦碰。较为少见的是，挫伤可发生在矢状窦旁的大脑半球内，这是因为脑实质沿着坚硬的大脑半球之间的脑镰发生挫伤。

对脑挫伤进行短期随访很重要，不管脑挫伤伴不伴有出血都需要进行随访，因为在最初的几天内可能会出现新发病灶，而且原有的损伤可能会变大。重要的鉴别诊断是要排除静脉闭塞性疾病，因为静脉窦血栓可能会经常出现相似的影像学表现和发生部位。治疗的目的是为了防止二次损伤，例如血肿形成、肿块效应或脑疝，以上全部或任何一种情况均需要手术治疗。

十二、脑皮质层状坏死

了解脑皮质层状坏死有两个理由：①脑皮质层状坏死为亚急性损伤的标志，换言之，发生于最初损伤之后的 14～21 天；②脑皮质的高密度表现

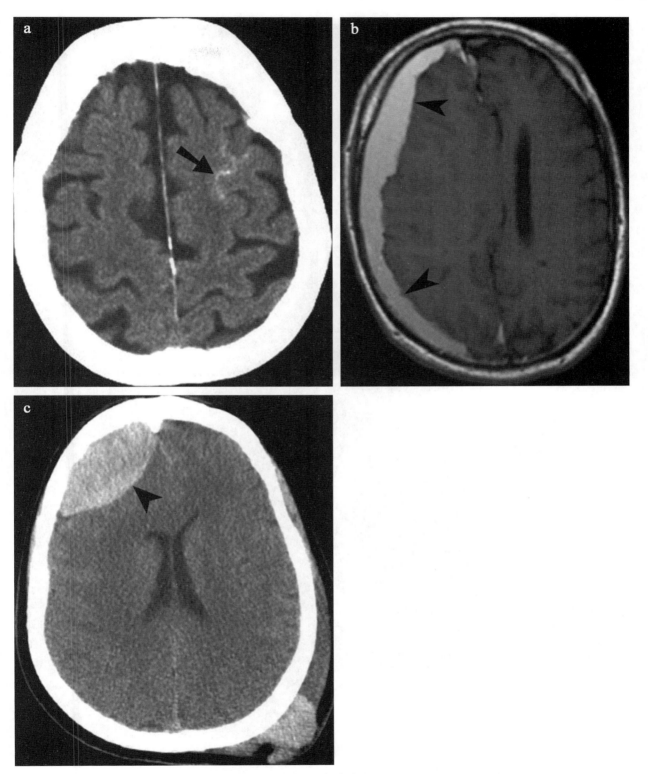

图 16-8　颅内出血

　　a. 头颅 CT 平扫示左侧额叶凸面上方脑沟内蛛网膜下腔出血（箭）。b. 平扫 MR 轴位 T_1WI 像示：沿右侧大脑凸面的硬膜下高信号液体聚集（箭头），符合亚急性硬膜下血肿的表现。c. CT 平扫显示右侧额叶凸面上方双凸透镜形硬膜外血肿（箭头），由对冲伤引起。血肿产生肿块效应压迫右侧脑室

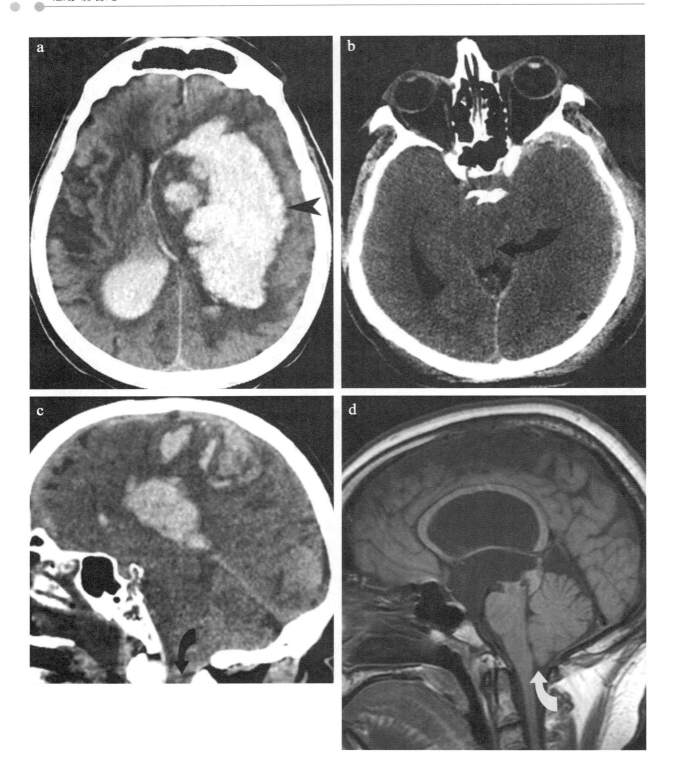

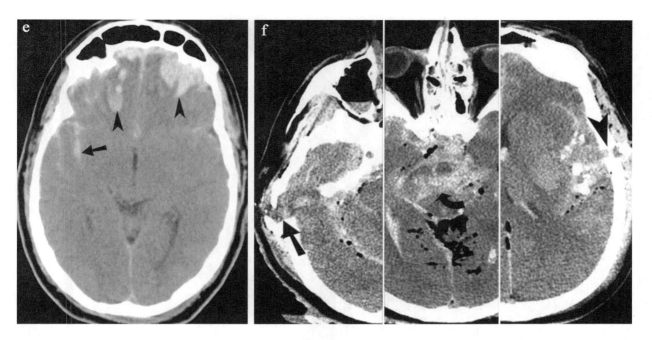

图 16-9　脑内出血

a. 头颅轴位 CT 平扫示左侧大脑半球内大面积脑实质内出血(箭头),导致向右侧的大脑镰下疝。同侧脑室受压,对侧脑室扩张,脑室内出血。b. 左侧硬膜下出血所致左侧海马沟回疝的 CT 平扫显示:左侧颞叶内侧部(海马沟)(弯箭)向内侧移位,通过小脑幕游离缘并压迫中脑。c、d. CT 和 MRI 像显示小脑扁桃体下疝(弯箭),图 c 为脑实质出血患者,图 d 为脑积水患者。e. 轴位 CT 平扫示颞叶与额叶内脑实质内出血,与创伤性出血性脑挫伤一致(箭头)。还可见蛛网膜下腔出血(箭)和硬膜下出血,经常与脑挫伤同时存在。f. 枪伤患者的头颅 CT 平扫示:子弹入口(箭头)、子弹穿过中脑的路径(弯箭)和出口(直箭)。还可见颅内积气及蛛网膜下腔出血

(或在 MRI 的 T_1WI 图像上的脑皮质高信号)是继发于缺氧性缺血损伤,而不是出血性损伤。这个患者为 35 岁女性,曾有剖宫产病史,产后约 3 个月,因急性高血压症状和体征来急诊科就诊。患者对血压纠正治疗的反应不稳定,表现为严重的血压下降,这样导致患者的精神状态出现恶化。随后的头颅 CT 检查显示顶叶和枕叶的斑片状低密度灶。出现这种影像学表现 3 周之后,影像学表现发展为脑皮质层状坏死。

鉴别诊断包括脑炎、低级别脑皮质肿瘤和 Sturge-Weber 综合征。在 CT 图像上可以或可以不出现脑回高密度表现,但是在 T_1 序列上的特征性脑皮质高信号影则是最敏感的(图 16-10)[13]。影像学检查很少显示亚急性梗死,其影像学表现多种多样,并结合恰当的病史,通常可以帮助临床医师进行治疗并避免不必要的检查(换言之,肿瘤或感染性疾病的检查)。

总之,脑实质层状坏死提示临床预后较差。

有趣的是,尽管还不是很清楚,然而在 CT 和 MRI 上的高密度和高信号表现并不是由出血或钙化引起的,而感觉更像是由于反应性胶质增生和充满脂肪的巨噬细胞所致。据我们所知,目前尚无脑皮质层状坏死与高血压或高血压危象之间有关联的文献报道。

十三、脑动脉空气栓塞

除了气道、鼻旁窦、乳突、颞骨岩部外,头部内不应该含有气体。脑空气栓塞可以为静脉栓塞或动脉栓塞。静脉栓塞可以因中心静脉导管置入或其他与进入静脉有关的设备操作引起,比如 CT 对比剂高压注射器的操作。在颅内,空气经常位于静脉窦内和颌面部表浅静脉的分支内。如果气体量较少,患者经常无临床症状,但还是需要让临床医师警惕静脉内有气体存在。

然而,脑动脉栓塞却较少见,但其潜在危险性高,并且有严重的后遗症。就空气本身而言,动脉

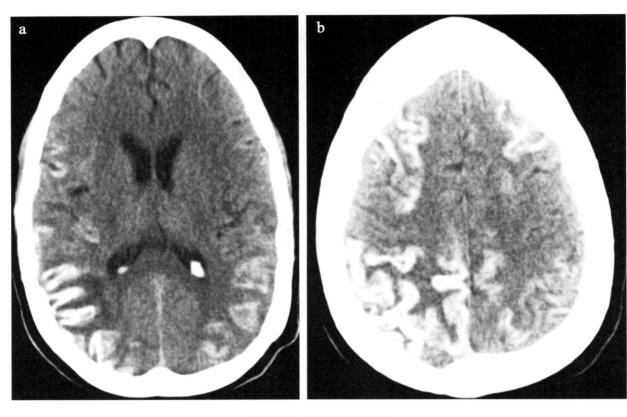

图 16-10　脑皮质层状坏死

a、b. 轴位 CT 平扫示广泛、弥漫的脑皮质脑回样波浪状的高密度影,大部分符合脑实质层状坏死。虽然还不是很清楚其发病机制,但 CT 高密度和 MR 高信号并不是出血或钙化

空气栓塞可引起炎症性反应或导致梗阻远端的灌注减少[14]。

脑动脉栓塞的常见原因有外伤、手术或肺活检等操作。空气可通过穿刺活检针或任何原因引起的支气管-静脉瘘,由体静脉侧横向进入肺微小血管(甚至没有动-静脉的交通)或通过任何的右向左分流,并通过肺静脉(及最终的体循环系统)到达动脉系统。CT 扫描所发现的空气可以很快地得以再吸收,因此在随访观察时将会不明显(图16-11)。

患者经常有广泛性癫痫和局部脑神经功能障碍。治疗方法是 100% 氧气、积极的液体复苏和高压氧治疗。的及时的诊断和临床医师间的沟通能使治疗变得积极并减轻损伤的程度。

十四、梗阻性脑积水

梗阻性脑积水是由于脑脊液的流动在室间孔、第三脑室、中脑导水管或第四脑室水平受到梗阻而引起的。梗阻性脑积水的影像学表现为梗阻平面上方的脑室系统扩张。梗阻最常见的部位为中脑导水管,导致双侧侧脑室及第三脑室扩张。第四脑室流出道梗阻导致第四脑室扩张,致使其三角结构消失并扩张呈圆形。由于脑室的扩张致使幕上脑池、脑裂和脑沟扩张不明显。由于液体透过室管膜扩散,可能会导致脑室旁的水肿(图16-12)。

十五、急性高血压脑病

急性高血压脑病见于严重高血压患者,并被认为是由异常的脑血管自我调节引起。这也被称为可逆性后部脑病综合征。

CT 图像示双侧脑皮质或皮质下低密度灶,最常位于后循环区。枕叶和顶叶后部最常受累,斑片状病变比大片状病变更常见(图 16-13)。在 T_2WI 及 FLAIR 图像上呈高信号。鉴别诊断包括脑梗死、进行性多灶性脑病、脱髓鞘疾病和代谢

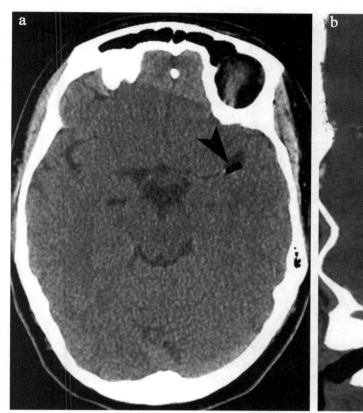
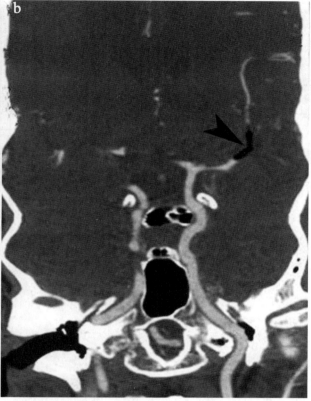

图 16-11 空气栓塞

a、b. 轴位 CT 平扫和 CTA 示左侧大脑中动脉 M1 段的局灶性血管内空气（箭头），符合动脉气体栓塞

紊乱（透析）。

十六、脑脊液漏

90％的脑脊液漏病例发生于外伤后，常发生于颅前窝底并引起脑脊液鼻漏。颞骨骨折常导致脑脊液耳漏，此型病例约为 20％。80％的脑脊液漏发生于外伤后的 48 小时内，而 95％的脑脊液漏发生于外伤后的 3 个月内。

CT 脑池造影是显示脑脊液从颅底漏出的金标准。如果脑脊液漏是间断性的，那么检查的时间很重要。阳性检查结果可见到造影剂由脑膜及颅骨缺损区漏出（图 16-14）。核素脑池显像（111-铟二乙烯三胺五乙酸）很难显示解剖学上的缺损部位，则被作为二线影像学检查方法。因为放射性示踪剂的生物半衰期为 2.8 天，因此图像采集时间可延长至示踪剂注入后 3 天。

十七、脑 死 亡

确定脑死亡最好的影像学方法为核素神经功能检查（99mTc-ECD，neuralite）。脑死亡特征性改变为脑功能不可逆的丧失，伴有显著的脑组织水肿和脑沟的消失。颅内压增加超过血管灌注压，从而导致不可逆的缺血性改变。脑死亡患者的 EEG 表现为等电位，这是由于生理功能的停止所致。

正常脑组织可以摄入 99mTc-HMPAO，而 99mTc-ECD 不能通过血-脑屏障，部分进入局部脑血流。在 99mTc-ECD（neuralite）或 99mTc-HM-PAO（Ceretec）显像检查时，在脑死亡之后，均不见血流进入颅内的幕上和幕下。这些患者典型的表现为放射性示踪剂在鼻区聚集（热鼻征）。颅内放射性示踪剂的缺乏形成灯泡征（图 16-15）。

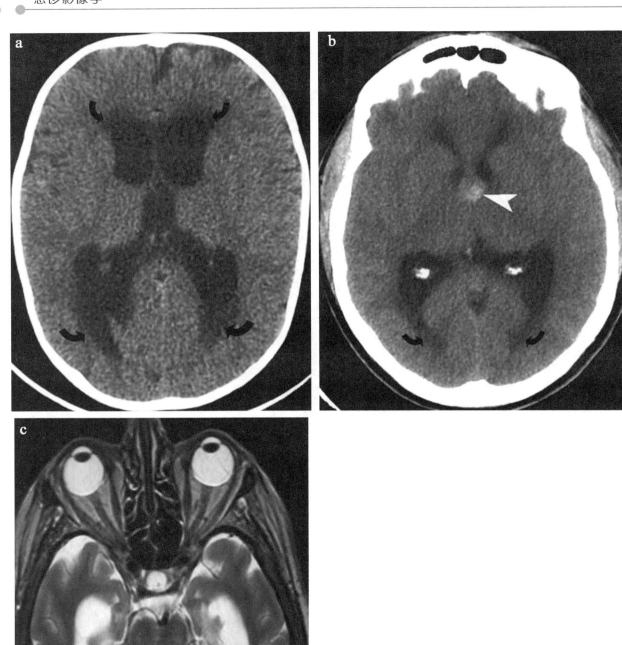

图 16-12　梗阻性脑积水

　　a、b. 头部 CT 平扫示急性梗阻性脑积水伴侧脑室旁水肿（弯箭），由颅后窝出血（a）和孟氏孔处的胶样囊肿（箭头）（b）引起。c. T_2WI 显示急性梗阻性脑积水（弯箭）伴侧脑室周围水肿

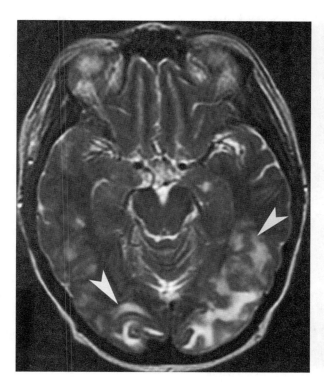

图 16-13　急性高血压脑病

T₂WI 像示双侧枕叶斑片状和融合性高信号影（箭头）

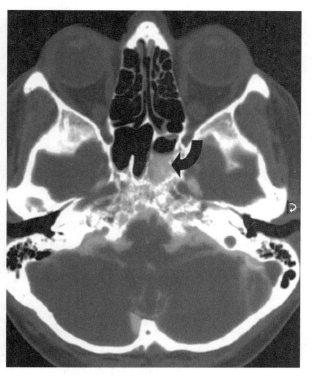

图 16-14　外伤后脑脊液漏

CT 脑池造影可见对比剂由硬脑膜及骨质缺损区漏入筛窦。对比剂聚集于左侧蝶窦（弯箭）

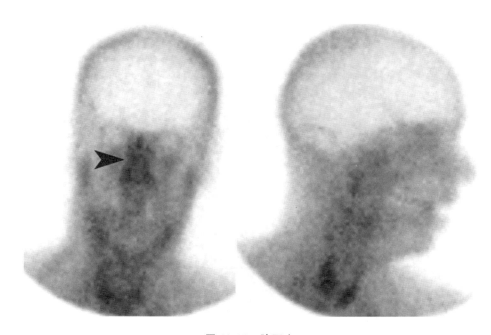

图 16-15　脑死亡

⁹⁹ᵐTc-HMPAO 检查显示热鼻征（箭头），而此患者的颅内并无放射性示踪剂聚集（灯泡征）

参 考 文 献

[1] Given CA,et al. Pseudo-subarachnoid hemorrhage: a potential imaging pitfall associated with diffuse cerebral edema. AJNR Am J Neuroradiol,2003,24: 254-256.

[2] Sener RN. Acute carbon monoxide poisoning: diffusion MR imaging findings. AJNR Am J Neuroradiol,2003,24:1475-1477.

[3] Paolini S,et al. Gas-containing otogenic brain abscess. Surg Neurol,2002,58(3-4):271-273.

[4] Baringer JR. Herpes simplex infections of the nervous systems. Neurol Clin,2008,26(3):657-674,viii.

[5] Sinclair AG,et al. Imaging of the post-operative cranium. Radiographics,2010,30:461-482.

[6] Michel SJ. The Mount Fuji sign. Radiology,2004, 232:449-450.

[7] Mehta RI,et al. Best cases from the AFIP: giant intracranial aneurysm. Radiographics,2010,30:1133-1138.

[8] Jacobs MB,Wasserstein PH. Spontaneous intracranial hypotension: an uncommon and underrecognized cause of headache. West J Med,1991,155: 178-180.

[9] Watanabe A,Horikoshi T,Uchida M,et al. Diagnostic value of spinal MR imaging in spontaneous intracranial hypotension syndrome. AJNR Am J Neuroradiol,2009,30:147-151.

[10] Osborn AG,Salzman KL,Barkovich J. Trauma. In: Diagnostic imaging brain. 2nd ed. London: Amirys Publishing,Inc;2005:I-2-3.

[11] Coburn MW,Rodriguez FJ. Cerebral herniations. Appl Radiol,1998,27:10-16.

[12] Kim JJ,et al. Imaging for the diagnosis and management of traumatic brain injury. Neurotherapeutics,2011,8(1):39-53.

[13] Kinoshita T,et al. Curvilinear T_1 hyperintense lesions representing cortical necrosis after cerebral infarction. Neuroradiology,2005,47:647-651.

[14] Yang MS,et al. Iatrogenic and fatal air arterial embolism during CT scan. J Chin Med Assoc,2011, 74:188-191.

第17章

面部骨折影像学

Dennis Coughlin，Paul Jaffray

一、简　介

面部外伤是急诊科常见的临床疾病，通常由钝挫伤引起。外伤程度可从单纯、孤立无移位骨折至复合移位性面部骨折。多发性骨折类型已经被清楚地描述过，这使人们更容易、有效地发现，记录和交流多发骨折患者的诊断。Rene Le Fort 于 1901 年制定出最早且最著名的分类方法，自那时起多种其他骨折类型已被报道[1]。这些骨折可以单独存在，而且经常同时存在，特别是在高冲击伤的情况下。

与面部创伤分类平行发展的是外科固定术。抗生素出现以后，复合性面部骨折最常用的治疗方法是切开复位。面部骨折外科治疗得到提高的主要原因是面部功能单元概念的引入和改良。这一概念由 Sicher 和 DuBrul 于 1970 年提出[2]。外科医师经过实践，体会到减少这些功能单元使得面部骨折达到最佳解剖和功能修复[3~5]。

体格检查在外伤患者的病情检查过程中至关重要，然而，患者的精神状态、分散人们注意力的损伤以及相关的并发症，经常使得体格检查很困难。在患者的检查过程中，影像学检查起到很重要的作用。随着现代多排螺旋 CT 的出现，情况确实如此。

二、颅面部外伤的影像学

过去，面部外伤的最初评估是行面部 X 线系列检查。典型的系列投照体位包括 Caldwell 位、后前位、Waters 位、Towne 位、侧位和 SMV 位[6]。目前，仍在使用 X 线检查，但随着 CT 技术的不断改进，X 线检查的应用逐渐减少。在许多医疗机构，在评估外伤患者时，CT 的应用已经大幅度地替代了 X 线检查。在对外伤患者的病情进行及时评价时，很少应用到 MRI，但 MRI 有助于评估并发症。

旧一代 CT 在获得轴位图像后，需要患者重新摆体位以获得其他平面的图像。随着成像技术的提高，现代多层 CT 的螺旋扫描能快速获得容积数据，从而可以获得任意平面的重建图像。多平面成像技术对发现和恰当地描述面部损伤有很大的帮助。

我们的头和上颌面部区域的 CT 外伤扫描方案为：平扫，扫描范围自颏隆突下方至颅顶，层厚为 0.6mm 的容积数据采集。颌面部薄层重叠轴位重建图像和冠状位及矢状位重建图像，通常采用 2mm×1.5mm，一般都使用骨算法与软组织算法。此外，还可以得到三维容积重建图像。

三、颅面部解剖

在解剖上，面部被分为上、中、下三部分（图 17-1，彩图 a）。上 1/3 由额骨组成，并且延伸至颧骨、上颌骨及鼻缝。中 1/3 自额骨至上颌骨的上牙。下颌骨构成下 1/3。"面中部"由上颌骨、颧骨、鼻骨、泪骨、犁骨、下鼻甲和腭骨组成。额骨、筛骨、蝶骨均为颅部和面部的一部分。面骨相对薄弱，这是因为其内部有较多窦腔，但这些窦腔被一系列纵行和横行的拱形支柱式结构加固。这些拱形支柱式结构使得垂直方向的抵抗压力能力较强，但是水平及横行方向较弱。当这些面骨发生骨折时，手术的目的就是修复这些拱形支柱式结

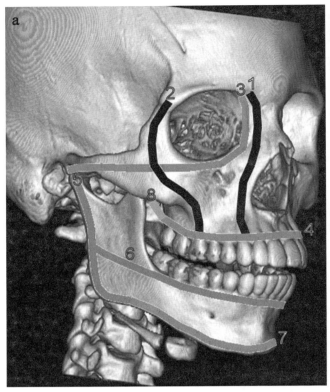
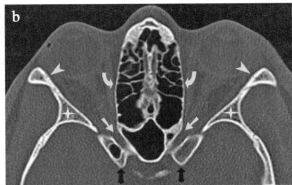
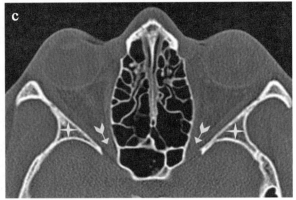

图 17-1　正常 CT 解剖和面部拱形支柱式结构

a.CT 三维表面重建图像显示四横、四纵拱形支柱式结构(1. 上颌骨内侧部;2. 上颌骨外侧部;3. 上颌骨上横部;4. 上颌骨下横部;5. 后垂直部;6. 下颌骨上横部;7. 下颌骨下横部;8. 上颌骨后部)。b、c. 轴位 CT 图像示正常面部诸骨正常解剖(箭头为颧弓,弯箭为筛骨纸板,白直箭为视神经管,黑直箭为前床突,星号为蝶骨大翼,白箭为眶上裂)

构的顺列和完整性。面部共有四纵、四横的拱形支柱式结构(另外的名称有咀嚼支柱、面中部支撑柱或结构性支柱)。

颅前窝(ACF)底由筛骨垂直板、额骨、蝶骨小翼组成。额骨组成颅前窝底的大部分,并且组成眼眶顶的大部分。蝶骨小翼构成颅前窝的后缘。颅中窝底由蝶骨大翼和颞骨鳞部构成[7]。

四、眼眶骨折

眼眶形状类似圆锥体,由前部的底及后部的尖构成。眼眶的尖部位于眶上裂和眶下裂的汇聚处。眼眶前缘由额骨、上颌骨和颧骨组成。

眼眶骨折可累及眶缘、眶壁或眶尖。发现眶尖骨折则非常重要,因为其邻近视神经且常见于复杂性骨折。最常见的单独性眼眶骨折为爆裂骨折,通常发生在眼眶的内壁和下壁。

爆裂骨折

爆裂骨折为向外移位的眼眶壁骨折。1957

年,Smith 和 Regan 提出其发生机制为直接正面打击眼球导致眼眶内压力增高所致[8]。压力通过眶壁传输导致眶壁的最薄弱部位发生骨折,而眼眶边缘则保持完整[9]。筛骨的纸板是最薄的骨骼,但是它被筛窦的气房所形成的拱形支柱式结构(支撑柱)予以加固。眶下壁因为眶下沟的存在而变得较为薄弱,因此眶下壁是发生骨折的最常见部位。骨折碎片向下移位进入上颌窦,导致眶内脂肪及眼外肌的疝出。"trapdoor(活板门)"型爆裂骨折,在儿童更常见,即铰锁的骨折碎片弹回时常常会压迫下直肌。因下直肌受到压迫则导致眼球向上、向下凝视受限,而当外直肌受到压迫时则导致眼球侧方凝视受限。

冠状位与矢状位重建图像在显示眼眶下壁骨折时最佳。轴位与冠状位图像显示眶内壁骨折时最佳(图 17-2 和图 17-3)。在图像上注明骨折的部位、有无骨折移位和骨折成角以及是否存在眶

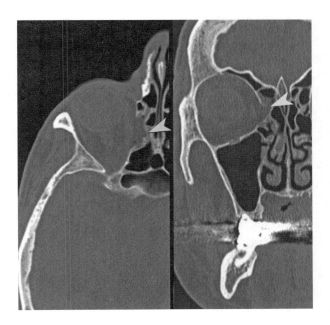

图 17-2 眼眶内侧壁爆裂骨折
轴位与冠状位 CT 图像显示右侧眼眶内侧壁(筛骨纸板)的骨折(箭头)。眶内脂肪经右侧眼眶内侧壁的缺损区疝入筛窦

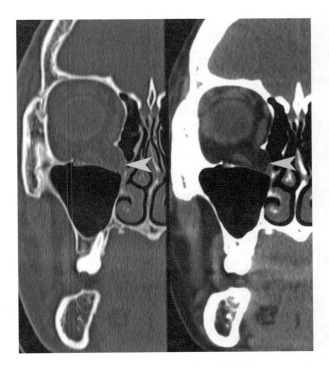

图 17-3 眼眶下壁爆裂骨折侧铰锁
骨算法和软组织算法的冠状位与矢状位图像示右侧眶下壁爆裂骨折。移位的骨折碎片在眶下裂处形成侧向铰锁。眶内容物疝出(箭头),包括下直肌

内容物的疝出,这些都很重要。

击入性骨折

击入性骨折是导致眼眶容积减小的眶壁或眶缘的向内移位性骨折。这些骨折通常是高能量创伤的结果,最常合并于其他骨折[10,11]。"单纯"的击入性骨折常局限于眶壁,而眶缘则保持完整(图17-4 和彩图 17-5)。"非单纯"的击入性骨折更为常见,常导致眶缘向内移位。眶上缘骨折,因其位置及更高的冲撞力,通常更为严重,常伴有头部损伤及额窦骨折。下内缘的击入性骨折最为常见,常见于鼻-眶-筛骨(NOE)骨折中。

眶尖骨折可能会导致眶上裂综合征[12]。其症状包括复视、眼肌麻痹、上睑下垂、眼球突出,以及眼神经分布区域的感觉缺失。如果由于视神经损伤(视神经管)而引起失明,则称为眶尖综合征。

五、颧骨骨折

颧骨(颊骨)是一块致密实体骨,与额骨、上颌窦、蝶骨和颞骨以关节相连,形成颧突(脸颊),是面部轮廓的一个重要的组成部分。因为颧骨是实

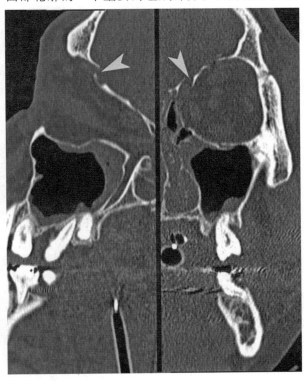

图 17-4 眶顶壁击入性骨折
冠状位和矢状位 CT 重建图像显示左侧眼眶顶壁"单纯"性击入性骨折(箭头)。眶缘完整

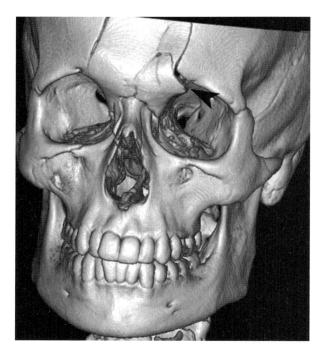

图 17-5　眶缘击入性骨折

表面重建图像显示眼眶内上缘击入性骨折,伴额骨骨折(箭头)

体骨,对脸颊的直接打击通常导致相对较薄弱的关节连接处的骨折。由于大部分的眶外侧壁是由颧骨构成的,因此,这个区域的骨折常累及眼眶。

(一)颧骨上颌骨复合体骨折

颧骨上颌骨复合体(zygomaticomaxillary complex,ZMC)骨折通常还被称为颊骨、三脚架、四脚架及颧骨复合体骨折,而被普遍接受的和最常使用的术语是颧骨上颌骨复合体骨折。这一骨折倾向于发生在颧骨与额骨、蝶骨、上颌骨和颞骨较为薄弱的关节连接处,导致上颌骨外侧支撑柱和上颌骨上横支撑柱的破坏[13]。

对眶下神经的损伤可导致眼睑和鼻外侧部的感觉丧失,对颧神经的损伤将导致外侧面中部的感觉障碍。骨折移位可能会导致颧突变平和面部不对称。

由于颧骨上颌骨复合体有着复杂的关节连接关系,ZMC 的骨折碎片可以沿骨折线在任何平面旋转。影像学检查的目的是评价骨折的程度,ZMC 骨折碎片的位置和移位,以及颧弓的状态(图 17-6,彩图 c 和图 17-7,彩图 b)。这些骨折可能会伴有眼睛的损伤。

(二)孤立性骨折

集中力量的直接打击,可能会导致孤立性的颧弓骨折。这种有方向性的力量通常会形成骨质下陷的 V 形骨折,其 V 形骨折的尖部朝向颞下窝。还可能会导致粉碎性骨折(图 17-8,彩图 b)。其并发症包括颞肌受压和颧神经受损伤。

六、鼻骨骨折

鼻梁是由成对的鼻骨、上颌骨额突和额骨鼻突构成的。筛骨是由众多纤细的支持骨板和气房组成的,其外侧则以眼眶和上颌窦为界。鼻中隔是由筛骨垂直板和犁骨构成其后部,而软骨隔构成其前部。鼻腔外侧壁是由 3 个纵向排列的丘状突起组成的,称为鼻甲(鼻甲骨)。上鼻甲和中鼻甲是筛骨的一部分,而下鼻甲是单独的骨骼。

鼻骨形成鼻梁的一部分,如果发生骨折,可能会导致面部畸形。其损伤程度可以从单纯性的鼻骨骨折至涉及多骨的复杂性骨折(图 17-9)。当怀疑有单纯性鼻骨骨折时,仍需要行常规 X 线片检查。在 CT 像上应关注鼻中隔的情况,评估是否有鼻中隔血肿的存在是很重要的,这可能会导致并发症,如缺血性坏死或脓肿形成。还可能会伴有鼻前棘骨折。

鼻-眶-筛骨骨折

对面中部的高冲击力损伤可能会破坏上颌骨内侧和上颌骨上横支撑柱,被称为鼻-眶-筛骨(NOE)骨折。Markowitz 和 Manson 根据上颌骨内侧支撑柱在内眦韧带插入处受损伤的程度[14],提出了 NOE 骨折的分类标准。上颌骨内侧支撑柱的向后延伸部分是由菲薄的骨骼构成,其支持力度较弱,导致面中部的凹陷和向后压缩。压缩骨折和移位骨折可能会导致鼻梁塌陷和内眦距增宽。

轴位和冠状位图像提供的信息最多(图 17-10 和图 17-11)。对泪腺窝水平的上颌骨内侧支撑柱的评估很重要,该处是内眦韧带的附着处。内眦韧带附着处的重建对避免内眦距离过宽、眼球内陷和泪腺功能障碍方面非常重要。同样重要的是对这些支撑柱向后延伸的评价——眶内壁和眶下壁。其他相关的损伤可能包括鼻额管损伤、筛板骨折、额窦受累、眶尖受累及眼睛的损伤。

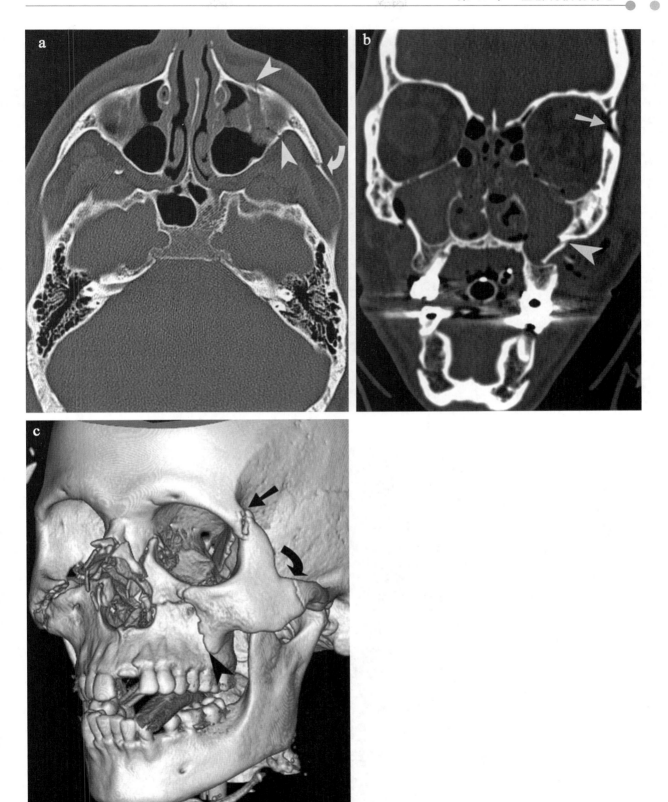

图 17-6　颧骨上颌骨复合体(ZMC)骨折

a、b. 轴位和冠状位 CT 显示上颌窦前(或后)外侧壁(箭头)、眶底、外侧眶缘和颧弓(弯箭)的骨折。c. 表面重建图像显示左侧颧颞缝(弯箭)骨折、颧额缝(直箭)骨折及颧上颌缝(箭头)骨折

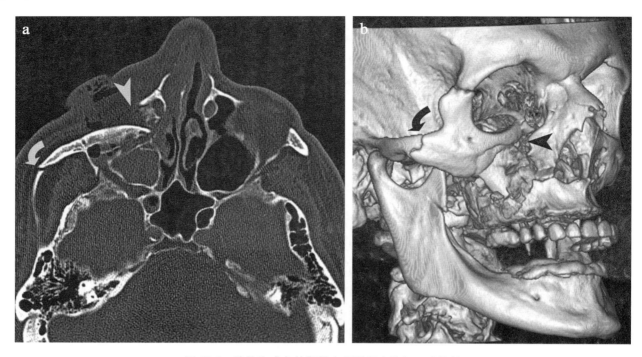

图 17-7 移位和成角的颧骨上颌骨复合体(ZMC)骨折

a、b. CT 轴位与表面重建图像显示移位性颧骨上颌骨骨折(箭头)和颧骨颞骨骨折(弯箭)的颧骨复合体后外侧移位和向内旋转。还伴有下颌骨的冠突骨折

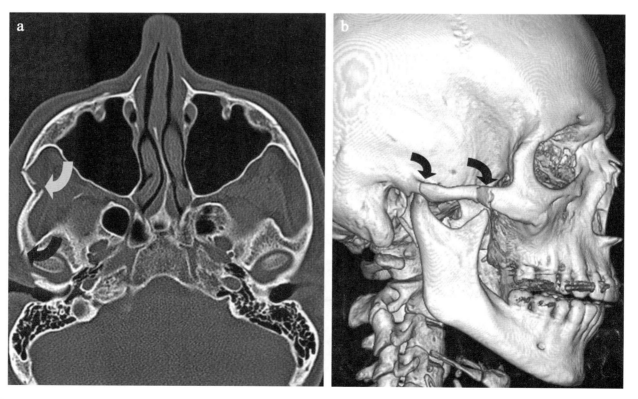

图 17-8 颧弓骨折

a、b. 轴位 CT 和表面重建图像显示颧骨的凹陷和粉碎性骨折(弯箭)

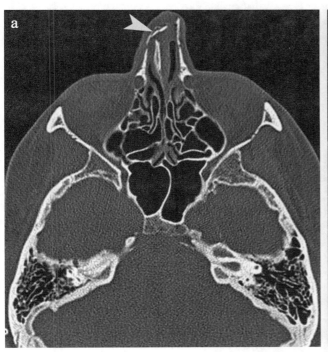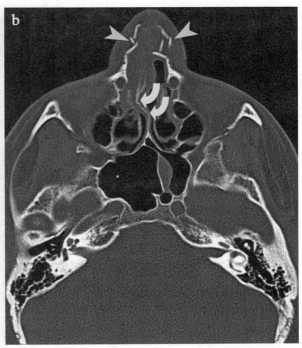

图 17-9　鼻骨骨折

a. 轴位 CT 图像显示粉碎性、移位和成角的右侧鼻骨骨折(箭头)。b. 轴位 CT 图像显示骨折累及鼻骨(箭头)、上颌骨额突和鼻中隔(弯箭)。伴鼻中隔的后移

七、额窦骨折

额骨在童年时代逐步气化。额骨前板构成前额和眼眶上缘。额骨后板构成颅前窝的前壁。这一强壮的骨骼构成额部的横向支撑柱,并成为上颌骨的垂直支撑柱的锚点。由于额骨很强壮,只有比较大的力量才能导致额骨骨折[15]。额窦通过鼻额管引流至鼻腔。对鼻额管的损伤可能会导致后期并发症的发生,包括黏液囊肿或额窦炎。外科医师可以通过闭塞额窦(颅成形术)的方法来防止并发症的发生[16,17]。

额骨外板的压缩骨折可导致前额畸形,虽然这可能会被水肿所掩盖。额骨后板的骨折可导致硬脑膜撕裂和脑脊液鼻漏。筛板骨折可能会导致嗅觉丧失。

CT 在评价骨折的程度,是否累及前板、后板或是否同时累及两者方面均很重要(图 17-12 和图 17-13,彩图 b)。在评估后板骨折时,应注意其移位、压缩、颅腔积气(提示硬脑膜断裂)及颅内损伤。

八、上颌骨骨折

上颌骨、腭骨和鼻骨构成面中部的大部分。上颌骨的前壁构成鼻子和面颊之间面部较扁平的部分。上颌骨内含上颌窦腔,边界为菲薄的窦壁,导致可预见的骨折类型。

(一)Le Fort 骨折

1901 年,Rene Le Fort 公布了他在尸体上进行的实验结果,他展示了面中部可预测的骨折模式[1]。Le Fort 骨折经常与其他类型的骨折合并出现[18]。

Le Fort Ⅰ型骨折是由略高于上颌骨的牙槽突水平的创伤引起。水平状骨折线通过上颌窦前壁、内壁、外侧壁及翼板。上颌骨的下横支撑柱及硬腭存在凹陷。Ⅰ型骨折破坏上颌窦内侧支撑柱和外侧支撑柱(图 17-14)。

Le Fort Ⅱ型骨折是由鼻骨水平的创伤引起的,伴上颌骨(下)外侧支撑柱和(上)内侧支撑柱的破坏。这些又称为锥体骨折,整个上颌骨相对

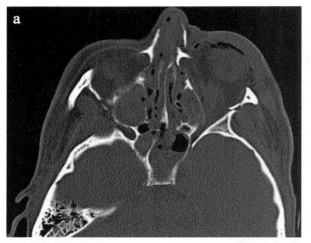

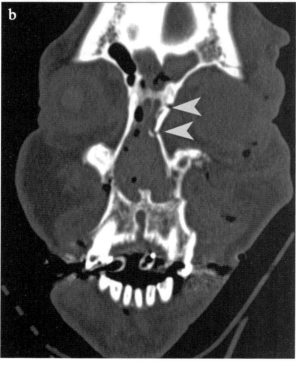

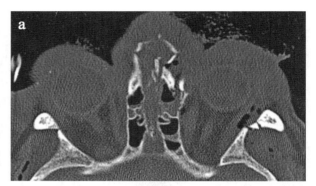

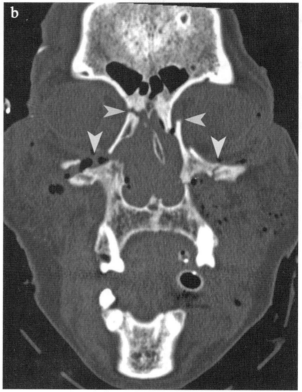

图 17-10　鼻-眶-筛骨(NOE)骨折

　　a. 泪腺窝水平的轴位 CT 图像示左上颌骨内侧支撑柱的粉碎性骨折和断裂。b. 泪腺窝水平冠状位图像示左侧上颌骨内侧支撑柱的断裂(箭头)

图 17-11　鼻-眶-筛骨(NOE)骨折

　　a,b. 面部撞击伤患者的轴位和冠状位 CT 图像示鼻-眶-筛骨骨折,Le Fort Ⅱ(箭头)和双侧 ZMC 骨折。这些骨折导致上颌骨内侧支撑柱、上颌骨外侧支撑柱和上横支撑柱的破坏。面中部向后移位和上颌骨内侧支撑柱向外侧移位

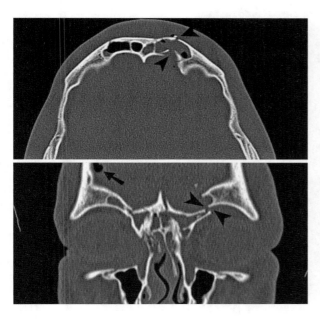

图 17-12　额骨前板和额骨后板骨折

轴位 CT 和表面重建图像显示额骨粉碎性骨折,累及额骨前板与额骨后板(箭头)。颅内积气提示硬脑膜断裂(直箭)

于颅底移位。Ⅱ型骨折横跨鼻梁、眶内下缘、颧颌缝,并向后穿过上颌窦达翼板水平(图 17-15,彩图 b)。

Le Fort Ⅲ型骨折是由眼眶水平的创伤引起的。上颌骨的(上)内侧、(上)外侧支撑柱和上横支撑柱被破坏,造成颅面分离。骨折线横跨鼻梁、颧额缝、颧颞缝和眶壁,向后终止于翼腭窝水平、翼突或翼板。骨折累及眶内侧壁并向后延伸,借此与颧骨上颌骨复合体骨折相鉴别(图 17-16,彩图 b)。

Ⅰ型骨折可能会导致上腭游离。Ⅱ型骨折可能会出现鼻梁和眶下缘梯状畸形。Ⅲ型骨折可能会导致颅面骨不稳定。由于向后移位,Ⅱ型和Ⅲ型骨折可能会表现出特征性的"碟脸"畸形,即面部的凹陷外观。

Ⅰ型损伤可伴发牙槽骨和下颌骨骨折。Ⅱ型和Ⅲ型损伤经常伴发颧骨上颌骨复合体骨折和鼻-筛-眶骨骨折。Ⅲ型损伤可伴发颅骨骨折和颅内损伤。

(二)牙槽骨和上颌骨矢状骨折

硬腭是由上颌骨的水平突和腭骨组成的。骨折可以累及牙槽和(或)只累及上腭,或与其他多

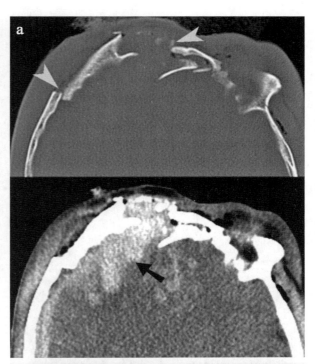

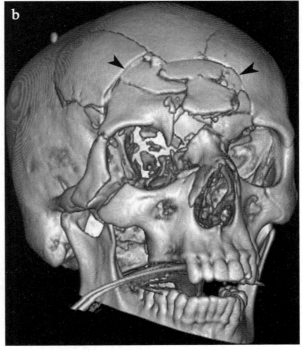

图 17-13　额骨粉碎性骨折伴颅内损伤

a、b. 额骨严重粉碎性开放骨折(箭头)伴颅内硬膜下出血及额叶脑挫伤(直箭)

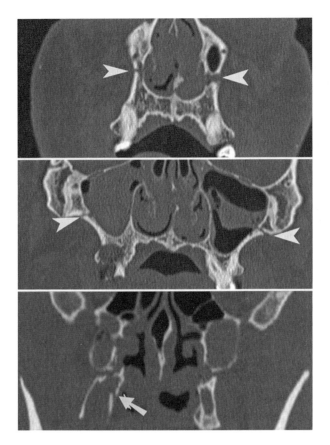

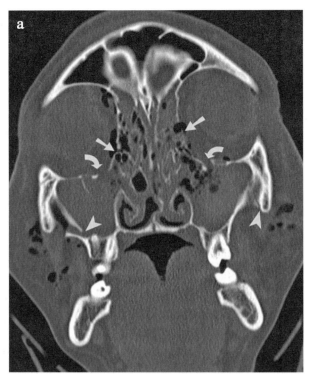

图 17-14 Le Fort Ⅰ型骨折

从前向后连续冠状位图像显示一水平状骨折线贯穿上颌骨内侧支撑柱(箭头)、上颌窦内壁和外壁(箭头),并延伸到翼板(直箭)

种复合性骨折合并存在[19,20]。世界卫生组织(WHO)根据牙齿的骨折、牙周组织的损伤、支撑骨的损伤以及牙龈或口腔黏膜的损伤情况制定了牙槽骨折的损伤分类系统[21]。Hendrickson 根据通过上腭的骨折类型,制定了上颌骨矢状骨折的分类系统[22]。

在临床上,多个牙齿出现移动提示牙槽突骨折。面部、胸部和腹部 X 线片可以帮助评估骨折移位、有无吞食或吸入牙齿和骨折碎片的情况。全景 X 线片可以评估牙齿和牙周韧带的完整性。当应用 CT 扫描对牙槽损伤进行评估时,应当注意牙齿骨折、牙齿被挤出或被挤入、牙齿移位、牙槽骨折、牙齿碎片卡在软组织内,以及合并的下颌骨或其他面骨的骨折,这些都很重要。

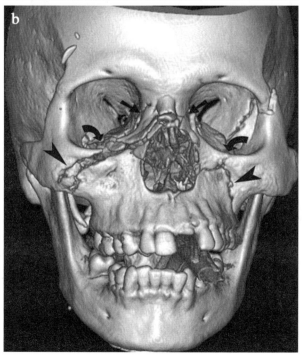

图 17-15 Le Fort Ⅱ型骨折

a、b. 冠状位 CT 和表面重建图像显示面中部多发粉碎锥形骨折,包括眶内壁(直箭)骨折、眶下壁(弯箭)骨折和上颌窦外侧壁(箭头)骨折

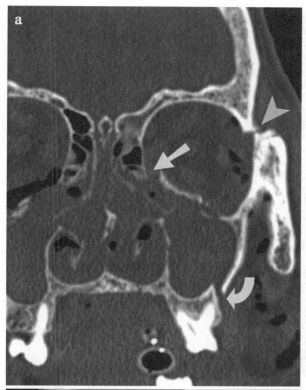

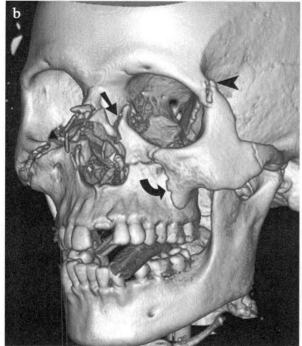

九、下颌骨骨折

下颌骨是由一个水平 U 形的下颌骨体和两个垂直的下颌支构成的。牙槽突来自于下颌骨体并容纳下颌齿。每个下颌支上部有两个突起：后面为髁突，前面为冠突，二者由下颌骨凹分开。下颌骨体和下颌支在下颌角处汇合。在面部下 1/3 处的下颌骨的突出部分容易发生骨折。下颌骨骨折可以分为以下区域的骨折：联合部骨折、联合部旁骨折、牙槽部骨折、下颌骨体部骨折、下颌骨角部骨折、下颌支骨折、髁突骨折和冠突骨折。髁突骨折较为常见，特别是髁突颈部的骨折。当发生双侧联合部旁的骨折时，舌肌、颏舌骨和二腹肌则把联合部向后、向下牵拉。下颌髁颈部骨折的患者，由于翼外肌无对抗的运动，常导致下颌髁头部向内侧移位。

就目前众多的颅面创伤的影像学检查方法来说，多排螺旋 CT 检查及其轴位、冠状位、矢状位和 3D 容积重建，则可以完整地评估下颌骨骨折及其相关损伤（图 17-17，彩图 b、c）。

图 17-16　左半部的 Le Fort Ⅱ型和Ⅲ型骨折

a、b. 冠状位 CT 重建图像和表面重建图像显示骨折通过左眶内侧壁（直箭）、下壁、上颌窦外侧壁（弯箭）和颧额缝（箭头）。骨折向后延伸并累及眶后内侧壁，借此可以与颧骨上颌骨复合体骨折相鉴别

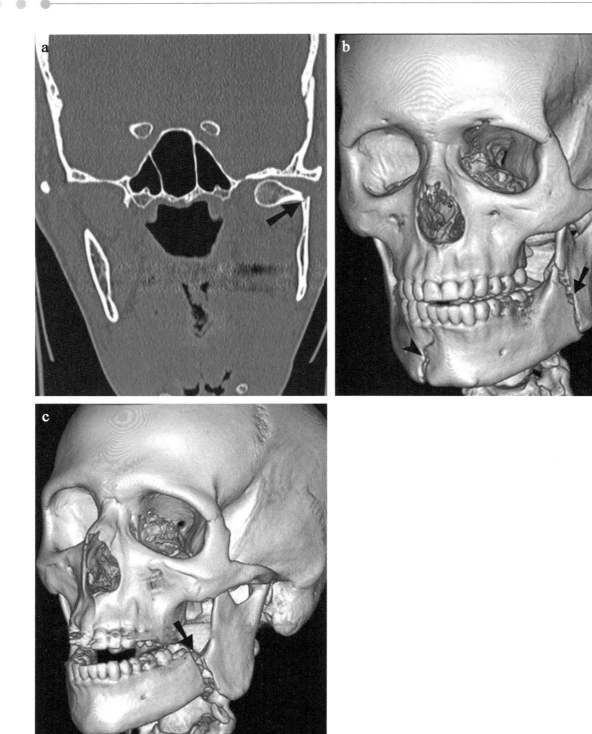

图 17-17　下颌骨骨折

　　a. 冠状位 CT 重建图像显示左侧下颌骨髁下成角骨折（直箭）与左下颌骨髁头部向内侧移位。b. 表面重建 CT 图像示右侧下颌骨联合部旁（箭头）和左下颌角（直箭）骨折。c. 表面重建 CT 图像示左下颌角骨折移位（直箭）

参 考 文 献

［1］　LeFort R. Etude experimentale sur les fractures de la machoire superieure. Rev Chir,1901,23:208-227.

［2］　Sicher H,Debrul EL. Oral anatomy. 5th ed. St. Louis: Mosby,1970:78.

［3］　Gentry LR,et al. High resolution of the CT analysis of the facial struts in trauma:1 and 2:normal anatomy and osseous and softtissue complications. AJR Am J Roentgenol,1983,140:523-541.

［4］　Manson P,et al. Structural pillars of the facial skeleton: an approach to the management of Le Fort fractures. Plast Reconstr Surg,1980,66(1):54-62.

［5］　Fonseca R,et al. Oral and maxillofacial trauma. St. Louis: Elsevier/Saunders,2005.

［6］　Dolan K,et al. The radiology of facial fractures. Radiographics,1984,4:575-663.

［7］　Moore K,et al. Clinically oriented anatomy. 6th ed. Baltimore: Lippincott Williams & Wilkins,2010.

［8］　Smith B,Regan WF. Blow-out fracture of the orbit, mechanism and correction of internal orbital fracture. Am J Ophthalmol,1957,44: 733-739.

［9］　Rhee J,et al. Orbital blowout fractures: experimental evidence for the pure hydraulic theory. Arch Facial Plast Surg,2002,4:98-101.

［10］　Chirico P,et al. Orbital "blow-in" fractures: clinical and CT features. J Comput Assist Tomogr,1989,13 (6):1017-1022.

［11］　Antonyshyn O,et al. Blow-in fractures of the orbit. Plast Reconstr Surg,1989,84(1):10-20.

［12］　Rohrich RJ,et al. Superior orbital fissure syndrome: current management concepts. J Craniomaxillofac Trauma,1995,1(2):44-48.

［13］　Hopper R,et al. Diagnosis of midface fractures with CT: what the surgeon needs to know. Radiographics,2006,26:783-793.

［14］　Markowitz B,et al. Management of the medial canthal tendon in nasoethmoid orbital fractures: the importance of the central fragments in classi fication and treatment. Plast Reconstr Surg,1991,87(5): 843-853.

［15］　Ioannides C,et al. Fractures of the frontal sinus: classification and its implications for surgical treatment. Am J Otolaryngol,1999,20(5):273-280.

［16］　Stanley R,et al. Injuries of the nasofrontal orifices in frontal sinus fractures. Laryngoscope,1987,97(6): 728-731.

［17］　Gonty A,et al. Management of frontal sinus fractures: a review of 33 cases. J Oral Maxillofac Surg, 1999,57:372-379.

［18］　Fraioli R,et al. Facial fractures: beyond Le Fort. Otolaryngol Clin North Am,2008,41:51-76.

［19］　Andreasen J,et al. Traumatic dental injuries: a manual. 3rd ed. Malden: Wiley-Blackwell, 2003: 260-262.

［20］　Antoniades K,et al. Sagittal fracture of the maxilla. J Craniomaxillofac Surg,1990,18(6):260-262.

［21］　World Health Organization. Application of the International Classification of Diseases to Dentistry and Stomatology. IDC-DA. 3rd ed. Geneva: World Health Organization,1995.

［22］　Hendrickson M,et al. Palatal fractures: classification,patterns and treatment with rigid internal fixation. Plast Reconstr Surg,1998,101:319-332.

第 18 章

脑卒中及其影像学评估

Sathish Kumar Dundamadappa，Melanie Ehinger，Andrew Chen

一、简　介

脑卒中指突然发作的持续性的神经功能缺损。在美国，发病率和死亡率高，是致人死亡的第三大病因[1]。缺血性脑梗死是目前脑卒中最常见的病因，约占 88％，其次为颅内出血，占 10％～15％，其余的脑卒中由一些少见病因引起。脑卒中的死亡率因病因而异，出血性脑卒中的 0 天死亡率为 38％，缺血性脑卒中为 8％～12％。

二、缺血性脑卒中

到目前为止，脑缺血是脑卒中最常见的原因。脑缺血的原因可进一步分为动脉粥样硬化、心源性因素、血流动力学异常或病因不明。动脉粥样硬化所致的脑缺血是最常见的亚型，血管内皮异常形成血栓，通常发生在动脉粥样硬化斑块处。

血栓从起源处［心脏或颅内（或外）血管］向远端移动。动脉血栓通常产生在动脉粥样硬化斑块处，斑块剥离或移动即产生动脉-动脉栓子。血管栓塞的好发部位包括颈总动脉分叉处、颈内动脉虹吸部、大脑前动脉、大脑中动脉、锁骨下动脉、椎动脉起始部、椎动脉远端及基底动脉。心脏的血栓形成容易发生在心脏血流相对缓慢的情况时。

小穿支动脉阻塞可导致腔隙性脑梗死，梗死灶直径<15mm，通常位于基底核区、内囊、脑桥或放射冠（图 18-1）。血管终末分支阻塞可导致大脑皮质梗死。

<5％的急性脑卒中由其他少见病因引起，包括血管炎、免疫相关性疾病、血液高凝状态、静脉性脑梗死及线粒体异常。

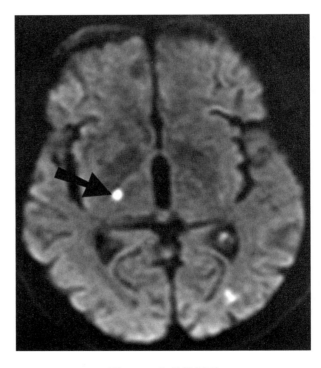

图 18-1　急性脑梗死

弥散加权成像图示右侧内囊后肢急性腔隙性脑梗死（箭）

（一）半暗带的概念

大脑供血血管受累后，仍有机会逆转脑缺血症状，这取决于脑血流下降的水平。正常脑血流量为每分钟 60～100ml/100g，血流速度减低会引起不同程度的低灌注。脑实质可通过增加氧气摄取代偿低灌注，（相当于补偿）脑血流量每分钟可达 20～23ml/100g。脑血流量为每分钟 10～20ml/100g 时，脑缺血在几小时内是可逆的。但脑血流灌注进一步减低（每分钟＜10ml/100g）时，几分钟内便可发生脑梗死。缺血的脑组织在功能上分为三部分，即梗死坏死核心区、半暗带及血流量减少区（彩图 18-2）。脑动脉梗死时，坏死核心区脑组织因严重灌注不足而快速死亡，周围的脑组织（缺血半暗带）因血流量中度减少而丧失电活动。半暗带脑组织可通过再灌注得到挽救，否则将进展为脑梗死。半暗带周围的血流量减少区在脑血流量轻度减少的情况下可以存活，除非血流灌注进一步发生改变。

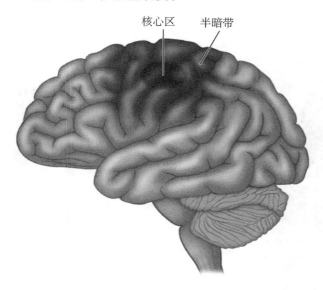

核心区　　半暗带

图 18-2　急性脑梗死及周围的半暗带

（二）急性缺血性脑卒中的影像学诊断

影像学检查曾经主要用于排除脑出血以及对需要外科手术的病例进行评估。在过去的十年中，影像学检查的作用发生了显著的变化，目前还包括明确脑梗死及半暗带范围。

急性脑卒中影像学检查的目标是评估"4P"[2]。

1. 脑实质（parenchyma）　评估急性脑梗死早期征象，排除脑出血。

2. 血管（pipes）　评估颅内、外血管系统的血管血栓、血管闭塞、严重血管狭窄。

3. 灌注（perfusion）　评估脑血流量、脑血容量、平均通过时间（mean transit time，MTT）。

4. 半暗带（penumbra）　评估若无缺血，再通则存在坏死风险的脑组织。

CT 检查，包括 CT 平扫（noncontrast CT，

NCCT）、CT 血管造影（CT angiography，CTA）、CT 灌注成像（CT perfusion，CTP），是评估脑卒中最常用的影像学检查方法。我们建议评估脑梗死的初步检查应包括 CT 平扫及 CTA。CTP 为选择性应用，以帮助不同的患者选择不同的治疗方案。

（三）CT 平扫

脑卒中最初发病的 3～6 小时，CT 平扫检出病灶的灵敏度为 60%～70%，发病 24 小时后为 100%。尽管 NCCT 在急诊情况下对急性脑梗死检出的灵敏度相对较低，但 NCCT 仍然是急性脑卒中初步检查应用最为广泛的影像学检查，常应用于排除颅内出血及其他与脑卒中相似的病变。

1. 脑缺血早期 CT 征象　见图 18-3。

2. 致密动脉征（dense artery sign）　脑动脉急性血栓或栓子可使受累血管出现线状高密度影。大脑中动脉高密度征常伴大脑中动脉供血区梗死，见于 1/3 的超急性脑梗死。大脑中动脉点状征指在大脑外侧裂内大脑中动脉远端及分支的高密度影。

3. 脑灰白质分界消失（loss of gray-white differentiation）　大脑中动脉供血区脑梗死，常出现豆状核轮廓模糊（基底核为终末动脉供血，对缺血较敏感）和岛带征（岛叶缺少侧支循环，对缺血更加敏感）。此外，急性脑梗死会引起受累血管供血的皮质区边界模糊，即皮质征。

4. 低密度征（hypodensity）　该征象在脑梗死发生 24 小时后更加明显，边界更加清晰。脑肿胀的程度在梗死发生 24 小时后根据脑血流量恢复的情况出现不同的变化，这种变化通常在 3～5 天达到高峰。

CT 平扫时调整合适的窗宽及窗位，以突出正常脑组织和水肿脑组织之间的对比，可使 CT 平扫更好地发现早期急性缺血性脑梗死病灶[3]。多平面重建图像也可帮助发现微小的梗死病灶（例如，冠状位重建图像可发现小脑上方的梗死病灶）。

（四）CT 血管造影

CTA 是一种快速、无创的检查方法，可评估急性缺血性脑梗死的病因（如血栓、血管闭塞、血管严重狭窄及解剖学异常）。CTA 原始图像及

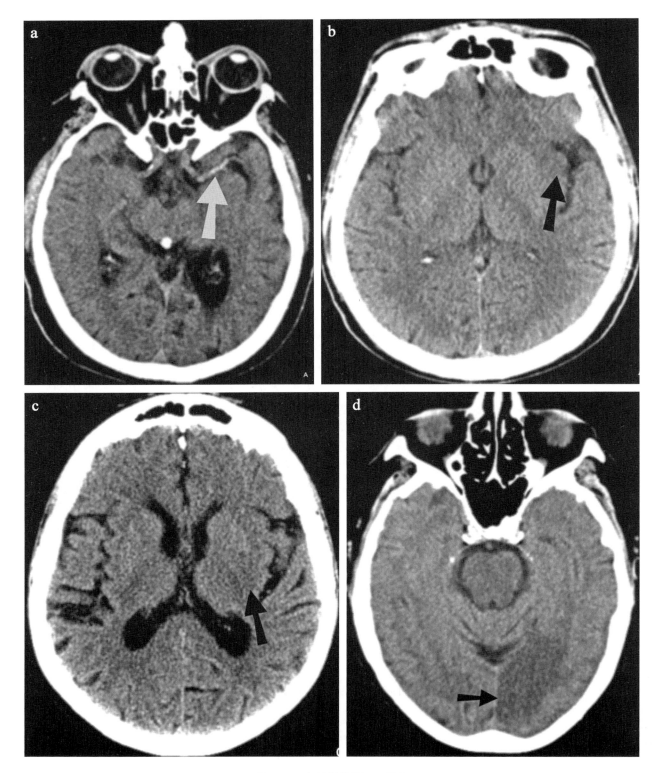

图 18-3　急性脑梗死 CT 征象

　　a. CT 平扫示左侧大脑中动脉 M1 段高密度血栓（大脑中动脉高密度征）（箭）；CTA 证实大脑中动脉闭塞。b. CT 平扫示岛叶灰白质界限消失（岛带征）（箭）。c. CT 平扫示左侧豆状核后部微小低密度病灶（箭）。d. CT 平扫示左枕叶低密度病灶，累及灰白质（大脑后动脉供血区）（箭）

3D 图像均应仔细观察。尽管精确度较差,血栓的形态如溃疡,也可在 CTA 图像上进行评估。当存在钙化性斑块时,可以调大窗宽以便更好地观察。

(五)CT 灌注成像

CT 灌注成像(CTP)是一种功能影像成像技术,可快速检查以鉴别缺血但有机会恢复的半暗带组织。CTP 的成像基础是静脉团注的碘剂流入及流出间的对比。

脑血容量(CBV)严重减少的区域与 MRI 表现为弥散受限的区域经证实具有很好的相关性,可认为是梗死核心区。有梗死风险或已发生梗死的脑组织,脑血容量减少,平均通过时间(MTT)延长。极少情况下,脑血容量增加(过度灌注)可见于自动调节产生血管扩张及侧支循环的缺血脑组织。脑血流量(CBF)减低且脑血容量正常或增加的脑组织代表该区域脑组织存在缺血风险(半暗带),但是存在扩张的侧支血管进行代偿(彩图 18-4)。

(六)磁共振成像

与 CT 扫描比较,MR 扫描对急性脑梗死的探查具有更高的灵敏度及特异度。发现缺血病灶

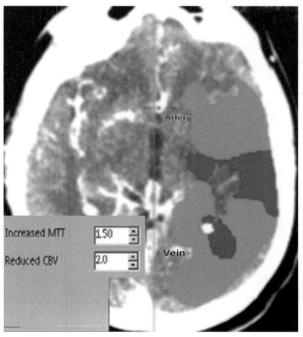

图 18-4　CT 灌注成像的伪彩图示左侧大脑中动脉供血区大范围半暗带(绿色),红色代表脑血容量严重减少

灵敏度最高的序列是 MR 弥散加权成像(DWI),在急性脑梗死症状发作几分钟内便可有表现。急性缺血时细胞毒性脑水肿导致细胞外基质中水弥散受限,DWI 可以发现这种微观上的运动受限。

急性脑梗死由于水分子弥散受限导致细胞内水含量增加(T_2 效应),DWI 表现为高信号,表观弥散系数(ADC)减低。脑梗死急性期 DWI 呈高信号,在梗死后第 7 天达到峰值,DWI 信号恢复正常的时间据文献报道需要 14～72 天[4,5]。ADC 图示梗死病灶最初时为低信号,梗死发生 24 小时信号强度最低,随后梗死病灶信号强度开始升高并在梗死发生 7～11 天后逐渐恢复正常[6]。

急性脑梗死其他 MR 表现包括:脑动脉供血区域梗死灶 T_2WI 及 FLAIR 序列呈高信号,皮质下白质 T_2WI 呈低信号(图 18-5b),血管明显强化,以及显示闭塞的血管(长 TE 序列表现为正常的血液流空信号消失,FLAIR 序列表现为高信号的脑动脉,后者与血管内血流缓慢或闭塞有关)(图 18-5c)。脑梗死在发病后第一个 8 小时内 T_2WI 信号可表现正常,随着时间的推移,脑梗死在 T_2WI 像上表现为高信号,梗死后 7～30 天信号达到最高值。

(七)MR 灌注成像

MR 灌注成像技术包括外源性注入对比剂增强法或内源性成像法(自旋回波标记法)。外源性动态磁敏感成像(T_2^* 加权)是评估急性脑卒中最常用的技术。这项技术是通过探测由顺磁性对比剂 T_2^* 效应引起的脑组织信号丢失,形成反映血流动力学的时间-信号强度曲线。与动态 CT 灌注成像相同,各种参数图(CBV、MTT、CBF、TTP)可通过时间-信号强度曲线运用反褶积技术计算得出。通过弥散受限证实的脑梗死核心区与 CBF 图或 MTT 图相比较,不匹配的区域代表缺血半暗带,即脑组织存在发生梗死的风险(图 18-6,彩图 b)。

(八)出血性转化

脑梗死出血性转化是梗死急性期非常少见(3.6%)的并发症,一般认为由缺血脑组织在梗死发生 2 周内血流再灌注所导致,大面积脑梗死及心源性脑梗死较为常见。抗凝剂及溶血栓剂可增加出血性转化的发生率。

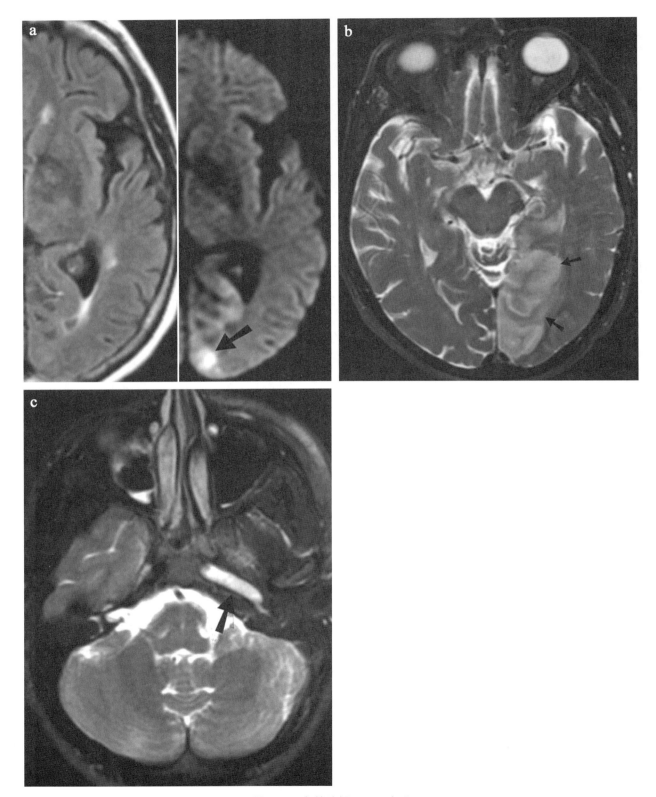

图 18-5　急性脑梗死 MRI 表现

　　a. 左侧大脑后动脉供血区急性脑梗死，T_2WI 未见显示，DWI 可清晰显示（箭）。b. T_2WI 示左侧大脑后动脉供血区
急性脑梗死（箭）。c. 左侧颈内动脉闭塞：T_2WI 示左侧颈内动脉内的高信号（箭），提示存在动脉血栓

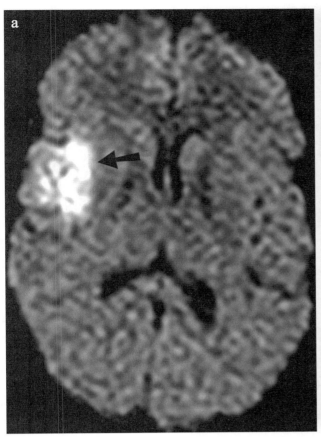 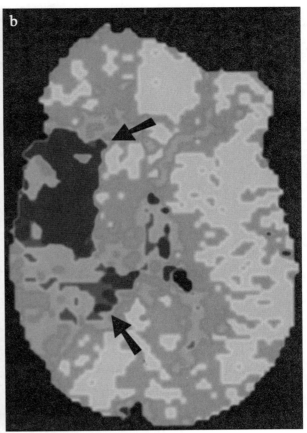

图 18-6　急性脑梗死 MR 表现

a. 弥散加权序列示右侧大脑中动脉供血区高信号急性梗死灶。b. MR 灌注图像示大范围灌注缺损区（箭），提示半暗带的存在

欧洲急性卒中协作研究（ECASS）根据出血灶的大小不同导致的临床表现不同，对出血性转化进行分级如下[7]。

HI（出血性梗死）（图 18-7）：斑点状出血，不伴有占位效应。

HI1：小点状出血。

HI2：多个融合的小点状出血。

PH（脑实质血肿）（图 18-8）：出血（凝血块）伴有占位效应。

PH1：<30% 的梗死灶大小，伴有轻度占位效应。

PH2：>30% 的梗死灶大小，伴有明显的占位效应。

只有 PH2 会导致更差的临床预后，无论是在脑卒中发作早期还是晚期。PH1 可导致脑卒中早期的临床预后变差，但不会相应长期的临床预后。

HI 与早期、晚期临床预后变差均没有关系[8]。

（九）脓毒性栓子引起的脑梗死

属血管栓塞性脑梗死的一部分，常见于静脉内药物滥用、感染性心内膜炎及心脏瓣膜异常。脓毒性栓塞发生早期，MRI 表现为普通的血管栓塞性脑梗死，晚期的表现与感染相关，包括病灶旁不成比例的脑水肿、病灶强化、脑炎及最终形成明显的脓肿。与其他血管栓塞性脑梗死一样，脓毒性栓子引起的脑梗死更易发生脑出血。

（十）分水岭脑梗死

分水岭脑梗死或边缘带脑梗死发生在动脉供血区交界处，有两种形式（彩图 18-9）。

1. 表浅边缘带　指边缘带皮质及相邻白质的脑梗死，边缘带皮质由软脑膜上发自邻近动脉供血区（ACA 或 MCA、MCA 或 PCA、ACA 或 PCA）的侧支血管供血。

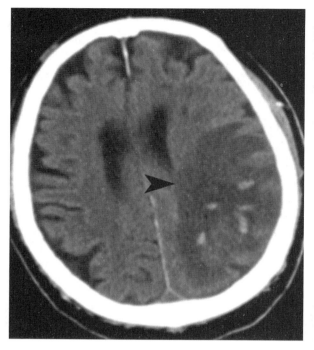

图 18-7　伴有出血的急性脑梗死

CT 平扫示左顶叶梗死内小点状出血（箭头）（ECASS HI2）

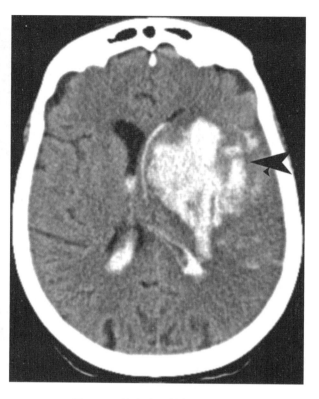

图 18-8　伴有出血的急性脑梗死

CT 平扫示左侧大脑中动脉供血区梗死，使用静脉内组织纤溶酶原激活药物后，脑实质及脑室内出血（箭头）（ECASS PH2）

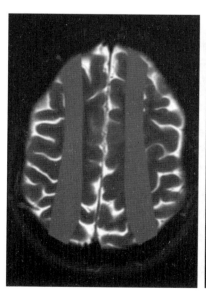
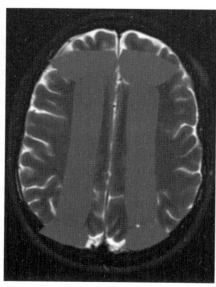
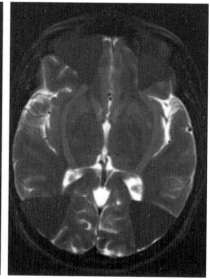

图 18-9　示意图示大脑半球表浅（红色）及内部（蓝色）分水岭

2. 内部边缘带　指脑梗死发生在豆纹动脉穿支与 MCA 皮质深穿支之间，或 MCA 与 ACA 深部白质分支之间的放射冠及半卵圆中心。

（十一）脑梗死的进展

脑梗死亚急性期约为缺血梗死发生后的 2～14 天，此时梗死灶边界更清楚。占位效应在梗死发生后 3～5 天达到高峰，然后逐渐减小。当发生出血性转化时，MR 出血信号因患者年龄不同而表现不同。增强扫描可见典型的脑回状或斑片状强化（图 18-10），通常于梗死发生第 1 周后出现，此时占位效应消失，并持续 6～8 周。强化表现与存在占位效应间的不匹配是一项有用的影像学观察指标，因为伴有显著占位效应的强化病灶可能并不是脑梗死[9]。

脑梗死慢性期为缺血梗死发生后的数周到数月，此时血-脑屏障的完整性已经恢复，脑水肿已经消失。梗死病灶缩小，病灶边缘比梗死早期更加清晰，增强扫描不再出现强化改变。胶质细胞增生、脑软化及脑容量减少是这一时期的特征。

（十二）脑梗死治疗后影像学表现

一般应用 CT 扫描评估脑梗死治疗后的进展

情况或是否出现出血性转化。需要特别注意患者的病史及既往行血管造影的时间，因为在此时间段内图像会出现类似出血的高密度影。

三、非创伤性颅内出血

在美国，非创伤性颅内出血（ICH）的占全部脑卒中的 15%。脑出血一般发生在脑实质、蛛网膜下腔，也可能发生在硬膜下、脑室内，但很少发生在硬膜外。本部分仅讨论脑实质出血。

（一）病因

非创伤性及非梗死相关的脑实质出血，病因包括高血压、血管畸形、淀粉样脑血管病、肿瘤、凝血异常、药物滥用、抗凝血药、溶解血栓药、静脉血栓形成。罕见病因如血管炎、可逆性脑血管收缩综合征也应考虑在内。

高血压是自发性颅内出血最常见、可干预的危险因素。颅内出血好发的解剖部位包括壳核（豆状核）（图 18-11）、苍白球、外囊、皮质下白质、丘脑、内囊、小脑及脑干。

脑淀粉样血管病指 β-淀粉样物质沉积大脑皮

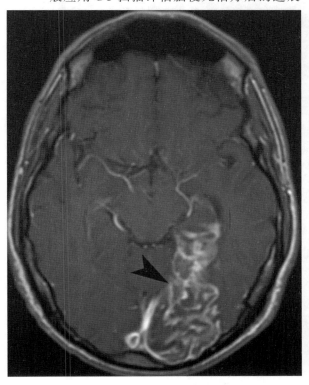

图 18-10　亚急性期脑梗死 MT 表现

T₁WI 增强扫描示左侧大脑后动脉供血区亚急性脑梗死病灶强化（箭头）

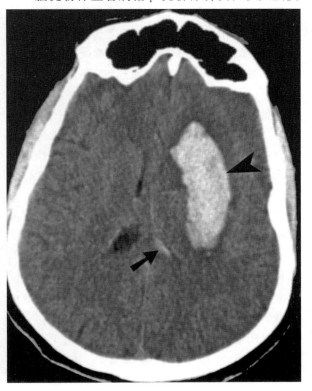

图 18-11　高血压性脑出血

头部平扫 CT 示左侧基底核区高血压脑出血（箭头），少量进入侧脑室（箭）

质及软脑膜的中、小动脉（较少发生在静脉），70岁以上人群的患病率为 5%～8%，其中 55%～60% 发生在 90 岁及以上的人群[10]。据报道，脑淀粉样血管病占老年患者脑出血病因的 5%～20%[11]。不同年龄阶段的患者脑出血通常发生在脑叶（顶枕叶居多），血压正常的老年患者亦是如此。

在一项以一般人群为基础的研究中，12% 的脑出血患者发病时正在服用抗凝血药物，与之对比的是只有 4% 的脑出血与年龄、种族及性别相关[12]。

血管畸形是年轻人自发性颅内出血的首要病因。动静脉畸形（AVM）和海绵状静脉畸形（CM）是大多数大量脑出血的主要病因。脑肿瘤可能合并颅内出血，见于 15% 的脑肿瘤患者，但脑出血很少作为脑肿瘤未确诊时的主要症状[13]。原发性出血性脑肿瘤通常是高级别肿瘤，如胶质母细胞瘤、间变型星形细胞瘤。颅内转移瘤出血常见于绒毛膜癌、黑色素瘤、甲状腺癌及肾细胞癌。但大多数脑转移瘤出血见于乳腺癌及肺癌，因为二者是普通人群脑转移瘤的主要来源。

与颅内出血有关的非法药物包括可卡因、安非他命、苯丙醇胺、苯环利定、麻黄碱、假麻黄碱。主要的发病机制是突发高血压，某些病例为血管炎。

脑静脉血栓所致出血通常位于脑白质，并扩散至皮质[14]。上矢状窦血栓的典型表现是矢状窦旁额、顶叶火焰状不规则的脑出血灶，颞叶或枕叶的脑出血灶是横窦血栓的典型表现。

（二）影像学评估

头颅 CT 平扫在临床应用十分普遍，检查颅内出血灵敏度高，是急性脑出血首要的检查方法。急性血肿 CT 表现为高密度病灶，CT 值为 50～70HU。第 3 天之后，血肿密度从外周向中心区逐渐减低。CT 还可提供病灶定位、大小、脑室内扩散、占位效应、脑积水或中线移位等信息。

MR 增强扫描作为第二步的检查手段，用来评估部分患者是否存在潜在病灶。血肿的 MR 表现比 CT 表现复杂，不同时期的血肿具有不同的信号特点（表 18-1）。自旋回波或磁敏感加权序列对发现血肿非常敏感。MRI 图像可显示血肿的 5 个分期。

表 18-1　血肿的 MR 表现

血肿分期	时间	T_1WI 信号	T_2WI 信号
超急性期	发病 6 小时内	低信号	高信号
急性期	3 天内	等至低信号	低信号
亚急性早期	4～7 天	高信号	低信号
亚急性晚期	1 周至数月	高信号	高信号
慢性期	数月至数年	低信号	低信号

影像学检查的重要作用是评估颅内潜在病变。血肿信号不均匀（图 18-12）、病灶部分强化、CT 低密度充盈缺损（图 18-13）、病灶周围与血肿不成比例的水肿带、少见的发病位置、少见的发病年龄、原发肿瘤病史、颅内其他强化病变、异常钙化及 T_2WI 图像上病灶周围不完整的低信号环，均提示可能存在肿瘤性病变。MR 增强扫描对发现血肿内部或血肿周围强化的肿瘤组织具有更高的灵敏度。

影像学随访可以显示血肿演变过程、持续存

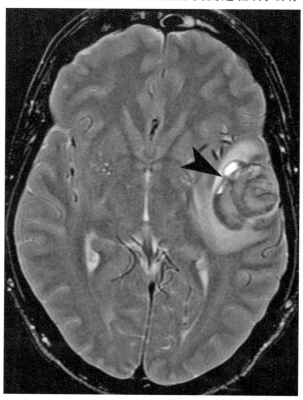

图 18-12　原发颅内肿瘤出血

T_2WI 示胶质母细胞瘤出血，血肿信号明显不均匀（箭头）

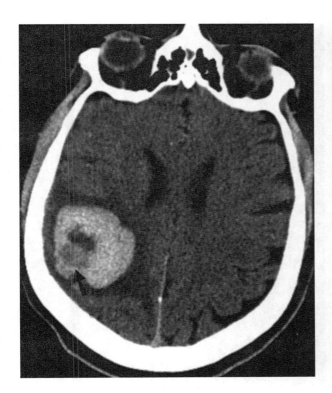

图 18-13　黑色素瘤出血

患者已确诊黑色素瘤,CT 平扫示血肿内偏心性肿块(箭)

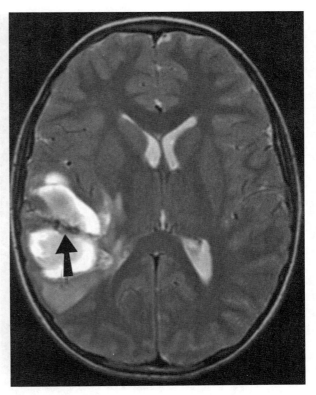

图 18-14　动静脉畸形出血

T_2WI 示亚急性期高信号的血肿。血肿内血管流空信号(箭),提示存在潜在的血管异常病变

在的水肿、占位效应及匐行的流空信号。血肿吸收后,潜在的病变可能会变得更加明显。

年轻患者、血肿旁明显的血管或线状钙化可能提示存在潜在的血管畸形(图 18-14)。血管造影可用于发现 CT 及 MR 可能未显示的小动静脉畸形(AVM)、显示动静脉畸形病灶及进行介入治疗。对于高度怀疑但脑血管造影检查阴性的患者,血肿吸收后应再次行血管造影检查。海绵状血管瘤 MRI 表现为特征性的爆米花样形态,T_2WI 可见病灶周围完整的低信号环。

脑静脉血栓的直接征象可在 CT 平扫上显示(灵敏度约 33%),即硬脑膜窦内高密度血栓(静脉窦高密度征,dense clot sign)(图 18-15)[15]。"细绳征"(cord sign)指皮质静脉内的高密度血栓。由于 CT 平扫的灵敏度较低,若血肿的位置或临床表现提示可能存在静脉血栓时,应进一步行 MRI、MRV 或 CTV 检查。CT 增强扫描可显示"空三角征"(the empty delta sign),即增强的硬脑膜窦壁内的充盈缺损(无强化的血栓)。MRI

显示静脉血栓主要为梯度回波序列,静脉管腔异常信号的表现取决于血栓的分期。静脉造影可更好地显示血栓,并可显示静脉的侧支血管及其导致的邻近硬脑膜强化。血管造影可确诊病变并进行介入治疗。

四、蛛网膜下腔出血

蛛网膜下腔出血(SAH)是最常见的非创伤性出血的病因,常继发于动脉瘤破裂。少见病因包括动静脉畸形、血管炎、静脉血栓、可逆性脑血管收缩综合征、脑实质或脑室内出血扩散至蛛网膜下腔[16]。囊状动脉瘤是颅内动脉瘤最常见的类型。梭形动脉瘤较为少见,主要由动脉粥样硬化及动脉夹层所致,或存在先天发育性因素。感染性栓子可能导致细菌性动脉瘤,动脉瘤体通常较小,一般位于动脉分支远端。动静脉畸形(AVM)的供血动脉、病灶区或引流静脉也可存在动脉瘤。

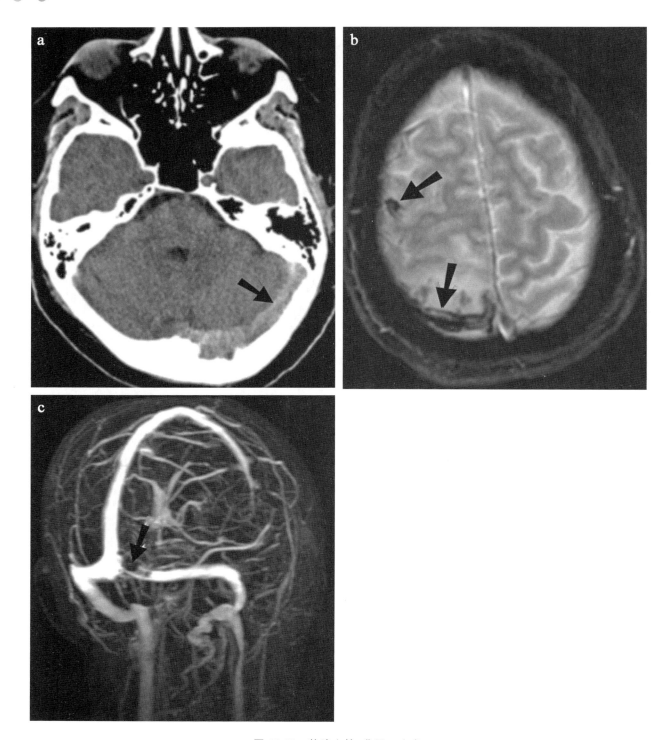

图 18-15　静脉血栓,非同一患者

　　a.CT 平扫示左侧横窦高密度血栓(箭)。b.MR 梯度回波序列 T_2WI 示大脑皮质静脉血栓(箭)。c.MR 静脉造影示静脉管腔血栓(箭),左侧横窦近端局限性充盈缺损

一般认为动脉瘤为后天性病变,最常发生于血管分叉处。动脉瘤的好发部位为前交通动脉、颈内动脉床突或床突上段、大脑中动脉分叉或三叉处、基底动脉(末端及小脑上动脉的起始部)、椎动脉(小脑后下动脉的起始部)。动脉瘤不发生破裂的概率约为 5%[17]。当动脉瘤为多发时,蛛网膜下腔出血的脑内分布位置及动脉瘤不规则或分叶状的外形有助于明确诊断动脉瘤破裂。

10%~15%的动脉瘤破裂致蛛网膜下腔出血的患者在得到医疗救治之前死亡,余下的 25%患者在 2 周内死亡[18]。若动脉瘤未进行治疗,发生再出血的风险在发病最初 24 小时内约为 4%,2周内约为 20%,1 个月内约为 50%[19]。

(一)影像学评估

头颅 CT 平扫是最基本的诊断方法,可诊断约 90%的蛛网膜下腔出血。蛛网膜下腔出血 CT表现为蛛网膜下腔弥漫的高密度影(图 18-16)。如果出血量大,蛛网膜下腔可见到局灶性血肿。

需仔细观察少量出血容易被忽略的区域,如大脑外侧裂的后部、脚间池、深部脑沟、侧脑室的枕角及枕骨大孔区。

蛛网膜下腔炎性渗出物过多、近期注射过碘对比剂可导致蛛网膜下腔出现高密度影,与蛛网膜下腔出血相似。引起弥漫脑水肿的疾病、颅内肿瘤以及严重的阻塞性脑积水可出现类似蛛网膜下腔出血的表现,是由软脑膜表面的沉积引起软脑膜静脉充血所致[20]。

蛛网膜下腔出血的分布、蛛网膜下腔的局灶性团块以及脑实质的血肿有助于在 CT 平扫上对动脉瘤破裂进行定位。动脉瘤表现为高密度的蛛网膜下腔出血内相对低密度的区域。在 CT 图像上,蛛网膜下腔出血通常在 5~7 天可以消散,小的出血灶可更早吸收,如果存在局灶性血肿可持续更长时间。

腰椎穿刺通常用来评估可疑蛛网膜下腔出血且 CT 扫描为阴性的患者。脑脊液黄变表明其内存在胆红素,至少 12 小时才可变成黄色[18]。

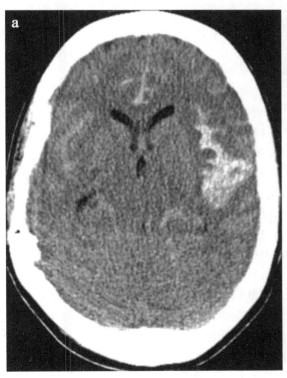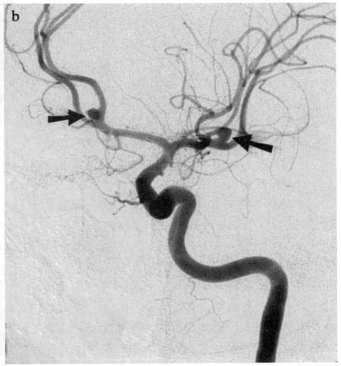

图 18-16 Willis 环动脉瘤破裂引起的蛛网膜下腔出血

a. CT 平扫示颅内双侧蛛网膜下腔出血,主要分布于左侧大脑外侧裂。b. 随后的数字减影血管造影示左侧大脑中动脉及前交通动脉动脉瘤(箭)。左侧大脑外侧裂的局灶性出血、左侧大脑中动脉动脉瘤分叶状外形,提示蛛网膜下腔出血的来源可能是左侧大脑中动脉

（二）CT血管成像

CT血管成像（CTA）一般为进一步评估蛛网膜下腔出血的检查方法。据报道，多层螺旋CT血管造影检查动脉瘤灵敏度和特异度，以动脉瘤为观察单位时为94.8%和95.2%，以患者为观察单位时为99.0%及95.2%[21]。该文献指出，CTA发现直径2mm以下的动脉瘤较为困难。CTA可显示动脉瘤的位置并评估是否存在血栓及瘤壁钙化。

（三）磁共振成像

蛛网膜下腔出血与其他颅内出血MR特征不同，这是由于血液与脑脊液混合后被稀释、脑脊液中抗纤维化成分以及脑脊液相对高的氧饱和度（这限制了顺磁性脱氧血红蛋白的数量）导致[17]。由于蛛网膜下腔出血相对缺乏磁场不均匀现象，梯度回波序列成像对于发现蛛网膜下腔出血灵敏度较低。T_2 FLAIR是发现蛛网膜下腔出血最敏感的序列，表现为蛛网膜下腔的高信号影。梯度回波序列可显示蛛网膜下腔的大量出血。同样，T_1WI图像可显示略不均匀的脑脊液呈稍高信号。FLAIR诊断急性蛛网膜下腔出血的灵敏度与CT相当。据我们的经验来讲，FLAIR对亚急性期蛛网膜下腔出血的显示要优于CT扫描（图18-17）。但是FLIAR容易产生伪影，特别是颅后窝及金属物质旁。同时，其他软脑膜炎症以及颅内肿瘤可在FLAIR上表现为蛛网膜下腔的高信号。蛛网膜下腔出血可导致脑膜的相对强化。

（四）磁共振血管造影（MRA）

据报道，MRA发现直径≥3mm的动脉瘤灵敏度为90%，但对较小的动脉瘤灵敏度骤然下降至<40%。对于一些紧急情况如大多数患者为重病或患者不能静躺，MRA检查并不合适。MRA可适用于对未破裂的动脉瘤进行随访。

（五）脑血管造影

脑血管造影是诊断动脉瘤的金标准。如果患者高度怀疑蛛网膜下腔出血且无创性影像学检查未能显示动脉瘤，应行数字减影血管造影（DSA）以进一步评估。

10%的蛛网膜下腔出血在脑血管造影可以为阴性，可能由于血管痉挛或动脉瘤内团状的充盈缺损所致。通常首次检查7天后需要再次行脑血管造影以发现首次检查漏诊的动脉瘤。

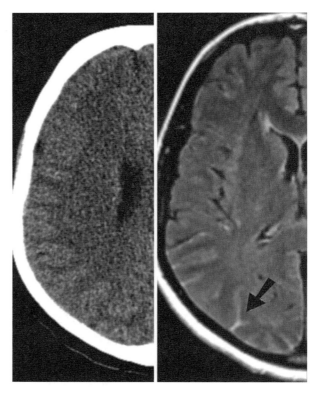

图18-17　蛛网膜下腔出血

CT平扫未能显示脑沟的高信号，FLIAR可清晰地显示蛛网膜下腔出血导致的脑沟内的高信号（箭）

（六）脑血管痉挛

蛛网膜下腔出血在初次诊疗后，再出血、脑积水、血管痉挛以及脑卒中可导致临床病情恶化。血管痉挛是致死的最主要原因，一般约开始于初次出血的3天后[17]。蛛网膜下腔出血的主要原因包括反应性血管收缩、血管自身调节降低、可逆的血管病变以及血容量相对减少[22]。放射学检查的时间通常先于这些临床改变的出现，因此可提供治疗时机以阻止神经损伤。

诊断脑血管痉挛的检查方法包括经颅多普勒超声（TCD）、CTA、CTP及DSA（金标准）。TCD是否可作为脑血管痉挛的监测手段是有争议的，但TCD是其他检查中最好的辅助检查。CTA对于发现动脉近端严重的脑血管痉挛具有相对高的灵敏度、特异度（图18-18a）及较高的阴性预测值。据报道，MTT是诊断血管痉挛最准确的CT灌注参数（图18-18彩图b）。DSA是诊断血管痉挛的金标准。血管痉挛的血管内治疗方法包括动脉内灌注血管扩张药及血管成形术。

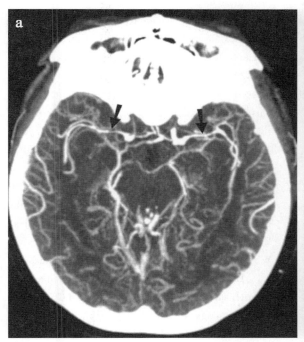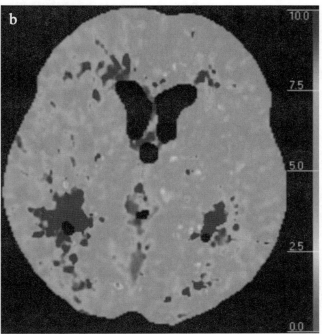

图 18-18　颅内血管痉挛

a. CT 血管造影示双侧大脑中动脉（箭）及双侧大脑后动脉的血管痉挛。b. CT 灌注图像示 MTT 延长，以左侧显著

脑卒中影像学在过去的几年中取得了显著的进步并仍在不断发展中。随着影像技术的发展，影像解剖将更加精细，尤为特别的是功能影像学，它的发展将更好地应用于确定组织活性及选择合适的治疗方案中。

参 考 文 献

[1] Lloyd-Jones D, Adams RJ, Brown TM, et al. Executive summary: heart disease and stroke statistics-2010 update: a report from the American Heart Association. Circulation, 2010, 121(7): 948-954.

[2] Rowley HA. The four ps of acute stroke imaging: parenchyma, pipes, perfusion, and penumbra. AJNR Am J Neuroradiol, 2001, 22(4): 599-601.

[3] Srinivasan A, Goyal M, Al Azri F, et al. State-of-the-art imaging of acute stroke. Radiographics, 2006, 26 Suppl 1: S75-95.

[4] Burdette JH, Ricci PE, Petitti N, et al. Cerebral infarction: time course of signal intensity changes on diffusion-weighted MR images. AJR Am J Roentgenol. 1998; 171(3): 791-795.

[5] Huang IJ, Chen CY, Chung HW, et al. Time course of cerebral infarction in the middle cerebral arterial territory: deep watershed versus territorial subtypes on diffusion-weighted MR images. Radiology, 2001, 221(1): 35-42.

[6] Eastwood JD, Engelter ST, MacFall JF, et al. Quantitative assessment of the time course of infarct signal intensity on diffusion-weighted images. AJNR Am J Neuroradiol, 2003, 24(4): 680-687.

[7] Hacke W, Kaste M, Fieschi C, et al. Intravenous thrombolysis with recombinant tissue plasminogen activator for acute hemispheric stroke. The European Cooperative Acute Stroke Study (ECASS). JAMA, 1995, 274(13): 1017-1025.

[8] Berger C, Fiorelli M, Steiner T, et al. Hemorrhagic transformation of ischemic brain tissue: asymptomatic or symptomatic? Stroke, 2001, 32(6): 1330-1335.

[9] Atlas SW. Magnetic resonance imaging of the brain and spine. Philadelphia: Lippincott Williams & Wilkins, 2008.

[10] Masuda J, Tanaka K, Ueda K, et al. Autopsy study of incidence and distribution of cerebral amyloid angiopathy in hisayama, Japan. Stroke, 1988, 19(2):

205-210.

［11］ Fischbein NJ, Wijman CA. Nontraumatic intracranial hemorrhage. Neuroimaging Clin N Am, 2010, 20 (4): 469-492.

［12］ Woo D, Sauerbeck LR, Kissela BM, et al. Genetic and environmental risk factors for intracerebral hemorrhage: preliminary results of a population-based study. Stroke, 2002, 33(5): 1190-1195.

［13］ Salmaggi A, Erbetta A, Silvani A, Maderna E, Pollo B. Intracerebral haemorrhage in primary and metastatic brain tumours. Neurol Sci, 2008, 29 Suppl 2: S264-265.

［14］ Leach JL, Fortuna RB, Jones BV, Gaskill-Shipley MF. Imaging of cerebral venous thrombosis: current techniques, spectrum of findings, and diagnostic pitfalls. Radiographics, 2006, 26 Suppl 1: S19-41; discussion S42-43.

［15］ Poon CS, Chang JK, Swarnkar A, Johnson MH, Wasenko J. Radiologic diagnosis of cerebral venous thrombosis: pictorial review. AJR Am J Roentgenol, 2007, 189(6 Suppl): S64-75.

［16］ Linn FH, Rinkel GJ, Algra A, van Gijn J. Incidence of subarachnoid hemorrhage: role of region, year, and rate of computed tomography: a meta-analysis.

Stroke, 1996, 27(4): 625-9.

［17］ Yousem DM, Grossman RI. Neuroradiology: the requisites. 3rd ed. Philadelphia: Mosby, 2010.

［18］ Manno EM. Subarachnoid hemorrhage. Neurol Clin, 2004, 22(2): 347-66.

［19］ Kassell NF, Torner JC, Haley Jr EC, Jane JA, Adams HP, Kongable GL. The international cooperative study on the timing of aneurysm surgery. Part 1: overall management results. J Neurosurg, 1990, 73(1): 18-36.

［20］ Provenzale JM, Hacein-Bey L. CT evaluation of subarachnoid hemorrhage: a practical review for the radiologist interpreting emergency room studies. Emerg Radiol, 2009, 16(6): 441-451.

［21］ Wintermark M, Ko NU, Smith WS, Liu S, Higashida RT, Dillon WP. Vasospasm after subarachnoid hemorrhage: utility of perfusion CT and CT angiography on diagnosis and management. AJNR Am J Neuroradiol, 2006, 27(1): 26-34.

［22］ Marshall SA, Kathuria S, Nyquist P, Gandhi D. Noninvasive imaging techniques in the diagnosis and management of aneurysmal subarachnoid hemorrhage. Neurosurg Clin N Am, 2010, 21(2): 305-323.

第 *19* 章

急性眼眶病变影像学

Ajay Singh

一、简　介

每年有 30 000 位患者因眼球外伤入院治疗，常见于钝性或穿透性面部损伤。大多数外伤是因车祸或运动相关损伤引起。眼外伤占医院眼科入院治疗的 7.5%[1]。对于年龄<20 岁的人群，眼外伤是后天单眼致盲的主要病因；对于普通人群，眼外伤是失明的第二大病因。年轻人发生开放性眼外伤的风险最高，老年人最低[2]。

有明显眼部损伤的患者可能在就诊体格检查时眼部表现完全正常，随后才出现症状。早期诊断对于保存视力及预防并发症非常重要。

外伤包括从简单的眼睑瘀斑、结膜下出血到更严重的病变，如眼前房出血、脉络膜或视网膜破裂、视神经挫伤及眼球破裂。最常见的眼外伤包括浅层角膜溃疡及眼内异物。严重的损伤包括眼球破裂、青光眼可能继发的眼前房出血、眼内异物、角膜穿孔、创伤性白内障及视网膜脱离。

二、分类及发病机制

外伤性视觉通路损伤根据发病部位可分为以下几种。

1. 眼内型。
2. 眶内型。
3. 管内型。
4. 颅内型。

三、正常解剖

眼眶是一个锥形结构，由 7 块骨组成。内侧壁最薄，由 4 块骨组成，即上颌骨额突、泪骨、蝶骨及筛骨纸板。外侧壁由蝶骨翼及颧骨组成。顶壁由额骨眶突及蝶骨小翼组成。底壁最薄弱，由上颌骨、颧骨及腭骨组成。

前房(anterior chamber, AC)是位于晶状体和角膜之间的新月形结构，深度为 2.5~3.5mm(图 19-1，彩图 b)。在 T_1WI 及 T_2WI 图像上信号与玻璃体相同。后房位于虹膜的背面、玻璃体的前面。

玻璃体构成眼眶容积的 2/3($4cm^3$)，充当缓冲器的作用。由于含水量达 98%，玻璃体比大多数组织的弛豫时间长，但比水的弛豫时间短。

晶状体直径约 9mm，厚约 4mm。晶状体的前部是房水，后部是玻璃体。晶状体是人体中含水最少的器官(67%)，因此 MRI 图像信号较周围组织低。

眼球壁包括虹膜(外层)、葡萄膜(中层)及视网膜(内层)。正常眼球在 CT 或 MRI 图像上此三层结构无法区分。Tenon 囊从视神经到睫状肌包绕在眼球周围。

(一)影像学表现

眼球影像学检查可发现 2/3 的眼眶骨折，但是对软组织损伤的灵敏度很低。超声检查的禁忌证为可疑眼球破裂的患者。MRI 不是眼球内异物首选的检查方法，因为铁磁性异物移动存在损伤风险，且铁磁性异物可产生伪影。MRI 禁忌证为眼内存在可疑金属性异物。

CT 是眼外伤及眼内可疑铁磁性异物的首选检查方法，因为 CT 在急诊应用广泛，扫描速度快，无或小的运动伪影，对发现眼内异物具有较高的灵敏度[3]。

(二)成像规范

1. CT:眼眶检查规范(层厚 0.625~1.25mm)

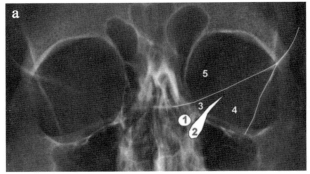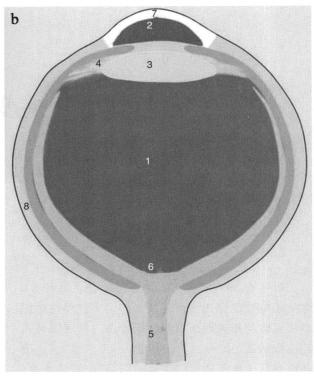

图 19-1　正常眼眶及眼球解剖

X线片(瓦氏位)显示骨性解剖结构。a.眶上裂(2)为眼眶顶壁、外侧壁的分界。眼眶外侧壁由蝶骨大翼(4)组成。眼眶顶壁由额骨眶板(5)及蝶骨小翼(3)组成。视神经管(1)位于眼眶顶壁,主要位于蝶骨小翼内。眶下裂为眼眶底壁、外侧壁的分界。b.示眼球横断解剖。图像上无法区分巩膜、脉络膜及视网膜,除非存在视网膜脱离或脉络膜脱离。晶状体将房水与玻璃体分开。图标 1-玻璃体房;2-前房;3-晶状体;4-睫状体;5-视神经;6-视网膜;7-角膜;8-巩膜及脉络膜

(1)CT 平扫。

(2)面部 CT 横断位扫描的一部分。

(3)矢状面及冠状面重建间隔为 1mm。

(4)软组织及骨算法重建。

2. MRI:眼眶检查规范(层厚 3mm)

(1)眼眶 T_1 序列(无脂肪抑制),横断位及冠状位。

(2)眼眶 T_2 FSE 脂肪抑制序列,冠状位。

(3)眼眶 T_1 脂肪抑制钆增强扫描,横断位。

(4)T_1 脂肪抑制序列,视交叉冠状位。

(5)全脑 T_1 矢状位、FLAIR 横断位、T_2 横断位、DWI 横断位。

(6)全脑 T_1 横断位,可选。

四、眼前段损伤及晶状体脱位

超过 50% 的晶状体半脱位-错位由外伤引起,原因是悬韧带附着处的损伤,悬韧带的作用即是固定晶状体。晶状体最常见为向后脱位,在玻璃体液中呈依靠的状态。无创伤性的自发性脱位常为双侧,与马方综合征、同型胱氨酸尿症、亚硫酸氧化酶缺乏症、高赖氨酸血症、ED 症候群、无虹膜畸形、先天性青光眼有关。大多数晶状体脱位的患者将进行睫状肌扁平部的玻璃体切割术或晶状体切除术,并进行眼内人工晶状体移植。

外伤性眼前房积血的患者通常为眼前房出血,由睫状体及虹膜撕裂所致。外伤后白内障通常部位局限且不伴有明显的视力丧失[4]。

影像学表现:前房损伤的特征性表现为与正常眼球相比,前房深度减小。晶状体脱位的 CT 表现为玻璃体内高密度的晶状体结构,呈自由漂移状态(彩图 19-2 和图 19-3)。破裂的晶状体囊表现为密度减低,晶状体略增大。

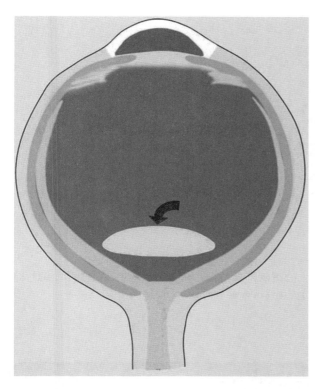

图 19-2　眼球内脱位
图示位于玻璃体腔后部脱位的晶状体

五、开放性眼球损伤

外伤性眼球破裂可导致玻璃体脱出及晶状体后移位，并引起前房加深。玻璃体脱垂常与视网膜脱离（retinal detachment，RD）、虹膜脱离或睫状体破裂以及挫伤性白内障有关（41％）[5]。眼球破裂（钝挫伤占 5％）与Ⅲ级、Ⅳ级眼前房积血有关。

眼球破裂的好发部位为鼻上缘，这是由于眼球颞下象限是外伤最容易暴露的部位。创伤性眼球破裂的风险在白内障术后患者及女性人群中是最高的。眼球破裂好发于眼内肌附着处，因为巩膜在此处最薄。

影像学表现：眼球破裂的 CT 表现包括玻璃体积血、眼球形态改变、眼球容积明显减小、晶状体缺失、眼内气体或异物、巩膜不连续、前房深度增加及视网膜脱离或脉络膜脱离（彩图 19-4～图 19-8，彩图 19-7）。漏气车胎征特征性表现为眼球后部形态变扁，是由巩膜后部塌陷以及玻璃体腔容积减小所致。

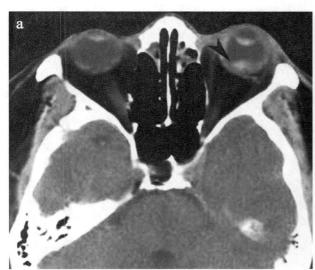
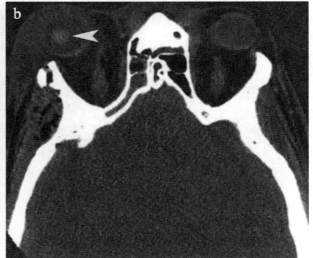

图 19-3　眼球穿透伤引起的晶状体脱位
　　a. 轴位 CT 图像示晶状体向后不全脱位，前房深度增加，玻璃体内积血（箭头）。b. 眼眶外侧壁骨折患者合并右侧晶状体向上脱位（箭头），伴有钝伤引起的表面软组织肿胀

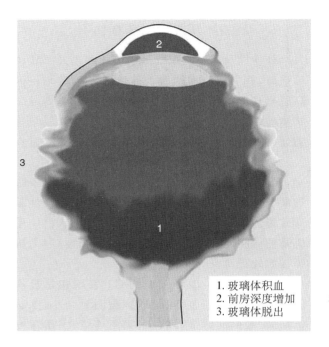

1. 玻璃体积血
2. 前房深度增加
3. 玻璃体脱出

图 19-4　眼球破裂

图示影像学表现为轮廓变形,前房深度增加,晶状体后移,玻璃体积血

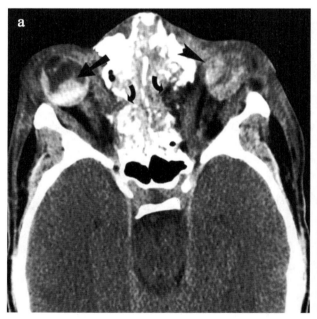
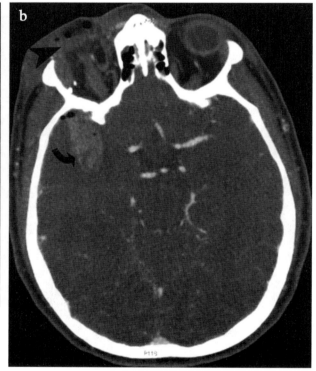

图 19-5　外伤性眼球破裂

a.管钳链损伤致双侧眼球破裂、眼眶爆裂骨折。轴位 CT 图像示双侧眼球开放性损伤,伴有玻璃体积血。左侧眼球明显变形(箭头)。右侧眼内晶状体(箭)脱位至玻璃体腔内。双侧爆裂骨折累及眼眶内壁(弯箭)。b.轴位 CT 图像示管状炸药爆炸的碎片所致的眼球破裂。图示眼球畸形、缩小(箭头),弹片所致的颅内出血(弯箭)

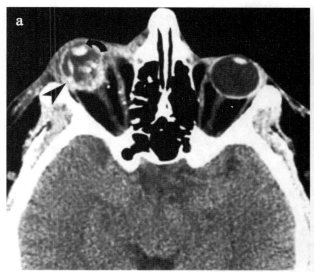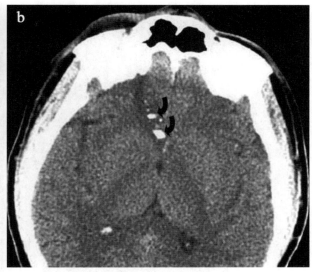

图 19-6　枪弹擦伤所致右侧眼球破裂

a.轴位 CT 图像示前房深度增加(弯箭),广泛的玻璃体腔积血,眼球变形(箭头)。b.大脑半球轴位 CT 骨碎片显示子弹的运行轨迹(弯箭)

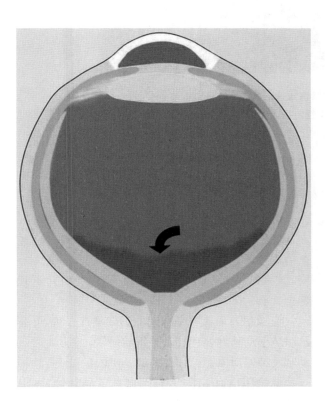

图 19-7　玻璃体腔内积血

图示玻璃体腔内积血(弯箭),可单独发生,也可伴有眼球破裂、晶状体脱位或眼眶骨折

玻璃体腔减压术可使晶状体后移,且不伴有悬韧带附着处断裂,CT 表现为前房深度不对称。前房深度相差≥2mm、前房绝对深度>5mm 为异常表现(正常前房深度为 2.5~3.5mm)。Arey 等研究认为 CT 诊断开放性眼球损伤的灵敏度为56%~68%,阳性结果预测值为 86%~100%[6]。

六、眼内异物

眼内异物若临床没有怀疑,非常容易被忽视。小的无反应性异物(黄金、白金、铝及玻璃制品)可留在眼眶内,其他由铁、铜制成的异物必须被清除,因为存在发生由铁、铜屑致铁质沉着症的风险。有机物质如木屑,可能引起脓肿或慢性炎症,因此也需要被清除。

较大异物进入眼球,可导致眼球出血、晶状体脱位及玻璃体脱出,所以必须进行眼球摘除术。手术前应通过影像学检查排除颅内损伤。

影像学表现:高密度金属异物在 CT 上最容易诊断(彩图 19-9 和图 19-10)。木质的密度变异很大,因此 CT 及 MRI 发现有机性异物的灵敏度较低(42%、57%)[7]。木质异物通常为低密度,可能被误认为空气。几何形状的空气样密度影可提高怀疑木质异物的可能性。螺旋 CT 扫描及 T_1WI MRI 检查眼内玻璃异物的灵敏度为 57% 及

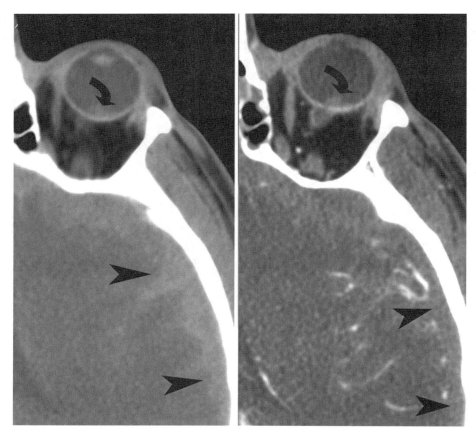

图 19-8　男,28 岁,钝器伤致玻璃体腔积血

轴位 CT 平扫及增强 CT 图像示左侧玻璃体腔内积血(弯箭),左侧硬膜下出血(箭头)

11%[8]。对于直径＞1.5mm 的玻璃碎片,CT 诊断的灵敏度高于直径 0.5mm 的玻璃碎片。当怀疑眼内为金属异物时,不可行 MRI 检查。

七、视网膜脱离

视网膜牢固地附着在视网膜锯齿缘的前部及视盘的后部。视网膜脱离(retinal detachment,RD)指视网膜神经上皮层与色素上皮层分离。视网膜脱离可以由肿物、玻璃体视网膜病变、弓蛔虫眼内炎、渗出性视网膜病、老年性黄斑变性及外伤引起。

影像学表现:渗出性视网膜脱离导致视网膜下液体蛋白含量丰富,与孔源性视网膜脱离相比,CT 显示的液体密度较高。视网膜脱离在 CT 及 MRI 图像上显示从视盘向前终止于视网膜锯齿缘的特征性"V"形改变(彩图 19-11 和图 19-12)。MRI 冠状位视网膜脱离的特征表现为视网膜乳

头处覆盖的翻折的视网膜。

八、脉络膜脱离

脉络膜脱离是由浆液性液体或血液积聚在潜在的脉络膜下腔所致。引起脉络膜脱离的病因包括内眼手术、外伤及炎性病变。与视网膜脱离不同,脉络膜脱离因睫后短动脉及神经限制,并不延伸至视盘。

影像学表现:CT 是首选的影像检查方法,可显示眼球壁局灶性、双凸形、透镜状肿块,并为睫后短动脉及神经所限制(彩图 19-13 和图 19-14a)。

脉络膜出血 MRI 表现为眼球壁局灶性、界限清楚、透镜状肿块(图 19-14b)。在发病最初 48 小时内,T_1WI 图像显示血肿(与玻璃体相比)呈等信号至稍低信号。5 天后,T_1WI 脉络膜血肿表现为高信号。脉络膜血肿在 T_1WI、T_2WI 信号逐渐增加,2 周后 MRI 所有序列均表现为高信号。

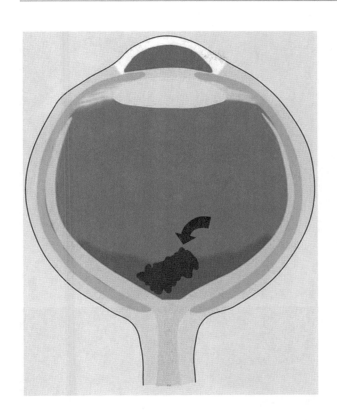

图 19-9　眼球异物

图示眼内异物,伴有玻璃体腔内积血

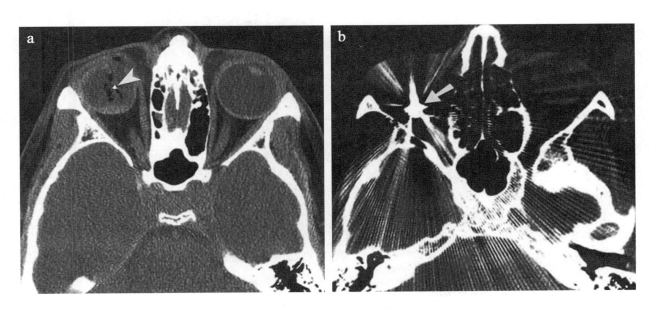

图 19-10　眼内金属异物

a.轴位 CT 图像示由火器伤所致的眼内玻璃体积血及眼内弹片(箭头)。b.较低水平的轴位 CT 图像示眼内金属异物(箭)及在眼眶后部产生条纹状伪影

239

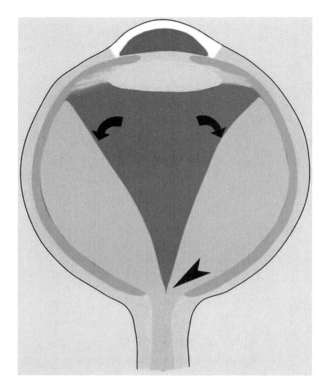

图 19-11 视网膜脱离

图示 V 形视网膜脱离(弯箭),发生于视网膜乳头后部(箭头)

九、其他合并损伤

与眼外伤相关的损伤包括眼球后出血、视神经损伤、眼眶壁骨折、眶内容物通过眶壁骨折处疝出、肌肉嵌顿或挫伤、眶内积气、颅内损伤及上颌骨骨折(彩图 19-15~图 19-18,图 19-17 彩图 a)。眶壁骨折最常见的部位是眶底壁,眶顶壁最少见。Le Fort Ⅱ型、Le Fort Ⅲ型可累及眶壁。

Le Fort Ⅱ型是上颌骨锥形骨折,向上延伸至眶下缘及眼眶内壁。Le Fort Ⅲ型被称为颅面部分离,累及眼眶底壁、内壁及外侧壁。

十、视神经损伤

视神经损伤可由视神经管骨折引起的压迫所致,更常见的原因是由视神经供血血管损伤所致。视神经损伤表现为 T_2WI 视神经呈高信号改变(图 19-19)。

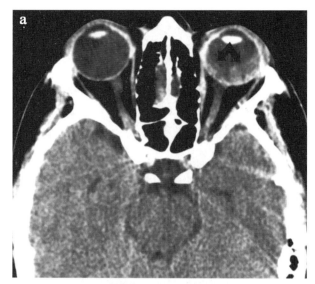

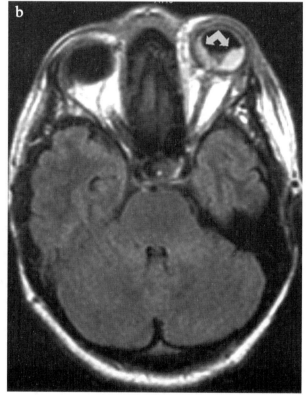

图 19-12 男,39 岁,急性视网膜脱离

轴位 CT 图像(a)及轴位 FLAIR 图像(b)示视网膜脱离,伴视网膜下出血(双箭),CT 呈高密度,FLAIR 呈高信号

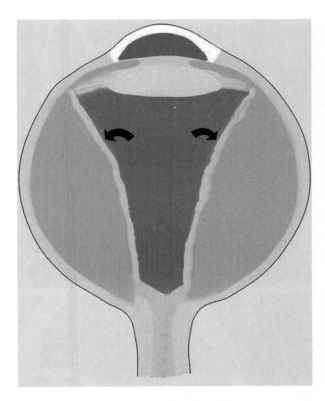

图 19-13　脉络膜脱离

图示液体的积聚,被内侧的脉络膜(弯箭)及外侧的巩膜所限

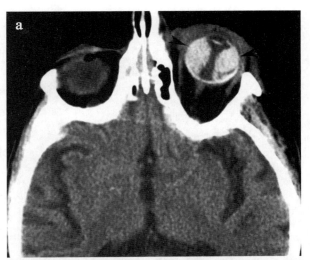

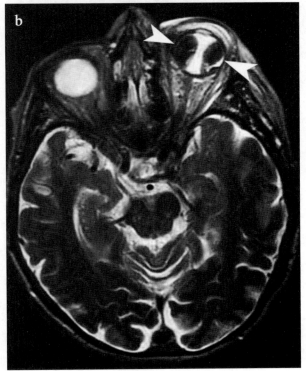

图 19-14　女,92 岁,钝器伤致脉络膜脱离

a.轴位 CT 图像示脉络膜脱离(箭头),伴有脉络膜下腔高密度出血。眶隔前软组织挫伤,延至左眼眶外侧壁外侧。b.MRI T_2WI 示急性脉络膜脱离,脉络膜下液性低信号区(箭头),提示存在急性出血

十一、颈内动脉海绵窦瘘

颈内动脉海绵窦瘘常见于颈内动脉外伤后撕裂,并与海绵窦相通。由于海绵窦内静脉分支血液逆流,CT 图像上可看到明显的眼上静脉。颈内动脉海绵窦瘘可通过 CT 血管造影或传统的血管造影术确诊(图 19-20)。

十二、眼眶炎症

眼眶炎症根据炎症与眶隔的位置关系,分为眶隔前(眶周)炎症及眶隔后(眼眶内)炎症。眶隔指骨膜在眼眶骨边缘的翻折。CT 难以区分眶隔前水肿与眶周蜂窝织炎。与眶隔后炎症相比,眶周蜂窝织炎侵袭性较低,应用抗生素治疗。

眶隔后炎症可位于肌锥内、肌锥外(在骨膜及眼直肌之间)以及骨膜下(在眶壁及眶隔后之间)。眶隔后炎症病情严重,可导致海绵窦血栓形成、脑脓肿及脑膜炎。

十三、眶壁骨膜下脓肿

眶壁骨膜下脓肿常由上颌窦炎、筛窦炎或额窦炎引起,这是由它们与眼眶的解剖关系密切所

241

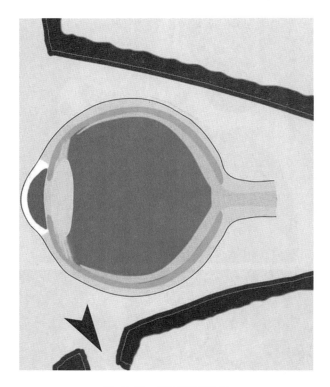

图 19-15 眼眶爆裂骨折

图示眶底壁骨折(箭头),眶底壁是引起眶内压增高的眶壁爆裂骨折的好发部位

致。炎症扩散可导致失明、眼内炎、海绵窦血栓形成、脑脓肿及脑膜炎。

眶壁骨膜下脓肿的 CT 表现包括筛窦、上颌窦密度增高并边缘强化、双凸面形骨膜下脓肿,常沿眼眶内壁分布(图 19-21)。偶尔在骨膜下脓肿内可见到气体。筛窦炎所致骨膜下脓肿常沿眼眶内壁分布,额窦炎与之不同,其所致骨膜下脓肿常沿眼眶顶壁分布。

十四、视神经炎

视神经炎指视神经急性炎症或脱髓鞘样变。大多数病例为特发性,部分病例为多发性硬化所致。发病年龄为 15~50 岁,患者 2 周内快速出现视力丧失。尽管临床检查对典型的视神经炎可做出诊断,但对于临床表现不典型的患者则需要 MRI 检查。

MRI 表现包括视神经增粗、T_2WI 呈高信号。T_1 增强扫描可见强化改变(图 19-22)。T_2WI 可能显示合并脑白质异常,提示可能进展为多发性

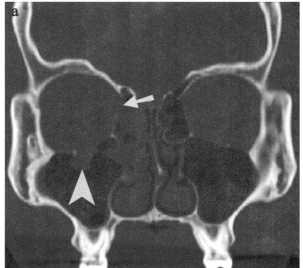

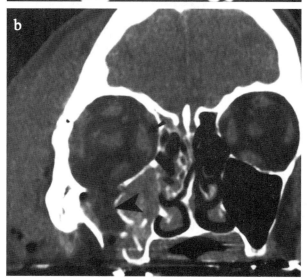

图 19-16 眼眶爆裂骨折

a.冠状位 CT 重建图像示眼眶内壁(箭)及下壁骨折,眶内脂肪疝入右侧上颌窦(箭头)。b. 另一患者冠状位 CT 重建图像示右侧内直肌不对称性增厚(箭)。眶内脂肪通过眼眶下壁骨折疝出(箭头)

硬化。脑白质异常病灶 3 个及其以上者,5 年内进展为多发性硬化的可能性为 51%,不伴有脑白质异常者可能性为 16%[9]。

十五、教学点

1. CT 是发现眶内异物、眼球破裂、晶状体脱位、肌锥内(或外)损伤以及相关的眼眶或颅面部损伤的首选检查方法。

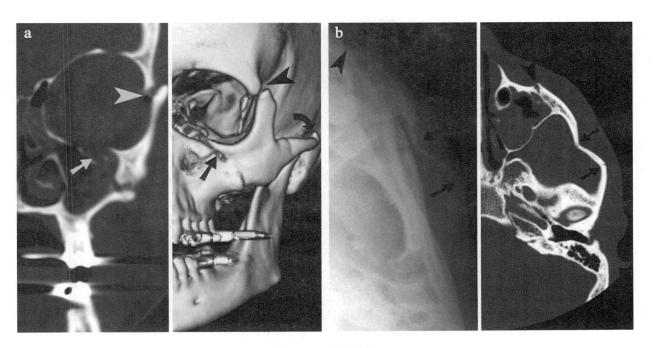

图 19-17　眶壁骨折

a. 同一患者冠状位 CT 重建图像及 3D 重建图像示颧骨上颌骨骨折，累及外侧眶缘（箭头）、颧弓（弯箭）及眼眶下缘（直箭）。b. 颅底 X 线片及轴位 CT 图像示颧骨上颌骨骨折，累及颧弓（直箭）及眼眶底壁（箭头）

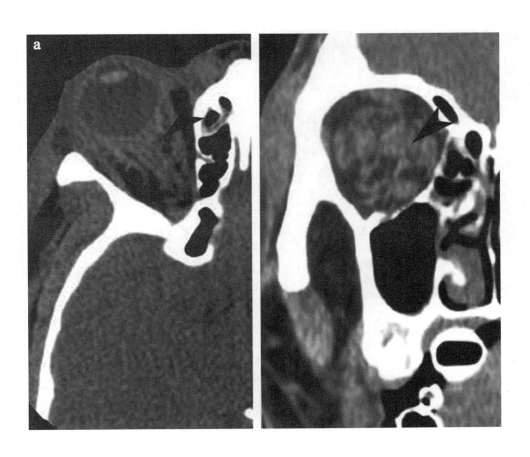

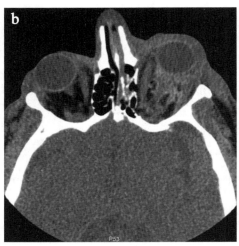
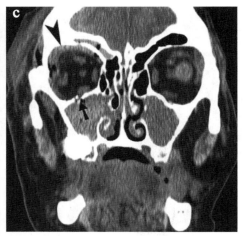

图 19-18 眼眶钝器伤致眶内、眶外出血

　　a. 轴位及冠状位 CT 图像示眶内出血（箭头）致右眼球突出。巩膜挫伤引起视盘处巩膜增厚。b. 患者左眼遭拳击，轴位 CT 图像示眼球后出血导致眼球突出。c. 患者从升降机井跌落，冠状面 CT 重建图像示沿着眼眶上壁的肌锥外间隙出血（箭头），眼眶下壁骨折（箭）伴右侧上颌窦积血

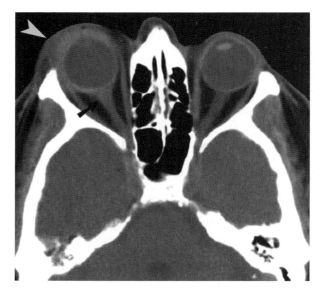

图 19-19 视神经挫伤

　　轴位 CT 图像示右侧视神经增粗、密度增高（箭），邻近巩膜增厚。同时可见钝器伤所致的右侧眶隔前组织挫伤（箭头）

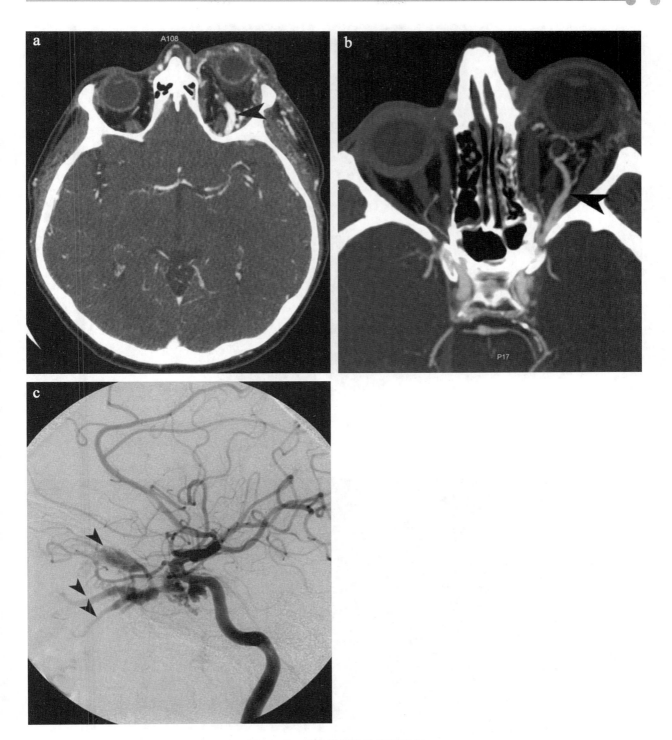

图 19-20 外伤性颈动脉海绵窦瘘

a、b. CT 增强扫描示颈动脉海绵窦瘘,左侧眼上静脉(箭头)十分显著。c.左侧颈内动脉血管造影示海绵窦与其静脉分支相通

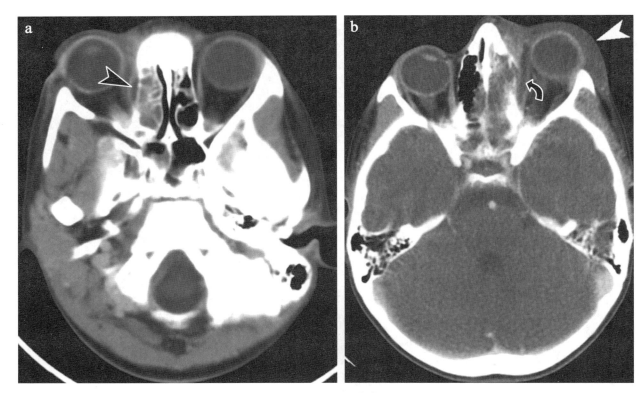

图 19-21　眼眶脓肿

a.CT 增强扫描示筛窦炎所致眶壁骨膜下脓肿（箭头），沿着右侧眼眶内壁分布。b.CT 增强扫描示左筛窦脓肿（弯箭），沿眼眶内壁分布，并导致眼球突出。脓肿超出骨膜下，扩散至肌锥外间隙内侧至内直肌间的区域，炎症向前扩散引起眶周蜂窝织炎（箭头）

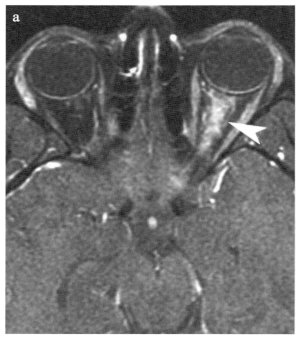

图 19-22　视神经炎

轴位钆剂增强 T_1WI（a）、冠状位 T_2WI（b）示左侧视神经增粗，可见强化改变（箭头）

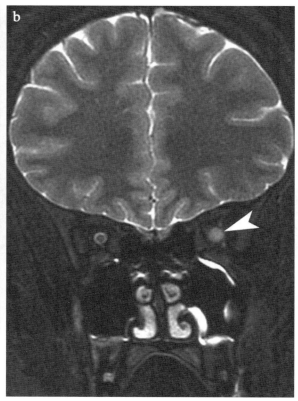

2. MRI 对急性眼眶外伤的评估作用有限；若 X 线片或 CT 排除铁磁性异物，可选用 MRI 检查。

3. 可疑眼球破裂者，不宜行超声检查。

参 考 文 献

[1] Maltzman BA, Pruzon H, Mund ML. A survey of ocular trauma. Surv Ophthalmol,1976,21(3):285-290.

[2] Schrader WF. Epidemiology of open globe eye injuries: analysis of 1026 cases in 18 years. Klin Monbl Augenheilkd,2004,221(8):629-635.

[3] Lakits A, Prokesch R, Scholda C, et al. Orbital helically computed tomography in the diagnosis and management of eye trauma. Ophthalmology, 1999, 106(12):2330-2335.

[4] Canavan YM, Archer DB. Anterior segment consequences of blunt ocular injury. Br J Ophthalmol, 1982,66(9):549-555.

[5] Viestenz A, Kuchle M. Blunt ocular trauma. Part Ⅱ. Blunt posterior segment trauma. Ophthalmology,2005,102(1):89-99; quiz 100-101.

[6] Arey ML, Mootha VV, Whittemore AR, et al. Computed tomography in the diagnosis of occult open-globe injuries. Ophthalmology, 2007, 114: 1448-1452.

[7] Nasr AM, Haik BG, Fleming JC, et al. Penetrating orbital injury with organic foreign bodies. Ophthalmology,1999,106(3):523-532.

[8] Gor DM, Kirsch CF, Leen J, et al. Radiologic differentiation of intraocular glass: evaluation of imaging techniques, glass types, size, and effect of intraocular hemorrhage. AJR Am J Roentgenol,2001,177(5): 1199-1203.

[9] Optic Neuritis Study Group. Visual function 5 years after optic neuritis: experience of the Optic Neuritis Treatment Trial. The Optic Neuritis Study Group. Arch Ophthalmol,1997,115(12):1545-1552.

一、简 介

很多外伤都可累及上肢。本章将描述这种在急诊科十分常见的损伤,重点为损伤机制、影像学表现及并发症。X线检查通常是急诊就诊时首选的影像学检查工具,外伤诊断经常仅通过X线检查就可得出,所以,外伤X线表现在本章节内容中将特别予以强调。

二、肩胛胸分离

肩胛胸分离是一种罕见损伤,具有毁损性,可能威胁生命。最常见于骑摩托车的人从车上被抛出时,由于手仍握持车把而使肩胛带严重牵拉所致损伤,常合并臂丛撕裂及锁骨下动脉或腋动脉破裂。

影像学表现

正位X线片示肩胛骨侧向位移,表现是肩胛骨内侧缘与脊柱棘突间距增宽。肩胛胸损伤常伴随其他骨损伤,包括肩锁分离、胸锁关节脱位及锁骨分离骨折。邻近软组织肿块出现血肿提示严重的血管结构损伤[1]。

肩胛胸分离通常发生于严重的外伤事故中,因患者常常已经休克或头部受到损伤,在初诊时容易被忽略。臂丛神经撕脱可导致连枷臂,通常需要肘关节以上的截肢治疗。

三、锁骨骨折

累及肩胛带的骨折中锁骨骨折约占50%[2],通常发生于体育活动或摔倒肩部着地时。锁骨骨折儿童常见,也可发生于分娩过程中胎儿肩部受到向前的压力时。

(一)影像学表现

大多数锁骨骨折发生在锁骨中段1/3处,X线片很容易发现。由于胸锁乳突肌对锁骨的作用使锁骨中段向内上方移位;上肢的重量使得锁骨外侧段向下方移位(图20-1)。

(二)并发症

锁骨骨折可合并锁骨下动脉、锁骨下静脉或臂丛损伤,也可合并胸锁关节或肩锁关节半脱位及气胸。骨折畸形愈合及不愈合可导致肩胛带短缩及慢性疼痛[3]。

四、胸锁关节脱位

胸锁关节脱位仅占肩胛带脱位的2%～3%,也可继发于肩部间接钝器损伤后[4]。胸锁关节脱位时锁骨头可以肋锁韧带为支点自由旋转。前外侧打击引起的前脱位比后外侧打击引起的后脱位更常见。

影像学表现

胸锁关节脱位可引起双侧锁骨头不对称。与X线平片相比,CT可更好地区分前脱位与后脱位。CT还可发现胸锁关节后脱位引起的纵隔结构损伤,如大血管、喉返神经、气管及食管的损伤(图20-2)。

五、肩锁关节脱位

肩锁关节脱位是一种常见损伤,常由接触性运动如足球、曲棍球运动中的直接性创伤引起,也可由摔倒时手呈伸展状态受伤所致。

推荐使用X线片前后位向头部倾斜10°～15°

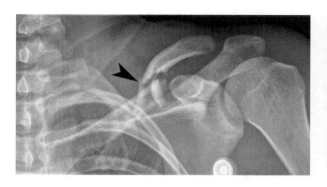

图 20-1　锁骨骨折

锁骨前后位 X 线片示锁骨远端 1/3 处粉碎性骨折（箭头）

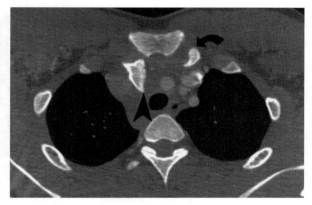

图 20-2　锁骨后脱位

轴位 CT 示右侧锁骨头（箭头）后脱位，位于上纵隔内。左侧胸锁关节（弯箭）显示正常

（Zanca 位）评估肩锁关节。肩锁关节脱位可分为以下几种类型。

1 型：单独肩锁韧带扭伤。X 线片示软组织肿胀，余 X 线片表现正常。

2 型：肩锁关节韧带撕裂致肩锁关节半脱位，伴有喙锁韧带扭伤。锁骨远端通常位于肩峰上端 5mm 之内。

3 型：肩锁韧带及喙锁韧带完全撕裂，锁骨向上移位超过肩峰上方 5mm（图 20-3）。

六、盂肱关节脱位

盂肱关节自身结构不稳定，是人体关节脱位最常见的部位。前脱位比后脱位常见，前脱位通常由外展的手臂遭到向前的打击所引起，少见于肩关节的直接创伤。后脱位可见于电休克治疗或癫痫发作中，因此常为双侧脱位。盂肱关节下脱位，又名直举性肱骨脱位，由手臂过度外展或手腕置于头部时手臂外展所致。盂肱关节上脱位是由内收的手臂受到向上的打击所致，为最罕见的类型，常伴有肩袖撕裂。

影像学表现

盂肱关节前脱位，前后位 X 线片显示肱骨头位于关节盂内下方、喙突正下方（图 20-4a）。后脱位前后位 X 线片显示肱骨头与关节盂间距增宽，肱骨头与关节盂间的正常重叠消失，但需要注意的是肩关节大量积液也可出现同样的表现。腋位（向后倾斜 45°，向下成角 45°）及肩胛 Y 形位（向前倾斜 60°）是评估盂肱关节最适当的体位（图 20-4b），后者适用于前后位 X 线片无法区分前、后

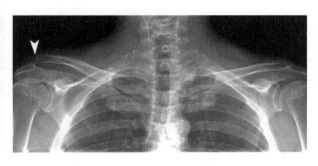

图 20-3　肩锁关节脱位

前后位 X 线片示Ⅲ型肩锁关节损伤，锁骨远端与正常位置相比，上抬高度＞5mm（箭头）。脱位的程度提示肩锁韧带及喙锁韧带撕裂

脱位时使用。

前下方脱位或喙突下脱位，可能会导致肱骨头后外侧骨折（Hill-Sachs 病变），表现为线形或楔形缺损，CT 片表现非常明显（图 20-4c）。肱骨头撞击关节盂，发生关节盂下部骨折（Bankart 病变），可同时发生唇盂撕裂。如果不进行手术治疗，约 50% 的前脱位可能复发[5]。

相反地，反 Bankart 病或关节盂后下部骨折，可导致盂肱关节后脱位。评估盂肱关节脱位，CT 是确认骨折碎片或伴随血管损伤最合适的方法，MRI 可更清晰地发现软组织的损伤（图 20-4d）。

七、肩胛骨骨折

单独的肩胛骨骨折不常见，通常发生于直接的钝器创伤，常伴有压痛、捻发音及上肢内收等症

状。

影像学表现

肩胛骨体部骨折可以是水平的、垂直的或粉碎性的。CT 是发现这些骨折和鉴别合并其他骨折最佳的检查方法。

由于肩胛骨骨折常伴有其他损伤，这些损伤在临床上更为危急（如肺挫伤、气胸、纵隔增宽）或更为明显（锁骨骨折、肋骨骨折），所以肩胛骨骨折在前后位 X 线胸片上常被忽视。

八、肱骨近端骨折

肱骨近端骨折是老年人常见的损伤，常发生于摔倒时手呈伸展状态。另外，肩部外侧直接受到撞击可使肱骨头进入关节盂，导致肱骨头碎裂

骨折。肱骨近端骨折好发部位为肱骨外科颈。

影像学表现

Neer 分型依据肱骨 4 个骨折块（肱骨大结节、肱骨小结节、肱骨头、肱骨外科颈）的移位将肱骨近端骨折的严重程度进行分型[6]。移位的定义是骨折片与其解剖位置分离＞1cm 或成角＞45°。大多数骨折为一部分骨折，与其他部分无明显的移位。

肱动脉与肱骨外科颈关系密切，骨折可能危及肱骨头的血液供应而导致缺血性坏死。移位骨折的其他并发症包括肩袖撕裂及骨折不愈合。

九、肱骨髁上骨折

儿童肱骨髁上骨折常见于跌倒时手呈伸展状

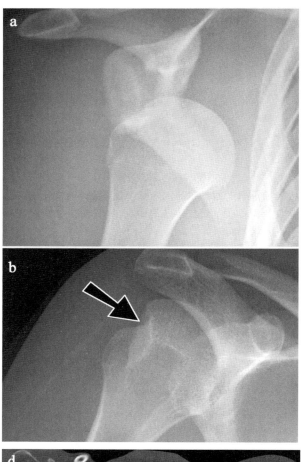
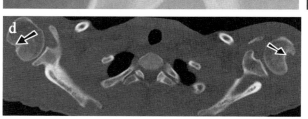
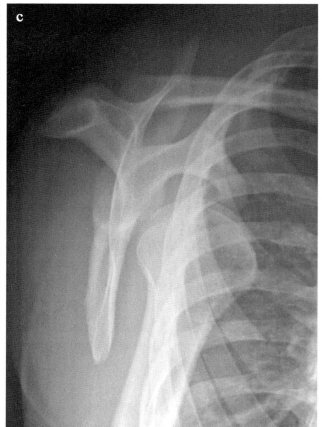

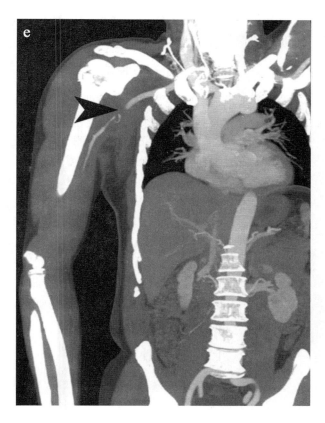

图 20-4　盂肱关节脱位

a. 肩关节前后位 X 线片示典型盂肱关节前脱位,肱骨头位于喙突下方。b. 复位后前后位 X 线片示肱骨头后外侧楔形缺损,为典型的 Hill-Sachs 病(箭)。c. 摄肩胛骨 Y 形片可清晰地显示肱骨头前脱位,肱骨头位于喙突下方。d. 轴位 CT 示双侧盂肱关节前脱位后,双侧肱骨头后外侧(箭)楔形的 Hill-Sachs 畸形。e. CT 增强扫描 MIP 重建显示盂肱关节前脱位导致的腋动脉突然闭塞(箭头)

态,肘部受到轴向负荷而致的损伤。骨质疏松的老年患者跌倒受到冲击力较低时也可引起肱骨髁上骨折。

影像学表现

肱骨髁上骨折 X 线片表现为由于关节积血导致的前方或后方脂肪垫抬高。后方脂肪垫征可能是 X 线片上隐匿性骨折的唯一表现[7]。向前移位的肱骨前线横向贯穿肱骨小头中段 1/3 处也是常见表现(图 20-5)。

Gartland 分型将肱骨髁上骨折分为以下类型:Ⅰ型,无移位的骨折;Ⅱ型,前部骨皮质断裂的骨折;Ⅲ型,同时存在前部、后部骨质断裂的骨折[8]。

十、桡骨头骨折

肱骨头骨折通常发生于跌倒时手臂呈伸展状态,同时受到横向负荷,桡骨头受外力进入肱骨小头。少见的原因为继发于肘关节后脱位。桡骨头骨折可以分为 4 型:Ⅰ型,无移位的骨折;Ⅱ型,边缘型骨折,同时伴有移位;Ⅲ型,粉碎性骨折;Ⅳ型,骨折并伴肘关节脱位。

影像学表现

X 线片示骨折线可能很细微或隐匿不可见。前后位、侧位及肱桡位(45°向头侧倾斜)X 线片可能有所显示。侧位 X 线片可显示前方及后方脂肪垫征,提示关节积血及可能存在的桡骨头骨折。桡骨头在所有体位上均应与肱骨小头对齐,任何肱桡线的断裂均提示桡骨头脱位。

桡骨头骨折可能伴随肘关节脱位、肱骨小头或冠状突骨折。内上髁撕脱性骨折可能由过度的外翻压力所引起。

十一、肱骨内侧髁、外侧髁骨折

肱骨髁骨折占肘关节损伤的一小部分,外侧髁骨折比内侧髁骨折常见。儿童肱骨髁骨折通常为骨骺损伤Ⅳ型,可累及骨骺、骺板及干骺端。肱骨内侧髁、外侧髁骨折均可由直接暴力以一定角度作用于弯曲的肘部所引起。

发育不成熟的肘关节影像学表现可能很细微,特别是鉴别肱骨髁突骨折及肱骨内上髁骨折,两者均为关节外骨折。与对侧肱骨的解剖结构比较有可能协助诊断。麻醉状态下外翻或内翻应力

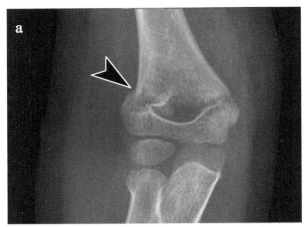

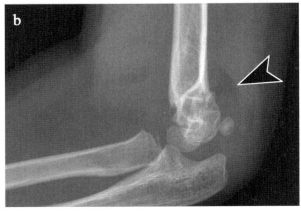

图 20-5　肱骨髁上骨折

a.肘关节的前后位 X 线片示肱骨髁上局限性骨皮质断裂(箭头),提示肱骨髁上骨折)。b.肘关节侧位 X 线片示后方脂肪垫(箭头)抬高,正常肘关节 X 线片无此征象,该征象提示积液可能。同样,可看到肱骨前线通过肱骨小头前缘

位也可帮助诊断。MRI、关节造影术或斜位 X 线片可能显示细微的脱位[9]。

肱骨髁骨折伴随的损伤包括肘关节脱位或桡骨头骨折。另外,骨折不愈合、外翻畸形或尺神经炎可能使愈合变得困难[10]。

十二、肱骨内上髁撕脱性骨折

肱骨内上髁骨折是青少年常见的运动相关性损伤,是由投球或掰手腕时,前臂屈肌收缩造成局部隆起的部位受到极度外翻的暴力损伤所致。

撕脱骨折形成的骨折碎片可以在正位 X 线片上显示。如果没有骨折,MRI 或超声可以评估软组织损伤情况。

由于尺神经与内上髁的关系密切,当内上髁骨折时可能发生尺神经损伤。

十三、肘关节脱位

肘关节脱位常发生于跌倒时手呈伸展状态引起后脱位所致。损伤进展可分为 3 个阶段:第 1 阶段向后外侧、尺侧半脱位,伴有尺侧副韧带断裂。第 2 阶段损伤特征性表现是冠突位于滑车下部。当冠突位于滑车后部时,为损伤第 3 阶段。

韧带断裂可以在 MR T_2WI 像上显示,可显示尺侧副韧带完全性撕裂。其他表现包括桡侧副韧带断裂,肱肌或肌腱损伤。

复杂脱位可能合并骨折(桡骨头骨折、桡骨颈骨折、冠突骨折或肱骨小头骨折)或神经血管损伤(肱动脉或尺神经)。晚期合并症为骨化性肌炎,可导致肘关节活动受限。

十四、前臂骨折脱位

盖氏骨折指桡骨中段骨折,伴有远端尺桡关节半脱位或脱位(图 20-6a)。成年人桡骨骨折常伴有远端尺桡关节损伤。盖氏骨折在儿童并不常见,仅有约 5％的儿童桡骨干骨折合并远端尺桡关节损伤[9]。

孟氏骨折指尺骨干骨折,伴有桡骨头脱位(图 20-6b)。孟氏骨折通常包括尺骨近端骨折,伴有前部尖端成角及桡骨头脱位。桡骨或尺骨的成角骨折一般都伴随着前臂其他骨的骨折或脱位。桡骨头骨折及远端尺桡关节脱位的复合损伤称为 Essex-Lopresti 损伤(图 20-6c)。警棍骨折(a night-stick fracture)指单纯的尺骨骨折,常发生于尺骨干远端。

十五、桡骨远端骨折

大多数前臂骨折发生在桡骨远端,典型的发生于摔倒时手呈伸展状态,手掌向下、背屈状态(图 20-7 和图 20-8)。桡骨骨折通常大多为横形的、关节外骨折。

旋前方肌征提示 X 线片上未发现的隐匿性桡骨远端骨折。侧位 X 线片上表现为与旋前方肌平行的脂肪条纹向前移位、弯曲或闭塞,代表旋前方肌内积液,通常为积血(图 20-7a)。

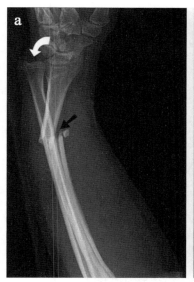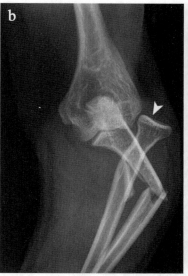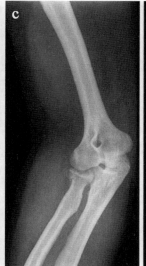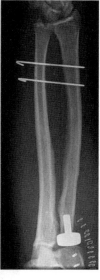

图 20-6　前臂骨折脱位

a. 盖氏骨折:侧位 X 线片示尺骨干骨折(直箭),伴有远端尺桡关节破坏(弯箭)。b. 孟氏骨折:X 线片示尺骨干近端骨折,伴桡骨小头脱位(箭头)。c. 肘关节前后位 X 线片(左)示轻微、无移位的桡骨小头骨折,形成 Essex-Lopresti 损伤。手术修复后,可见桡骨小头假体在位,克氏针固定后远端尺桡关节关系正常(右)

(一)Colles 骨折

Colles 骨折包括桡骨远端骨折向背侧嵌插、成角,形成"餐叉"样畸形(图 20-7b)。Smith 骨折或反 Colles 骨折的特征性表现为桡骨远端骨折向掌侧嵌插、移位及成角。

(二)Chauffer 骨折

Chauffer 骨折是桡骨茎突的关节内骨折,是由桡腕韧带撕裂导致,也称为 Hutchinson 骨折(图 20-7c,d)。

(三)Barton 骨折

Barton 骨折指桡骨远端背侧骨折,为关节内骨折,可伴有桡骨茎突骨折(图 20-7e)。

桡骨远端 Torus(buckle)骨折(图 20-8a)是儿童前臂远端最常见的骨折。Torus(buckle)骨折属于青枝骨折,即骨皮质在承受压力的一侧弯曲,另一侧保持完整。

桡骨远端 Salter-Harris Ⅰ型骨折(图 20-8b)是由摔倒时手呈伸展状态所致,好发于 10 岁前。过度伸展及旋后运动导致远端骨骺中心向背侧移位,常伴有桡骨远端骨折(50%)。经治疗后,桡骨在生长过程中产生畸形者较为少见。

桡骨远端骨折治疗的原则是恢复桡骨正常长度及适当的径向倾斜角度,保持桡腕关节与远侧桡尺关节一致。Colles 骨折的并发症包括急性腕管综合征及正中神经麻痹。据报道,腕管综合征可以在损伤数年之后才表现出来[10]。

十六、腕骨骨折

手舟骨骨折是最常见的单纯腕骨骨折,约占腕骨骨折的 75%[11~13]。常见的发病机制为摔倒时腕关节背侧屈曲,桡骨茎突冲击手舟骨,手舟骨腰部受到拉伸负荷而受到损伤。因此,70%的手舟骨骨折发生在手舟骨腰部。

三角骨骨折是第二位常见的腕骨骨折,是由腕关节严重背屈并向尺侧偏移所致。损伤的机制为三角骨与尺骨茎突撞击,骨折片从三角骨背侧表面撕脱。

钩骨骨折非常少见,由人手持物体(如高尔夫球杆或棒球棒)时,腕关节尺侧受到直接撞击所致。骨折可通过钩骨钩基底部或钩骨体部。

其余的腕骨骨折(包括头状骨骨折、月状骨骨折及豆状骨骨折)非常少见,可见于其他骨折脱位时腕关节受到直接的、强力的撞击后。

影像学表现

急性手舟骨骨折,早期 X 线片可能为阴性。摄手舟骨位 X 线片有利于诊断,摄片时腕关节位

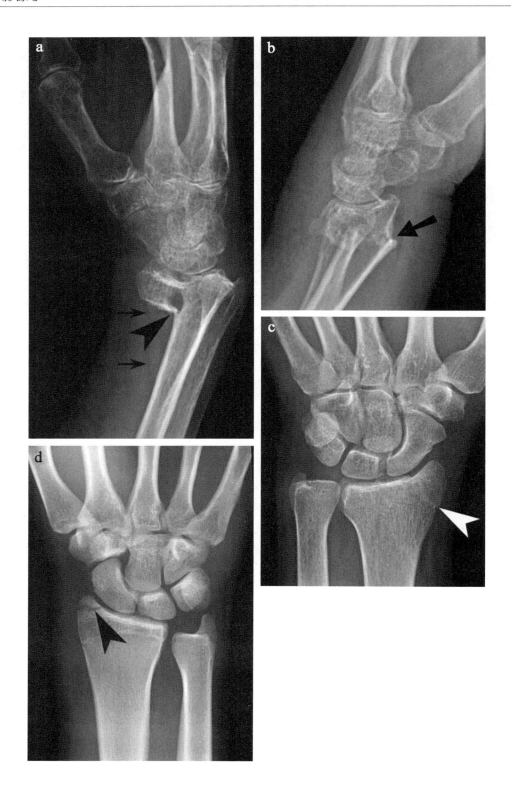

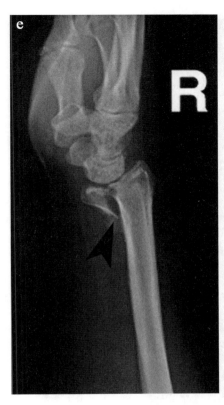

图 20-7　桡骨远端骨折

a.旋前方肌征:沿旋前方肌边缘走行的透亮脂肪条纹(箭)向前弯曲,由旋前方肌水肿或出血所致,继发于桡骨远端骨折(箭头)。b.Colles 骨折:桡骨远端侧位 X 线片示桡骨远端横形骨折(箭),远端骨折端向背侧移位。c、d. Chauffeur 骨折:两位不同患者的腕关节前后位 X 线片示桡骨茎突骨折(箭头)。e.反 Bartons 骨折:通过掌侧关节面的桡骨远端关节内骨折(箭头)。与 Barton 骨折相比,后者是通过桡骨远端背侧缘的关节内骨折

于最大尺侧偏斜位,X 线以前后方向、头尾成角 15°入射成像。另外,外伤后 7～10 天复查 X 线片,可以显示骨折部位的骨质吸收(图 20-9a、b)。CT 或 MRI 对于诊断急性骨折更加敏感。

三角骨骨折通常在正位 X 线片上无法显示,侧位 X 线片可以显示腕骨列背侧的骨碎片,同时伴有邻近软组织肿胀(图 20-9c、d)。钩骨钩骨折在正位 X 线片上表现为"眼睛"状的钩骨钩边缘模糊或缺失。另外,腕管位 X 线片或 CT 横断面重建图像对显示钩骨骨折更有优势。

因为手舟骨的血液供血来自一条从远端到近端的单一动脉,所以通过手舟骨腰部的骨折容易发生缺血性坏死(avascular necrosis,AVN)。尽管早期 X 线片可能表现正常,但后期可显示缺血性坏死的 X 线改变,如囊变、硬化、骨皮质塌陷及骨质断裂。MRI 最初可显示 T_1WI、T_2WI 不均匀低信号区,提示该区域骨质硬化(图 20-9b)。钆剂增强后均匀强化提示供应血管完整,无强化区域代表不可逆性坏死。

手舟骨骨折不愈合可能是由诊断或固定治疗不及时所致。最后,手舟骨骨折的两端之间可形成纤维性愈合,表现为 T_1WI、T_2WI 骨折间隙内低信号物质填充。手舟骨骨折不愈合伴进行性骨质塌陷(SNAC 腕)是骨折不愈合的晚期,包括腕骨塌陷、手舟骨两极之间的头状骨向近端移位及月骨向背侧成角。

钩骨骨折通常在 X 线片上无法显示。腕管位 X 线片、仰卧倾斜 20°位 X 线片及反斜位 X 线片可用于提高 X 线片诊断钩骨骨折的灵敏度。据统计,钩骨骨折最常累及钩骨钩部,以腕管位 X 线片显示最佳(图 20-10)。当 X 线片无法诊断时,可选择 CT 或 MRI 明确钩骨骨折。

十七、月骨周围不稳定性损伤

月骨周围不稳定损伤的机制包括跌倒时手呈伸展状态或极端负荷作用于过屈或过伸的腕关节。Mayfield 等根据外伤的严重程度将月骨周围不稳定分为 4 期(图 20-11a、b),包括:①舟月分离;②头月脱位;③月三角分离;④月骨脱位。

舟月分离损伤的严重程度较轻,指舟月韧带及桡舟韧带断裂,导致背侧嵌入部分不稳(DISI)。侧位 X 线片示舟月角通常为 30°～60°。DISI 指手舟骨向掌侧倾斜,月状骨向背侧倾斜,导致舟月

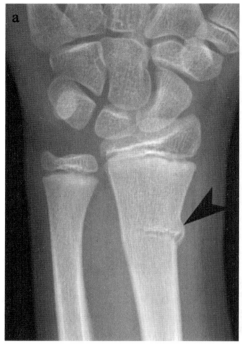
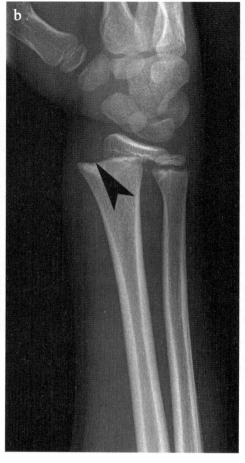

图 20-8　桡骨远端骨折

a. Buckle 骨折:腕关节正位 X 线片示桡骨远侧干骺端青枝骨折(箭头)。b. Salter-Harris 1 型骨折:腕关节 X 线片示桡骨远端的骨骺中心向背侧移位,由通过骺板的 Salter-Harris 1 型骨折所致(箭头)

角＞60°。后前位 X 线片显示舟月骨间隙增大＞3mm,表现为"Terry Thomas"征。在前后位 X 线片上,由于手舟骨向掌侧旋转,从正面观察表现为"印戒征"。舟月分离最终导致舟月骨间隙不断增宽,桡舟关节软骨缺损及头状骨向近端移位(舟月骨进行性塌陷或 SLAC 腕)。

头月脱位,又称月骨周围脱位,指头状骨向背侧脱位,手舟骨与桡骨的纵向排列关系保持不变(图 20-11a)。

月三角分离是由月三角韧带断裂所致,并可伴发月骨周围脱位,损伤的严重程度较大。前后位 X 线片示手舟骨向掌侧弯曲,可出现"印戒征"。侧位 X 线片示月骨向掌侧弯曲,舟月角＜30°或掌侧嵌入部分不稳(VISI 畸形)。

月骨脱位,是最严重的月骨周围不稳定损伤,指月骨向掌侧脱位,头状骨与桡骨仍保持正常的排列关系。侧位 X 线片示月骨表现为"溢出茶杯"征,与桡骨夹角约 90°。正位 X 线片示月骨与正常形态相比,表现为三角形或"馅饼"状(图 20-11c、d)。

十八、掌骨损伤

第四、第五掌骨颈部横形骨折,伴掌侧成角是最常见的掌骨骨折(第四掌骨发生率略少于第五掌骨),又名"拳击手"骨折,常见于攥紧的拳头打击墙壁或下颌产生掌骨横向的负荷所致,可见到蝴蝶形的骨折碎片由掌侧嵌入。手后前位 X 线片可以显示掌骨颈短缩(图 20-12),侧位 X 线片

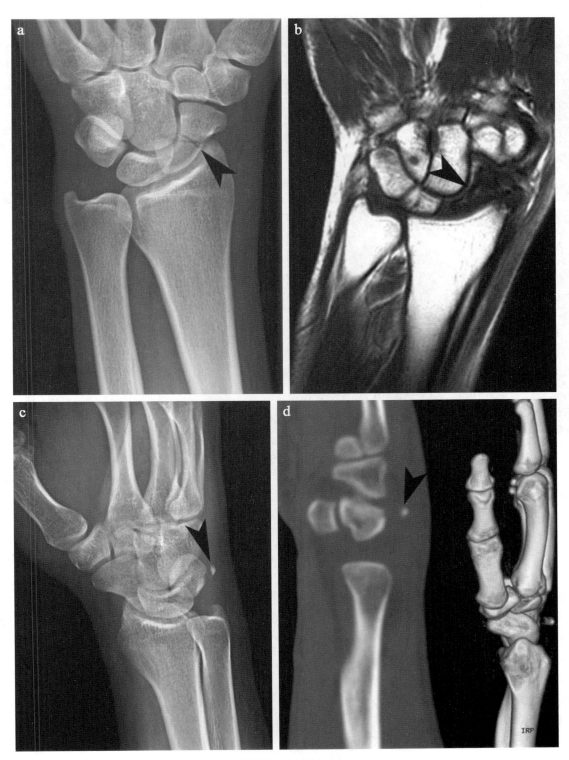

图 20-9　腕骨骨折

　　a. 手舟骨骨折：腕关节前后位 X 线片示手舟骨腰部透亮骨折线（箭头），手舟骨是腕骨最常见的骨折部位。b. 手舟骨缺血性坏死：冠状位 T_1WI 示由缺血性坏死导致手舟骨塌陷，呈弥漫的低信号（箭头）。c. 三角骨骨折：腕关节斜位 X 线片示小骨折碎片（箭头）位于三角骨背侧。d. 三角骨骨折：矢状位重建及 3D 容积重建示小骨折碎片（箭头）位于三角骨背侧

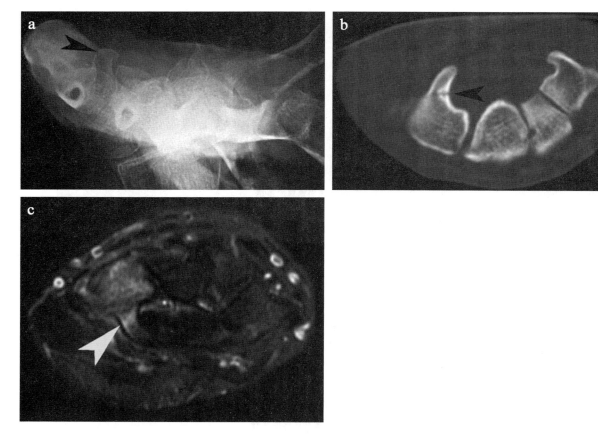

图 20-10　钩骨骨折

a.腕关节腕管位 X 线片示通过钩骨骨折(箭头)。b.腕关节轴位 CT 图像示钩骨钩骨折(箭头)。c.轴位 T_2WI 脂肪抑制序列示钩骨骨折引起的高信号骨髓水肿(箭头)

可显示骨折端向掌侧成角。

十九、猎人手指

拇指尺侧副韧带完全或部分撕裂(猎人手指)通常发生于滑雪者跌落时,因滑雪杆位置不当而使拇指被束缚,第一掌指关节(MCP)受到外翻的压力作用。损伤好发于尺侧副韧带(UCL)的远端附着处,即近节指骨基底部。桡侧副韧带损伤较 UCL 损伤少见,通常因除拇指以外的其他掌指关节受到暴力作用产生。

X 线片初步检查可显示尺侧副韧带远端附着处的近节指骨撕脱骨折(图 20-13)。外展加压 X 线片显示掌指关节向桡侧偏离>30°或与对侧相比>20°,提示尺侧副韧带完全断裂。MRI 显示部分撕裂的韧带内可见异常信号。韧带完全撕裂时,可见信号不连续及近端回缩,表现为"绳上的

溜溜球(yo-yo on a string)"外观。

并发症 Stener 病,指尺侧副韧带完全撕裂并近端回缩,导致内收肌腱膜异位于回缩的近端尺侧副韧带及远端附着点之间,使约 29% 的尺侧副韧带断裂病情变得复杂[13],需要手术修复以避免慢性关节不稳定发生。

二十、拇指腕掌关节损伤

Bennett 骨折,指第 1 掌骨基底部的关节内骨折,常伴随掌骨体的移位或分离,是由拇内收肌及外展拇长肌持续的牵引作用所致,而小的尺侧骨折碎片可因韧带附着保持位置不变(图 20-14)。Bennett 骨折的处理需切开复位固定治疗。

Rolando 骨折,指掌骨基底部的粉碎性骨折。若仅出现软组织肿胀,则提示拇指基底部最重要的固定结构即前纵韧带的损伤。MRI 可显示韧

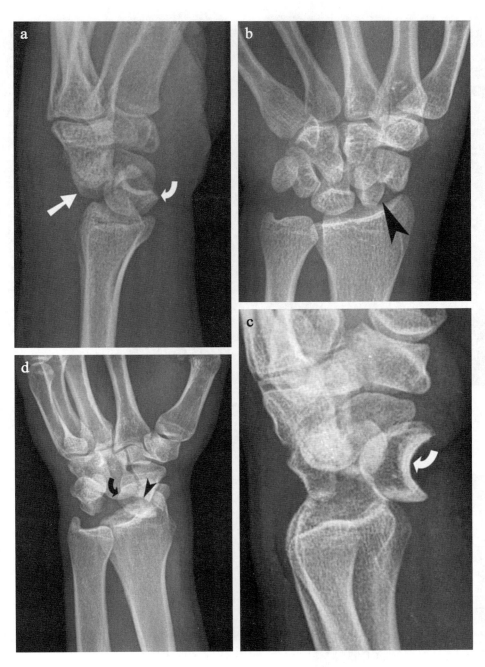

图 20-11　月骨周围不稳定损伤

　　a、b. 腕关节侧位及正位 X 线片示月骨周围脱位的典型表现,即头状骨向背侧脱位(直箭)。注意月骨(弯箭)与桡骨仍保持正常的排列关系。手舟骨腰部可见骨折,近端骨折碎片移位(箭头)。c、d. 腕关节侧位及正位 X 线片示月骨向掌侧脱位(弯箭),呈"溢出茶杯"征。头状骨仍与桡骨保持正常的排列关系。同一患者前后位 X 线片示月骨由于向掌侧弯曲而表现为异常的馅饼形外观,同时可看到累及手舟骨的骨折(箭头)

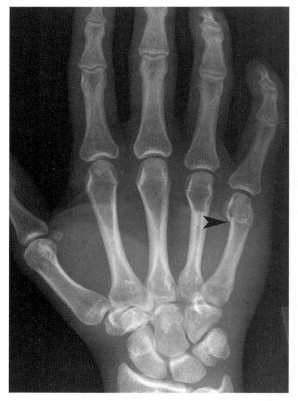

图 20-12　拳击手骨折

手前后位 X 线片示第 5 掌骨颈部的嵌入性骨折（箭头），掌骨总长度短缩

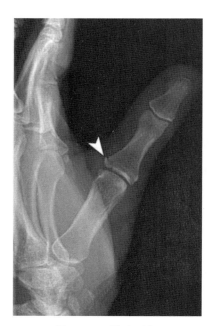

图 20-13　猎人手指

拇指前后位 X 线片示近节指骨基底部撕脱骨折（箭头），位于尺侧副韧带附着处

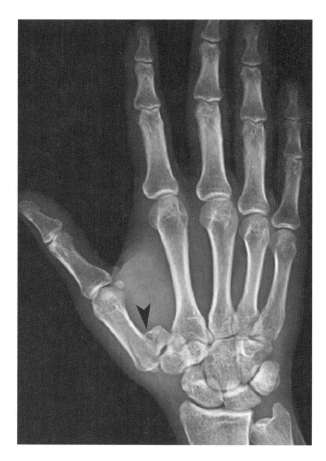

图 20-14　Bennett 骨折

手前后位 X 线片示拇指基底部的关节内骨折（箭头）。注意由于外展拇长肌的牵拉，掌骨体向桡侧移位

带部分或完全性撕裂。粉碎性 Rolando 骨折的外科手术修复比 Bennett 骨折更具挑战性，因为前者最终发展为创伤性关节炎的可能性更大。

二十一、指骨损伤

指骨骨折通常与职业性损伤有关，由指骨受到直接负荷所致，例如手指受到重物砸击。指骨骨折可为单纯性骨折或粉碎性骨折。表皮组织进入骨折部位形成表皮样囊肿为其并发症[14]。

指骨最大程度伸展时用力弯曲，例如指尖受到棒球打击，可引起远节指骨背侧基底部撕脱骨折，并伴有伸肌结构断裂（图 20-15a）。由于远端指间关节（DIP）固定的弯曲畸形，这种损伤被称为锤状指畸形。

类似的损伤发生于当指骨位于屈曲位时被突然伸展，通常发生在运动员抓住对手运动衫时，致

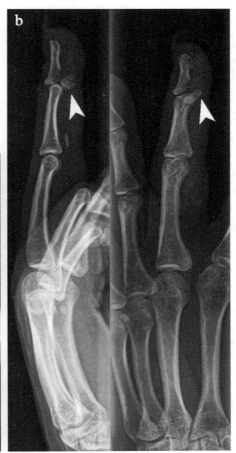

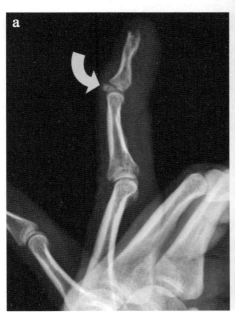

图 20-15　指骨骨折
a. 棒球指骨折：示指侧位 X 线片示伸肌肌腱附着处撕脱骨折（弯箭）导致远节指间关节固定的屈曲畸形。b. 侧位 X 线片示指深屈肌附着处撕脱骨折（箭头），伴固定伸展畸形

使掌板远端结构——远节指间关节的指深屈肌肌腱附着处的撕脱骨折（图 20-15b）。这种损伤好发于环指，并导致远节指间关节屈曲能力丧失。

指间关节脱位按发生率由高到低排列，依次为向背侧脱位（"教练"指）、向侧面脱位及向掌侧脱位，好发于近节指间关节（PIP）。背侧脱位或掌侧脱位常合并掌板断裂，伴或不伴中节指骨基底部远端附着处的撕脱骨折。向侧面脱位是由外翻或内翻的暴力导致某条副韧带断裂所引起的。

参 考 文 献

［1］ Lavelle WF, Uhl R. Scapulothoracic dissociation. Orthopedics, 2010, 33(6): 417-421.

［2］ Preston CF, Egol KA. Midshaft clavicle fractures in adults. Bull NYU Hosp Jt Dis, 2009, 67(1): 52-57.

［3］ Smekal V. Shaft fractures of the clavicle: current concepts. Arch Orthop Trauma Surg, 2009, 129(6): 807-815.

［4］ Restrepo CS, Martinez S, Lemos DF, et al. Imaging appearances of the sternum and sternoclavicular joints. Radiographics, 2009, 29(3): 839-859.

［5］ Kuhn JE. Treating the initial anterior shoulder dislocation-an evidence-based medicine approach. Sports Med Arthrosc, 2006, 14(4): 192-198.

［6］ Neer CS. Displaced proximal humeral fractures. I. Classification and evaluation. J Bone Joint Surg Am, 1970, 52(6): 1077-1089.

［7］ Mirzayan R, Skaggs DL. The posterior fat pad sign in association with occult fracture of the elbow in children. J Bone Joint Surg Am, 1999, 81(10): 1429-

1433.

[8] Gartland JJ. Management of supracondylar fractures of the humerus in children. Surg Gynecol Obstet, 1959,109(2):145-154.

[9] Walsh HP,McLaren CA,Owen R. Galeazzi fractures in children. J Bone Joint Surg Br,1987,69(5):730-733.

[10] Goyal V,Bhatia M,Behari M. Carpal tunnel syndrome after 22 years of Colle's fracture. Neurol India,2003,51(1):113-114.

[11] Hauger O,Bonnefoy O,Moinard M. Occult fractures of the waist of the scaphoid: early diagnosis by high-spatial-resolution sonography. AJR Am J

Roentgenol,2002,178(5):1239-1245.

[12] Mayfield JK,Johnson RP,Kilcoyne RK. Carpal dislocations: pathomechanics and progressive perilunar instability. J Hand Surg Am,1980,5(3):226-241.

[13] Hinke DH,Erickson SJ,Chamoy L,et al. Ulnar collateral ligament of the thumb: MR findings in cadavers,volunteers,and patients with ligamentous injury (gamekeeper's thumb). AJR Am J Roentgenol, 1994,163(6):1431-1434.

[14] Hamad AT,Kumar A,Anand KC. Intraosseous epidermoid cyst of the finger phalanx: a case report. J Orthop Surg (Hong Kong),2006,14(3):340-342

第21章

下肢创伤

Rathachai Kaewlai，Ajay Singh

下肢创伤的影像学检查通常首选传统 X 线检查，X 线检查是创伤骨科应用的基础检查方法。标准的正、侧位 X 线片通常足以诊断下肢创伤。但复杂部位如踝关节、足等，重叠的骨骼结构使影像诊断变得困难。大范围的骨及关节损伤，虽然 X 线片可显示，但用于制订准确的治疗计划仍显不足。在这些方面，多排螺旋 CT（MDCT）并多平面重建（MPR）可更准确地发现隐匿性骨及关节损伤，更好地显示复杂的骨折及脱位。

磁共振检查具有很高的软组织对比度，可对隐匿性骨折、应力性骨折、软骨或关节盂损伤、骨筋膜室综合征和肌腱或韧带撕裂提供有价值的信息。但磁共振的检查费用及其便利程度使其应用受到了局限。在本章，笔者将探讨下肢普通骨折、易漏诊的骨折、骨折分类及其影像学特征。

一、骨　盆

标准投照位：盆骨前后位、后前位伴向骶尾骨25°成角（Ferguson 位）。

常见骨折类型：①单纯耻骨支骨折；②骨盆环骨折。

骨盆骨折通常由直接暴力或通过股骨的纵向传导力所致。主要的骨折类型有以下两种：单纯性骨折和骨盆环骨折。

骨盆任何部位都可发生单纯性骨折。最常见的为耻骨支（上支、下支或两者同时）。单纯性骨折也可见于髂骨翼（Duverney 骨折）、骶骨、髂前上棘（股直肌撕裂）、髂前下棘（缝匠肌撕裂）和坐骨结节（腘绳肌腱撕裂）（图 21-1）。

骨盆环破裂指骨盆环（骶骨和两侧髋骨）的两处对称性骨或关节损伤。前部损伤通常包括贯通整个耻骨支的骨折及耻骨联合分离。后部损伤通常为骶髂关节半脱位、髂骨骨折或骶骨翼骨折。应用最广泛的骨盆环损伤分型方法是 Young-Burgess 分型，根据对骨盆作用力的方向，分为 4 型[1]。

1. 前后压缩型（APC 型）：表现为耻骨支垂直方向的骨折、耻骨联合分离和骶髂关节分离，可同时伴有尿道及膀胱破裂（图 21-2）。

2. 侧方压缩型（LC 型）：表现为耻骨支冠状或水平方向的骨折、骶骨压缩骨折、髂骨翼骨折和中央型髋关节脱位。

3. 垂直剪切型（VS 型）：表现为耻骨支、骶骨及髂骨翼垂直方向的骨折，伴有广泛的韧带损伤，导致严重的骨盆不稳定、坐骨神经及骨盆血管损伤。

4. 复合损伤型（CM 型）：一般来讲，骨盆环单一损伤较为稳定，而骨盆环两处及以上损伤是不稳定的。大多数的骶骨骨折为垂直方向骨折，与骨盆骨折或腰骶关节脱位有关。

Denis 分型：划分骶骨为 3 个区[2]。①Ⅰ区骨折：位于骶孔外侧，几乎不伴有神经损伤。②Ⅱ区骨折：为垂直方向骨折（图 21-3a、b），通常通过骶孔，并伴 L_5 神经根损伤。③Ⅲ区骨折：骨折通过骶管，最易伴有神经损伤。

二、髋　臼

标准投照位：正位及髋关节 Judet 位（以髋关节为中心的双斜位，即前后位向内侧或外侧45°斜

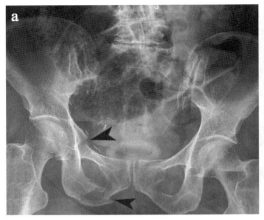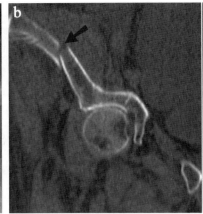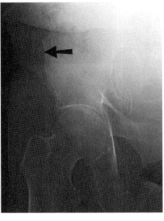

图 21-1　骨盆骨折

a. 骨盆正位 X 线片示右侧耻骨上、下支伴移位的垂直方向骨折(箭头),右侧骶髂关节间隙增宽,为分离型(APC 型)骨盆环损伤。b. 右侧髂骨翼的骨盆正位 X 线及 CT 示右侧髂骨翼单纯骨折(箭),为稳定性骨盆损伤

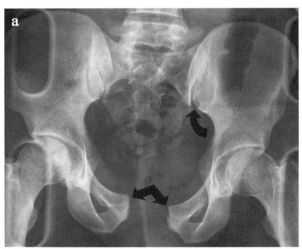

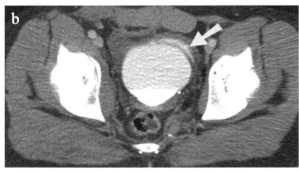

图 21-2　骨盆骨折

a. 骨盆正位 X 线片显示耻骨联合分离(双箭)和左侧骶髂关节分离(箭),表现为 APC 型骨盆环损伤。b. 轴位 CT 膀胱造影示腹膜外膀胱破裂(箭)

位)。

常见骨折类型:①后壁骨折;②横形骨折;③横形骨折伴后壁骨折;④T 形骨折;⑤双柱骨折。

髋臼骨折影像可用来评估髋臼壁受累情况、关节内骨折及相关的股骨头骨折。髋关节正位 X 线片可见髋关节及周围结构组成的 6 条线:髂耻线、髂坐线、泪滴线、臼顶线、髋臼前唇线及髋臼后唇线。正常线条中断提示存在异常病变的可能[3](图 21-3c)。

1. 髂耻线　从坐骨大切迹至耻骨结节,该线不连续提示前柱骨折。

2. 髂坐线　从坐骨大切迹延伸至闭孔后缘,该线不连续提示后柱骨折。髋臼前唇线和后唇线断裂提示髋臼柱及髋臼壁骨折。泪滴线是髋臼窝前下部的 U 形结构,没有真正的解剖结构与之相关。

在侧位 X 线片上,骨盆分为前柱和后柱。前柱(髂耻部分)包括髂骨和耻骨,后柱(坐骨部分)包括坐骨、坐骨棘和坐骨结节。后壁骨折是最常见的髋臼骨折类型,常与髋关节后脱位伴多发骨折有关。

三、髋 关 节

标准投照位:正位及斜位。

常见骨折类型:①股骨颈骨折;②髋关节后脱位。

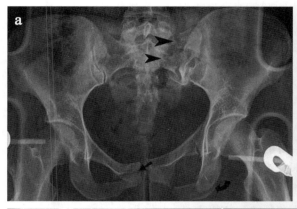
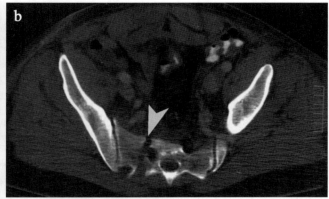
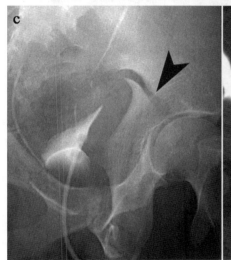
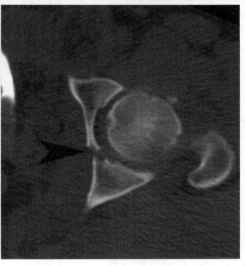

图 21-3　骨盆骨折

a. 骨盆正位 X 线片示通过左侧髂骨翼的垂直方向骨折（箭头），左侧骶髂关节分离，两侧耻骨多发骨折（直箭、弯箭）。b. 另一患者 CT 横断位图像示右侧骶骨 Ⅱ 区骨折（箭头）。c. 左髋关节 Judet 斜位 X 线片示左髂骨髂坐线中断，由髋臼后柱骨折、移位导致（箭头）。CT 轴位图像证实髋臼骨折（箭头），冠状方向骨折线贯通髋臼后半部

易遗诊损伤：①无移位的股骨颈骨折；②股骨大转子骨折；③股骨头骨折。

髋关节脱位

髋关节脱位较为少见，因为只有巨大暴力作用才可导致其发生。根据股骨头与髋臼的关系，髋关节脱位可分为以下几种类型。

髋关节后脱位是最常见的髋关节脱位类型，特征为股骨头相对髋臼向后移位（图 21-4）。髋关节后脱位常由机动车正面相撞时驾驶员双膝关节撞击仪表盘所致，常伴髋臼后缘骨折。影像学表现为股骨头和髋臼窝对应关系不佳，股骨头位于髋臼的侧上方。约 50％ 的病例伴有髋臼后缘骨折。髋关节后脱位常见并发症包括坐骨神经损

伤、股骨头骨折、缺血性股骨头坏死、创伤后骨化和骨关节炎。

髋关节前脱位是第二大常见的髋关节脱位类型，占髋关节脱位的 10％～15％。通常发生于机动车碰撞时，外力作用下肢外展、外旋所导致。影像学表现为股骨头位于髋臼中、下部。由于放大作用（脱位股骨头离暗盒更远），脱位的股骨头较对侧略显大，粗隆在侧面略显短。髋关节前脱位可同时伴有股骨头及髋臼骨折[4]。

髋关节中央型脱位为股骨头向中心移位进入骨盆，导致继发的髋臼中央壁骨折。它通常源于股骨侧面重击力，如从高处侧身掉落。损伤的常见并发症包括腹膜后出血、继发腹膜刺激征、对侧

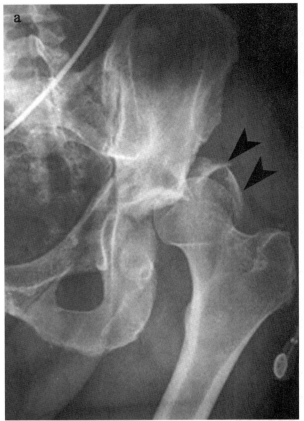

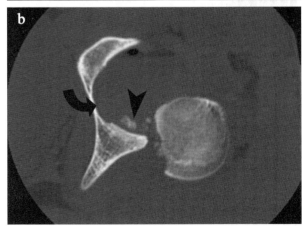

图 21-4 髋关节后脱位

a. 骨盆正位 X 线片示左侧股骨头相对髋臼较明显的侧上方移位,是典型的髋关节后脱位。箭头示髋臼骨折碎片。b. CT 轴位图像示左侧髋臼空虚(箭),髋关节内可见多个髋臼后壁的骨折碎片(箭头)

关节活动受限。

复位后 X 线片需要明确复位是否充分,确认是否存在关节内骨折碎片。髋关节泪滴线至股骨

头间间隙或宽度不对称,需疑有大量积液、软组织嵌插或关节内存在骨折碎片。CT 扫描可用于评估关节内缺损组织。

四、股骨近端骨折

由于股骨头被髋臼隔离保护,股骨头骨折较少见(图 21-4b 和 21-5a)。若发生股骨头骨折,通常会伴有髋关节脱位,由髋臼受到挤压力或剪切力所致。股骨头骨折分型标准为 Pipkin 分型,分型依据为骨折位于股骨头凹上方还是下方[5]。

Pipkin 分型:1 型,为骨折位于股骨凹下方。2 型,为骨折位于股骨凹上方。3 型,为股骨头骨折伴有股骨颈骨折。4 型,为股骨头骨折伴有髋臼骨折。

3 型及 4 型骨折需手术治疗,1 型及 2 型骨折需要手术固定者见于:关节内碎骨片、不可复位性移位骨折、累及承重部位的骨折。由于股骨头骨折时主要供应血管(旋股内侧动脉)受损,所以,可能伴有股骨头坏死和骨折不愈合持续发展的风险。

股骨颈骨折可发生于明显的外伤如跌倒,也可见于骨质疏松患者的轻微损伤中。Garden 分型最常用于描述股骨颈骨折[6]。

Garden Ⅰ 型为不完全性骨折或嵌插性骨折,股骨颈下部骨小梁依然完整。通常会导致股骨颈轻度外翻成角。

Garden Ⅱ 型为完全性骨折,不伴有移位(图 21-5b)。

Garden Ⅲ 型为完全性骨折,伴部分移位。通常可见患肢缩短和外旋。

Garden Ⅳ 型为完全性骨折伴有完全移位(近端部分和远端部分不连续)。

移位骨折在 X 线片上易被发现,而未移位骨折的影像征象不易察觉,此种骨折包括:①股骨头-股骨颈连接处凹形的 S 形及反 S 形曲线中断。②嵌入性骨折的硬化线。③主要骨小梁群非正常成角。在侧位 X 线片上,应寻找股骨颈后部是否有粉碎性骨折,因为这种骨折的骨折不愈合发生率较高。

股骨头血供有 3 个途径,包括圆韧带内的动脉、关节囊的动脉及股骨干滋养动脉分支。股骨颈骨折若发生滋养血管和关节囊内血管断裂,则股骨头缺血性坏死发生的风险增高。股骨头缺血性坏死在移位骨折和未移位骨折中的发生概率分别为 30%～40% 和 10%[7]。如果骨折在 X 线片

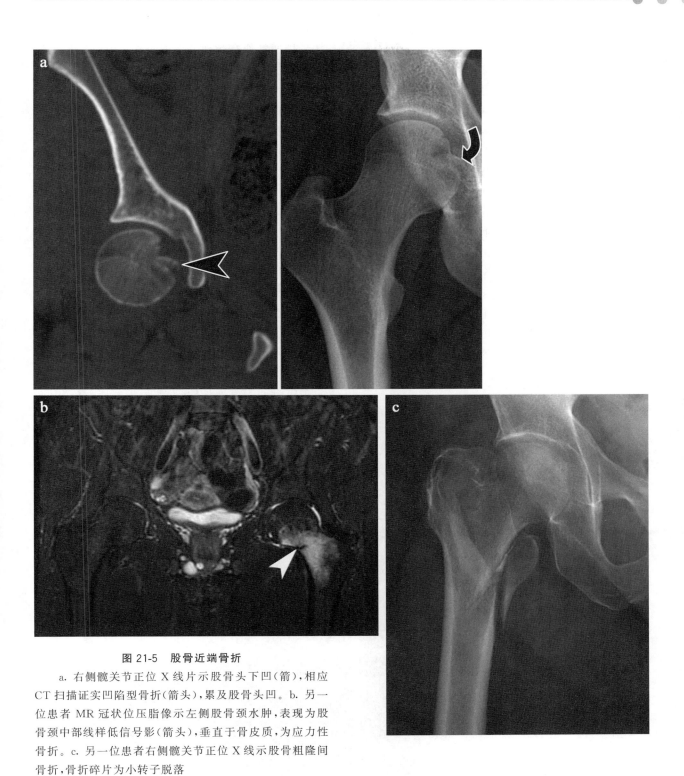

图 21-5　股骨近端骨折

　　a. 右侧髋关节正位 X 线片示股骨头下凹（箭），相应 CT 扫描证实凹陷型骨折（箭头），累及股骨头凹。b. 另一位患者 MR 冠状位压脂像示左侧股骨颈水肿，表现为股骨颈中部线样低信号影（箭头），垂直于骨皮质，为应力性骨折。c. 另一位患者右侧髋关节正位 X 线示股骨粗隆间骨折，骨折碎片为小转子脱落

上显示为阴性,但临床仍高度怀疑,应行 CT 多维重建和 MRI 检查。

股骨粗隆间骨折发生在大转子与小转子之间(图 21-5c)。由于髋关节囊附着于粗隆间线上部和股骨颈中线下部,所以粗隆间骨折理论上属于囊外骨折,与股骨颈骨折相比预后较好。区分粗隆间骨折是稳定性还是不稳定性很重要,可通过评估内侧骨皮质和后侧骨皮质粉碎程度来确定(侧位 X 线片)。内侧骨皮质粉碎性骨折、小转子骨折移位、小转子骨折累及股骨距,这些骨折通常被认为是不稳定性骨折。中段和后段骨折间隙的存在允许骨折断端内翻或后倾,导致不稳定的发生。不同于股骨颈骨折,股骨粗隆间骨折几乎不伴有并发症。

股骨粗隆下骨折是指骨折位于小转子与其下端 5cm 之间。它通常是由直接创伤导致,可为单一性骨折或伴有股骨粗隆间骨折。通常由于肌肉牵拉骨折断端,导致患肢缩短畸形和内旋畸形。

五、股骨干骨折、股骨髁上骨折及股骨髁间骨折

股骨远端骨折通常见于青年人的高能量创伤

及骨质疏松的老年人低能量创伤。所以,股骨远端骨折通常伴有其他部位的损伤,如髌骨骨折、髋关节骨折、胫骨干骨折和膝关节韧带损伤。股骨干骨折可发生于任何年龄,股骨上 1/3、中 1/3 及下 1/3 段的发生率相同。骨折类型为横形骨折、斜形骨折、螺旋形骨折、粉碎性骨折或青枝骨折。X 线片必须包括髋关节及膝关节,因为可能同时存在二者的关节脱位。

股骨髁上骨折和股骨髁间骨折可分为 3 类:关节外骨折(横形骨折)、部分关节骨折及完全性关节骨折。对股骨远端骨折分型的关键是辨别以下情况:①骨折线延伸至髁间凹(髁间裂隙);②骨软骨碎片位于髁间凹之间;③冠状骨折(Hoffa 骨折)。部分关节骨折是关节内骨折,可累及内侧髁和外侧髁,或为冠状骨折(侧位 X 线片显示最佳)。完全性关节骨折可产生关节与干骺端分离,可为单一性骨折或多发性骨折。

膝关节剥脱性骨软骨炎(OCD)(图 21-6)的表现可类似于急性骨软骨骨折,但二者并不相同。特征性病因为持续的变性、坏死及反复钙化。OCD 可发生于任何年龄段,最多见于 10~20 岁,

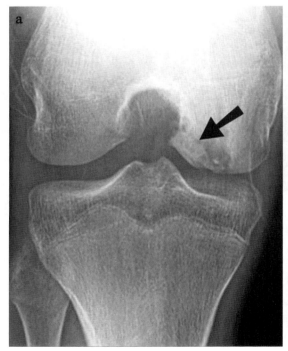
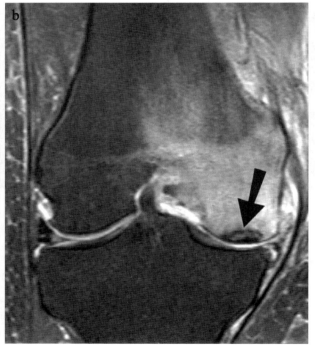

图 21-6 骨软骨损伤

a. 右膝关节 X 线片示股骨内侧髁内侧骨软骨骨折(箭)。b. 另一位患者右膝关节 MR 冠状位压脂像示股骨内侧髁骨髓水肿并伴有关节内骨软骨骨折(箭)。膝关节内侧软组织水肿。内侧副韧带完整

男性多见。大多数病例(85%)累及股骨内侧髁后外侧[8]。OCD X 线片表现为软骨下骨上方边界清楚的、新月形的病灶,与股骨髁分离。MRI 有助于评估血管损伤和双侧性、隐蔽性损伤及病灶的松动程度。

六、膝关节

标准投照位:正位、侧位、双斜位(可疑髌骨损伤致髌骨位置上升时选用)。

骨折部位:①髌骨骨折;②胫骨平台骨折。

易漏诊骨折:①胫骨平台骨折;②Segond 骨折;③Maisonneuve 骨折。

膝关节脱位

膝关节脱位可由高速或低速外力创伤导致,

损伤过程可反映神经、血管的损伤情况。根据胫骨与股骨相对位置,可将膝关节脱位分为 5 型:前脱位(最常见)、后脱位(第二位常见)、外脱位、内脱位及旋转脱位。

膝关节脱位在初诊 X 线片检查中通常表现明显(图 21-7)。医师应继续寻找相关的损伤,如胫骨平台骨折、腓骨近段骨折、Gerdy 结节骨折、髁间隆起骨折及腓骨头骨折。前交叉韧带和后交叉韧带撕裂常伴副韧带撕裂,行 MR 检查可确定(图 21-7b)。腘动脉可能发生内膜损伤,并存在继发血管栓塞的风险[9]。常规或 CT 血管造影常用于高速情况下发生的外伤所导致的膝关节脱位时腘动脉的评估,用于排除内膜损伤,即使是末梢动脉脉搏恢复后。

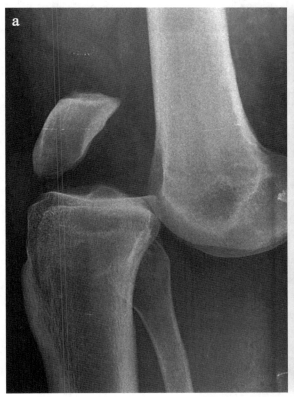
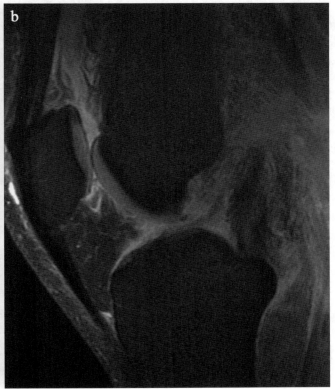

图 21-7 膝关节脱位

a. 左膝关节侧位 X 线片示明显的膝关节前脱位,胫骨和腓骨相对于股骨远端向前移位。髌骨与远端骨折碎片移位。b. MR 矢状位 T_2WI 压脂像示膝关节广泛韧带断裂和软组织损伤

七、胫骨平台骨折

胫骨平台骨折是胫骨近段最常见的骨折类型。由于胫骨平台外髁较内髁薄弱,所以胫骨平台外髁更易发生骨折。通常情况是由外力直接撞击膝关节外侧所致,例如车辆撞击行人(保险杠骨折)。

Schatzker[10]根据骨折的位置和损伤的类型将胫骨平台骨折分为6型。

Ⅰ型　为胫骨平台外髁劈裂骨折。

Ⅱ型　为胫骨平台外髁劈裂骨折合并胫骨平台压缩骨折。

Ⅲ型　为单纯胫骨平台外髁压缩骨折(图21-8a、b)。

Ⅳ型　为胫骨平台内髁压缩骨折。

Ⅴ型　为双髁骨折。

Ⅵ型　为胫骨平台骨折,同时伴有干骺端与骨干分离。

在X线片上,胫骨平台压缩骨折很难分辨,这是由于常规膝关节前后位投影中,X线方向并不平行于胫骨关节平面。胫骨平台骨折继发表现有:膝关节X线片水平投照显示髌上囊脂肪-血液或脂肪-血液界面征。CT多维重建有助于发现隐匿性骨折、确定骨折分级及治疗方案。

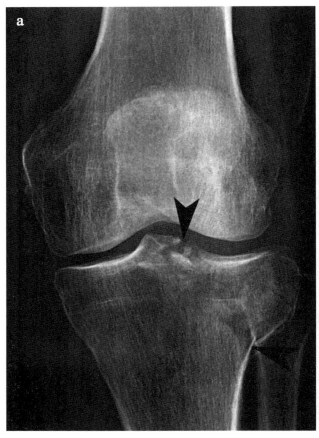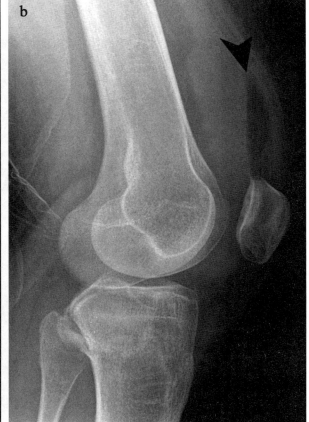

图 21-8　胫骨平台骨折

a. 左膝关节正位X线片示胫骨平台外髁异常骨质硬化,伴胫骨平台髁间棘旁、胫骨干外侧骨皮质中断(箭头)。b. 膝关节侧位X线片显示髌上囊脂肪-血液界面征(箭头),代表关节积脂血症和提示存在关节内骨折

八、膝关节周围撕脱骨折

Segond 骨折是胫骨近端外侧缘的撕脱骨折，是由从胫骨近端后部至 Gerdy 结节的关节囊外侧韧带的拉力所致。在正位 X 线片上，表现为一小椭圆形骨片紧挨胫骨平台外侧缘远侧，平行于胫骨长轴（图 21-9a、b）。Segond 骨折常伴有其他更加严重的损伤，如前交叉韧带或半月板撕裂。另一种类似情况发生于胫骨内侧，称为内侧 Segond 骨折，表现为胫骨平台内侧骨皮质撕脱，并伴后交叉韧带撕裂。

Gerdy 结节损伤是指髂胫束在胫骨近端外侧附着处的撕脱。与 Segond 骨折相比，分离的骨碎片通常更大，位置也更靠前、更远。最好的显像体位是外旋体位，伴有外侧关节囊、外侧副韧带和前交叉韧带损伤。

胫骨髁间棘撕脱骨折包括前端髁间棘骨折、后端髁间棘骨折和全部髁间棘骨折。最常见的位置是前端髁间棘，是由前交叉韧带拉力所致（图 21-9c）。骨碎片可移位或无移位，通过骨碎片的移位程度可确定胫骨髁间棘撕脱骨折的类型。此种骨折通常见于 8—14 岁的儿童，也见于成年人。X 线片很难辨别，包括髁间棘小碎骨片和关节积血，最佳观察体位为侧位 X 线片。腓骨茎突撕脱骨折是股二头肌腱和腓侧副韧带附着处的骨折，常伴有前交叉韧带、腘肌肌腱及弓状韧带撕裂。

九、髌骨骨折

髌骨骨折可由以下两种外伤导致：①股四头肌突然剧烈收缩（即膝关节异常屈曲对抗股四头肌的收缩）；②跌落或直接撞击髌骨。前者常出现清晰的骨折线，并伴骨折块分离，后者易引起粉碎性骨折（图 21-10a）。骨碎片移位提示髌骨支持韧带撕裂。无移位的髌骨骨折在正位 X 线片上很难发现，但通常可在侧位 X 线片上显示。小片的侧方骨折可能与二分髌骨相混淆，二分髌骨一般有硬化缘且位于特定的髌骨外上方（图 21-10b）。如果仍然无法确定，摄对侧膝关节 X 线片有助于诊断，因为二分髌骨经常双侧出现。

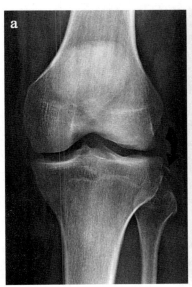
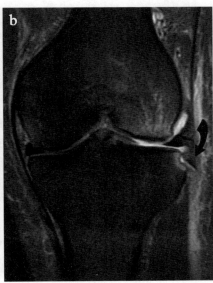
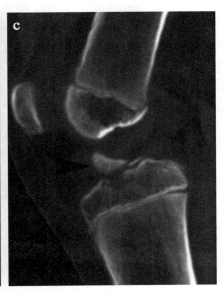

图 21-9　胫骨近段骨折

a. 左侧膝关节正位 X 线片示小碎骨片（箭）紧邻胫骨平台外侧缘。b. MRI 冠状位 T$_2$ 压脂像示外侧副韧带撕裂、关节积液和骨挫伤伴 Segond 型骨折（箭）。c. 另一位患者膝关节 CT 矢状位图像示前交叉韧带拉力导致的胫骨关节面撕脱性骨折（箭头）

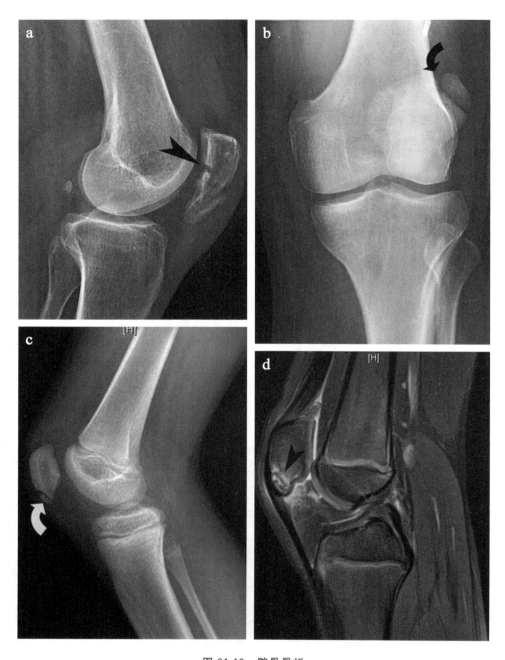

图 21-10　髌骨骨折

　　a. 膝关节侧位 X 线片示髌骨横形无分离骨折(箭头),伴有中量关节积液。b. 另一位患者膝关节正位 X 线片示二分髌骨(箭),表现为骨皮质完整的骨片特征性地位于髌骨上外侧。c、d. 另一位患者膝关节侧位 X 线片和 MRI 矢状位 T_2 压脂像示 Sinding-Larsen-Johansson 病(髌骨缺血性坏死),髌骨下极可见骨质碎片(箭)、骨髓水肿及增厚(箭头),髌韧带髌骨附着处深部 T_2 呈高信号

对于伸肌结构的软组织损伤可发生于股四头肌腱或髌韧带（图21-11a、b）。X线片表现为髌骨上移或下移、关节积液、受累肌腱增厚或变形。髌骨下极未成熟的骨软骨交界处的慢性反复牵拉损伤可导致髌骨缺血性坏死（Sinding-Larsen-Johansson病）[11]（图21-10c、d），该病表现为剧烈运动后髌骨下极压痛及软组织肿胀，常见于爱活动的青少年，典型发病年龄为10～14岁。X线片表现为近端髌韧带局限性增厚，相邻的髌骨下脂肪垫模糊，髌骨远端骨质破坏。超声和MRI增厚的韧带表现为异常回声和信号强度，代表髌韧带后部纤维撕裂。对髌韧带的间接暴力可能产生髌骨下极和胫骨茎突的急性撕脱骨折。髌骨袖套样撕脱骨折表现为弯曲的较薄的骨折碎片自髌骨上分离。

十、髌骨脱位

导致髌骨脱位的主要机制有两种：一为股四头肌突然剧烈收缩，伴胫骨相对股骨的突然屈曲外旋；二为膝关节屈曲时髌骨受到直接创伤。髌骨脱位大多数为向外侧脱位（图21-12a）。潜在危险因素包括高位髌骨、韧带功能不全及膝外翻。

髌骨自行复位时影像学诊断困难，影像学检查的目的是为了发现相关的损伤，如骨软骨及髌骨骨折。侧位X线片可发现高位髌骨、骨软骨碎片或关节积液。髌骨轴位X线片（或称日出）可显示髌骨倾斜或骨软骨碎片。骨软骨碎片来自于髌骨内侧或股骨外侧髁，可位于关节的任何位置，包括髌上囊、髌骨后方、髁间隆起间及股骨髁旁。

由于游离体可能只包含软骨，X线片不显示，MRI检查是确诊和分级最适合的影像学检查方式。MRI表现为髌骨内下部及股骨外侧髁外上部骨髓水肿、髌骨内侧支持韧带断裂和髌股关节软骨异常（软化、撕裂或局部缺失）（图21-12b、c）。

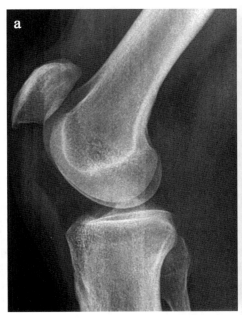
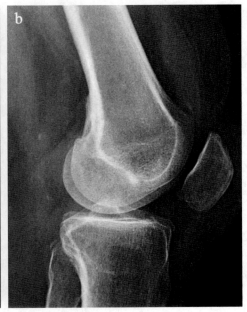

图21-11 伸肌结构软组织损伤
a. 右侧膝关节侧位X线片示髌骨异常高位，髌韧带增厚，代表突发髌韧带断裂。b. 膝关节侧位X线片示髌骨低位，伴股四头肌髌骨附着处软组织缺失，代表股四头肌腱撕裂

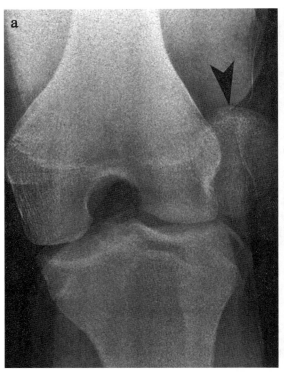

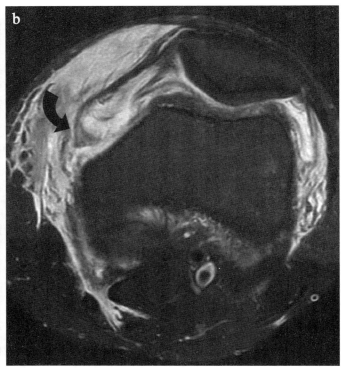

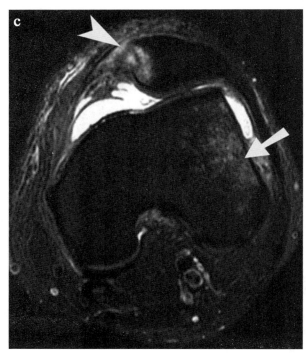

图 21-12　髌骨脱位

　　a. 左侧膝关节正位 X 线片示髌骨明显向外侧脱位移位（箭头）。b、c. 另一位患者 MRI 轴位 T_2 压脂像示髌骨内侧支持韧带撕裂（箭），大量软组织水肿，股骨髁软骨不规则（b），髌骨内下方（箭头）和股骨外侧髁前方（箭）特征性骨髓水肿（c）

十一、胫骨或腓骨骨干骨折

大多数的胫骨或腓骨骨干骨折由成角暴力和旋转暴力导致。前者易发生横形骨折或短斜形骨折，后者易发生螺旋骨折。胫骨或腓骨骨干通常伴有移位。胫骨骨折通常为开放性骨折，因为胫骨紧贴皮肤且只有少量肌肉保护。

单纯的腓骨骨折常伴外侧副韧带损伤、腓神经损伤和上段胫骨血管损伤。腓骨骨折可由踝关节扭伤导致，患者有明显的踝关节损伤，强大的力量通过骨间膜传导，腓骨近端骨折后传导力消失（Maisonneuve 骨折）[12]。如果发现单纯腓骨骨折，无论腓骨骨折分级如何，都应进行踝关节影像学检查。

胫骨是应力骨折最好发的部位，原因为胫骨受到非暴力的、反复的应力作用，并在应力作用中不能得到足够的恢复。胫骨应力骨折通常见于从事耐力性运动的运动员和跳高运动员，因为这些运动都是承重性运动。早期 X 线片无异常表现，尤其当骨折还未成熟时。核素骨扫描可协助诊断，表现为局部骨膜放射性活性增加，但无特异性。目前，MRI 因具有较高的灵敏度和特异性，成为检查应力骨折的方法之一（图 21-13）。

十二、踝关节和足

标准投照位：①踝关节，前后位、侧位、踝穴位；②跟骨，侧位、轴位；③足，后前位、侧位、斜位；④趾骨，后前位、侧位、斜位。

踝关节骨折

由轴向暴力导致的踝关节骨折称为 Pilon 骨折或胫骨 Plafond 骨折（图 21-14a）。此种骨折是踝关节骨折（内踝骨折、胫骨前缘骨折、胫骨后表面骨折）、胫骨远端干骺端骨折、关节内粉碎性骨折的联合骨折。大多数情况下伴有腓骨骨折，代表外翻的剪切力导致踝关节外侧的损伤。

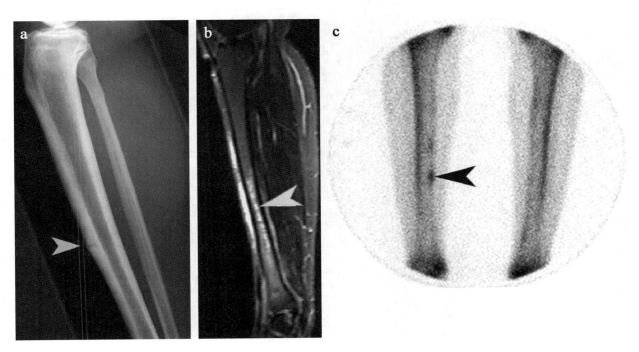

图 21-13　胫骨应力性骨折

a～c. 胫腓骨侧位像（a）、MRI 矢状位 STIR 压脂像（b）和核素骨扫描（c）示胫骨应力性骨折特征性影像学表现。胫骨中段前方可见垂直于骨皮质的线样透亮影，周围骨质硬化，MRI 可见骨髓水肿表现，核素骨扫描可见局部摄取增高（箭头）

Tillaux 骨折是指胫骨远端外侧缘撕脱性骨折,可见垂直骨折线从胫骨远端关节面向上延伸至胫骨外侧骨皮质(图 21-14b)。在儿童,称为骨骺损伤 Salter Harris 分型Ⅲ型。胫骨远端骨骺板内侧较外侧更早融合,所以外侧更为脆弱,更容易发生损伤。在成年人,通常仅发生撕脱性损伤而无骨折,称为 Tillaux 病变。

踝关节骨折经常是由作用于踝关节的组合力导致的,既包括旋转力(较轻强度)也包括轴向力。后者经常导致连续的远端胫骨关节内骨折。

通过 Weber 分类将旋转性踝关节骨折分为 A、B、C 3 型损伤[13,14]。根据腓骨骨折的水平可确定胫腓韧带复合体损伤的范围。通常,较高位的腓骨骨折其胫腓韧带复合体的损伤范围更广泛,踝关节不稳的风险更大。斜形骨折线特征性地见于撞击损伤,而横形骨折或螺旋形骨折线特征性地见于扭伤性损伤。

Weber 分类如下。

1. Weber A 型 内收损伤(足面旋后内收),在外踝可见横形骨折位于胫腓联合韧带水平以下或外侧副韧带撕裂。由于胫腓联合韧带完整,所以踝关节契合时是稳定的。如果损伤外力是进展性的,将可能导致内踝处斜形骨折或内踝后外侧斜形骨折(图 21-15a)。

2. Weber B 型 外翻损伤(足面旋后外旋),可见胫腓联合韧带水平外侧髁的斜形骨折。在此种损伤中,可能看到内侧髁横形骨折或三角韧带撕裂、胫骨后外侧骨折和局部胫腓联合韧带撕裂。如果在静态下 X 线片和应力下 X 线片上外侧间隙宽度均>5mm,可确定三角韧带损伤。

3. Weber C 型 踝关节水平以上腓骨骨折,显示应力方向斜形骨折,是旋前外旋导致的旋转损伤。

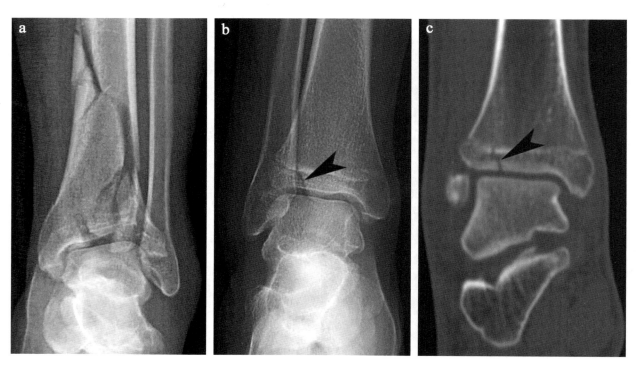

图 21-14 Pilon 骨折和 Tillaux 骨折
a. 踝关节正位 X 线片显示胫骨远端粉碎性骨折伴关节面断裂或 Pilon 骨折。b. 另一位患者右踝关节正位 X 线片示垂直的骨折线(箭头)位于胫骨远端干骺端外侧,沿生长板横向、外向延伸。c.CT 冠状位重建图像确诊为 Tillaux 骨折(箭头),为 Salter Harris 骨骺板损伤Ⅲ型

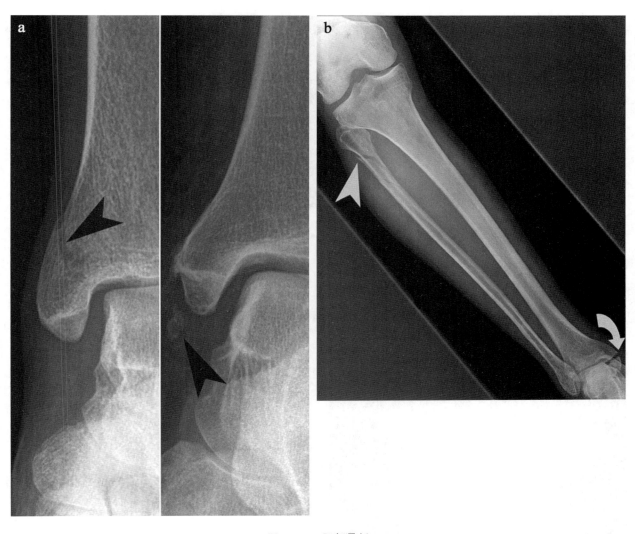

图 21-15　踝部骨折

a. 两幅右踝关节局部 X 线片示内踝斜形骨折(箭头,第 1 幅图)及骨皮质完整的小副骨(箭头,第 2 幅图)。b. 右胫腓骨正位 X 线片示内踝横形骨折(箭)和腓骨颈斜形骨折(箭头),为 Maisonneuve 骨折

Maisonneuve 骨折[12] 属于旋前外旋踝关节损伤的范围,可见腓骨近端骨折伴有胫腓联合韧带撕裂和内侧踝关节分离损伤。在以下情况下需要考虑诊断 Maisonneuve 骨折:远端胫骨后侧缘单独骨折、内侧髁单独分离骨折和内外髁间隙增宽且不伴有踝关节外侧髁骨折(图 21-15b)。应摄胫骨与腓骨的全长以确定是否有潜在的腓骨近端骨折。

十三、足后部损伤

跟骨是最常见的发生骨折的跗骨,占跗骨骨折的 60%。跟骨骨折最常见于青年(20～40 岁),由轴向承重机制导致(最常见于高处下落足跟着地)。双侧跟骨可能同时损伤;而双侧跟骨同时骨折的概率为 5%～10%。外伤过程中,距骨下落至跟骨上导致跟骨骨折。

跟骨骨折有两种主要形式:单独骨折不伴有移位(通常骨折位于跟骨结节)和压缩性损伤(图 21-16)。不伴有压缩的细微骨折发生于跟骨结节,并且在单一摄跟骨侧位像时常被忽视。跟腱撕裂可能导致跟骨结节骨折,尤其是糖尿病患者。

跟骨压缩骨折为严重损伤,可能导致严重的功能丧失。跟骨侧位 X 线片显示跟骨上表面变平和 Bohler 角减小。Bohler 角是由跟距关节面

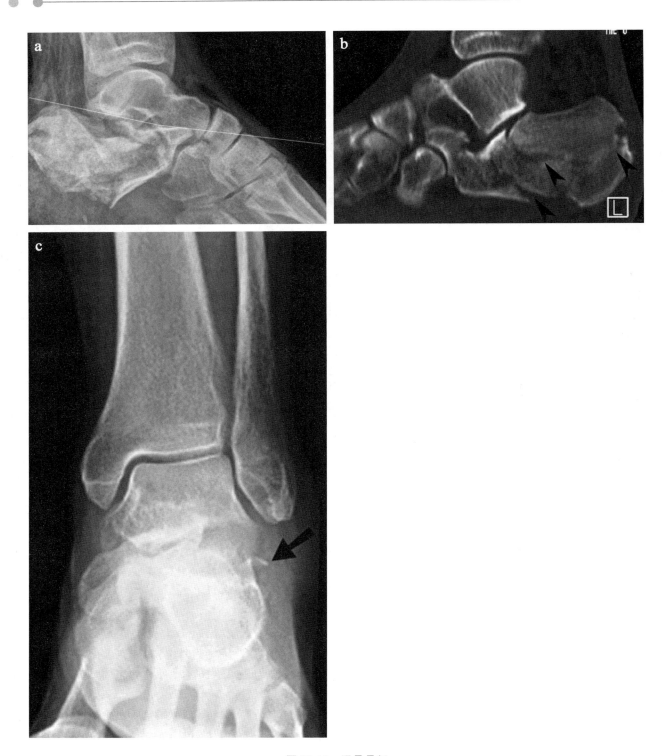

图 21-16　跟骨骨折

a、b. 跟骨侧位 X 线片及 CT 矢状位重建图像示跟骨粉碎性压缩骨折(b,箭头),伴距下关节间隙增宽和 Bohler 角减小。c. 另一位患者踝关节正位 X 线片示跟骨背外侧趾短伸肌起点的撕脱骨折(箭)

和跟骨结节上缘形成的夹角,通过测量角度的大小来确定压缩骨折的严重程度和跟骨后侧面的位置。Bohler 角正常为 20°～40°[15]。

　　距骨骨折是第二大常见的跗骨骨折。它通常由剧烈的背屈力导致,背屈力传导至距骨头,进而

传导至距骨颈。在严重损伤的情况下,距骨可能向后移位脱出踝关节窝。距骨骨折最常见的位置为距骨颈(图 21-17)。骨折线位于距骨前缘、走行于外侧缘,并经常转为垂直向上。Hawkins 分类将距骨颈骨折分为4类[16]:① Ⅰ 型,为骨折不伴

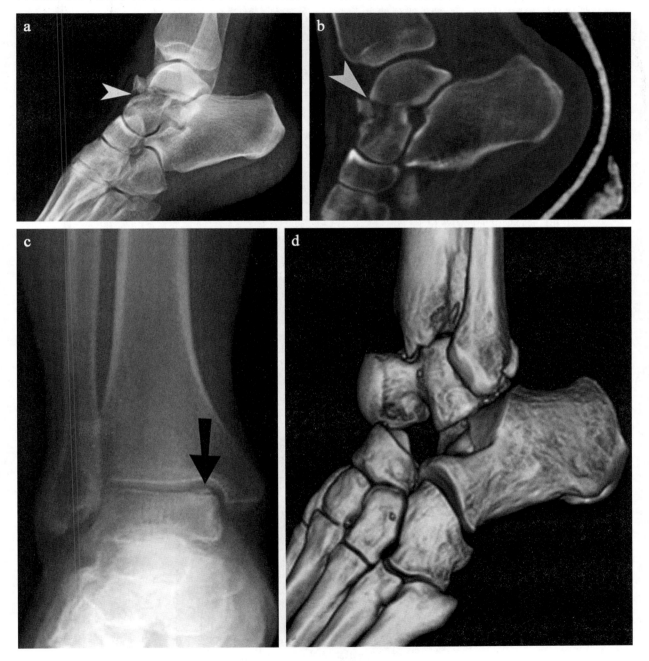

图 21-17　距骨骨折

　　a、b. 足侧位 X 线片及 CT 矢状位重建图像示距骨颈骨折(箭头),不伴有胫距关节或距下关节的脱位或半脱位。c. 另一位患者踝关节正位 X 线片示距骨圆顶内侧小骨碎片(箭),为剥脱性骨软骨炎。d. 踝关节 CT 3D 图像显示距下关节明显脱位,伴距舟关节和跟距关节损伤

有脱位或半脱位。②Ⅱ型为骨折伴有距下关节的脱位或半脱位。③Ⅲ型为骨折伴有胫距关节和距下关节脱位。④Ⅳ型为骨折伴有距下关节半脱位和距舟关节脱位。

较高位置的骨折类型由于同时损伤营养血管而增加距骨缺血性坏死的风险。若骨折线延伸进入或向后走行于距骨外侧缘可定义为距骨体骨折（关节内骨折）。外侧缘骨折容易被忽视且被临床误诊为剧烈扭伤。此种骨折在踝穴位X线片上显示最好。

单纯距下关节或距周关节脱位少见，大多数可见距下关节和距舟关节同时脱位但胫距关节正常。内侧关节脱位是最常见的类型，但外侧关节脱位造成的情况更严重（彩图21-17d）。完全距骨脱位指同时包括有距下关节脱位、距舟关节脱位和胫距关节脱位，此种情况是所有距骨损伤中最严重的情况。

十四、中段足和前段足损伤

距骨维持着前段足骨和后段足骨的稳定关系。足舟骨是中段足骨中最常见的损伤部位。大多数是运动相关损伤，跌落伤或是车祸撞击伤导致。少数情况下，足舟骨骨折是由距舟韧带或舟楔韧带产生的旋转力导致的。尽管在90%的情况下，双侧同时存在副足舟骨，但副足舟骨（胫骨外侧骨）可常被误认为骨折。

Lisfranc[17]损伤（跗跖关节损伤）是一种复合损伤，原因为沿足长轴足底的过度屈曲。此种损伤的关键解剖结构为Lisfranc韧带，是一条强韧韧带，连接内侧楔骨和第2跖骨。损伤可能导致此韧带撕裂和（或）内侧楔骨或第2跖骨骨折。Lisfranc损伤的两个主要类型为同侧型和分离型（图21-18，彩图b）。同侧型为外侧4个跖骨或全部跖骨向外侧移位。分离型为第1跖骨向内侧移位而剩余跖骨向外侧移位。

根据骨折线的位置可将第5跖骨骨折分为3种不同的类型（图21-19）。1区损伤为第5跖骨基底部撕脱骨折，由足后部突然反转时跖腱膜受

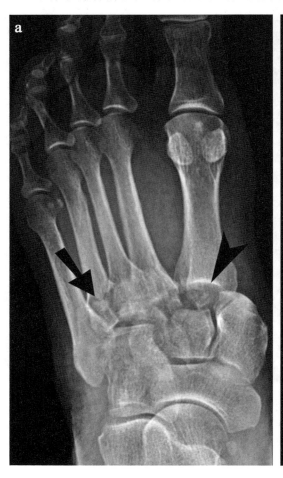
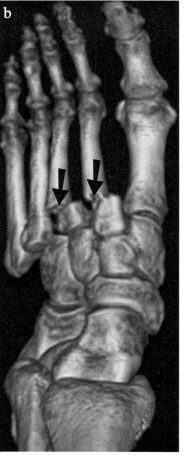

图21-18 Lisfranc骨折移位

a、b. 足正位X线片和CT 3D图像示跗跖关节失去正常的对应关系（箭头），伴有第1跖骨至第5跖骨外侧或背侧移位及跖骨基底部骨折（箭）。为Lisfranc同侧型骨折或移位

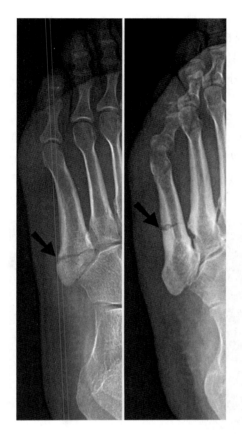

图 21-19　第 5 跖骨骨折

两个不同病例显示第 5 跖骨Ⅱ区骨折（左侧图）和Ⅲ区骨折（右侧图）（箭）

特征性好发部位为骨干。跟骨好发于后部（足后跟）。骨折线垂直于骨小梁。由于缺少骨愈合组织，X 线片对骨折的早期阶段诊断灵敏度较低，除非合并急性骨折。而 MRI 对于诊断这种骨折的灵敏度和特异度都很高。T_1、T_2 图像上线样低信号影（骨折线）周围伴有 T_2 高信号影（骨髓水肿）为特征性表现。

十五、非意外创伤

骨折是非意外创伤除皮肤损伤，如擦伤、挫伤及烧伤外，位列第二的常见表现。对于疑有非意外创伤的 2 岁以下的儿童应进行骨骼检查。骨骼检查有助于发现骨折，多达 50％ 的骨折为隐匿性骨折。影像医师的作用是结合其他医师如儿科医师所提供的临床病史来判断和描述骨折。在非意外创伤中，一些损伤部位的骨折具有特征性，包括

到的横向拉力所致。2 区损伤为真正的 Jones 骨折，骨折累及第 5 跖骨干骺端，骨折线延伸至跖间关节和（或）跖跗关节。3 区损伤为第 5 跖骨近端骨折。第 5 跖骨基底部骨折影像重建要包括一个骨粗隆，以便用其定位跖骨长轴。

趾骨骨折是最常见的足前部损伤，最常见的骨折部位为趾骨近段。趾骨骨折常由挤压性损伤引起，如重物坠落砸在足面上或踢碰硬物。前者常导致粉碎性骨折，后者可导致螺旋形骨折或斜形骨折，且后者可由于使足向内翻或外翻的外力作用而导致更严重的足部畸形。

应力性骨折（图 21-20）由重复性外伤导致，损伤程度低于发生急性骨折的损伤阈值，但也足以引起骨小梁的轻微损伤。下肢应力性骨折常见于运动员和军队新兵。诊断应力性骨折需基于反复过度运动史和无急性创伤史。应力性骨折好发于跖骨、跟骨和下肢骨。跖骨中第 2 跖骨最易受累，

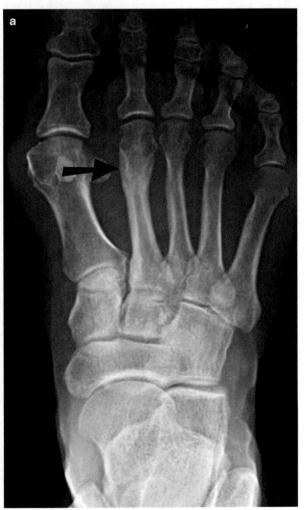

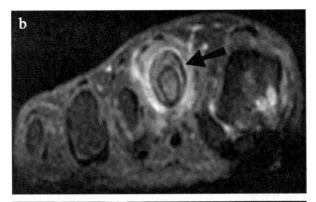

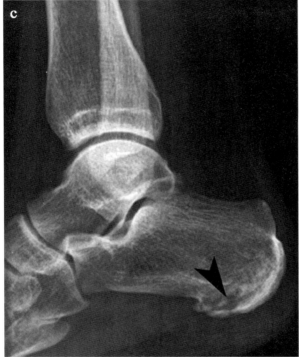

肋骨(尤其后肋)、典型的干骺端骨折(CML,又称成角骨折或桶柄样骨折)、股骨螺旋形骨折、胸骨骨折、脊柱骨折及肩胛骨骨折(图 21-21 和图 21-22)。非意外创伤中其他应高度怀疑的骨折包括:双侧骨折、不同愈合阶段的多发骨折、椎体骨折、骨骺分离和手指骨折[18]。CML 指通过未成熟的长骨干骨骺的骨折,通常由扭伤导致,常见于股骨、胫骨和肱骨。影像学表现因观察角度不同而不同,正面观为桶柄样骨折,侧面观为三角"成角"骨折[19]。

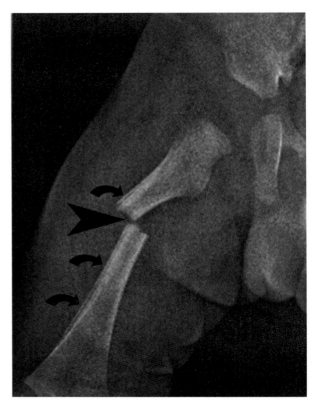

图 21-20 应力性骨折

a. b. 两位不同患者的足正位 X 线片和足 MRI 轴位压脂像示第 2 跖骨颈应力性骨折(箭)。X 线片可见应力性骨折愈合后骨痂形成。MRI 可见骨髓水肿伴周围骨痂形成,表现为 T_2 高信号影。c. 跟骨侧位 X 线片示跟骨后部透亮线影,伴周围骨质硬化(箭头),代表跟骨应力性骨折

图 21-21 非意外创伤

幼儿骨骼检查,右侧股骨正位 X 线片示股骨上 1/3 段移位性横形骨折(箭头),该股骨正处于骨折愈合阶段,证据是沿股骨的骨膜反应(箭)

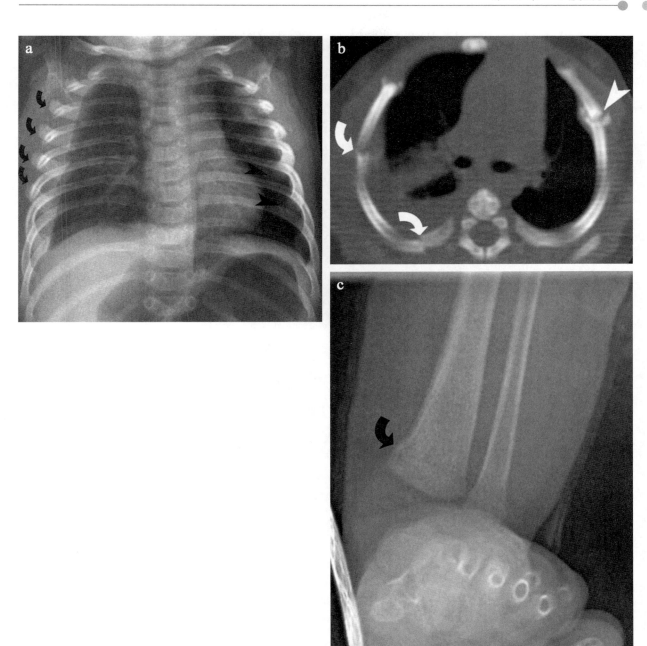

图 21-22　非意外创伤

a、b. 胸部 X 线片和 CT 扫描示右侧多个肋骨急性骨折(箭),同时可见左侧多个肋骨骨折愈合(箭头)。c. 同一位患者 X 线片示愈合的胫骨干骺端骨折(箭)

参 考 文 献

[1] Young JW，Burgess AR，Brumback RJ，et al. Pelvic fractures：value of plain radiography in early assessment and management. Radiology，1986，160：445-451.

[2] Denis F，Davis S，Comfort T. Sacral fractures：an important problem. Retrospective analysis of 236 cases. Clin Orthop Relat Res，1988，227：67-81.

[3] Saks BJ. Normal acetabular anatomy for acetabular fracture assessment：CT and plain film correlation. Radiology. 1986；159：139-145.

［4］ DeLee JC,Evans JA,Thomas J. Anterior dislocation of the hip and associated femoral-head fractures. J Bone Joint Surg Am,1980,62:960-964.

［5］ Pipkin G. Treatment of grade IV fracture-dislocation of the hip. J Bone Joint Surg Am,1957,39-A:1027-1042. Passim.

［6］ Garden RS. Low-angle fixation in fractures of the femoral neck. J Bone Joint Surg Br,1961,43B:17.

［7］ Barnes R,Brown JT,Garden RS,et al. Subcapital fractures of the femur. A prospective review. J Bone Joint Surg Br,1976,58:2-24.

［8］ Aichroth P. Osteochondritis dissecans of the knee. A clinical survey. J Bone Joint Surg Br,1971,53:440-447.

［9］ Green NE,Allen BL. Vascular injuries associated with dislocation of the knee. J Bone Joint Surg Am,1977,59:236-239.

［10］ Schatzker J,McBroom R,Bruce D. The tibial plateau fracture. The Toronto experience 1968—1975. Clin Orthop Relat Res,1979,(138):94-104.

［11］ Medlar RC,Lyne ED. Sinding-Larsen-Johansson disease. Its etiology and natural history. J Bone Joint Surg Am,1978,60:1113-1116.

［12］ Pankovich AM. Maisonneuve fracture of the fibula. J Bone Joint Surg Am,1976,58:337-342.

［13］ Danis R. Theorie et pratique de I'osteosynthese. Paris: Masson & Cie,1949.

［14］ Weber BG. Die verletzungen des oberen sprunggelenkes. Bern: Huber,1972.

［15］ Chen MY,Bohrer SP,Kelley TF. Boehler's angle: a reappraisal. Ann Emerg Med,1991,20:122-124.

［16］ Hawkins LG. Fractures of the neck of the talus. J Bone Joint Surg Am,1970,52:991-1002.

［17］ Lisfranc J. Nouvelle methode operatoire pour l'amputation partielle du pied dans son articulation tarso-metatarsienne: methode precedee des nombreuses modifications qu'a subies celle de Chopart. Paris: Gabon,1815.

［18］ Kleinman PK,Marks Jr SC,Richmond JM,et al. Inflicted skeletal injury: a postmortem radiologic-histopathologic study in 31 infants. AJR Am J Roentgenol,1995,165:647-650.

［19］ Kleinman PK,Marks SC,Blackbourne B. The metaphyseal lesion in abused infants: a radiologic-histopathologic study. AJR Am J Roentgenol,1986,146:895-905.

第22章

脊柱外伤影像学

Parul Penkar，Rathachai Kaewlai，Ajay Singh，Laura Avery，Robert A. Novelline

一、简　介

脊柱外伤有显著高的死亡率和发病率。除那些在事故现场死亡的病例外，在美国每年脊髓损伤(spinal cord injury，SCI)的发病率为每百万人口中约有 40 例或每年约有 12 000 例新病例[1]。脊柱创伤可由钝性创伤或穿透性创伤导致，如机动车辆碰撞、跌倒、跳水受伤、工厂事故、枪伤、遭殴打以及其他方面的原因。病理性骨折通常发生于有潜在疾病的基础上，如骨质疏松、类风湿关节炎、恶性肿瘤、感染、代谢或内分泌疾病，通常会导致压缩骨折。

二、CT 为颈椎初始影像学检查方法

大多数的颈椎骨折主要发生在两个水平，即第 2 颈椎水平和第 6 颈椎或第 7 颈椎水平。不幸的是，20%～30 %的颈椎骨折可能会在 X 线片检查时被漏掉。所以，怀疑颈椎创伤时，当前数据和美国放射学会的适当性标准推荐使用多排螺旋CT (MDCT)代替普通放射检查作为初始影像学检查方法[2]。

基于 34 069 例患者的临床数据和 X 线摄影的多中心国家急诊 X 线摄影应用研究(National Emergency X-Radiography Utilization Study，NEXUS)发现，此项研究的标准在确定患者颈椎损伤风险的总体敏感性达 99.6%[3,4]。在另一项 8924 例患者的临床预测前瞻性研究中，即基于 3 个主要问题的加拿大颈椎规律研究(Canadian C-spine Rule Study)项目发现，此项研究的临床标准对于识别临床上重要的颈椎损伤患者有 100% 的敏感性和 42.5% 的特异性[5]。颈椎损伤风险低的患者是否摄 X 线片仍存有争议，但最近美国放射学会的适当性标准建议，满足任何"低风险"标准的患者不做影像学检查，而不属于低风险类别的患者要做 CT 检查[2,4,5]。

三、NEXUS 标准

如果以下 5 个标准都满足，则无须行影像学检查：①无后中线颈椎压痛；②无局部神经功能障碍；③正常水平的警觉性；④无证据表明中毒；⑤无痛苦的分散注意力的损伤。

笔者所在医院的一项回顾性研究表明，对临床上低度怀疑颈椎创伤的患者行 X 线检查，发现急性颈椎骨折的阳性率为 0。这些数据表明，对颈椎创伤风险低的患者行 X 线检查，其收益率可能会太低，从而不能证明其有使用价值，而且可能会被解释为，不满足验证过的 NEXUS 标准或加拿大颈椎规则的患者行 X 线检查(图 22-1a)[6,7]。在 7 项有严格入选标准的 Meta 分析中，摄 X 线片检测颈椎损伤患者的整体敏感性为 52%，而 CT 的组合敏感性为 98%[2,8~10]。

如果不能行急诊 CT 检查，而只能摄颈椎 X 线片时，那么一个充分的颈椎 X 线片检查系列必须包括 5 个体位：一个真正的侧位，必须包括所有的 7 个颈椎和 $C_7 \sim T_1$ 椎体结合部；一个前后位；一个张口位；以及两个斜位。"游泳"体位在充分显示下颈椎方面可能是必要的。不能包括这 5 个体位的任何 X 线片系列或不能显示所有的 7 个

颈椎和 $C_7 \sim T_1$ 椎体结合部的 X 线片系列都是不充分的。

颈椎过屈位和过伸位在颈椎骨折病例中是禁忌的。在过去,它们被用于怀疑有韧带损伤的患者中;然而目前,当怀疑有软组织损伤时,它们已经被 MRI 取代。在极少数情况下,对于颈椎退行性变以及 MRI 表现模棱两可的患者,它们被用于发现新的颈椎排列不齐或滑脱增大。

四、颈椎的线和间隙

无论过屈位或过伸位的角度多大,颈椎线应

该是通过各组成骨的连续曲线。这些线的任何不连续应被认为是韧带损伤或隐匿性骨折的一种征象。需要排除向前假脱位的韧带松弛,这可能会发生在 $C_{2\sim3}$ 椎体水平,相对较少发生于在 $C_{3\sim4}$ 椎体水平。由于颈领、患者体位或者肌肉痉挛等因素的存在,颈椎的正常前屈有时可能被反向。

在颈椎侧位上有 4 条基本的线来评价颈椎序列(图 22-1b、c)。这些线包括椎前线、椎后线、椎板线和棘突后线。

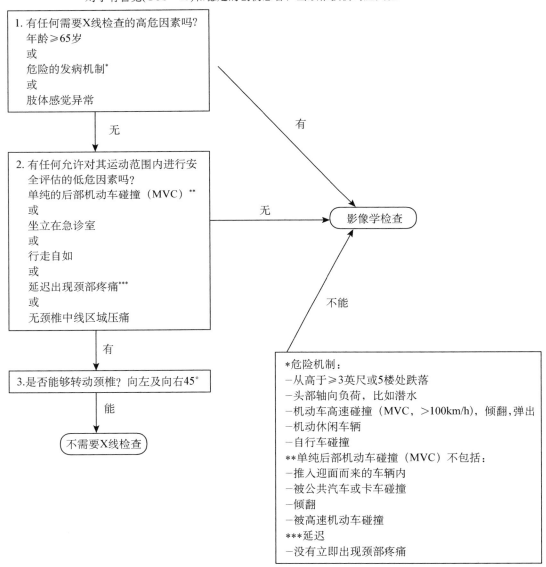

a

加拿大颈椎规则
对于有警觉(GCS＝15)和稳定的创伤患者,当颈椎损伤时应关注

1. 有任何需要X线检查的高危因素吗?
   年龄≥65岁
   或
   危险的发病机制*
   或
   肢体感觉异常

无 →

2. 有任何允许对其运动范围内进行安全评估的低危因素吗?
   单纯的后部机动车碰撞（MVC）**
   或
   坐立在急诊室
   或
   行走自如
   或
   延迟出现颈部疼痛***
   或
   无颈椎中线区域压痛

有 →（有）→ 影像学检查

3.是否能够转动颈椎? 向左及向右45°

能 →

不需要X线检查

有 → 影像学检查

不能 →

*危险机制:
－从高于≥3英尺或5楼处跌落
－头部轴向负荷,比如潜水
－机动车高速碰撞（MVC，>100km/h),倾翻,弹出
－机动休闲车辆
－自行车碰撞
**单纯后部机动车碰撞（MVC）不包括:
－推入迎面而来的车辆内
－被公共汽车或卡车碰撞
－倾翻
－被高速机动车碰撞
***延迟
－没有立即出现颈部疼痛

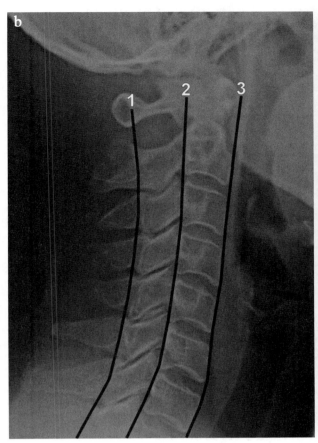
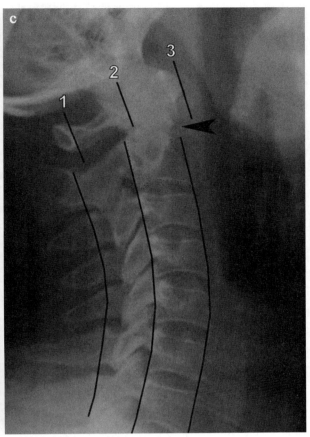

图 22-1　a. 加拿大颈椎规则（经 Stiell 等许可引用[27]）。b、c. 颈椎侧位 X 线片正常线。b. 颈椎侧位 X 线片：脊柱前线（3）、脊柱后线（2）和棘突椎板线（1），分别沿椎体前皮质、椎体后皮质和棘突椎板连接处。c. 2 型齿状突骨折（箭头）颈椎侧位 X 线片显示不连续的脊柱前线（3）、脊柱后线（2）和棘突椎板线（1）

五、寰齿前间隙或寰齿间距

此间隙位于枢椎（C2）齿状突和寰椎（C1）前弓之间，成年人应＜3.5mm，儿童应＞5mm。寰齿前间隙增大是推测寰椎骨折或枢椎齿状突骨折的证据，尽管它也可能提示这个水平的韧带损伤。

六、椎前间隙

椎前软组织肿胀（在枢椎水平＞6mm，在第 6 颈椎水平＞22mm）在骨折中有非常高的特异性，但不是非常敏感。有症状患者伴椎前软组织肿胀应考虑进一步的影像学评估。

七、棘突间距离和椎体间距离

对棘突进行检查时，是为了评估棘突间距离异常增宽或展开。如果椎体间距离或棘突间距离异常增宽或其形成的角度＞10°时，则应考虑韧带损伤或骨折。

颅底点-轴线间距（BAI）是从颅底点（斜坡下尖）到枢椎体后缘向上延伸线的距离，通常＜12mm。

垂直的颅底点-齿状突间距应＜12mm。

八、CT 或 MR 血管成像适应证

尽管颈椎穿透性损伤或钝性损伤很少伴随动脉血管损伤，但也会发生动脉血管损伤，引起内膜撕裂或营养血管破裂，导致壁内血肿、外伤性动脉夹层、狭窄或闭塞、假性动脉瘤或极少见的横断性损伤。CT 或 MR 血管成像（CTA 或 MRA）是无创性检查方法，当患者有如下情况时应进行检查，如高度怀疑存在临床疾病、神经功能缺损、颈椎骨折延伸进入颈动脉管或横突孔，严重外伤如小关节脱位、椎体半脱位或多发骨折。椎动脉损伤通

常比颈动脉损伤常见,这是由于椎动脉非常贴近脊柱。在 CTA 或 MRA 图像上表现为内膜瓣、节段性或局灶性狭窄或闭塞。

九、脊柱 MRI 检查的适应证

对于严重骨折、神经功能缺损、剧烈疼痛或根据损伤机制高度怀疑存在临床疾病时,应进行 MRI 检查来评估韧带损伤、外伤性椎间盘突出、脊髓水肿、脊髓挫伤或压迫、脊髓横断伤,或椎前血肿、髓内血肿或硬膜外血肿。对于脊柱 CT 检查结果呈阴性且症状减轻的患者行 MRI 检查时,其效用仍值得商榷;然而,最近的证据表明,如果足够的神经检查若不能在第 1 个 24 小时内进行,则应进行脊柱 MRI 检查,特别是在高速度外伤时,颈椎的韧带或软组织可能出现损伤。脊柱创伤的常规 MRI 检查需要以下序列:矢状位及轴位 T_1 加权图像、矢状位及轴位 T_2 加权图像和矢状位梯度回波序列。

十、颈椎骨折的分类

颈椎骨折是根据损伤机制进行分类的,本章将进一步讨论那些常遇到的骨折[11,12](表 22-1~表 22-4)。

表 22-1　颈椎屈曲型损伤机制

机制	子机制	骨折
屈曲	屈曲牵引力和旋转力	单侧或双侧小关节脱位,前脱位
	过屈和压缩	屈曲型泪滴状骨折
	过屈撕脱力	铲土工骨折
	前部压缩	楔形压缩骨折

表 22-2　颈椎伸展型损伤机制

机制	子机制	骨折
伸展	牵拉性过伸	枢椎椎弓根骨折
	伴有轴向负荷的过伸	过伸扭伤和骨折-脱位
	严重过伸	椎板骨折
	旋转和嵌入	关节柱骨折
	撕脱力	伸展泪滴状骨折
	过伸和压缩	寰椎后弓骨折

表 22-3　颈椎轴向负荷损伤

机制	子机制	骨折
轴向负荷	突然压迫	Jefferson 骨折、Jefferson 变异、侧块骨折
	垂直轴压	爆裂骨折

表 22-4　复合机制的颈椎损伤

机制	子机制	骨折
复合	严重牵张性伸展或屈曲及后移	寰枕关节脱位
	严重过伸、牵拉、旋转	寰枢椎不稳
	屈曲或伸展负荷	齿状突骨折

十一、颈椎骨折

(一)寰枕关节分离

寰枕关节完全性脱位是致命的,是由于其对脑干有拉伸性损伤。寰枕关节脱位少见,在 X 线片上容易被漏诊。当患者有严重面部创伤时应怀疑,目前根据枕骨与枢椎之间的距离来确定半脱位的方法如下:颅底点-轴线间距(BAI)是从颅底点(斜坡下尖)到枢椎体后缘向上延伸线的距离,通常<12mm。垂直的颅底点-齿状突间距应<12mm(图 22-2,彩图 c)。

(二)枕骨髁骨折

把这些骨折和脊柱外伤一起讨论是由于损伤机制相同,而且它们通常伴有颈椎骨折。它们的发生是由于高能钝性创伤使轴向负荷增加和侧向弯曲。枕骨髁骨折在 X 线片上通常不能被确诊,椎前软组织肿胀可能是唯一的影像学征象(图 22-3)。这些骨折可能延伸到舌下神经管或颈静脉孔;因此,可能会出现第Ⅸ~Ⅻ对脑神经损伤的相应临床征象。Anderson-Montesano 将枕骨髁骨折分为 3 种类型(表 22-5)。

(三)杰弗逊骨折

此类骨折发生于对寰椎的下行性压力所引起的轴向负荷损伤,这种损伤通过枕骨髁时能引起杰弗逊骨折、杰弗逊变异性骨折或侧块骨折。经典的杰弗逊骨折是累及前、后弓的四部分骨折(图 22-4a)。杰弗逊变异性骨折由两部分和三部分骨折组成(图 22-4b),最常见的一种骨折类型是前弓一部分和后弓两部分骨折。在正位 X 线片上,

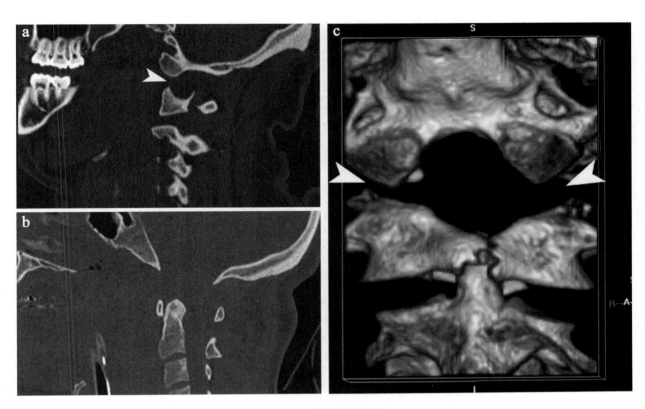

图 22-2 寰枕关节脱位

a~c.CT 矢状位重建图像和三维图像示寰枕关节间隙扩大(箭头)、齿状突-斜坡间距增大

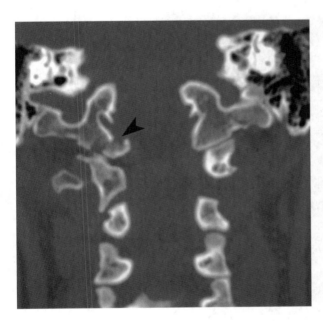

图 22-3 枕骨髁骨折

冠状位 CT 图像示右侧枕骨髁轻微内移斜形骨折(箭头)

杰弗逊骨折表现为寰椎侧块相对于枢椎的偏移及寰齿间隙的增宽。在 MDCT 的多平面重建图像上,骨折很容易被识别。如果当这些骨折伴有寰椎横韧带(固定寰椎前弓与齿状突的韧带)断裂或当侧块的累计位移>7mm 时,如果寰齿间隙>5mm 或伴有枢椎骨折时,则这些骨折可能是不稳定的。当骨折引起寰椎扩大时,则很少引起神经损伤,从而限制了脊髓的压迫。如果轴向负荷力是偏心的,可能会导致一个侧块的骨折。这种骨折常伴有枕骨髁骨折或关节突骨折,并且它们被视为不稳定骨折,因为寰椎横韧带经常是分离的。

(四)齿状突骨折

Anderson 和 D'Alonso 根据位置将齿状突骨折分为 1 型、2 型和 3 型(表 22-6)。1 型骨折(图 22-5a)少见但稳定。2 型骨折(急性或未愈合的)(图 22-5b)和 3 型骨折(图 22-6)被认为是不稳定的,因为它们可导致寰枢椎不稳(因为韧带、近端骨碎片、寰椎和枕部在运动时作为一个独立的单元)。

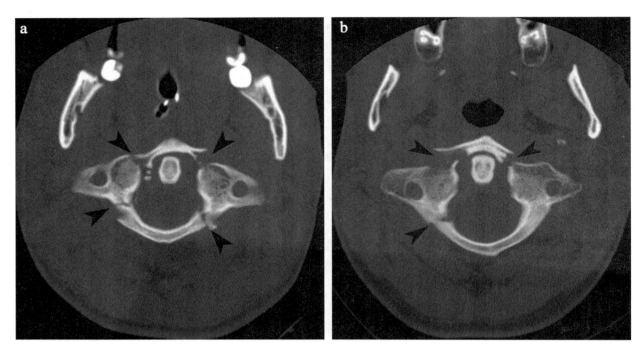

图 22-4　Jefferson 骨折

　　a. 典型的四部分 Jefferson 骨折。轴位 CT 图像示四部分骨折(箭头):寰柱前弓的双侧骨折、轻度移位的左后弓骨折和无移位的右后弓骨折。b. 三部分 Jefferson 变异型骨折。轴位 CT 图像示三部分骨折(箭头):寰椎前弓双侧移位骨折和无移位的寰椎右后弓骨折

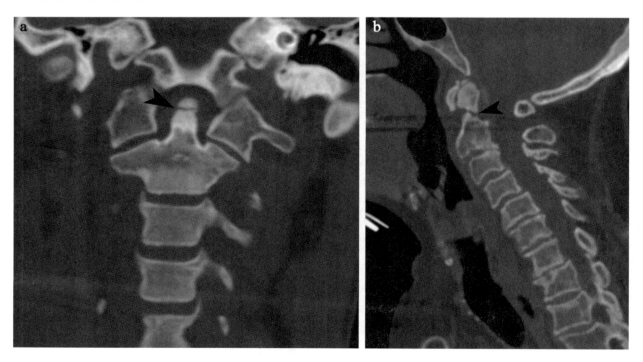

图 22-5　齿状突骨折

　　a. 1 型齿状突骨折。冠状位 CT 图像显示通过齿状突尖端的横形骨折(箭头)。b. 2 型齿状突骨折。矢状位 CT 图像显示通过齿状突基底部的斜形骨折(箭头),伴齿状突上部的轻度前移和成角

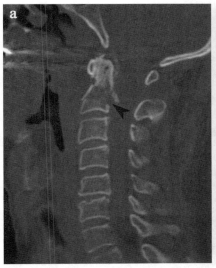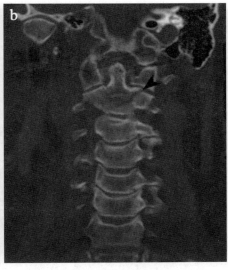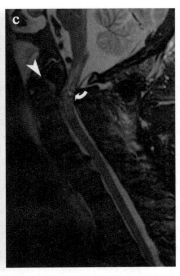

图 22-6　3 型齿状突骨折

a. 矢状位 CT 图像显示齿状突粉碎性骨折（箭头），延伸至体部，伴齿状突上部轻度后撕脱进入椎管。还可见显著的椎前软组织肿胀。b. 冠状位 CT 图像显示骨折（箭头）延伸到枢椎的椎体和侧块。c.MRI 矢状位 MPGR 序列显示骨折穿过齿状突（箭头），伴齿状突上部后移、椎管狭窄、脊髓水肿（弯箭）、挫伤和出血

表 22-5　枕骨髁骨折类型

类型	描述
1	粉碎性冲击垂直向骨折，伴或不伴轻微位移。通常稳定，除非为双侧
2	更广泛的颅底骨折延伸进入一侧或两侧枕骨髁
3	由翼状韧带牵拉引起下内侧撕脱骨折，伴碎骨片内移进入枕骨大孔。由于对侧翼状韧带或覆膜韧带可能会受到损伤和压力并导致部分或完全撕裂，倘若移位程度＞5mm，如果合并寰枕关节脱位，或如果是双侧骨折，则通常被认为是不稳定的

表 22-6　齿状突骨折类型

类型	描述
1	由翼状韧带撕脱引起的罕见的斜形骨折，累及齿状突上外侧部，通常为稳定型损伤
2	最常见的不稳定型横向骨折，累及齿状突基底部
3	不稳定型骨折，累及齿状突基底部，延伸进入侧块和枢椎体部。预后较好，因为累及面较大

（五）齿状突的异常

末端骨是在齿状突末端的一个骨化中心，通常在 12 岁融合，但在成年后仍可能存在，类似 1 型骨折。游离齿状突的形成存在争议，一些学者认为它是先天性的，这是由于缺乏与齿状突基底部的融合或是由于软骨结合处的、发生于闭合前的外伤后骨折（软骨结合处在 5～6 岁时闭合），从而形成一大块骨，其通过一个宽的裂隙与发育不良的齿状突形成分离。它可能会固定到寰椎的弓上或斜坡上，有可能类似没有愈合的齿状突骨折或很少导致寰枢椎不稳[8]。

（六）Hangman 骨折（枢椎椎弓根骨折）

发生在枢椎双侧椎弓峡部的骨折称为 Hangman 骨折，通常还累及双侧的神经弓和蒂，造成创伤性椎弓峡部裂或滑脱（图 22-7）。它们已由 Effindi 分类并由 Levine 修改如下（表 22-7）。

表 22-7　Hangman 骨折（枢椎椎弓根骨折）分类

类型	描述
1	C_2/C_3 椎间隙正常，C_2 椎体相对 C_3 椎体前移＜3mm
2	前移＞3mm，C_2/C_3 椎间盘破裂，成角＞10°，后纵韧带严重断裂及前纵韧带轻微断裂
3	包括 2 型损伤的所有特征，外加单侧或双侧小关节脱位

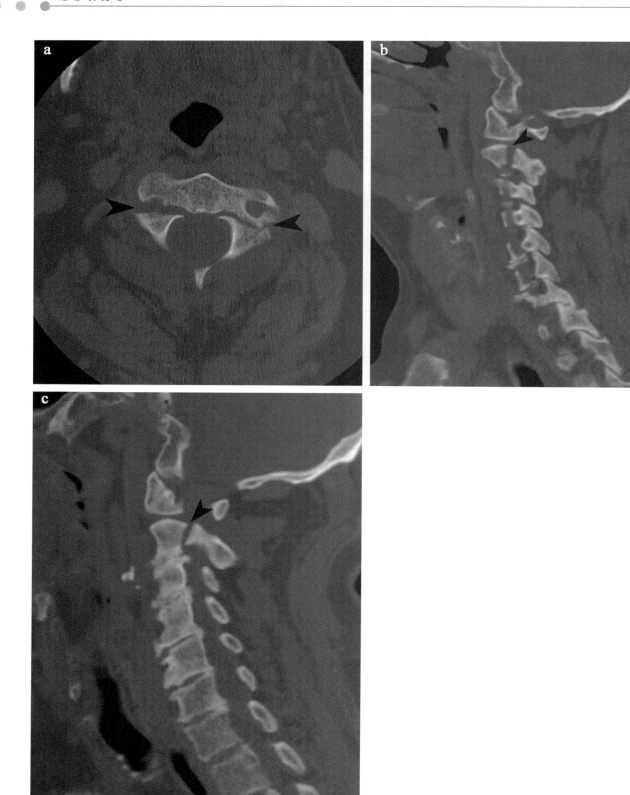

图 22-7　Hangman 骨折(枢椎椎弓根骨折)

a. 轴位 CT 图像显示轻度移位骨折延伸通过枢椎双侧椎弓峡部上、下关节突区(箭头)。b、c. 旁矢状位 CT 图像显示通过枢椎峡部的垂直骨折(箭头)

十二、寰枢椎不稳

寰枢椎不稳可以是外伤后的、先天性的或继发于类风湿关节炎。寰椎与枢椎连接处的活动度过度，从半脱位到分离，这是由于横韧带的过度松弛或破裂，伴或不伴翼和盖膜的受累。寰枢椎不稳能导致齿状突和寰椎后弓之间的椎管受压或椎-基底动脉供血不足。这里有寰齿间隙增宽，伴寰椎侧块到齿状突之间的距离不对称，寰椎侧块与枢椎侧块排列不整齐，以及棘突椎板线不连续。常伴有齿状突骨折。

在寰枢椎旋转性半脱位时，寰枢关节有固定，以至于寰枢关节是作为一个单元来活动，而不是独立地旋转[13~15]。根据 Fielding 和 Hawkins 将寰枢椎旋转性半脱位分为 4 个亚型[14]（表 22-8）。亚型 3 和亚型 4 很少见，但有致命的后果。当头部被置于正中位、左位和右位成像时，如果一侧的齿状突到寰椎侧块的距离总是比另一侧的宽，则诊断为固定旋转半脱位（图 22-8）。

表 22-8　旋转固定类型

类型	描述
1	没有寰椎前移的旋转固定
2	寰椎前移 3~5mm 的旋转固定。横韧带可能受损伤
3	寰椎侧块前移＞5mm 的旋转固定，一侧大于另一侧。横韧带和翼状韧带受损伤
4	寰椎侧块相对枢椎后移的旋转固定

十三、屈曲型泪滴状骨折

这是一种最严重的颈椎损伤，是由严重的屈曲和压力性损伤引起[8,16]。这种骨折最常发生在 C_5-C_6 椎体，其特征表现是椎体前下部的一个三角形泪滴状骨折，伴粉碎的椎体后部不同程度向后移位进入椎管内、不同程度的后凸畸形、向前半脱位、椎间隙变窄、棘突和椎板间隙扩大和韧带的断裂（图 22-9）。它可以导致前颈髓综合征（四肢瘫痪，痛觉、触觉和温度觉的丧失，伴有完整的振动觉和本体感觉）。

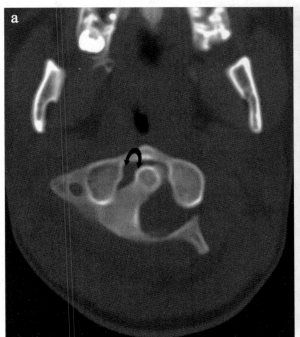
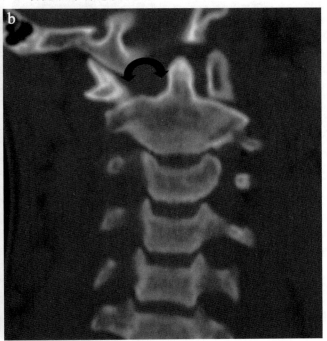

图 22-8　旋转半脱位

a、b. 轴位和冠状位 CT 图像显示齿状突与寰椎右侧侧块的间隙呈不对称的固定性增宽（弯箭）。这符合旋转半脱位的表现

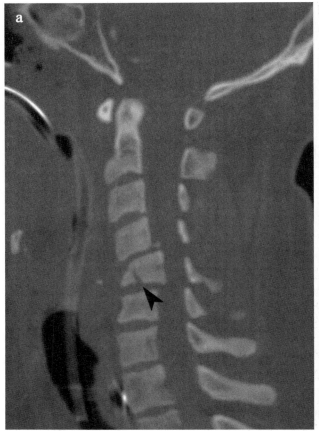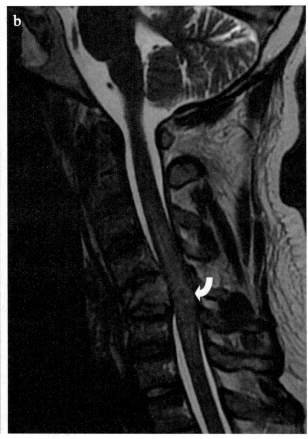

图 22-9　第 5 颈椎的屈曲型泪滴状骨折

　　a. 矢状位 CT 图像显示泪滴状骨折(箭头)累及第 5 颈椎的前缘和下缘,伴椎体后部轻度后移进入椎管。注意第 4 颈椎后下角的不规则,伴邻近小骨碎片,这符合小角骨折。b. 矢状位 T₂ 加权 MRI 显示脊髓异常信号(弯箭),这符合水肿和出血性挫伤改变

十四、小关节脱位

　　单侧小关节间脱位或单侧关节突交锁通常由屈曲牵张和旋转损伤造成,而且通常发生在 C₄～C₅ 椎体和 C₅～C₆ 椎体水平。其特点是局部后凸畸形以及椎体向前脱位约 25%,伴上个椎体的下关节面置于或锁定在下个椎体的上关节突的前面或在椎间孔内,而对侧的小关节在旋转力的作用下则被固定,并且充当为支点(图 22-10,彩图 d)。棘突在损伤水平排列不整齐[13,17]。患侧的后棘韧带复合体会有不同程度的伴随损伤(棘上韧带和棘间韧带、后纵韧带、环韧带、黄韧带和小关节囊),并且小关节会出现嵌入性骨折。神经功能

缺损较为少见,沿神经根分布。

　　双侧小关节间脱位是由更为严重的屈曲牵张性损伤引起。脱位分离的小关节可能被置于或"跳跃"至另一个小关节之上,从而出现绞锁。椎体脱位超过 50%,损伤处的前部和后部韧带结构出现破裂,伴有上关节面和下关节面的骨折以及椎间盘被挤出(图 22-11)。这一损伤通常伴有很高程度的神经功能缺损。"反汉堡包征"是指原本正常的椎间小关节的关系被反转,在脱位的小关节处原本平坦的关节面变为圆形;此外,"裸关节面征"是指小关节面上没有任何覆盖,并伴有关节间隙的丧失。

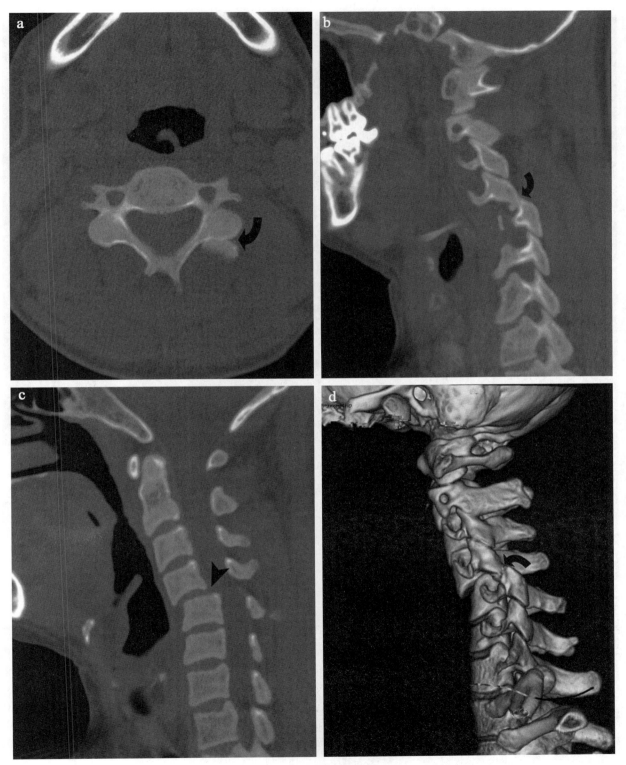

图 22-10　单侧小关节脱位

a. 轴位 CT 图像显示反向的汉堡包征（弯箭）；第 4 颈椎左下关节突脱位位于第 5 颈椎上关节突的前方。b. 左旁矢状位 CT 图像显示 $C_{4\sim5}$ 椎体左侧单侧关节突脱位（弯箭）。$C_{4\sim5}$ 椎体小关节间隙内还可见来自 C_5 椎体上关节突的小骨折碎片。c. 正中矢状位 CT 图像显示 C_4 椎体相对于 C_5 椎体向前 2 度滑脱（箭头）。d. 右旁矢状位 CT 图像显示 $C_{4\sim5}$ 椎体的右侧关节突半脱位（弯箭）

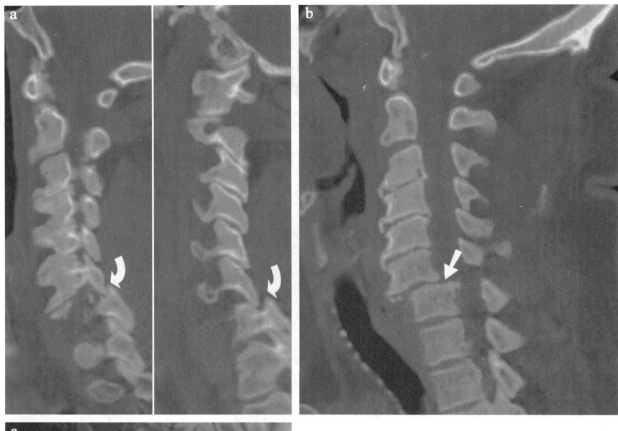

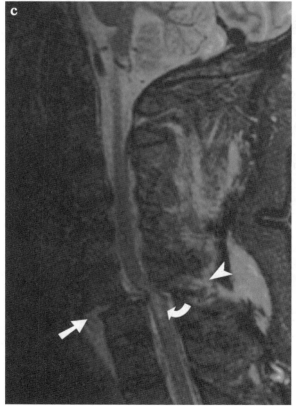

图 22-11　双侧小关节脱位

　　a. 旁矢状位 CT 图像（右侧与左侧）显示 $C_{6\sim7}$ 椎体双侧关节突前脱位（弯箭）。右侧 $C_{6\sim7}$ 椎体关节间隙内还有小骨折碎片，分别来自 C_6 椎体下关节面和 C_7 椎体上关节面。b. 正中矢状位 CT 图像显示 C_6 椎体相对于 C_7 椎体向前 2 度滑脱（箭）。小骨折碎片来自 C_6 椎体下终板骨折（箭）。c. MRI 矢状位 STIR 序列显示 $C_{6\sim7}$ 椎体水平 2 度前滑脱（直箭），外伤性椎间盘破裂，严重的中央型椎管狭窄和脊髓受压（弯箭）。前纵韧带、后纵韧带及棘间韧带 T_2 信号增高符合断裂改变（箭头）

十五、铲土工骨折

这是一种稳定的骨折,主要是由于严重的过屈型损伤导致的下颈椎和上胸椎的棘突骨折,通常发生在 $C_6 \sim T_1$ 椎体。这是由于椎旁肌肉(主要为斜方肌、菱形肌及棘上韧带)的突然剧烈运动引起棘突撕脱(图 22-12)所致。较少见的损伤机制是对棘突的直接创伤。这种骨折总体上被认为在机械力学上是稳定的;然而,如果骨折线延伸到椎板时,就有脊髓损伤的潜在可能。

十六、过度伸展型泪滴状骨折和扭伤

为过度伸展型损伤导致的 C_2 椎体或 C_3 椎体的前下部分、位于前纵韧带处的角状撕脱骨折以及纤维环的撕裂(图 22-13)。过伸性扭伤见于高能创伤的年轻的成年人,而骨折-脱位则发生于有基础性骨和关节疾病的老年人[强直性脊柱炎、弥漫性特发性骨肥厚(DISH)、颈椎病、先天性椎管狭窄、重度退行性椎间盘疾病]。过伸性扭伤为软组织损伤,它是由于施加于面部的钝性创伤并颈

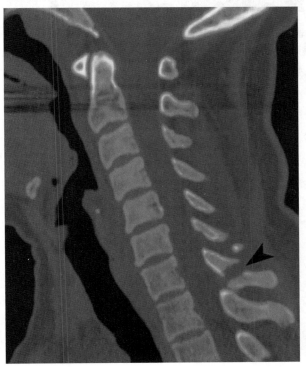

图 22-12　铲土工骨折
矢状位 CT 图像显示第 7 颈椎棘突的移位性骨折(箭头)

椎的抵抗性过度伸展引起前柱损伤所致,它包括颈长肌、头长肌、前纵韧带、纤维前环的完全撕裂或断裂,椎间盘、黄韧带、后纵韧带的脱离或撕裂,以及前椎板骨折[18,19]。短暂的后脱位可能会自发地发生和缓减,但它可以导致脊髓中央综合征(上肢大于下肢的、不成比例的运动神经障碍,损伤水平以下出现可变的感觉障碍,以及膀胱功能障碍),这是由于脊髓受到椎体后部和黄韧带之间的压迫所致。影像学表现可能是轻微的,它可能显示为椎前软组织肿胀、椎间盘间隙扩大,以及来自于移位椎体下终板前部的小的撕脱骨折碎片(图 22-14 和图 22-15)。当老年患者发生骨折-脱位时,可能会出现椎体后移、椎体后附件的骨折和椎间小关节的破裂。

十七、支柱性骨折与层裂性骨折

椎间小关节支柱性骨折是一种来自于上方相邻小关节面对下方小关节面的嵌入性骨折类型,它是由过伸和旋转损伤造成的,并且经常延伸至横突或椎板。孤立的层裂性骨折是罕见的,它通常与其他复合型骨折和脱位并发,如爆裂骨折、椎弓椎板分离骨折和屈曲型泪滴状骨折。它们可以进一步分为垂直骨折和横形骨折,垂直骨折通常是由于轴向负荷引起椎体压缩所致(伴或不伴旋转损伤),而横形骨折是由于黄韧带的撕裂而引起的撕脱性骨折。孤立的层裂性骨折通常在机械上是稳定的,但是颈椎管内的骨折碎片可能会导致神经系统的后遗症。

十八、寰椎后弓骨折

单纯的寰椎后弓骨折是由于过伸力和压缩力引起位于枕骨和枢椎棘突之间的寰椎后弓被挤压所致。它被认为是一种稳定的骨折,因为它不累及韧带。

十九、楔形压缩骨折和爆裂压缩骨折

楔形压缩骨折的特点是椎体前皮质出现褶皱和椎体前部高度丢失。后皮质和后韧带完好无损;因此,这种骨折被认为是稳定的[20]。爆裂骨折较常见于胸、腰段脊柱,但也可以发生在颈椎,通常由轴向压缩力所致。其特点是椎体垂直方向的粉碎性骨折,伴有椎体前部楔形改变,其骨折碎

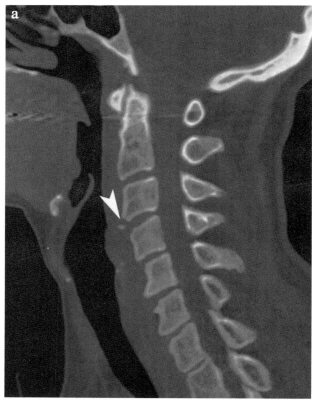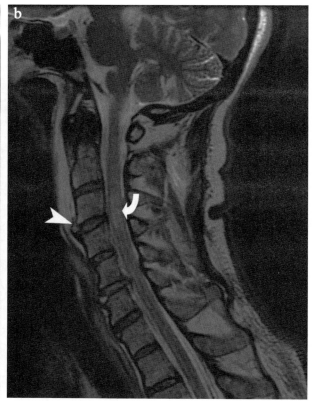

图 22-13　过伸型泪滴状骨折

a. 矢状位 CT 重建图像显示 C_3 椎体前下缘轻度移位泪滴状骨折(箭头)。b. MRI 矢状位 T_2 FSE 序列显示泪滴状骨折伴小的前纵韧带撕裂(箭头)及椎体前水肿。在 C_3/C_4 椎体水平可见相应的脊髓挫伤(弯箭)

片不同程度地突入椎管内,并伴有椎体后附件的骨折[21]。

二十、胸椎骨折和腰椎骨折

随着多排螺旋 CT(MDCT)的出现,对多发伤患者胸、腰段脊柱损伤的筛选检查变得更加容易,它可以从胸部-腹部-盆部连续扫描中获得胸椎和腰椎的多方位重建图像。最近的研究数据表明,由全身 CT 扫描所获得的脊柱重建图像实际上已经取代普通 X 线片,因为它们能提供更多的信息,也避免了额外的放射线照射[2]。对于不需要体部影像的患者,可以专门行脊柱 CT 扫描。当胸、腰椎骨折显著并怀疑脊髓或韧带损伤时,应当行 MRI 检查。因为胸椎与腰椎的创伤机制是相似的,它们将在一起被讨论。

二十一、前楔形压缩骨折与侧楔形压缩骨折

这是一种由轴向负荷和不同程度的屈曲力导致的常见稳定性骨折[13]。楔形压缩骨折表现为,椎体前方骨皮质的褶皱表现导致椎体呈楔形改变,通常累及椎体上终板和(或)下终板。中柱和后柱完整。约 20% 的此类骨折病例累及多个水平。根据 Denis 分类系统,能够对此类骨折进一步分类[22],这是基于对椎板的累及情况进行的一种分类方法(表 22-9)。

表 22-9　压缩骨折 Denis 分类

类型	描述
A	同时累及上、下终板
B	只累及上终板(最常见的类型)
C	只累及下终板(罕见,通常发生于病理性骨折)
D	椎体前皮质嵌插或楔形,上、下终板未受累及

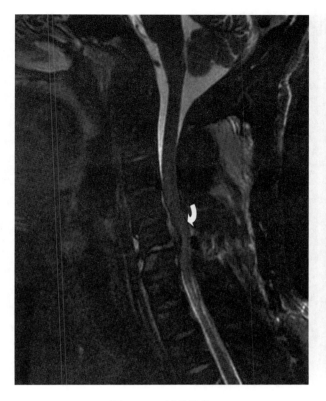

图 22-14　过伸损伤

MRI 矢状位 T_2 FSE 加权成像显示轻度后凸畸形及 C_5 椎体相对于 C_6 椎体向前 1 度滑脱。外伤性椎间盘突出，$C_{5\sim6}$ 椎体水平严重中央型椎管狭窄以及 $C_{4\sim7}$ 椎体水平脊髓挫伤（弯箭）

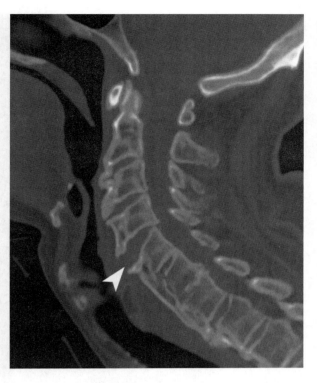

图 22-15　弥漫性特发性脊柱骨肥厚（DISH）患者过伸损伤

矢状位 CT 图像显示过伸损伤，$C_{4\sim5}$ 椎体水平 1 度后滑脱，骨折线通过钙化的前纵韧带（箭头），引起 $C_{4\sim5}$ 椎间隙不对称的扩大

在侧楔形压缩骨折中，楔形畸形累及外侧骨皮质，而不是前方骨皮质。它们通常发生在中段胸椎，通常由于侧方的屈曲力所致，它们大多数为不全性骨折。

（一）爆裂骨折

爆裂骨折是由于垂直压缩力所导致的椎体粉碎性骨折[13,23]。椎体上终板和下终板均受累及，并伴有椎体高度的丢失、椎体后方骨皮质的弯曲变形以及骨折碎片不同程度的向后进入椎管内（图 22-16～图 22-18）。它们可能会合并相关的小关节骨折，并且有很高的神经功能障碍的风险。由于其损伤机制，可伴有双侧跟骨骨折；因此，对于双侧跟骨骨折患者来说，需要对胸、腰椎进行影像学检查以除外骨折的可能。

（二）Chance 骨折

这是不稳定的水平骨折，它是由于屈曲、分离、嵌入性损伤造成椎体前部压缩，并由于所有 3 个柱的张力失败从而造成中柱和后柱的分离而引起的（图 22-19）。经典的 Chance 骨折是由安全带创伤引起的，它延伸至棘突、椎板、椎弓根、椎间盘间隙、椎体后部或椎体前部呈楔形改变，以及韧带复合体受累（棘间韧带和棘上韧带、后纵韧带、纤维后环、小关节囊、黄韧带和胸背筋膜）[13]。此骨折常发生在胸腰段或在上腰椎（$T_{10}\sim L_2$ 椎体）。神经功能障碍的程度取决于骨折的严重程度，但相关的腹部损伤（胰腺、十二指肠损伤）常见。

二十二、其他类型的骨折

骨折脱位可由剪切分离性损伤或严重过屈或过伸力引起。它们的特点是韧带损伤，并伴有取决于损伤机制的关节脱位或后附件受累及[24]。它们是不稳定骨折，伴有严重的神经功能障碍、硬脊膜撕裂和腹部损伤。

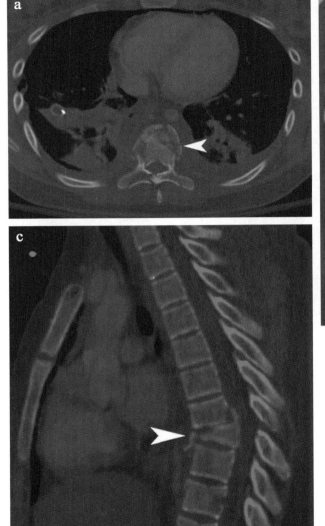
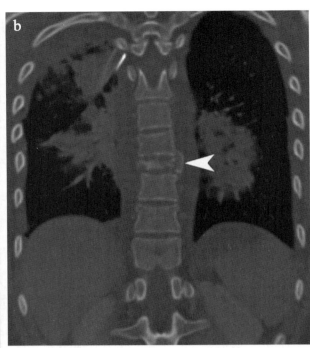

图 22-16　爆裂骨折伴椎旁血肿

a. 轴位 CT 图像显示邻近 T_6 椎体爆裂骨折的双侧椎旁血肿（箭头）。双肺下叶肺挫伤。b、c. 冠状位和矢状位 CT 图像显示 T_6 椎体爆裂骨折导致的弥漫性双侧椎旁血肿（箭头）。还有 T_5 椎体后下缘的骨折

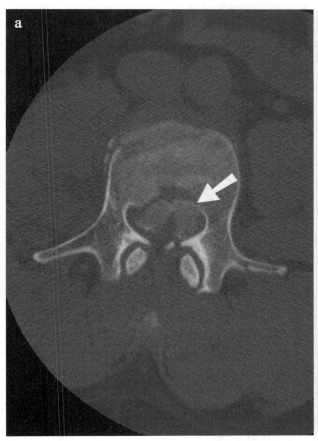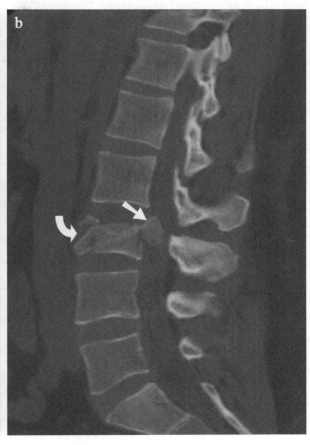

图 22-17　爆裂骨折

a. 轴位 CT 图像显示 L₃ 椎体爆裂骨折伴多发后移的碎骨片（直箭）进入椎管，造成严重的椎管狭窄。b. 矢状位 CT 图像显示相似的 L₃ 椎体爆裂压缩骨折表现（弯箭），出现椎体明显变扁和碎骨片后移（直箭）

横突和棘突骨折可单独或联合其他骨折发生，通常发生在多个水平。它们是稳定性骨折；然而，根据损伤的机制，可能伴有相关的胸部、腹部或盆腔结构的创伤。

二十三、脊柱 MRI

（一）韧带损伤

脊柱 MRI 是显示韧带结构有用的影像学检查方法，如前纵韧带和后纵韧带、棘间韧带和棘上韧带，以及黄韧带。韧带损伤通常被显示为前纵韧带或后纵韧带的不连续或撕裂，伴有或不伴有血肿[25]。前纵韧带断裂时可能会见到弥漫性椎前软组织肿胀或血肿（图 22-13）。

（二）外伤性椎间盘突出症

这通常累及颈椎和胸椎，可以单独发生或与骨折合并发生，比较常见。MRI 的特点为椎间盘出血或水肿、终板撕裂、椎间盘间隙变窄或不对称增宽、纤维环撕裂和椎间盘突出[26]。外伤性椎间盘突出症与小关节半脱位或脱位有很高的相关性，因此，在小关节复位之前，建议行术前 MRI 检查（图 22-11 和图 22-14）。

（三）硬膜外血肿

脊柱硬膜外血肿位于轴外硬膜外的位置，可以自发或由外伤引起。出血的来源尚不清楚，但可能来源于硬膜外静脉丛、动脉或血管畸形。

MRI 是评价脊柱硬膜外血肿的范围和脊髓受压程度的检查方法（图 22-20）。MRI 的特征性表现取决于出血的时间并在 T₁ 和 T₂ 加权图像上出现相应的变化。

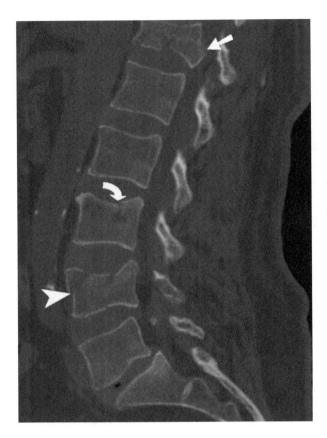

图 22-18　多发椎体骨折

矢状位 CT 图像显示 T_{12} 椎体爆裂骨折伴碎骨片后移(直箭)进入椎管。还有 L_3 椎体上终板骨折(弯箭)和 L_4 椎体压缩骨折(箭头)

(四)脊髓创伤

脊髓损伤可由直接或间接的脊髓创伤引成。若患者之前存在一些疾病,如椎管狭窄、强直性脊柱炎或类风湿关节炎,即使是轻微的脊柱创伤即可导致脊髓损伤。当怀疑脊髓损伤时,应选 MRI 检查。MRI 可能表现为椎管内血肿、脊髓水肿或挫伤。硬膜外血肿、外伤性椎间盘突出或由于骨折碎块突入椎管内均可导致脊髓压迫。脊髓横断罕见。在急性病例中,由于血肿内含有脱氧血红蛋白,在 T_1 加权像上呈等信号或高信号,在 T_2 加权像上呈低信号,当脱氧血红蛋白转变为高铁血红蛋白,则在 T_1 和 T_2 序列上均呈高信号。脊髓水肿在 T_2 加权序列上表现为高信号,而脊髓肿胀则表现为脊髓局部的异常膨胀,在 T_1 加权序列上显示最佳[3]。脊髓横断损伤发生在小关节脱位和剪切性损伤,在 MRI 上表现为脊髓不连续或中断。最近在一些医疗中心,磁共振弥散加权成像已被用来评估脊髓缺血和脊柱损伤后轴突的损失程度。

随着 MRI 的出现,术语脊髓损伤时放射检查呈阴性(SCIWORA)很少被用到,MRI 能很好地识别脊髓、软组织、韧带损伤等,现在已成为一种排除性诊断方法。放射影像学检查无任何异常发现的患者的总体预后优于阳性结果的患者。

二十四、结　论

多排螺旋 CT 和 MR 成像能很好地评价各种各样的脊柱骨折,目前已基本上取代了普通的 X 线检查。横截面成像也更灵敏、准确,从长远来看是划算的。当前的影像指南推荐应用 CT 对怀疑脊柱损伤的患者做初步评价,而 MRI 则被用于怀疑有软组织和脊髓损伤时,从而减少漏诊率,有助于脊髓损伤患者的早期诊断和治疗。

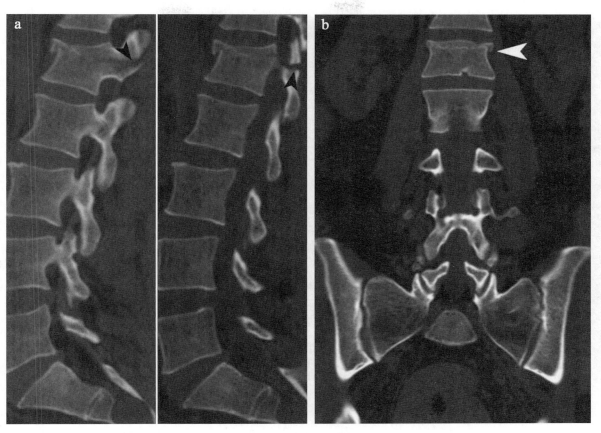

图 22-19　Chance 骨折

a. 旁矢状位 CT 重建图像显示 L~1~ 椎体横形骨折向后延伸通过椎弓根（箭头）。b. 冠状位 CT 图像显示通过 L~1~ 椎体的横形骨折（箭头）

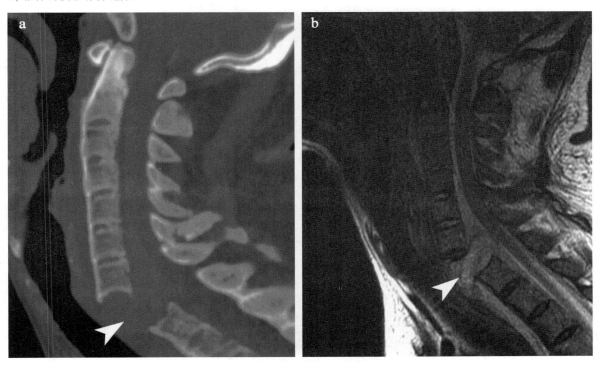

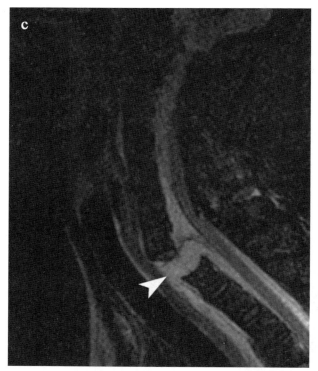

图 22-20　C₇～T₁ 椎体水平骨折分离

a. 矢状位 CT 图像显示 C₇～T₁ 椎体完全骨折分离损伤，伴上颈段脊柱前移（箭头）。在颈椎各个水平都能见到骨桥样韧带骨赘形成，符合强直性脊柱炎改变。b、c. MRI 矢状位 T₂ FSE 和 T₂ STIR 图像显示椎体间隙增大（箭头）及硬膜外血肿，引起 C₆ 到 T₁ 椎体水平的中心型椎管狭窄和脊髓压迫

参 考 文 献

［1］ National Spinal Cord Injury Statistical Center. Spinal cord injury: facts and figures at a glance. Available at www. spinalcord. uab. edu. Accessed on Mar 1, 2011.

［2］ Daffner RH, Hackney DB. ACR appropriateness criteria on suspected spine trauma. J Am Coll Radiol, 2007, 4 (11): 762-775. doi: 10. 1016/j. jacr. 2007. 08. 006.

［3］ Looby S, Flanders A. Spine trauma. Radiol Clin North Am. 2011, 49 (1): 129-160.

［4］ Hoffman JR, Mower WR, Wolfson AB, et al. Validity of a set of clinical criteria to rule out injury to the cervical spine in patients with blunt trauma. National Emergency X-Radiography Utilization Study Group. N Engl J Med, 2000, 343 (2): 94-99. doi: 10. 1056/NEJM20007133430203.

［5］ Stiell IG, Clement CM, Wells GA, et al. The Canadian C-spine rule for radiography in alert and stable trauma patients. JAMA, 2001, 286 (15): 1841-1848. doi: 10. 1001/jama. 286. 15. 1841.

［6］ Lange BB, Penkar P, Binder WD, et al. Are cervical spine radiograph examinations useful in patients with low clinical suspicion of cervical spine fracture? An experience with 254 cases. Emerg Radiol, 2010, 17: 191-193. doi: 10. 1007/s10140-009-0830-x.

［7］ Nunez DB, Ahmad AA, Coin CG, et al. Clearing the cervical spine in multiple trauma victims: a timeeffective protocol using helical computed tomography. Emerg Radiol, 1994, 1 (6): 273-278. doi: 10. 1007/BF02614949.

［8］ Blackmore CC, Ramsey SD, Mann FA, et al. Cervical spine screening with CT in trauma patients: a cost effectiveness analysis. Radiology, 1999, 212 (1): 117-125.

［9］ Holmes JF, Akkinepalli R. Computed tomography versus plain radiography to screen for cervical spine injury: a meta-analysis. J Trauma, 2005, 58 (5): 902-905. doi: 10. 1097/01. TA. 0000162138. 36519. 2A.

［10］ Vandemark RM. Radiology of the cervical spine in trauma patients: practice pitfalls and recommendations for improving efficiency and communication. AJR Am J Roentgenol, 1990, 155: 465-472.

［11］ Weissledder R, Wittenberg J, Harisinghani MG. Primer of diagnostic imaging. Philadelphia: Mosby, 2002: 370-378.

［12］ Manaster BJ, May DA, Disler DG. The requisites,

musculoskeletal imaging. Spine trauma. Elsevier Health Sciences,2002:164-177.

[13] Wheeless CR III,Nunley JA II,Urbaniak JR,et al. Wheeless' textbook of orthopaedics. http:// www. wheelessonline. com/. Accessed Mar 2011.

[14] Fielding JW,Hawkins RJ. Atlanto-axial rotatory fixation. (Fixed rotatory subluxation of the atlanto-axial joint). J Bone Joint Surg Am,1977,59:37-44.

[15] Mirvis SE,Shanmuganathan K. Imaging of trauma and critical care,2nd edition. Imaging of cervical spinal trauma. Saunders,185-289.

[16] Kim KS,Chen HH,Russel EJ,et al. Flexion tear drop fracture of the cervical spine. AJR Am J Roentgenol,1989,152:319-326. 0361-803X/89/1522-0319.

[17] Boyarsky I,Godorov G,Mueller B,et al. Fractures of the cervical spine emedicine article 1267150. Updated 20 Oct 2009.

[18] Schwartz ED,Flanders AE. Spinal trauma:imaging,diagnosis,and management. Philadelphia:Lippincott Williams & Wilkins,2006:130-135.

[19] Rao SK,Wasyliw C,Nunez Jr DB. Spectrum of imaging findings in hyperextension injuries of the neck. Radiographics,2005,25:1239-1254.

[20] Johan OO. Cervical trauma. In: van Goethem WM,vanden Hauwe L,Parizel PM, editors. Spinal imaging: diagnostic imaging of the spine and spinal cord. New York:Springer,2007:302.

[21] Bohndorf K,Imhof H,Pope TL. Musculoskeletal imaging: a concise multimodality approach. New York:Stuttgart,2001:48.

[22] Denis F. The three column spine and its significance in the classification of acute thoracolumbar spinal injuries. Spine,1983,8(8):817-831.

[23] Bernstein MP,Mirvis SE,Shanmuganathan K. Chance-type fractures of the thoracolumbar spine:imaging analysis in 53 patients. AJR Am J Roentgenol,2006,187:859-868.

[24] Holdsworth F. Fractures,dislocations and fracture dislocations of the spine. J Bone Joint Surg Am,1970,52:1534-1551.

[25] Schaefer DM,Flanders A,Northrup BE,et al. Magnetic resonance imaging of acute cervical spine trauma. Correlation with severity of neurologic injury. Spine,1989,14:1090-1095.

[26] Levitt MA,Flanders AE. Diagnostic capabilities of magnetic resonance imaging and computed tomography in acute cervical spinal column injury. Am J Emerg Med,1991,9:131-135.

[27] Stiell IG,Clement CM,McKnight RD,et al. The Canadian C-spine rule versus the NEXUS low-risk criteria in patients with trauma. N Engl J Med,2003,349:2510.

第23章

非外伤性纵隔和肺部疾病影像学

Brett W. Carter, Victorine V. Muse

一、简　介

在急诊科，常见的胸部主诉包括咳嗽、气短与胸膜炎性胸痛，这些都是非特异性的症状，且多达5%的患者是由于胸痛来就诊。非外伤性胸痛在诊断上仍存挑战，因为其病因广泛，包括良性乃至潜在致命因素。当心脏和主动脉的病因被排除在外之后，应当考虑三大主要疾病来源：纵隔（只包括肺血管系统）、肺及胸膜。非外伤性、非心源性的纵隔疾病出现胸部症状，这些纵隔疾病包括（但不限于此）：肺栓塞（在学术上属肺部但将被认为与纵隔有关）、食管穿孔、纵隔炎及脓肿。肺部疾病也会影响胸膜腔，因此将把肺和胸膜疾病一起讨论。在急诊室，肺炎和肺水肿是最常见的诊断。了解其相关并发症也同等重要，包括肺脓肿和肺气肿。气胸也可以由非外伤性因素引起，表现为急性胸部症状。

（一）影像学表现

虽然急性临床发病病史和体格检查较为重要，但是对于缺乏特异性的症状和体征来说，影像学检查是必不可少的方法，有助于临床确定症状和体征的方向，从而达到比较精确的评估。

（二）胸部 X 线片

胸部症状患者首先需要获得的放射学检查应该是拍摄高质量的胸部正位 X 线片和侧位 X 线片。应尽量不使用便携式成像设备，便携式设备只用于那些真正行动不便或病情严重而不能送至放射科的患者。尽管胸部 X 线检查（CXR）的敏感性和特异性有限，但它是快速评估和分类处理患者的最有效方式，比如气胸是需要紧急处理的

外科疾病，而肺炎则为没有生命危险的疾病。患者的相关临床病史、免疫状态和合并症对恰当地解释 X 线片所见则至关重要。

（三）胸部 CT 扫描

胸部 CT 扫描有助于解释 X 线胸片所见异常的细微改变。当条件许可时，应进行增强 CT 扫描，因为增强对比检查能很好地显示纵隔和血管结构，有助于区分胸膜和肺实质病变。当怀疑肺栓塞时，则需要行专门的肺动脉栓塞参数扫描。

（四）超声

超声在纵隔和肺部的应用有限，但它在显示胸膜腔病变时则非常有用。此外，还可以应用超声协助指导胸腔穿刺术或引流导管放置。

二、纵　隔

（一）肺栓塞

急性肺栓塞（PE）是心血管死亡的第三位最常见原因，在美国的平均发生率为1‰。每年约有300 000个患者死于肺栓塞。其最常见的就诊体征和症状包括呼吸困难、胸膜炎性胸痛、呼吸急促和心动过速[1]。经典的临床三联征如胸痛、呼吸困难和咯血仅见于少数患者。引起肺栓塞的常见风险因素包括急性医学疾病、长期卧床制动、恶性肿瘤和矫形外科手术。

在评估胸痛患者时，X 线胸片通常是首选的影像学检查方法；此外，X 线胸片还能发现引起类似肺栓塞症状的其他潜在疾病，包括肺炎、肺水肿和气胸。文献曾描述过肺栓塞的几个经典的放射学征象，但并不能经常碰到。这些征象包括 Westermark 征和 Hampton 驼峰征。Westermark 征

就是当肺动脉出现栓塞时引起血流下降从而导致局部肺组织或全部肺组织的透亮度增加。Hampton 驼峰征是位于肺外周的楔形阴影，可能表示在肺栓塞情况下出现了肺梗死[2]。

往静脉血管内注入并且往肺里吸入放射性药物进行肺通气-灌注闪烁显像是为了进一步明确肺栓塞诊断。对于那些 X 线胸片正常的患者来说，肺通气-灌注闪烁显像是最有价值的，因为肺实质疾病限制了 X 线胸片的敏感性和特异性。当通气-灌注表现为不匹配或仅为灌注缺失，则提示肺栓塞。肺栓塞诊断的前瞻性研究 Ⅱ（prospective investigation of pulmonary embolism diagnosis Ⅱ，PIOPED Ⅱ）解释方案经常被用于通气-灌注的诊断报告中。这一诊断分类包括：正常、非常低概率、低概率、中等概率、高概率。许多患者的扫描介于低概率和高概率之间，则需要进一步检查予以确诊[3]。

肺血管造影在传统上被认为是评估肺栓塞的金标准检查。然而，静脉内注射造影剂的增强多排螺旋 CT（MDCT）肺动脉成像目前已经超越了

血管造影检查，在绝大多数医院已成为诊断肺栓塞的首选检查方法。CT 的应用范围广和扫描速度快使 CT 的效用超过血管造影。此外，通气-灌注闪烁显像和肺血管造影不能准确地显示肺亚段的肺栓塞。MDCT 除了能准确地显示肺动脉主干、叶和段的肺动脉栓塞之外，能更准确地显示影响亚段肺动脉的肺栓塞。除了明确肺栓塞外，CT 还能评估肺的其他异常，比如肺炎、肺水肿和气胸。增强 CT 最常见的表现为高密度肺动脉分支内的低密度充盈缺损（图 23-1）[4]。有时可以见到鞍状栓子，即肺动脉栓子将两侧的主肺动脉桥接起来。有时还可以显示突然的血管截断和完全的闭塞。大量急性肺栓塞情况下的心功能不全则表现为右心房和右心室扩大、室间隔拉直或室间隔向左心室呈弓形突出（图 23-2）[5]。肺栓塞患者的肺实质内的最常见表现为肺不张。在肺实质的外周部分，可能会见到肺梗死，典型的肺梗死表现为楔形磨玻璃影或为磨玻璃和实变的混合阴影（图 23-3）。可能会见到一只增粗的血管延伸到阴影的边缘。肺梗死更常见于侧支循环受损和肺静脉

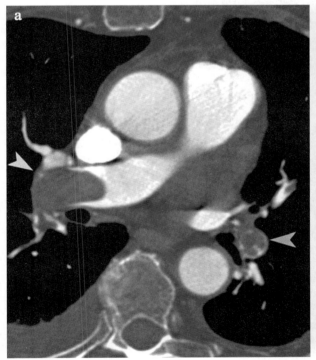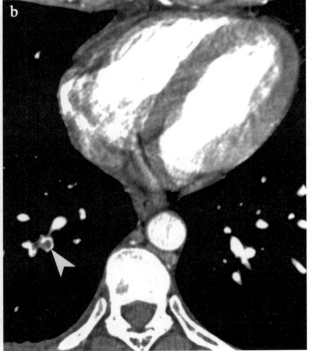

图 23-1 肺栓塞

a、b. 轴位 CT 图像显示右和左肺动脉内的充盈缺损（箭头），右肺下叶肺动脉分支也能见到充盈缺损

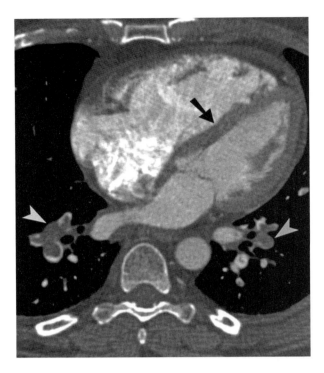

图 23-2　肺栓塞

轴位 CT 图像显示下叶肺动脉广泛的栓子(箭头),平直的室间隔(箭)符合右心功能不全的表现

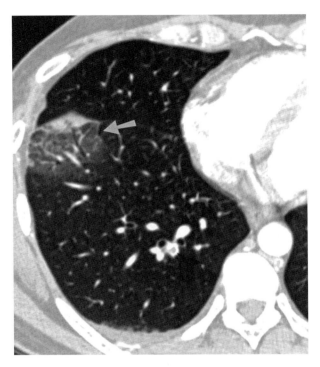

图 23-3　肺栓塞和梗死

轴位 CT 图像显示右肺下叶沿叶间裂处一片磨玻璃影和实变的混杂阴影。这一阴影代表肺栓塞(箭头)出现肺梗死(箭)

高压的患者。也可出现胸腔积液[6]。

(二)食管穿孔

食管穿孔是一种潜在危及生命的现象。食管穿孔最常见的病因是医源性的,通常与食管内镜检查和胸部手术有关。食管内镜检查出现食管穿孔的概率约为 1‰。在一项系列研究中,55% 的食管穿孔患者为医源性的。外伤性穿孔最常见于胸部食管的颈段,它是食管最狭窄的部分。在其他的食管穿孔的病因中,自发性穿孔(Boerhaave综合征,即自发性食管撕裂综合征)占 15%,异物占 14%,钝性外伤或穿透性外伤占 10%。如果有潜在的食管疾病,比如食管炎或食管恶性肿瘤,这些都将增加食管穿孔的风险[7]。

Boerhaave 综合征或自发性食管穿孔是一种罕见的现象,发生率约为 1:6000[7]。较为典型的是,此穿孔发生在剧烈呕吐之后。在这些情况下,食管的后部破裂,通常接近左侧膈肌角处。最常见的临床症状包括呕吐、胸痛和发热。体格检查时可能会发现皮下气肿[7.8]。常规 X 线胸片在评价食管穿孔时,其价值是有限的,最初的 X 线胸片可能是正常的。最常见的异常表现是食管穿孔的间接征象,其中包括纵隔积气、气胸和胸腔积液(图 23-4)[7.8]。

纵隔积气可能会表现为邻近纵隔的白色胸膜线、软组织内的透亮区以及纵隔和胸骨后区域内的局部积气。"连续膈面征"表现为沿着横膈走行的线状气体聚集影,而"Naclerio V 征"则表现为左侧横膈上方并沿左侧脊柱旁的气体聚集影。"连续膈面征"和"Naclerio V 征"是纵隔积气时很容易识别的征象,但很少出现。CT 能清楚地显示食管穿孔的并发症:纵隔气肿、气胸和胸腔积液。

如果在 CT 检查时使用口服造影剂,那么可能会见到造影剂从食管腔内向外渗出到纵隔和胸腔(图 23-5)。以前认为食管造影是评估无并发症的食管疾病的首选检查方法。如果发生食管穿孔时,食管造影应使用一些水溶性的造影剂,因为它能被纵隔迅速吸收。然而,水溶性的造影剂不能进入气管支气管树内,因为它的高渗性成分可导致肺水肿。食管造影可能会显示食管腔内造影剂外渗进入到纵隔和胸腔(图 23-6)。然而,可能会出现约 10% 的假阴性结果[7]。

(三)纵隔炎和脓肿

急性纵隔炎或纵隔感染,可能会由食管穿孔、气管支气管损伤或邻近组织结构的病原菌感染直接蔓延所引起。感染的血性播散并不常见。急性纵隔炎的最常见病因是食管穿孔,约 1% 的患者发展为纵隔炎和纵隔脓肿。其他病因为胸部术后感染,如冠状动脉旁路移植术、心脏瓣膜置换术、纵隔淋巴结活检及肺切除术[7]。就诊时的体征和症状是非特异性的,可能会与其他一些疾病相混淆,比如心肌梗死、急性主动脉综合征(包括主动脉夹层、壁内血肿和穿透性动脉粥样硬化溃疡)及肺栓塞。早期诊断和治疗对患者的存活至关重要。

X 线胸片上最常见的异常表现包括上纵隔的增宽(图 23-7)与正常纵隔轮廓的消失。可能会出现纵隔积气。如果这些征象没有出现,那么最初的 X 线胸片可能是正常的。食管穿孔患者,其食管造影可能会表现为食管腔内的造影剂外渗到纵

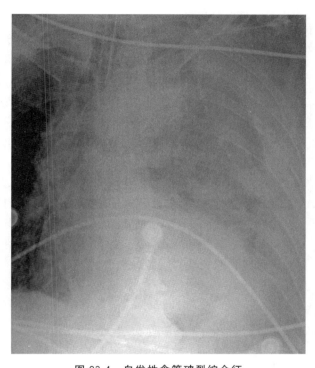

图 23-4　自发性食管破裂综合征

自发性食管破裂综合征患者正位 X 线胸片显示左侧胸腔积液,左侧胸部接近完全高密度影

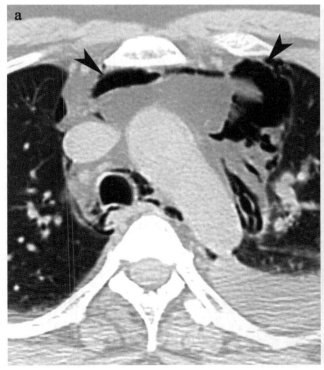
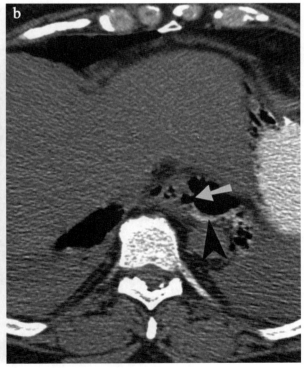

图 23-5　食管穿孔

a. 轴位 CT 图像显示广泛的纵隔积气(箭头)和左侧胸腔积液。b. 同一位患者轴位 CT 图像显示胸段食管的远端左侧壁缺损(箭)。在食管左侧壁缺损处可见气体和造影剂聚集(箭头)

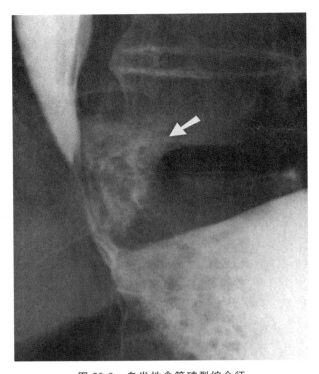

图 23-6 自发性食管破裂综合征
自发性食管破裂综合征患者食管 X 线片的放大图像显示造影剂从胸段食管远端的腔内渗漏入左侧胸腔

隔或胸腔。CT 能清楚地显示纵隔增宽和纵隔内脂肪密度增高，它们两者都是水肿和炎症的继发改变。可能会见到纵隔积气（图 23-7）。CT 能够非常好地显示潜在的可引流的液体聚集如脓肿，同时也可以用来指导穿刺引流术。CT 还能够清楚地显示一些肺实质的急性伴发异常，如支气管肺炎、大叶性肺炎、脓肿及肺水肿（图 23-8）。还能够见到纵隔感染的继发征象，包括纵隔淋巴结肿大、胸腔积液及心包积液。当食管穿孔患者并发急性纵隔炎时，可能会见到食管壁增厚、气胸和胸腔积液、食管腔内造影剂外渗以及脓肿形成。当胸部手术之后出现急性纵隔炎时，CT 能够清楚地显示胸骨的裂开和胸腔纵隔瘘的形成[7]。

三、肺和胸膜

（一）肺炎

在美国，每年约有 400 万肺炎患者，约有 100 万肺炎患者接受住院治疗。肺部感染是美国第 8 位的导致死亡的原因，是最常见的与感染相关的疾病[9]。可以把肺炎分为主要的四大类：社区获

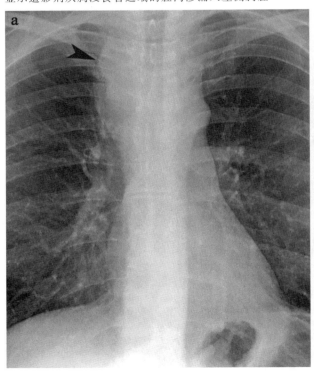
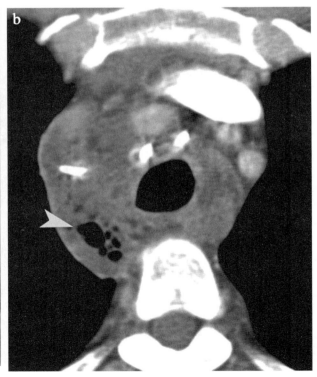

图 23-7 纵隔炎
a. 正位 X 线胸片显示上纵隔增宽（黑箭头）。b. 同一位患者的轴位 CT 图像显示纵隔内广泛的炎症性条索影和水肿。还可见到纵隔积气（白箭头）

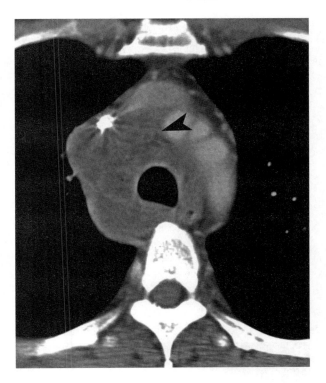

图 23-8　纵隔脓肿

轴位 CT 图像显示纵隔内的炎症性索条影和低密度影（箭头），符合脓肿改变

得性肺炎、吸入性肺炎、与医疗保健相关的肺炎和医院获得性肺炎。咳嗽、发热和呼吸困难是肺炎常见的临床就诊症状，但是约 50% 的患者还表现为胸膜炎性胸痛。即使在当今先进的医疗条件下，也只有 50%～70% 的患者能被查明其特定的病因[10]。

确诊肺炎需要通过影像学检查来证实肺部发现。美国胸科学会（American Thoracic Society，ATS）推荐的影像学检查包括胸部后前位 X 线片和胸部侧位 X 线片，因为这样会增加检查的敏感性；对于真正活动不便的患者，应使用便携式成像设备。由于大叶性肺炎、支气管肺炎和间质性肺炎出现的频率足够多，因而其主要影像学表现类型能够被识别确认，而且经大量足够的病例研究表明：大叶性肺炎、支气管肺炎和间质性肺炎与不同的致病微生物相关，因此对大叶性肺炎、支气管肺炎与间质性肺炎的影像学表现的识别确认在诊断上很有价值[10]。对于复杂性肺炎来说，可以应用 CT 进一步观察其影像学特征，并显示其在 X 线胸片上不能看到的影像学表现

（图 23-9a、b），还能寻找并发症，如脓肿或脓胸[11]。

在急诊室就诊的免疫功能低下和免疫功能正常的患者中，社区获得性肺炎（CAP）是肺部感染中最常见的原因[10]。肺炎链球菌是最常见的细菌性致病因素，链球菌肺炎的典型表现为肺叶分布的实变阴影（图 23-10）；含气支气管影较为常见，而胸腔积液则不常见。

金黄色葡萄球菌是社区获得性肺炎较少见的致病因素，通常见于过度劳累的患者。在 X 线胸片上（CXR）可见主要分布于下肺叶内的多灶状大叶性肺炎类型和支气管肺炎类型的影像学表现，并伴有胸腔积液（图 23-11a），而 CT 则能更好地显示肺囊肿和（或）肺脓肿（图 23-11b），这些影像学表现提示金黄色葡萄球菌肺炎的诊断。非典型性肺炎包括支原体肺炎（图 23-12），它表现为双侧不对称分布的斑片状间质性和肺泡性的炎症类型阴影，这些影像学表现有时在 X 线胸片上难以被显示出来。CT 表现为斑片状磨玻璃阴影、小叶中央型结节影及小叶间隔增厚，而胸腔积液并不常见。病毒性肺炎（图 23-13）也有相似的影像学表现，它也正成为更加常见的社区获得性肺炎的病因[9]。

吸入性肺炎在 X 线胸片上有较为特征性的影像学表现（图 23-14）。它通常发生在下肺叶，常见于右肺下叶，因为右主支气管汇入气管处呈直线方向。卧床患者的吸气物聚集在上叶的后段和下叶的背段。胸腔积液较为常见（图 23-16b）。90% 的吸入性肺炎的病因为厌氧菌感染[11]。

（二）肺脓肿和脓胸

肺脓肿是一种组织破坏和坏死的局限性感染。肺脓肿最常见为混合性厌氧菌感染，因此有误吸风险的患者应怀疑肺脓肿。多发性肺脓肿还可见于脓毒性栓子。X 线胸片可能表现为气-液平面，提示与气管支气管树相通。CT 能更好地显示肺脓肿（图 23-15），其典型的影像学表现为，肺脓肿有一个光滑的内壁，并且肺脓肿发生于肺实质实变影之内以及实变影的邻近部位，这种影像学特征有助于与肿瘤性空洞相鉴别[11]。

大多数伴有肺炎的胸腔积液是无菌性渗出液。如果胸膜腔受到感染那么就形成了脓胸，通

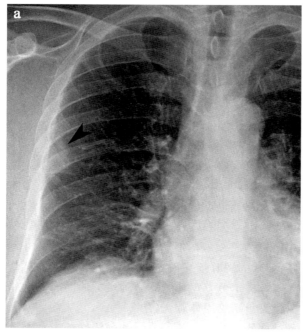

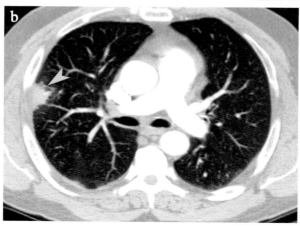

图 23-9　肺炎

　　a. 胸部正位 X 线片显示右肺上叶前段外周部阴影（箭头）。b. 轴位 CT 扫描证实为右肺上叶周围部肺炎（箭头）

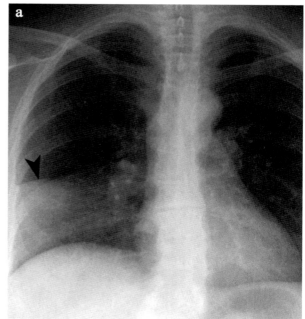

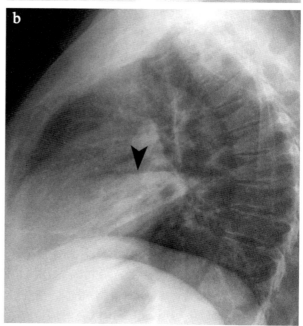

图 23-10　右肺中叶肺炎

　　a. 正位 X 线胸片显示典型的右肺中叶炎症（箭头），伴右心缘模糊不清。b. 胸部侧位 X 线片示右肺中叶肺炎（箭头）投影于心影上

常是由肺实质感染病灶直接蔓延所致。脓胸也可以显示为气-液平面，但由于液体顺从于胸膜腔，因此在胸部侧位 X 线片上气-液平面会显示得较长（图 23-16a）。超过 50％的脓胸患者的 CT 增强扫描（图 23-16c）显示肺实质被压缩以及壁胸膜和脏胸膜的炎性增厚，即"胸膜分裂征"（split pleura sign）。胸部超声结合 CT 扫描有助于确定胸膜腔内液体的性质，并且能更好地界定脓胸所处的

阶段：渗出期、纤维脓性期或机化期，这样将能更好地指导治疗，比如引流术或侵入性外科手术[12]。

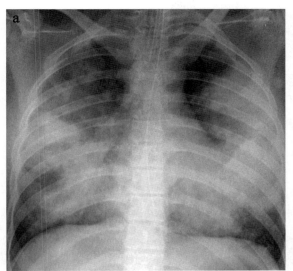

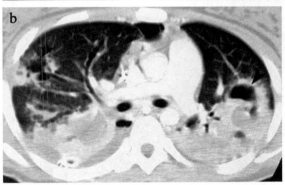

图 23-11　支气管肺炎

a. 胸部 X 线片显示双侧多灶支气管肺炎。b. 轴位 CT 显示肺炎过程中并发的肺囊肿(箭头)

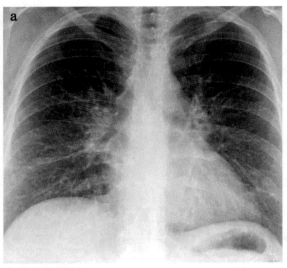

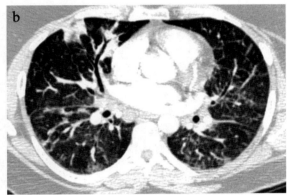

图 23-12　支原体肺炎

a. 胸部 X 线显示双肺斑状间质阴影的非典型性支原体肺炎。b. 轴位 CT 显示双侧不对称的间隔增厚和磨玻璃结节影。没有胸腔积液

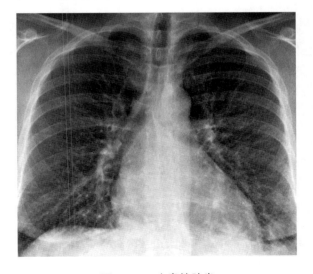

图 23-13　病毒性肺炎

X 线胸片显示双侧中央型间质性病变,并伴有左肺下叶亚段实变影

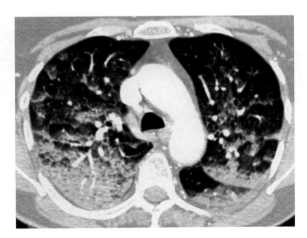

图 23-14　吸入性肺炎

轴位 CT 图像显示双侧相互融合的实变影,右侧为著

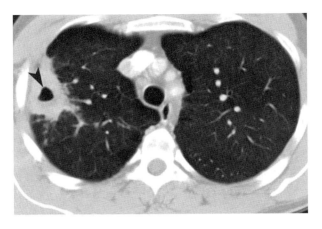

图 23-15　肺脓肿

轴位 CT 图像显示右肺上叶肺脓肿（箭头），它由一个局灶实变影发展而来

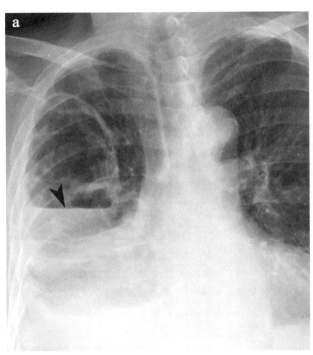

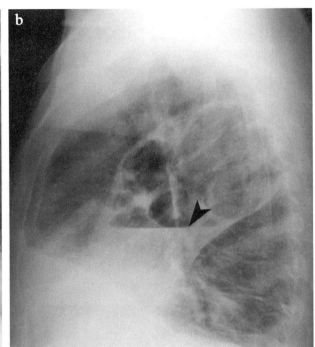

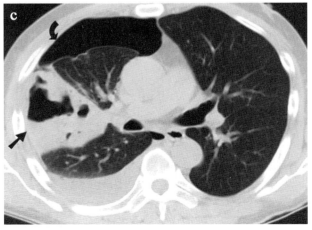

图 23-16　脓胸

a、b. X 线胸片显示右侧胸腔脓胸，伴气-液平面（箭头）。c. 轴位 CT 显示斜裂内脓胸（直箭），伴有气胸（弯箭）

（三）肺水肿

肺水肿的病因可以是心源性的或者是非心源性的，二者有着不同的发病机制，二者在影像学上的表现是有区别的，因此密切结合相关临床情况非常重要。到急诊科就诊的大部分肺水肿患者是心源性的，其肺水肿由心力衰竭引起。非心源性的病因包括有肺炎、败血症、吸入性损伤和胃内容物吸入[13]。

X 线胸片的表现可能没有特异性，甚至便携式成像设备的使用又进一步降低了其敏感性。在心源性肺水肿患者中，心脏增大、血管影增宽、双侧对称性分布的小叶间隔增厚、肺泡实变融合以及双侧胸腔积液是 X 线胸片上的常见影像学表现（图 23-17a）。还可以见到支气管周围袖套征及

肺门增大，以此可以与非心源性肺水肿相鉴别[13]。CT 能够更进一步地显示小叶间隔增厚；气腔内水肿在 CT 上表现为磨玻璃样影或大片状实变影（图 23-17b）。肺水肿通常是双侧对称的，除非一些患者伴有严重的肺气肿。非心源性肺水肿通常表现得不太"湿"，见不到血管影的增宽或支气管周围袖套征及小叶间隔线，通常无胸腔积液，而是表现为更多的斑片状影，并伴有空气支气管征（图 23-18）[14]。

（四）气胸

非外伤性气胸通常分为两类：原发性自发性气胸和继发肺部基础病变的气胸。

原发性自发性气胸最常发生于年轻、瘦高型的男性患者，尽管肺大疱破裂和吸烟被认为在气胸产生中有重要的作用，但通常无发病倾向因素。继发的因素包括 COPD、转移性疾病、感染、肺囊性疾病[15]。纵隔积气能引起气胸，但反之并不亦然。

在大多数情况下，一张立位 X 线胸片可以显示从脏胸膜的边缘到胸壁之间的无肺纹理充填，从而证实气胸的存在（图 23-19）。对于仰卧位的患者，由于气体层向前填充并勾勒出一个透亮度增加的肋膈角，从而形成"深沟征"（deep sulcus sign）[16]。呼气相没有额外的诊断价值，通常不需要拍摄。如果不能确定有无气胸存在时，摄侧位

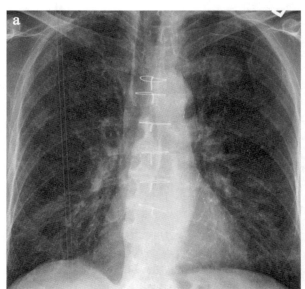
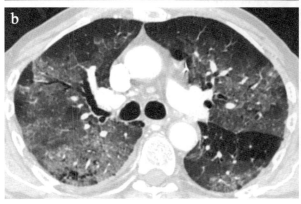

图 23-17 肺水肿

a. X 线胸片显示双肺弥漫分布的对称性中央型间质性改变。b. 轴位 CT 图像显示双肺磨玻璃阴影

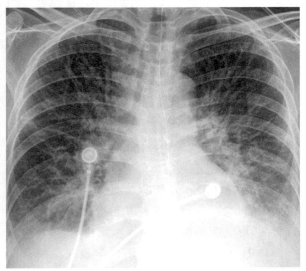

图 23-18 肺水肿

X 线胸片显示心脏增大、双肺间质性水肿和肺泡性水肿及双侧胸腔积液

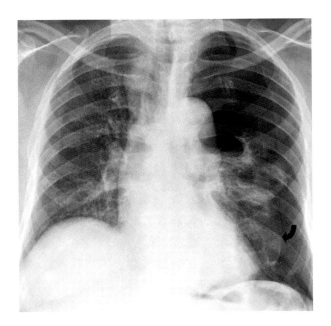

图 23-19 张力性气胸

X 线胸片显示左侧张力性气胸的脏胸膜线(弯箭)、左侧膈面变平、左肺部分中心性塌陷及纵隔移位

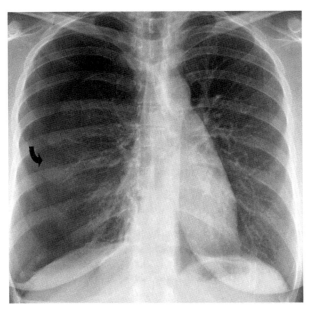

图 23-20 张力性气胸

X 线胸片显示右侧较大的张力性气胸(弯箭),伴纵隔向左侧移位

X 线片则有帮助。当胸腔内的压力增加到一定程度并能影响到气体交换和心脏功能时,就形成张力性气胸(图 23-20)。在影像学上表现为纵隔向对侧移位和膈肌下陷,这些表现在减压后都能恢复。CT 能发现更少量的气胸(<15%),同时还能进一步发现引起气胸的可能原因,比如肺大疱或其他肺部疾病。

四、教学要点

1. X 线胸片应是评估非外伤性胸部急诊首选的影像学检查。

2. 肺栓塞最常见的 CT 表现是高密度肺动脉分支内出现低密度充盈缺损。有时可见突然截断和完全闭塞。

3. 食管穿孔最常见的 X 线胸片和 CT 表现包括纵隔积气、气胸和胸腔积液。如果使用口服造影剂,可见造影剂外渗进入纵隔和胸腔。

4. 社区获得性肺炎的影像学表现类型有助于提示致病微生物,从而更好地进行治疗。CT 有助于证实一些轻微病变的病例或发现一些重叠的并发症。

5. 气胸可由非外伤原因引起,通常用 X 线胸片就能诊断。

参 考 文 献

[1] Tapson VF. Acute pulmonary embolism. N Engl J Med,2008,358:1037-1052.

[2] Coche EE,Verschuren F,Hainaut P,et al. Pulmonary embolism findings on chest radiographs and multislice spiral CT. Eur Radiol,2004,14:1241-1248.

[3] Stein PD,Woodard PK,Weg JG,et al. Diagnostic pathways in acute pulmonary embolism: recommendations of the PIOPED Ⅱ Investigators. Radiology,2007,242(1):15-21.

[4] Han D,Lee KS,Franquet T,et al. Thrombotic and nonthrombotic pulmonary arterial embolism: spectrum of imaging findings. Radiographics,2003,23:1521-1539.

[5] Wittram C,Maher MM,Yoo AJ,et al. CT angiography of pulmonary embolism: diagnostic criteria and causes of misdiagnosis. Radiographics,2004,24(5):1219-1238.

[6] Coche EE,Müller NL,Kim KI,et al. Acute pulmonary embolism: ancillary findings at spiral CT. Radiology,1998,207(3):753-758.

［7］ Giménez A，Franquet T，Erasmus JJ，et al. Thoracic complications of esophageal disorders. Radiographics，2002，22：S247-258.

［8］ Hingston CD，Saayman AG，Frost PJ，et al. Boerhaave's syndrome-rapidly evolving pleural effusion：a radiographic clue. Minerva Anestesiol，2010，76（10）：865-867.

［9］ Nair GB，Niederman MS. Community-acquired pneumonia：an unfinished battle. Med Clin North Am，2011，95：1143-1161.

［10］ Tarver RD，Teague SD，Heitkamp DE，et al. Radiology of community-acquired pneumonia. Radiol Clin North Am，2005，43（3）：497-512.

［11］ Waite S，Jeudy J，White CS. Acute lung infections in normal and immunocompromised hosts. Radiol Clin North Am，2006，44：295-315.

［12］ Heffner JE，Klein JS，Hampson C. Diagnostic utility and clinical application of imaging for pleural space infections. Chest，2010，137：467-479.

［13］ Ware LB，Matthay MA. Acute pulmonary edema. N Engl J Med，2005，353：2788-2796.

［14］ Glueker T，Capasso P，Schnyder P，et al. Clinical and radiologic features of pulmonary edema. Radiographics，1999，19：1507-1531.

［15］ Luh S. Diagnosis and treatment of primary spontaneous pneu-mothorax. J Zhejiang Univ Sci B，2010，11（10）：735-744.

［16］ Jeudy J，Waite S，White CS. Nontraumatic thoracic emergencies. Radiol Clin North Am，2006，44：273-293.

第24章

急性胸部外伤影像学

Neil Patel, Ajay Singh, Sridhar Shankar

胸部外伤为外伤患者中第三最常见的外伤类型[1]。随着外伤患者人数的增加,胸部外伤的发生率也在相应地增加。胸部外伤的总体死亡率约为10%,其中心脏或气管支气管-食管损伤患者的死亡率是最高的[1]。在发达国家,多于2/3的外伤患者是由车祸引起的。其余的外伤患者是由高空坠落或钝性物体打击所致[2]。

在历史上,由于X线胸片价格便宜,并能快速完成,故而摄X线胸片是首选的影像学检查方法。X线胸片在评估多数外伤患者时是有用的,其中包括大量气胸或骨折,然而,已证明CT检查改变了20%的外伤患者的治疗方案[3]。特别是胸部CT在诊断气胸、细微骨折、心包积血、肺实质细微损伤、纵隔出血以及直接的血管损伤方面,其准确率高于传统的X线检查。再者,X线胸片提示损伤的可能并建议进一步行CT检查,以确定是否需要外科手术或精确地评估损伤的程度,这也是较常见的事情[4]。

一、胸腔损伤

胸腔是位于脏胸膜和壁胸膜之间的腔隙。在健康人中,胸膜腔是一个潜在的腔隙,不能在X线胸片或CT上见到。当脏胸膜、壁胸膜被损伤时或两者都被损伤时,那么这一潜在的腔隙就扩大了,在外伤时,最常由血液和气体填充。

(一)气胸

当气体充填胸腔时,就形成了气胸。气胸最常见的临床表现是气短,并伴有呼吸音减弱。气胸可以是由于肺泡破裂导致气体通过脏胸膜进入胸腔引起,也可以是由于胸壁的体外损伤导致气

体通过壁胸膜进入胸腔引起[5]。

在X线胸片上,可以见到白色的脏胸膜线(气胸线),伴随其外围无肺纹理区(图24-1)。尽管,气胸时经常强调需要呼气相摄影,但是英国胸科学会没有推荐它作为常规检查方法。当临床高度怀疑气胸时,而胸部前后位像为阴性时,则需要摄胸部侧位像。摄仰卧位X线胸片时气体容易积聚在胸腔的前内侧。一条2cm或略大于2cm宽的长条状气体影相当于单侧胸腔50%的气体。深沟征指的是气体的透亮区位于膈和脊柱之间,从而导致肋膈角显示明显。张力性气胸的特征性表现为同侧的膈面进行性变扁平及纵隔向对侧移位。

早期诊断少量气胸在临床上是非常重要的,尤其打算给患者进行机械性通气治疗时,因为这样可能会进一步扩大胸膜腔,导致更大的占位效应和纵隔移位。反过来,如此这样还可能会降低回心血量,很有可能是由于胸腔负压的丧失而并不是由于胸腔内出现正压从而导致回心血量降低[6]。大的有明显临床症状的气胸经常需要使用胸腔导管(24Fr)或更小直径的影像引导的导管(6～12F)治疗。小的气胸可采取非手术治疗,同时需要摄系列X线胸片密切随访观察,直到喘息症状消失。如果患者仍有喘息症状,无论气胸的大小,仍需胸部导管或引流导管治疗。

(二)血胸

当血液进入胸腔内,就形成了血胸,约有50%的大的胸部外伤受害者会发生血胸[7]。血液可能来源于肺、胸壁、心脏、大血管或腹部器官的

损伤。由于静脉压力低,因而静脉性出血常常是自限性的,然而,如果是动脉性出血,如内乳动脉、肋间动脉、锁骨下动脉出血,由于动脉压力大,则可能在纵隔内迅速地形成肿块效应。

与 X 线胸片相比,CT 能够较容易的准确发现小的血胸。在 X 线胸片上,确定胸腔液体的密度是困难的,但是在 CT 上,当 CT 值为 30～70HU 时则提示为出血,如果＞90HU 则提示急性出血(图 24-2)[6]。值得注意的是,胸膜外来源的出血经常与肋骨骨折有关。

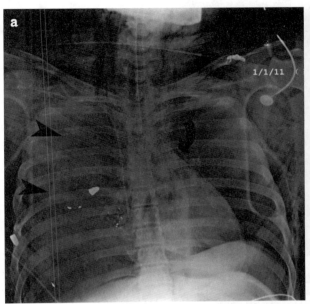

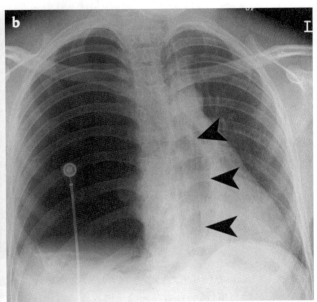

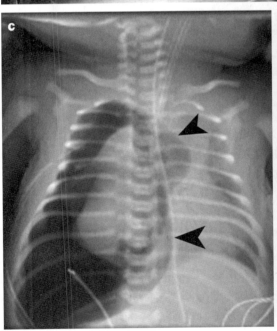

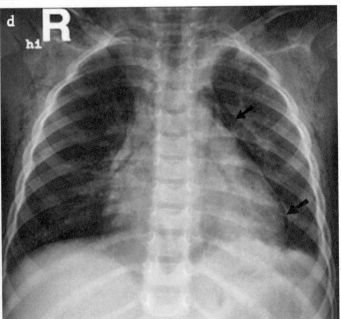

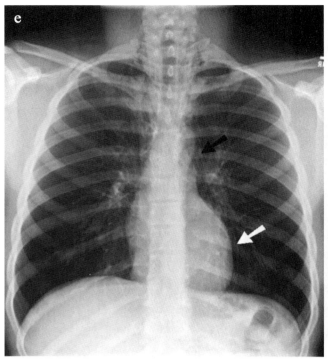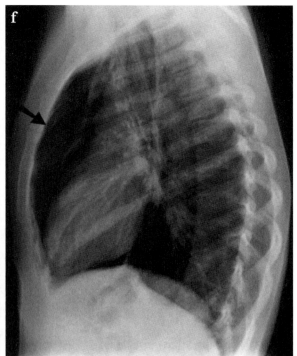

图 24-1　a. 纵隔积气和气胸。枪伤患者正位 X 线胸片显示左侧心外膜和胸膜之间的气体影(弯箭)。右侧气胸伴右肺外缘塌陷(箭头)、右肺外缘无肺纹理。右中肺见子弹碎片。还可见广泛的皮下气肿。b. 张力性气胸。正位 X 线胸片示右侧胸腔呈无肺纹理透亮区,纵隔向左移位。右侧张力性气胸的内侧缘越过中线(箭头)。c. 张力性气胸。儿童患者:右侧胸腔呈较大无肺纹理透亮区,伴纵隔内结构移位,其中心脏向左移位,扩大的胸腔内侧缘跨过中线(箭头)。d. 纵隔积气。正位 X 线胸片显示心脏边缘气体(箭)及广泛皮下气肿。e. 纵隔积气和心包积气。正位 X 线胸片显示上纵隔外缘气体(黑箭)及左心室外缘的心包积气(白箭)。f. 纵隔积气。侧位 X 线片显示胸骨后和心脏周围纵隔积气(箭),呈较大透亮区

二、肺实质外伤

(一)肺挫伤

肺挫伤占外伤患者的 17%～70%,是最常见的肺实质损伤[8]。肺挫伤是通过邻近的实体结构的直接外力转导而产生,因此经常出现于沿肋骨、胸骨、椎体的区域。由于损伤的机制不同,肺挫伤可能是单发的、双侧的、局灶的、多发的或是弥漫的。在病理上,肺实变是由于出血和水肿充填肺泡所致,而出血和水肿则是源自组织破坏和肺泡-毛细血管膜的漏出[9]。在影像学上,肺挫伤表现为外周局灶性磨玻璃影或斑片状实变影,并沿支气管肺段解剖结构分布(图 24-3a)[6]。

X 线胸片经常低估肺挫伤的范围,也晚于临床症状的出现多达 6 小时。外伤之后多于 24 小时才出现肺实质阴影应提示其他的诊断的可能,比如肺炎或脂肪栓塞[7]。肺挫伤在 24～48 小时开始吸收,在 3～10 天被完全吸收。

(二)肺撕裂伤

肺撕裂伤通常比肺挫伤少见,由肺实质断裂引起,最常由肺穿透伤引起。其结果是在肺内形成空洞,而周围的肺实质因撕裂伤本身则被拉回来(图 24-3b、c)。因此,肺撕裂伤更多见于年轻的患者,因为他们的肺有更好的弹性[10]。

由于肺撕裂伤而形成的空洞内可能包含气体、出血或两者的混合物,并称为肺气囊、囊内积血及囊内积气积血,这与空洞内的内容物有关。

CT 在评价肺撕裂伤时比普通放射学检查更加敏感。在 X 线片上,经常由于周围肺挫伤的存在,对肺撕裂伤的诊断比较困难。但肺挫伤被吸收后,肺撕裂伤的高密度影则变得非常清晰。

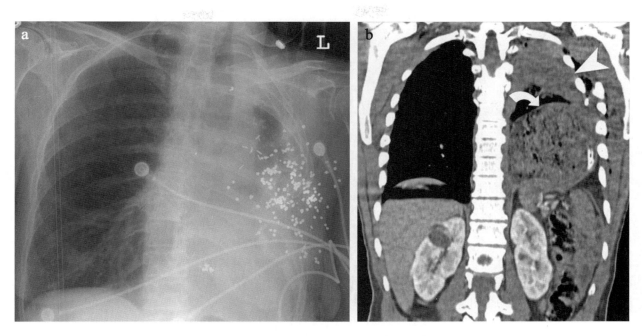

图 24-2　a. 枪伤后血胸。正位 X 线胸片显示左侧胸腔多发猎枪子弹和左侧较多血性胸腔积液。b. 血胸和横膈膜破裂。
　　　　冠状位 CT 重建图像显示左侧血胸 (箭头) 伴左侧肋骨骨折和左侧膈疝 (弯箭)

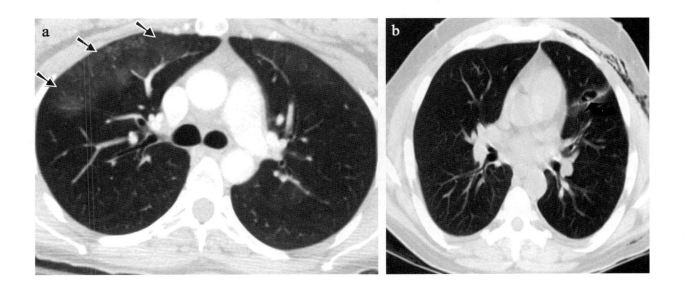

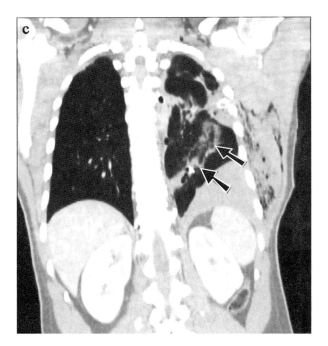

图 24-3 a. 肺挫伤。轴位 CT 图像显示右肺上叶见非肺段分布的磨玻璃影（箭），提示肺挫伤。b. 肺气囊。左前胸壁刀扎伤患者的轴位 CT 图像显示肺气囊（弯箭）伴周围出血。空洞是由于肺撕裂伤边缘回缩形成的。c. 肺撕裂。冠状位 CT 图像显示左肺沿着弹道走行的线状肺撕裂伤（箭头），呈中心透亮区伴周围出血。还可见皮下气肿

Wagner 等基于损伤的方式和影像学的表现将肺撕裂伤进行了分类（表 24-1）。

表 24-1　肺撕裂伤分类

撕裂伤 1 型	最常见的肺撕裂伤，见于较深的肺实质内，通常比较大，由直接外力压迫肺组织所致
撕裂伤 2 型	发生在脊柱旁区，通常由下胸部突然遭受打击所致，导致下叶移位越过脊柱
撕裂伤 3 型	当肋骨发生穿通伤时肺被撕裂所致，常见于肺外周部位
撕裂伤 4 型	肺被牵拉而导致的撕裂

（三）外伤性的肺疝出

肺周围的肺段很少能疝出胸腔界限之外，只有当胸部发生钝性外伤或穿透性外伤时则会如此。由于前胸缺乏支撑，前胸是经常发生肺疝出的部位（图 24-4）。由于肋间肺疝出存在嵌顿和绞窄的潜在危险，应采用手术复位进行治疗。在机械性通气的患者中，这种潜在的风险较大。

三、气道损伤

在临床实践中，气管支气管树损伤的患者比较少见，因为接近 78% 的患者在到达医院之前就已死亡[10]。大部分的患者是在减速时，气道可能被压在胸骨或脊柱上，或在受压迫时其胸腔压力升高，并在声门闭合的情况下就发生了气道损伤。从解剖上看，胸腔内气管较颈部气管更容易受累，右主支气管较左主支气管更容易受到损伤。由于有高达 68% 的气管损伤没有被准确地诊断，因此 CT 是一种重要的早期诊断方法[11]。

在临床上，这些患者可能出现呼吸困难、咳嗽、咯血。相对于气管损伤来说，这些症状更常见于支气管损伤患者。

因为支气管壁不像气管壁那样强壮，所以支气管撕裂伤比气管撕裂伤更常见。支气管损伤的常见影像学表现包括纵隔积气和气胸，即使有胸腔引流管和负压吸引存在，而气胸却持续存在时，则应考虑支气管撕裂伤。当支气管撕裂伤时引起同侧的肺组织下垂、远离肺门的现象，即"落肺征"（fallen lung sign）。落肺征是气管、支气管破裂最具特征性的影像学征象[6]。

气管撕裂伤经常发生在气管软骨部和膜部连接处。纵隔积气是气管撕裂伤最常见的表现（图 24-5）。

麦克林效应（Macklin effect）是指，约有 40% 的胸部钝器伤的患者会出现肺泡破裂，气体经破裂口沿支气管血管鞘走行，一直扩散到纵隔内。有 70%～100% 的患者，气管内球囊呈过度膨胀或向外疝出则提示气管撕裂伤[7]。气管撕裂伤应

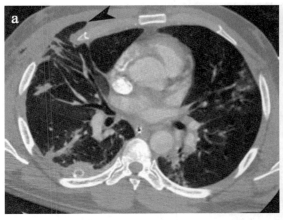
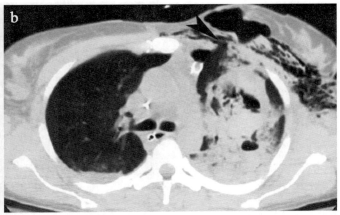

图 24-4　a. 肺疝出。轴位 CT 图像显示右肺上叶部分肺组织向前疝出（箭头），位于相邻肋骨之间。左肺上叶后段见磨玻璃影，代表肺挫伤。右后胸腔内可见引流管。b. 肺疝出。轴位 CT 图像显示左肺上叶局部疝出（箭头）进入邻近的前胸壁。还可见左侧皮下气肿、肺出血、肺气囊及左前部少量气胸

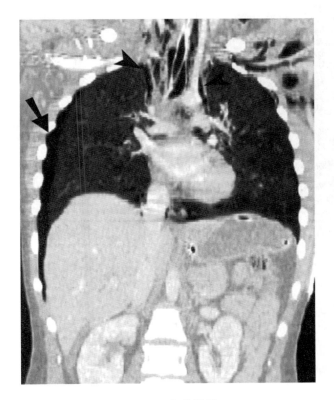

图 24-5　气管撕裂
气管撕裂患者的胸部冠状位 CT 重建图像显示气胸（箭）和纵隔积气（箭头）

紧急行喉镜或纤维支气管镜检查予以确诊。潜在的并发症包括气道阻塞、肺炎、支气管扩张、脓肿和脓胸。

四、心脏损伤

心脏损伤通常是车祸造成的，可以从心脏挫伤到心脏破裂。心脏损伤的一些早期征象包括心电图出现异常或心肌酶升高。胸壁挫伤或肋骨骨折提示足够大的力量引起心脏损伤。大多数患者无心血管症状，尤其是心肌挫伤和小的心包撕裂。心包撕裂通常是由于直接外伤或由于腹内压升高所致。心包损伤最常见的部位是心包的左侧，平行于膈神经[12]。

影像学表现包括造影剂外渗到心包（或纵隔）或出现纵隔积气。穿透性外伤患者可能表现为心包积气（图 24-6）。心脏瓣膜和心脏房室损伤较为典型的是其发生在之前有心脏疾病的患者身上。右心房较常累及，而主动脉瓣和二尖瓣是最常见的受损伤的瓣膜[12]。

主动脉损伤

在最初存活下来的主动脉损伤患者中，快速失血的危险是一种持续存在的危险因素。随着将患者进一步快速转运到创伤中心，主动脉损伤的患者在到达急诊科之前存活下来的数量也在不断地增加[13]。关于主动脉损伤最常见的损伤理论是快速减速和挤压的联合作用产生旋转力和剪切力，从而在主动脉的易损部位发生横断撕裂伤[8]。胸主动脉损伤发生的典型部位是在主动脉的连接部，包括（按发生频率依次递减）降主动脉近端、主动脉弓、主动脉根部和降主动脉远端（主动脉裂口

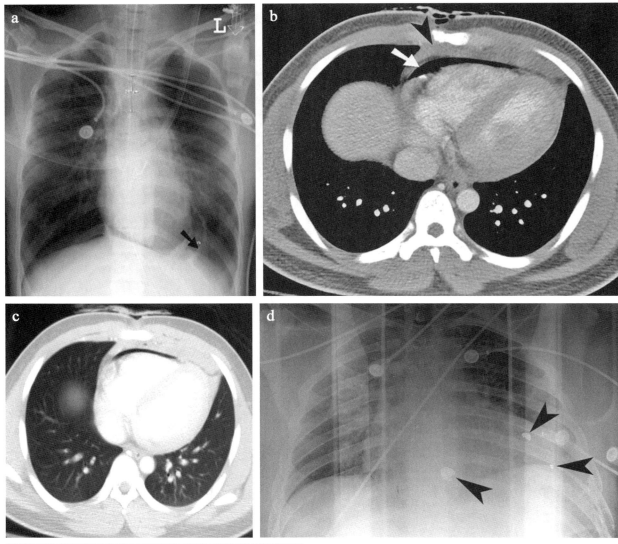

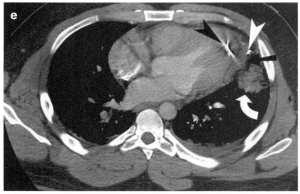

图 24-6　a. 心包积气。胸部正位 X 线片显示心室周围气体推挤开心包(箭)。b、c. 心包积气。16 岁男性刺伤患者的轴位 CT 增强图像显示气体勾画出右心室轮廓(箭),并伴有胸骨后出血(箭头)。d. 心脏枪伤。正位 X 线胸片显示 3 个子弹碎片(箭头)与心影重叠。e. 心包积血。这一枪伤患者的轴位 CT 增强图像显示心包高密度积液,提示心包积血(箭)。子弹碎片见于左心室壁(黑箭)及心包腔(白箭)。还可见邻近肺内的出血(弯箭)

处)。

　　增强 CT 血管成像:静脉注射 120~150ml
对比剂,以每秒 5ml 的速度注射,使降主动脉的
密度至少达到 150HU。这项检查应能够评价纵
隔出血和主动脉损伤的存在与否、位置及其范
围,以及邻近血管的任何损伤情况。来自血管滋
养管破裂而形成的主动脉周围血肿能在 CT 上
被显示,但并不是总能出现。CT 还能诊断并发
的假性动脉瘤、主动脉轮廓和直径的改变、与动
脉夹层相符合的内膜瓣变化、血栓、活动性造影
剂外渗(图 24-7)。由于血管壁的撕裂以及邻近
假性动脉瘤和血肿的挤压,使得主动脉的外形经
常是扭曲的。

　　在大多数病例中,主动脉损伤表现为假性动
脉瘤形成,在左肺动脉水平处,主动脉向前部或向
前内侧局部突出。此外,在此假性动脉瘤的周围
由纵隔血肿形成一个典型的项圈征[7]。

　　活动性造影剂外渗现象就是在影像上表现为
在血管腔外的任何区域出现造影剂。如果有活动
性造影剂外渗情况的话,血管造影下一步的任务
是通过弹簧圈或其他介入手段来控制出血。

　　对于升主动脉远端以及主动脉近端分支来
说,经食管超声心动检查(TEE)的敏感性远不
如 CT。对于那些病情不稳定而不能被推去接
受 CT 扫描的患者来说,经食管超声心动检查的
确是一种替代的影像学检查方法[14]。胸部血管
造影检查仍是常用的检查方法,因为其有很高的
敏感性和特异性,且产生并发症的概率相对较
低。血管造影的主要不足是:费用高,有侵入
性,不能及时、便利地检查[7]。因此,应先行 CT
检查,然后根据情况再考虑进一步的血管造影检
查。

　　目前,当怀疑患者有主动脉损伤时,MRI 尚
不能被作为常规应用的检查方法,这是因为 MRI
的检查费用较贵,对于主动脉损伤患者来说也难
以使用足够的扫描序列,而且 MRI 的强磁场能导
致患者的生命支持设备失灵。

五、横膈膜损伤

膈肌损伤

　　横膈膜损伤不常见,通常占外伤患者的
0.16%~5%[7]。主要是由于腹内压或胸膜腔内

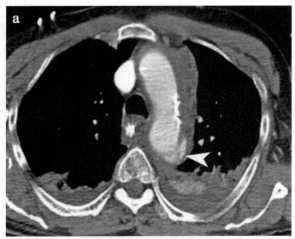
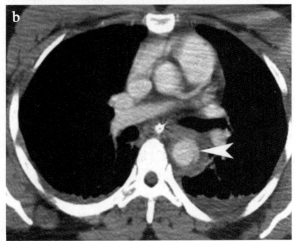
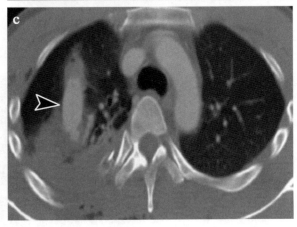

图 24-7　a. 主动脉损伤。主动脉弓水平轴位增强 CT
图像显示主动脉弓后方局灶性造影剂外渗(箭
头),其前方有出血。b. 主动脉横断位。轴位
增强 CT 图像显示降主动脉形态不规则伴造
影剂外渗到血管外(箭头)。c. 右肺上叶肺动
脉分支假性动脉瘤。轴位 CT 图像显示局部
管状造影剂聚集(箭头),伴后方囊状影

压突然增加撞击固定的横膈膜引起。车祸是引起将近90%的外伤性膈肌损伤的原因[15]。左侧膈肌损伤较右侧常见。同时常伴有腹腔内脏器的损伤，如脾、肾、肝。此外，也常伴有胸部损伤，如气胸、血胸和肺挫伤。左侧下胸部移位性肋骨骨折增加左侧膈肌撕裂的可能性。

如果没有出现腹部内容物膈疝的话，想要通过影像学方法来诊断横膈膜损伤则比较困难。有25%～50%的患者，其腹部X线片正常或无特异性[15]。提示膈肌破裂的影像学表现包括：膈面抬高、膈肌轮廓扭曲以及心脏和纵隔向对侧移位。胸腔内出现腹腔内容物是诊断横膈膜破裂的依据。

CT是诊断横膈膜损伤的主要检查手段，因为CT准确、速度快、成本低（表24-2）（图24-8）。在诊断横膈膜破裂时，矢状位和冠状位重建图像非常有价值，并且应仔细地观察每一位外伤患者。有助于诊断的其他方法有超声和MRI。超声在评估右侧横膈膜时很有帮助，因为肝可以充当一个声窗。

六、胸壁损伤

在胸部外伤时，肋骨骨折是最常见的骨骼损伤，发生率约为50%。单发肋骨骨折很少危及生命，而多发肋骨骨折则有可能使其发病率和死亡率相应地增加，因为多发肋骨骨折常伴有更严重的胸部损伤[4]。累及3根或3根以上肋骨的双骨折，可能会导致"连枷胸"，在临床上有着非常重要的意义，因为它能够损害呼吸运动、导致肺不张以及损害肺引流。第1～3肋骨发生的骨折被认为是高能量创伤，因为这些肋骨被保护得很好。肋骨骨折常见的并发症包括气胸、血胸、胸膜外出血和肺挫伤（图24-9）。

胸骨骨折通常发生在减速性损伤或前胸部的直接创伤。移位性的胸骨骨折与伴有相应关节破坏的胸骨骨折经常会伴发心脏和脊柱损伤。胸骨骨折在矢状位CT图像上最容易被显示，而且当出现前纵隔出血时则应怀疑胸骨骨折的可能。

胸锁关节分离并不常见，但在临床上则有着非常重要的意义，因为胸锁关节的后脱位可能会引起纵隔内血管、气管、食管的损伤。胸锁关节前脱位通常是由于前面打击肩部所致，比如，来自安全带的损伤；而胸锁关节后脱位则是由于后面打击所致。

表24-2 横膈膜破裂的CT表现

1. 项圈征——是由于疝出的内脏在疝口处收缩形成的腰状狭窄所致
2. 内脏依靠征——是由于腹腔脏器穿过膈肌撕裂孔坠落并依靠在后胸壁上而形成的
3. 膈肌因出血而增厚
4. 膈肌周围的造影剂外渗

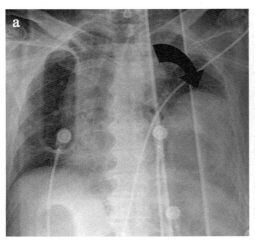
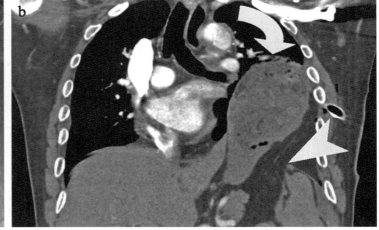

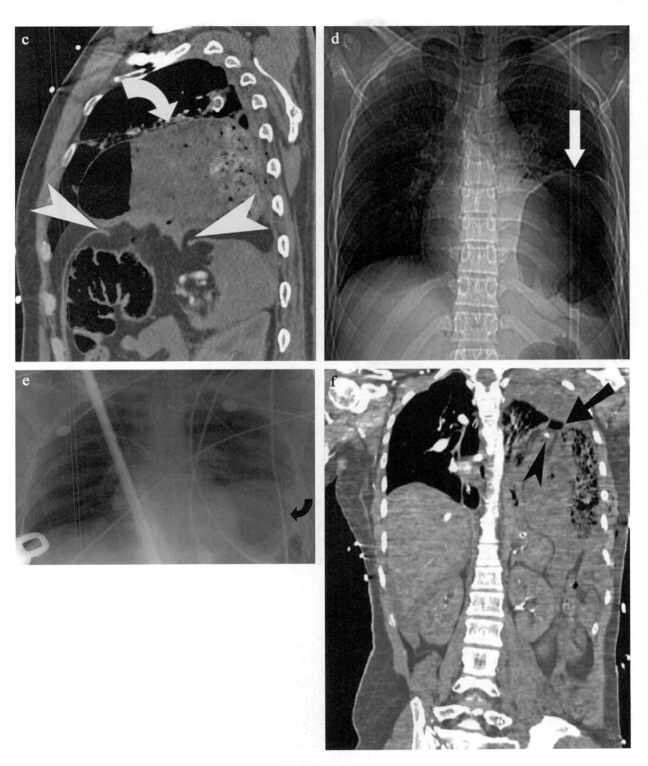

图 24-8　横膈膜损伤

a. 车祸伤患者的 X 线片显示左侧膈面明显抬高（弯箭），伴胃泡升高。b、c. 冠状位重建图像显示胃疝至横膈上方（弯箭）。左侧横膈有一个较大缺陷（箭头）。d. 枪伤患者的胸部 CT 定位像显示胃泡（直箭）位于预想的左侧膈面上方。e. 外伤患者的前后位 X 线胸片显示左侧膈面升高，并伴有位置合适的双侧胸腔引流管、气管内插管和 NG 管（鼻胃管）（弯箭）。f. 同一患者的冠状位 CT 重建图像显示一个较大的穿过横膈缺陷处的胃疝（箭）、弹片（箭头）及左侧血胸

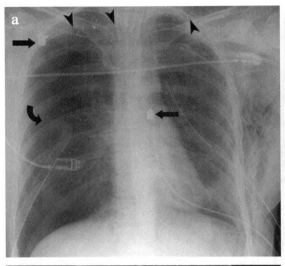

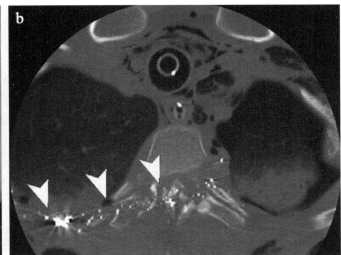

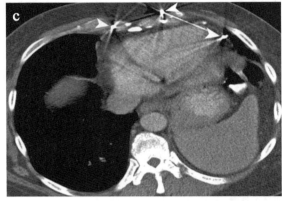

图 24-9　椎管枪伤

右侧气胸(弯箭)及双侧位置合适的胸腔引流管。右上胸和左侧纵隔旁可见子弹(直箭)。小弹片(箭头)提示右侧和左侧上胸部的子弹走行区。b. 脊髓损伤。同一患者轴位 CT 图像显示弹片沿着子弹轨道通过椎管(箭头)。还可见纵隔积气、皮下气肿、气管内插管及鼻胃管。c. 胸壁枪伤。前胸壁和心包可见多发弹片(箭头)

七、食管损伤

食管损伤更常发生在胸部的穿通伤。食管远端撕裂通常沿左侧发生[6]。食管破裂的 CT 表现可能包括纵隔积气、纵隔炎、液气胸,或口服对比剂外渗进入纵隔或胸腔内(图 24-10)。下一步检查食管破裂的方法是水溶性造影剂 X 线食管造影或能弯曲的食管镜检查。

八、结　论

在所有外伤患者中,胸部外伤占危及生命损伤的大部分,而且还在不断地上升。这是因为对胸腔内各脏器的各种损伤以及合并损伤能导致并发症甚至可能死亡,高效率的诊断非常重要。多排螺旋 CT 能够快速和准确地诊断这些损伤,从而成为主要的检查方法;它比胸片的敏感性高,能够更全面地观察分析。

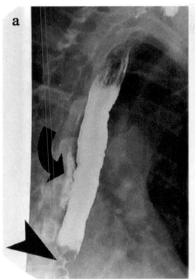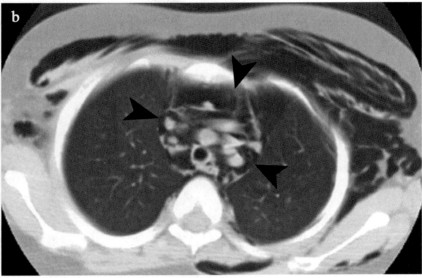

图 24-10　食管穿孔

口服水溶性造影剂显示食管中后方穿孔(弯箭),其远端狭窄处之近端可见食物充填(箭头)。b. 纵隔积气。增强后轴位 CT 图像显示纵隔积气(箭头)。还可见皮下气肿

参 考 文 献

[1] The American College of Surgeons Committee on Trauma Leadership. In: Clark DE, Fantus RJ, editors. National Trauma Data Bank (NTDB) annual report 2007. Chicago: American College of Surgeons, 2007:1-64.

[2] Report on injuries in America: all unintentional injuries. 2005. Available at http://www.nsc.org/library/report_table_1.htm. Accessed 9 Dec 2007.

[3] Omert L, Yeaney WW, Protetch J. Efficacy of thoracic computerized tomography in blunt chest trauma. Am Surg, 2001, 67:660-664.

[4] Livingston DH, Haurer CJ. Trauma to the chest wall and lung. In: Moore EE, Feliciano DV, Mattox KL, editors. Trauma. 5th ed. Philadelphia: McGraw-Hill, 2004:507-537.

[5] Miller LA. Chest wall, lung, and pleural space trauma. Radiol Clin North Am, 2006, 44:213-224.

[6] Kaewlai R, Avery LL, Asrani AV, et al. Multidetector CT of blunt thoracic trauma. Radiographics, 2008, 28(6):1555-1570.

[7] Mirvis SE, Kathirkamanathan S. Imaging in trauma and critical care. 2nd ed. New York: Saunders, 2003:297-367.

[8] Wagner RB, Crawford Jr WO, Schimpf PP. Classification of parenchymal injuries of the lung. Radiology, 1988, 167:77-82.

[9] Green R. Lung alterations in thoracic trauma. J Thorac Imaging, 1987, 2:1.

[10] Goodman LR, Putman CE. The SICU chest radiograph after massive blunt trauma. Radiol Clin North Am, 1981, 19:111.

[11] Halttunen PE, Kostianen SA, Meurala HG. Bronchial rupture cause by chest trauma. Scand J Thorac Cardiovasc Surg, 1984, 18:141.

[12] Fulda G, Brathwaite CE, Rodriguez A, et al. Blunt traumatic rupture of the heart and pericardium: a ten-year experience (1979-1989). J Trauma, 1991, 31:167-173.

[13] Stark P. Traumatic ruptures of the thoracic aorta: a review. Crit Rev Diagn Imaging, 1984, 21:221.

[14] Read RA, Moore EE, Moore FA, et al. Intravascular ultrasonography for the diagnosis of traumatic aortic disruption: a case report. Surgery, 1993, 114:624.

[15] Kearney PA, Rouhana SW, Burney RE. Blunt rupture of the diaphragm: mechanism, diagnosis, and treatment. Ann Emerg Med, 1986, 18:438.

第 25 章

线和管影像学

Ajay Singh，Chris Heinis

急诊室经过多年的发展，其实践已变得越来越复杂，通常情况下，急诊室已变成了迷你 ICU。在快速评估和稳定急诊患者时，经常需要给呼吸衰竭患者插管，并给复苏期患者提供静脉补液。在急诊科，随着脓毒症患者血容量的增加，在治疗脓毒症患者时，对中心静脉压的监测已变得越来越普遍。这就使得急诊科医师要比以往放置更多的中心静脉插管。在这种可控的混乱环境中，急诊科医师要经常接触到各种解剖变异的患者，从而有可能导致中心静脉插管的放置出现差错。在放置插管时，并不能常规应用影像学引导，中心静脉插管或气管内插管有可能会放错位置。然而，我们主要依靠影像学来帮助确认中心静脉插管或气管内插管的位置是否恰当以及是否会损伤周围组织。

一、气管内插管

一旦气管内插管被置入后，就应通过 X 线胸片来估计其位置，这是非常重要的。气管导管尖端应位于气管隆嵴上方 3～7cm 处或在主动脉弓水平。胸部的屈曲或伸展可引起气管内插管在任一方向运动 2～4cm[1]。理想的情况是，当颈部屈曲时，气管内插管到气管隆嵴的距离约为 3cm；反之，当颈部伸展时，气管内插管应距气管隆嵴7cm。气管内插管的位置异常[2]发生在 10％～20％的气管插管患者中。气管内插管的低位可引起插管进入支气管内或隆突的刺激反应。

在便携式胸部 X 线片上，并不是总能很好地看到气管隆嵴。在这种情况下，其他标志有助于确定气管内插管的位置。当气管内插管位于主动

脉弓尾侧边缘切线以上 3.4～5cm 时，有 95％的患者（图 25-1）[3]，其位置是适当的。即使当隆突不能显示时，如果气管内插管尖端位于 T₃ 或 T₄椎体水平，那也可以确认气管内插管的位置。Goodman 等发现 95％的患者的气管隆嵴投影于T₅、T₆ 椎体或 T₇ 椎体之上[4]。气管内插管的直径应介于气管宽度的 1/2～2/3。在气管袖内的透亮影应局限于气管腔内，没有将气管膨胀。

右主支气管内插管的影像学表现包括右肺过度膨胀、左肺不张，以及右肺上叶肺不张（右肺下叶气管插管）（图 25-2）。有时，不太仔细的操作有

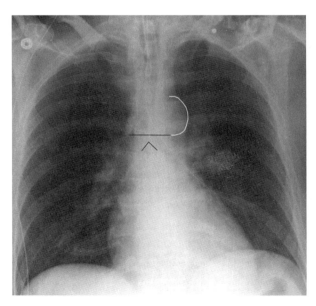

图 25-1　在 X 线胸片上当气管隆嵴模糊时的气管内插管定位

图示主动脉弓的左侧轮廓，其向内侧延伸的水平线是放置气管内插管的下限。在左支气管树内可见一根鼻胃管

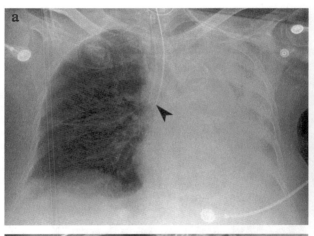
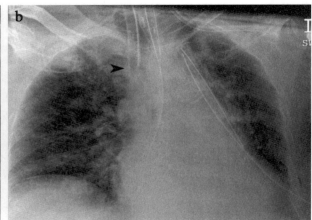
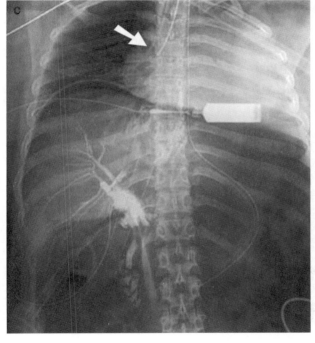

图 25-2　支气管插管

a. 便携式胸部 X 线片显示气管插管的尖端（箭头）延伸至右主支气管。左侧胸部未见充气（左肺萎陷）。b. 将气管插管重新放置于气管内的随访 X 线胸片显示左肺复张。放置左侧胸腔引流管的手术是基于临床医师对 X 线胸片的理解。c. 腹腔镜胆囊切除术中的胸部和腹部 X 线片显示右主支气管内插管（箭）与左肺继发性萎陷

可能误将插管插入主支气管内，从而引起肺不张，然而，通过气管内插管的复位操作，则可使不张的肺得以迅速地复张。

气管内插管的其他并发症包括气胸、气管破裂、气管狭窄（继发于缺血）以及将气管插管误插入食管内（图 25-3）。气管内插管的套囊应充填起来，但不能使气管腔膨胀。套囊直径与气管直径的比值＞150％则提示气管损伤[5]。

食管内插管的影像学表现为气管导管的套囊直径大于气管、肠腔扩张以及食管内存在空气柱。如果怀疑食管内插管，则应摄斜位 X 线胸片，即头向右侧旋转、身体向右侧旋转 25°。这一斜位 X 线胸片能很好地区分气管和食管的投影。

气管切开插管

气管切开插管用于长期机械通气或喉梗阻患者。其直径应是气管直径的 2/3。其应在第 3 个

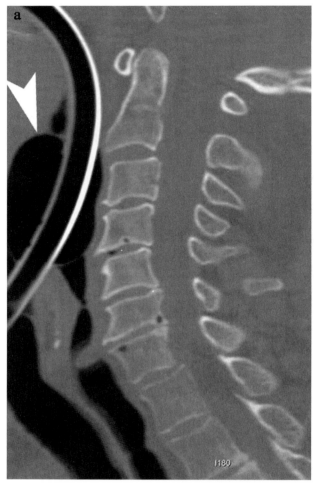
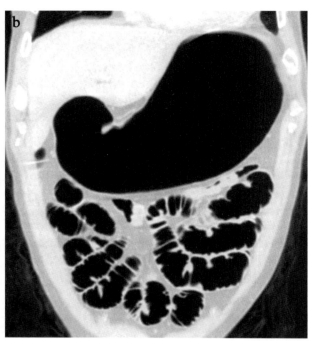

图 25-3　高位放置气管内插管

a. 矢状位 CT 重建图像显示气管插管的袖口在下咽部呈囊状（箭头）扩张。气管内插管的气体把食管上段勾画出来。b. 腹部冠状位 CT 重建图像显示胃和小肠肠管由于气管内插管的气体泄漏而积气扩张

气管软骨水平插入，其尖端应放置在气管隆嵴上方。气管切开插管术后经常会出现纵隔气肿及皮下气肿。其并发症包括气管穿孔、食管气管瘘和位置异常（图 25-4）。

二、鼻　饲

鼻胃管被广泛地用于降低胃内酸性内容物的压力并减少误吸的风险。鼻胃管在 X 线片上表现为一条不透 X 线的穿越整个食管管长的线状影，由此可以识别出鼻胃管。鼻胃管的侧口距其尖端约 8cm。鼻胃管的理想位置是位于胃内，同时其侧口位于胃-食管交界处下方。如果鼻胃管的侧孔位于食管远段，其可导致吸入性肺炎。

鼻饲管在 X 线片上表现为其尖端有一条不透 X 线的钨带，以此可以识别出鼻饲管。鼻饲管的理想位置是位于十二指肠远端，被用以肠道喂养，而没有胃食管反流的风险。把鼻饲管的尖端放置在胃幽门管的远端以减少误吸的危险。

肠道喂养的导管可以盘绕在咽部、食管或胃内，也可以错误地放置到支气管树、纵隔或胸膜腔内（图 25-5）。如果喂养管或鼻胃管置入后的 X 线片显示位于支气管树内，则应将该管撤出，并随访 X 线片以进一步排除气胸的可能[6]。少见的并发症包括食管穿孔和吞咽整个肠道喂养管。

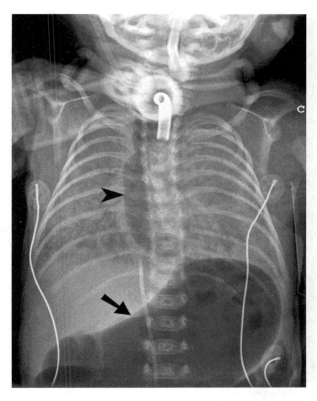

图 25-4 气管切开插管位置异常

胸部和上腹部 X 线片显示食管(箭头)和胃(箭)明显扩张,这是由于气体从气管切开插管泄漏进入上消化道所致

三、G 管和 GJ 管

G 管和 GJ 管被广泛用于长期肠内喂养患者,还被经常用于发育停滞、误吸危险、吞咽功能障碍的患者。由于介入放射科医师在放置这些管子时具有优势,而且不需要全身麻醉,故而越来越多地由介入放射科医师来放置这些管子。放置 G 管时会出现 5%的主要并发症[7]。这些并发症包括结肠穿孔、导管脱落、导管移位、腹膜炎、脓肿形成、败血症、导管插入部位感染和胃肠道出血(图 25-6)。

四、中心静脉导管

在美国,有超过 500 万的中心静脉导管被医师放置,最常由外科医师和麻醉师放置,而没有影像学引导[8]。带有隧道的导管最常由外科医师及介入放射科医师放置,没有隧道的导管最常是由外科医师和麻醉师放置。在 1999 年,在医保患者中,介入放射科医师放置了 20%的隧道导管和 15%的非隧道导管[9]。

锁骨下静脉和锁骨下动脉被前斜角肌分开。锁骨下静脉与肺尖胸膜被隔开只有 5mm。在插入锁骨下静脉导管时,其针头应被放置在向内和轻度向上的方向(从锁骨中段,指向胸锁关节)。

因为在没有影像学引导的情况下,有 10%～30%的导管被放置在不理想的位置,所以,影像学在记录中央静脉导管尖端的正确位置上起着重要的作用。右侧气管支气管角是勾画上腔静脉与右心房分界处最好的解剖标志。中心静脉导管尖端的最佳位置是在上腔静脉内,并接近上腔静脉-右心房交界处。如果中央静脉导管尖端被放置得距离上腔静脉-右心房交界处太高,其尖端可能会位于静脉瓣之上或可能会位于血管腔外。在锁骨下静脉和颈内静脉内发现静脉瓣,其距离二者汇合形成头臂静脉的交汇处约 2.5cm。中央静脉导管尖端的位置高于静脉瓣可能会导致测量的中心静脉压不准确(最常见的是压力会升高)。

虽然介入放射科医师倾向于将导管插入右心房的上部,但 FDA 不同意这种做法,因为这样有发生心脏相关并发症的潜在风险。根据 1989 年 FDA 关于中心静脉导管的预防性声明称,导管的尖端不应被放置在心脏内。

凡是尝试过放置锁骨下静脉导管的每一位患者,无论是成功还是失败,都应摄 X 线胸片。尽管静脉管道已存在,但是中心静脉导管可能会延伸至颈内静脉内或较为少见地延伸到对侧的头臂静脉、锁骨下静脉、颈内静脉或奇静脉内。锁骨下中心静脉导管最常见的错误位置是同侧颈内静脉内(图 25-7)[6]。其尖端被放置于颈内静脉内的中央静脉导管不应被使用,因为其有血栓形成和血管破裂的风险。有时可以见到左侧的中心静脉导管延伸到右侧头臂静脉内,尤其是当患者的左侧头臂静脉位置较高及较水平时。右侧的中心静脉导管通常不延伸到左侧头臂静脉内,因为右侧的头臂静脉呈较为直线形汇入上腔静脉。当中心静脉导管被放置到奇静脉内时可以被侧位 X 线胸片很好地显示,因为此时的导管在上腔静脉水平向后方走行。

当中心静脉导管的尖端位于纵隔和胸腔时,

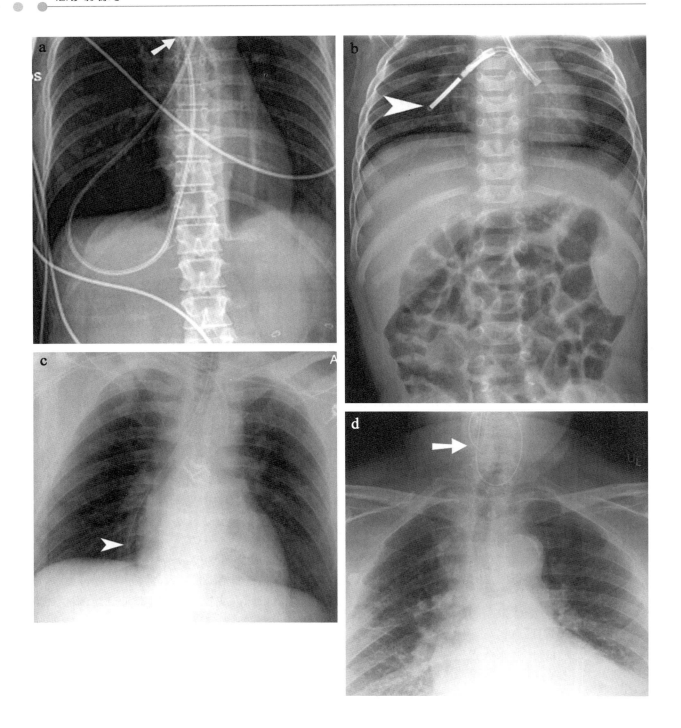

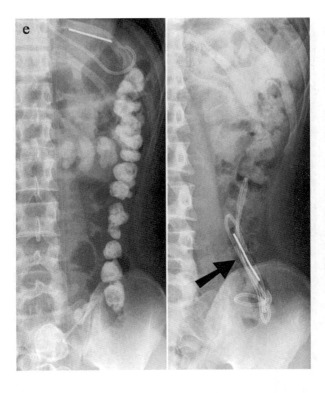

（图 25-8 和图 25-9）

图 25-5　鼻胃管和鼻饲管位置异常

　　a. X 线片显示鼻饲管（箭）延伸到右主支气管并穿透进入胸膜腔。b. X 线片显示鼻饲管在左主支气管内弯曲盘绕,其尖端（箭头）又延伸至右主支气管。c. X 线片显示鼻胃管（箭头）延伸至右肺下叶支气管内。d. X 线片示鼻胃管（箭）在下咽部盘绕。e. 第 1 次腹部 X 线片显示鼻饲管尖端位于胃内,第 2 次腹部 X 线片显示鼻饲管尖端位于扩张结肠内（箭）。在这两次摄片之间,患者吞咽过鼻饲管

　　致使静脉输液的液体被注入纵隔或胸膜腔内（图 25-8 和图 25-9）。胸腔积液的快速聚集是诊断中心静脉导管被置入胸腔的线索。

　　放置中央静脉导管的并发症包括置入动脉内（图 25-10）、血管穿孔、SVC 综合征（上腔静脉综合征）、导管破裂和感染。

　　导管尖端的少见部位包括心包膈静脉、内乳静脉、肋间上静脉、左上副静脉、腋静脉或左侧上腔静脉（图 25-11 和图 25-12）。左侧上腔静脉见于对照群体的 0.3%,将导致左侧中央静脉导管沿左上纵隔走行,再走向心脏（冠状窦）后方,进入右心房。

　　将导管尖端置于心脏内时可导致心律失常、心肌破裂、心脏压塞。在放置中心静脉导管或通道之后,约有 5% 的患者出现气胸,这种情况最常见于被置入锁骨下静脉内而不是颈内静脉内（图 25-13）。因放置中央静脉导管而产生的气胸大多数无症状,而且能自行吸收。有症状的或加重的气胸需要猪尾引流导管治疗。

　　与中心静脉导管相关的感染最常见的是金黄色葡萄球菌。当出现脓毒症时通常要求拔除导管并予以抗生素治疗。导管功能障碍最常见的原因是纤维蛋白鞘的形成,它是由嗜酸性物质和炎症性细胞在导管尖端组成的。它往往与血栓有关,并起到一个单向阀的功能,允许导管被冲洗而不被吸入。纤维蛋白鞘的治疗方法是向导管内注入组织纤维蛋白溶酶原激活剂,如果不成功,可以用 Amplatz 导丝与导管交换的方法来治疗。有时可以通过一个环圈套或球囊血管成形术将纤维蛋白鞘去除。

　　导管破损可导致导管碎片栓塞进入右心房、右心室或肺循环。这些导管碎片可经皮使用圈套器收回（图 25-14）。

　　长期的中心静脉通路可导致血栓形成和静脉狭窄。使用 Broviak 导管和 Hickman 导管的患者,其血栓形成的风险较低。

五、皮下端口和隧道式导管

　　最常使用的皮下端口是置入式静脉给药导管。其常被用于静脉系统的重复给药,且最常被用于肿瘤患者或囊性纤维化患者。典型的端口位于前胸壁的皮下,并通过管道与中心静脉相连接,典型的表现是通过颈内静脉进入胸腔。其并发症包括端口或管道的血栓形成、管道与端口的断开、管道向上回缩、感染和纤维蛋白鞘的形成（图 25-15）。

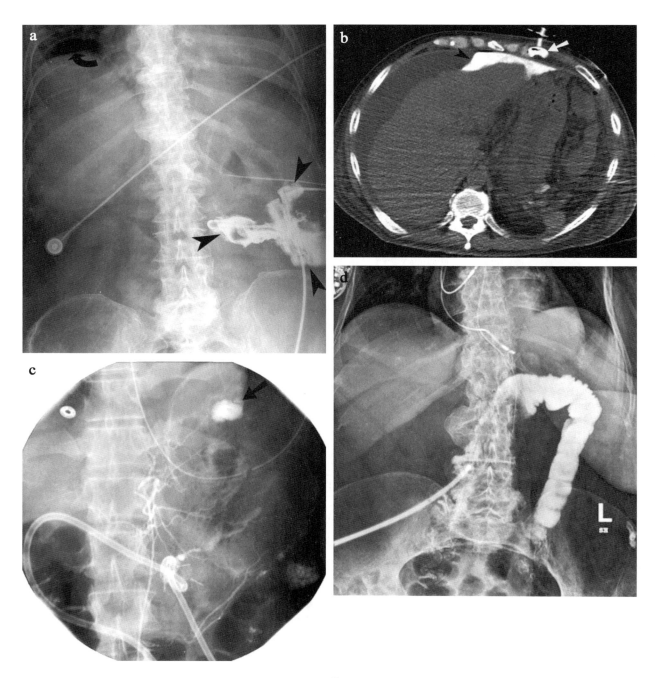

图 25-6　G 管位置不正

　　a. 往导管内注射造影剂后显示 G 管位于胃外。造影剂外渗到肠管外(箭头)。在右侧膈顶下方有游离气体(弯箭)。
b. 往导管内注射造影剂后行 CT 平扫显示 G 管(箭)位于左前腹壁。注入 G 管的造影剂(箭头)出现在腹腔,位于肝左叶
和胃的前方。c. 胃空肠吻合术插入导管后的胃左动脉血管造影显示活动性出血(箭)。d. 往 G 管内注射造影剂后显示
结肠内高密度影(非故意的结肠穿孔)

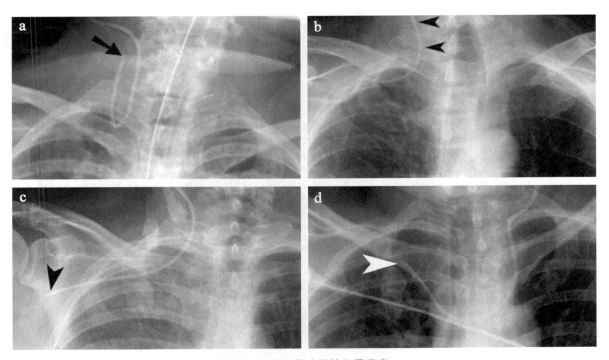

图 25-7　中心静脉导管位置异常

上胸部 X 线片显示：a. 右侧颈内静脉导管的尖端（箭）在颈内静脉内盘绕。b. 右侧锁骨下静脉导管向上延伸，进入右侧颈内静脉（箭头）。c. 右侧颈内静脉导管延伸到右侧腋静脉（箭头）。d. 左侧颈内静脉导管延伸到右侧锁骨下静脉（箭头）

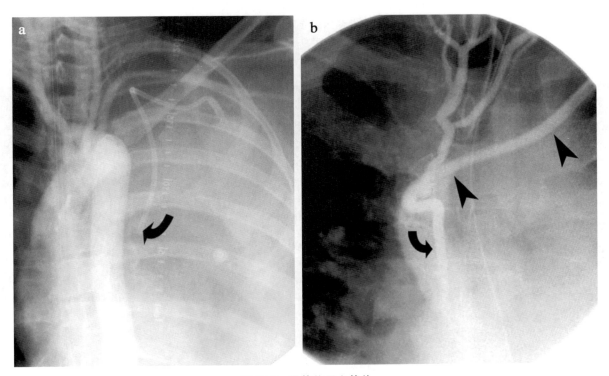

图 25-8　导管位于血管外

a. 主动脉造影显示左侧的置入式静脉管（弯箭）位于左侧胸腔内，而置入式静脉管的不慎使用导致大量的左侧胸腔积液。b. 经左侧血液透析导管的静脉造影（箭头）显示奇静脉显影呈高密度（弯箭）

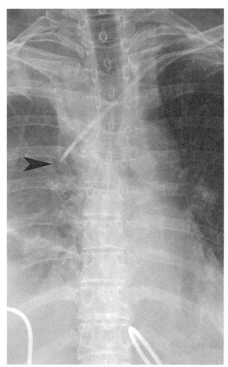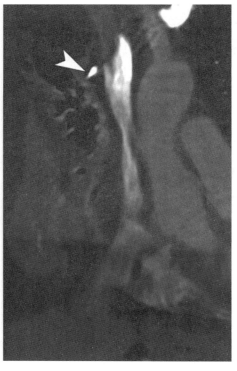

图 25-9　位于血管外的静脉导管

　　胸部 X 线片(左图)显示左侧锁骨下静脉导管尖端(箭头)的投影超过上腔静脉的右缘。盐水通过中心静脉导管进入右侧胸腔导致右侧中等量的胸腔积液。CT 静脉成像(右图)显示左锁骨下静脉导管尖端延伸(箭头)超出上腔静脉的边缘

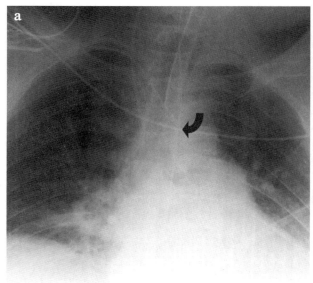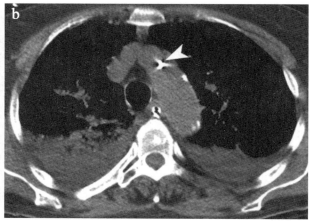

图 25-10　位于动脉内的中心静脉导管

　　a. 胸部 X 线片显示右侧锁骨下静脉导管(弯箭)穿过中线延伸至左侧。b. 胸部 CT 平扫证实中心静脉导管位于主动脉内(箭头)

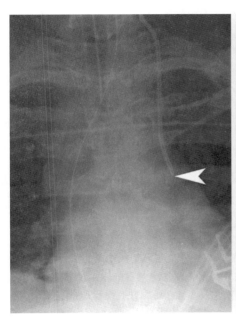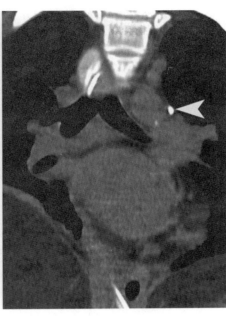

图 25-11　中心静脉导管延伸到左侧肋间上静脉

X 线片（左图）和冠状位 CT 重建图像（右图）显示左侧颈内静脉导管（箭头）延伸到左侧肋间上静脉

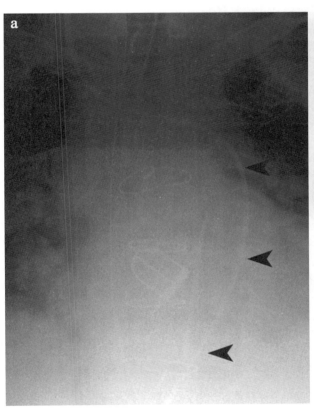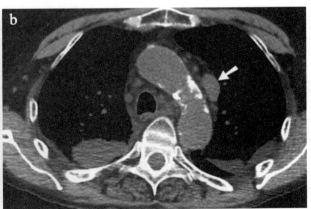

图 25-12　左侧上腔静脉的中央静脉导管

a. 便携式胸部 X 线片显示右侧颈内静脉导管（箭头）延伸到左侧上腔静脉和冠状静脉窦。b. 胸部轴位 CT 显示左侧上腔静脉（箭）。无右侧上腔静脉

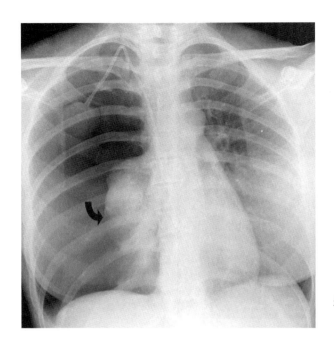

图 25-13 置入式静脉给药导管放置后的张力性气胸

胸部 X 线片显示右侧气胸与右肺完全性萎陷（弯箭），这是由于放置置入式静脉管时刺破脏胸膜所致

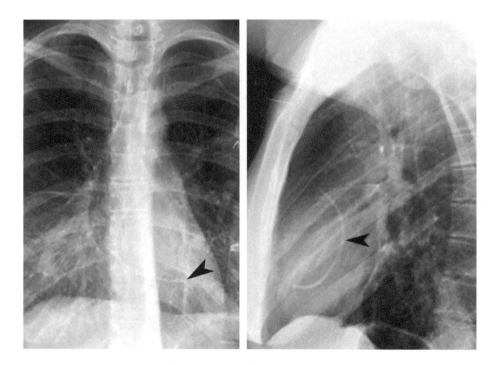

图 25-14 断裂的中心静脉导管

胸部和侧位 X 线片显示断裂的中心静脉管（箭头）位于右心室。已经圈套器取出

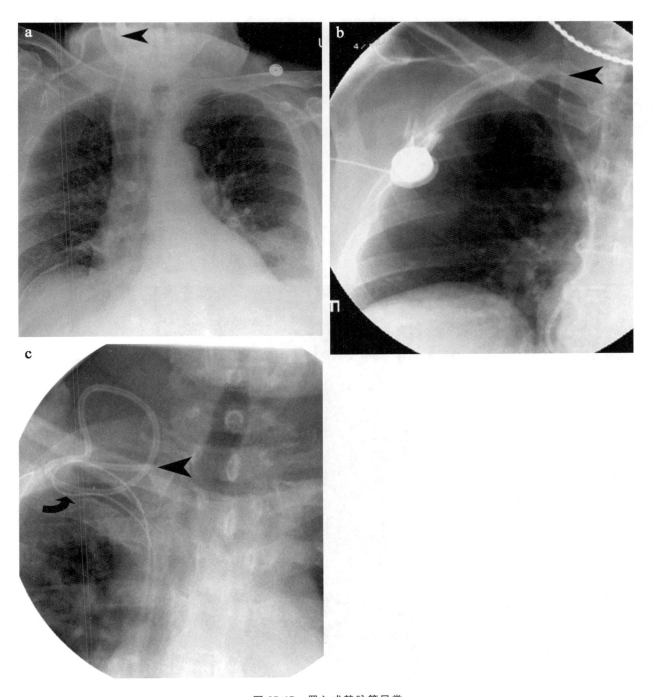

图 25-15　置入式静脉管异常

　　a. 胸部 X 线片显示异常高位的置入式静脉管环(箭头)。b. 胸部 X 线片显示端口与静脉导管(箭头)的分离。c. 上胸部定位 X 线片显示右侧置入式静脉管回缩(箭头)进入右侧锁骨下静脉。点片显示圈套方法(弯箭)把导管的尖端拉回到上腔静脉

同非隧道式导管相比,隧道式导管的益处是其可用于血液透析和其他持续时间较长的血管内给药。如果颈内静脉的穿刺点位置高于锁骨3～4cm以上,隧道式导管有可能扭曲和闭塞。当患者从仰卧位变换为直立位时,隧道式中心静脉导管就有可能向头侧移动几厘米。在女性人群中,乳腺对隧道式导管或端口的向下牵拉可能会增大导管尖端向头侧的移位。

六、主动脉内球囊泵

近年来,在治疗充血性心脏衰竭患者的低心输出量时,主动脉内球囊泵(IABP)的使用在不断地增加。它在心脏舒张期时扩张,从而增加冠状动脉血流量及周围血管血流量。它在心脏收缩期时紧缩,从而降低左心室的后负荷。

主动脉内球囊泵的尖端应位于左锁骨下动脉的起始端的远端1cm处(图25-16a)。球囊的不透X线的尖端应位于隆突水平。如果球囊尖端被放置得太近,从而进入主动脉弓内,它可能会堵塞主动脉弓的分支。如果球囊尖端被放置得太远,那么主动脉内球囊泵(IABP)可能会不起作用,不足以增加冠状动脉血流量。

主动脉内球囊泵的并发症包括主动脉夹层、主动脉壁撕裂、栓塞现象、在插管长度的血管供血不足、溶血和位置不当(图25-16b)。

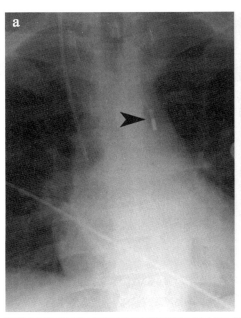
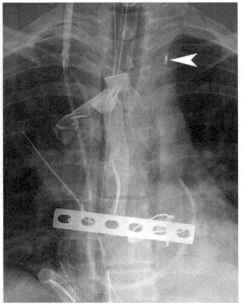

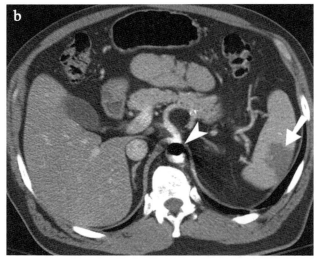

图 25-16　主动脉内球囊泵

a. 左边的图像显示主动脉内球囊泵的正常位置(箭头)略低于主动脉弓。右边的图像显示异常高位的主动脉内气囊泵尖端,延伸到左侧锁骨下动脉(箭头)。b. 上腹部轴位增强CT扫描显示脾呈楔形梗死(箭),这是由于主动脉内球囊泵邻近腹腔动脉干的起始部(箭头)

七、漂浮导管

漂浮导管（Swan-Ganz catheter）用来测定肺动脉楔压，其在评价左心室舒张末期压力和肺毛细血管静水压力方面是有用的。漂浮导管在鉴别心源性肺水肿和非心源性肺水肿上很有帮助。当压力不能被监测到时，漂浮导管可能位于右肺动脉或左肺动脉内（图 25-17）。当球囊被充气时，导管楔入远端肺动脉段，这样就得到肺动脉楔压。漂浮导管的气囊应保持放气状态，除非需要读取肺动脉楔压时。

放置漂浮导管（Swan-Ganz catheter）的并发症包括心律失常、肺梗死、心内打结、球囊破裂、假性动脉瘤形成与肺动脉破裂。

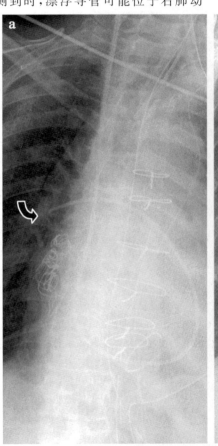
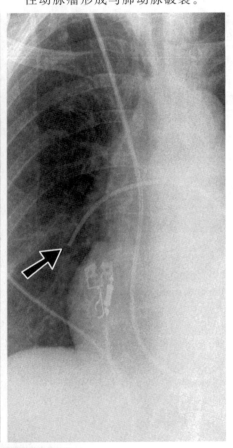
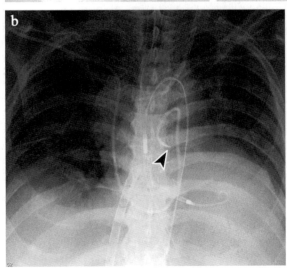

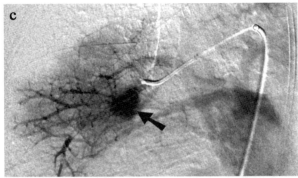

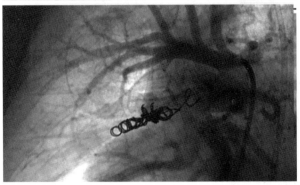

图 25-17　Swan-Ganz 导管（漂浮导管）

a. 左侧图像显示 Swan-Ganz 导管尖端（弯箭）位于右侧主肺动脉。右侧图像显示 Swan-Ganz 导管的尖端（直箭）进入右侧肺动脉的叶间动脉分支内。b. 胸部 X 线片显示 Swan-Ganz 导管尖端（箭头）盘绕在右心室流出道。c. 放置弹簧圈前后的肺动脉造影。上面的图像显示假性动脉瘤（箭），其继发于之前的 Swan-Ganz 导管放置，由右肺中叶动脉供血。下面的图像显示"龙卷风"弹簧圈被置入假性动脉瘤的供血动脉

参 考 文 献

［1］ Goodman LR，Conrardy PA，Laing F. Radiographic evaluation of endotracheal tube position. Am J Roentgenol，1976，127：433-434.

［2］ Stauffer JL，Olson DE，Petty TL. Complications and consequences of endotracheal intubation and tracheostomy：a prospective study of 150 critically ill adult patients. Am J Med，1981，70：65-76.

［3］ Pappas JN，Goodman PC. Predicting proper endotracheal tube placement in underexposed radiographs：tangent line of the aortic arch. Am J Roentgenol，1999，173：1357-1379.

［4］ Price DB. Tubes in the alimentary and respiratory tracts：appearances on CT scans of the head and neck. Am J Roentgenol，1991，156：1047-1051.

［5］ Aronchick JM，Miller Jr WT. Tubes and lines in intensive care setting. Semin Roentgenol，1997，32：102-116.

［6］ Friedman JN，Ahmed S，Connolly B，et al. Complications associated with image-guided gastrostomy and gastrojejunostomy tubes in children. Pediatrics，2004，114（2）：458-461.

［7］ McGee DC，Gould MK. Preventing complications of central venous catheterization. N Engl J Med，2003，348：1123-1133.

［8］ Reeves AR，Seshadri R，Trerotola SO. Recent trends in central venous catheter placement：a comparison of interventional radiology with other specialties. J Vasc Interv Radiol，2001，12（10）：1211-1124.

第26章

儿科急诊影像学

John J. Krol，Paul F. von Herrmann，Harigovinda
R. Challa，Johanne E. Dillon

一、简　介

在急诊室的儿科患者的诊断和处理面临独特的挑战，与成年患者相比，临床医师往往需要不同的方法。虽然儿童可能会产生许多与成年人相同的疾病，但危及生命的诊断则更为常见。不成熟的免疫系统、体型小、发育异常是儿童增加特定疾病风险的几个因素。本章将重点介绍较为常见的儿科疾病或具有特征表现疾病的影像学评价。

二、神经病学

(一)急性播散性脑脊髓炎(ADEM)

由于急性播散性脑脊髓炎与其他疾病有相似的表现，因此这给临床医师和放射科医师都带来诊断上的挑战，特别是多发性硬化(MS)。该病是一种急性脱髓鞘过程(经常在此之前有过病毒感染或接种过疫苗)，主要累及白质、深部灰质、脑干和脊髓，其死亡率约为5%[1]。因为患者有着容易混淆和严重的临床表现，经常需要影像学检查做进一步评估。

对于大多数怀疑有急性播散性脑脊髓炎症状的患者，首选头部磁共振(MRI)检查进行影像学评估，另外也常选用脊柱MRI检查作进一步的评估。根据有限的文献报道得知，CT和MRI相比，MRI有着更高的敏感性和特异性[2]。可以首选CT来排除神经外科的急症，但CT往往会低估疾病的程度，并且有可能会不恰当地显示疾病的特征性表现。在MRI上，ADEM的影像学表现类似于其他一些脱髓鞘疾病，通常包括在T_2加权序列上白质区局灶性信号增加、增强后轻度

强化，以及在急性发病时出现扩散受限(图26-1)。尽管病变累及的特定部位可能有助于ADEM与MS的鉴别诊断，但病变分布是多变的。与MS相比，ADEM常累及丘脑(30%~40%)、基底核(30%~40%)、小脑(30%~40%)和脑干(45%~55%)，而脑室周围白质和胼胝体经常不受累[3,4]。

治疗方法包括静脉注射类固醇类药物；此外，对于某些患者则选用静脉注射免疫球蛋白。大多数患者能有效地改善临床症状，对于57%~90%的病例会出现轻度的残留损害[1]。此病有复发的可能。

(二)急性中耳炎和鼻窦炎的颅内并发症

由于儿童病毒感染的患病率高，并且儿童的中耳道和鼻窦的引流通路直径小，因此儿童患急性中耳炎(AOM)和急性鼻窦炎的风险较高。在少数的病例中，此类感染可能会直接扩散至颅内，可能会导致脑膜炎、颅内脓肿和颅内静脉系统的化脓性血栓。当患者已知或怀疑有鼻窦炎或急性中耳炎(AOM)时，将出现头痛突然加剧、视觉症状、癫痫发作或神经功能缺失等临床表现，则需要进一步的影像学评估。

头部MRI增强扫描是评估感染向颅内蔓延的可选择的检查方法。MRI在评价脑膜炎和颅内脓肿方面以及在鉴别源自轴脓肿或轴内脓肿的硬膜反应方面有着较高的特异性。在疾病的早期，脑膜的炎症可能是最先出现的异常表现，通常在CT和MRI上表现为脑膜的强化。当产生轴外脓肿时，MRI的典型表现为液体聚集，在T_2像上呈高信号，在T_1像上呈低信号，而在CT上其密度通常相对高于脑脊液(CSF)(图26-2)。增强

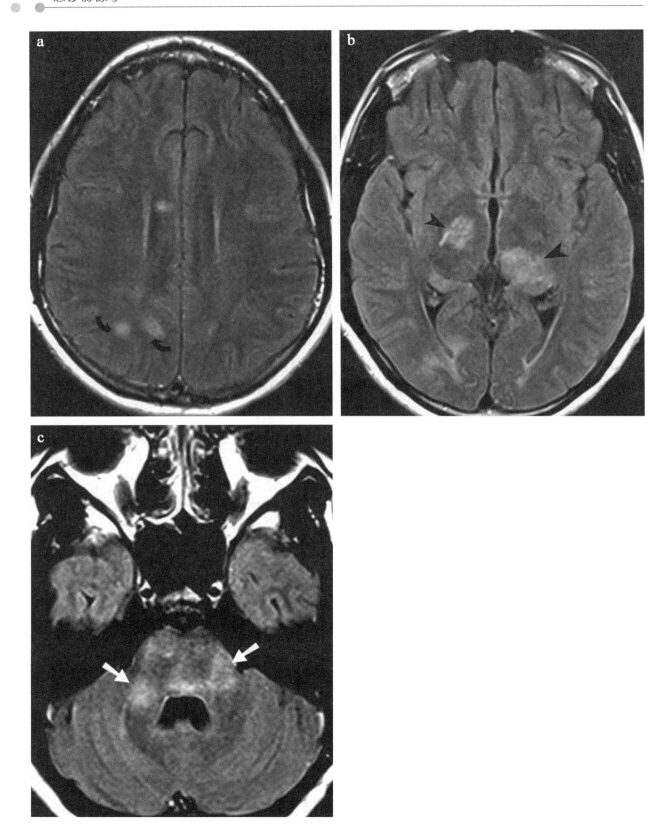

图 26-1　急性播散性脑脊髓炎

a～c. 4 岁小女孩的轴位 FLAIR 图像显示双侧皮质下白质（弯箭）、双侧丘脑（箭头）及小脑中脚（直箭）呈高信号

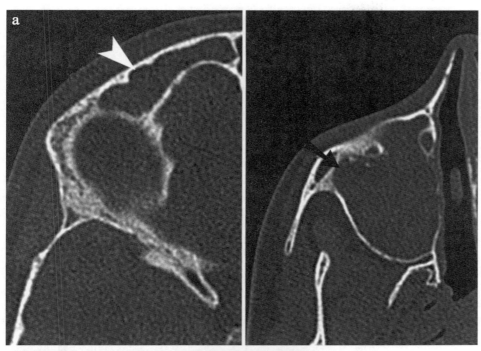

图 26-2　额窦炎合并硬膜下积脓

a. 11 岁男孩的轴位 CT 图像显示右上颌窦（箭）和额窦（箭头）炎症。b. 增强后轴位 T_1 像显示椭圆形脓肿（箭）与纵裂脑膜强化

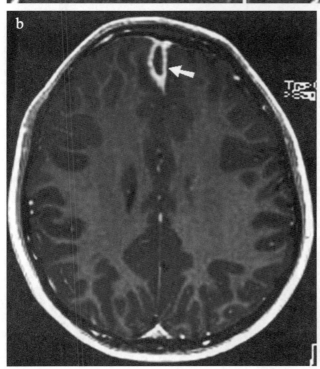

后，脓肿在 CT 和 MRI 上总体上均表现为周边强化。尽管血栓在增强后的 CT 或 MR 静脉成像检查中均表现为静脉内的充盈缺损，然而硬脑膜的静脉血栓或海绵窦的血栓形成经常给 CT 或 MRI 带来挑战。感染性静脉血栓和血管性水肿及细胞毒性脑水肿都可能会导致静脉阻塞，有时会伴有磁敏感性伪影（表现为出血）或扩散受限，可能会在脑实质内见到静脉阻塞被形成血栓的硬脑膜静脉窦引流（图 26-3）[5]。大脑炎的典型表现为 CT 上的局灶性密度减低和 MRI T_2 图像上的脑实质

高信号。随着脑炎进一步发展形成脓肿,增强后的 CT 或 MRI 图像均表现为进行性的周边强化,并伴有周围的血管性水肿。颅内脓肿在 MRI 上经常表现为扩散受限。

对感染的颅内播散的治疗是静脉注射抗生素。颅内脓肿的治疗通常采用手术引流。对硬脑膜静脉窦和海绵窦的感染性血栓形成的治疗是静脉注射抗生素和手术引流邻近的感染源。

(三)眼眶感染:骨膜下脓肿和眼眶蜂窝织炎

眼眶感染属于眼科急症。无论眼眶感染是由于鼻窦炎或眶周蜂窝织炎穿过眶隔而导致的结果,这些都需要急诊处理,因为其可能会导致失明或向颅内蔓延。影像学检查可用来确定感染的程度,确定脓肿的位置或用来制订手术计划。

眼眶 CT 往往是首选的影像学检查方法,因为它快速、方便,并具有较高的敏感性和特异性;然而,根据 2009 美国放射学会适当性标准(the 2009 American College of Radiology Appropri-ateness Criteria),增强 MRI 被认为是评价眶内感染的一线影像学方法。对于眼周蜂窝织炎侵犯眼眶来说,感染通常向内侧侵犯,因为眶隔的内侧部分通常是较薄的。眼眶蜂窝织炎在 CT 上表现为脂肪层消失,而在增强 CT 上表现为软组织强化改变。在 MRI 上,感染表现为在 T_1 像上呈低信号,在 T_2 像上呈高信号,增强后呈软组织强化改变。对于骨膜下脓肿来说,在 CT 上基本表现为肌锥外间隙的积液,其邻近的鼻旁窦呈高密度炎症性改变。早期的眼眶脓肿在 CT 增强检查时可能不会出现典型的环形强化表现(图 26-4)[6]。在 MRI 上,骨膜下脓肿表现为 T_1 像低信号,T_2 像呈高信号,通常出现环形强化和扩散受限(图 26-5)。在诊断眼上静脉血栓形成时,MRI 和 CT 增强扫描都是可以应用的影像学检查方法。

对眼眶蜂窝织炎的治疗方法为静脉注射抗生素。骨膜下脓肿通常需要外科干预,尤其是当有视力下降或出现眼外肌麻痹时。

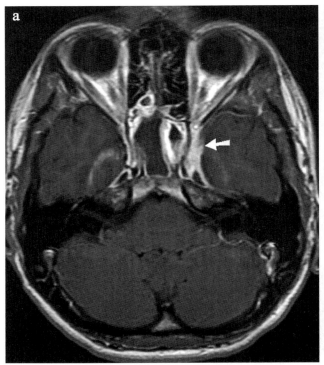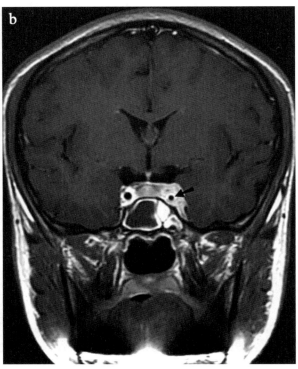

图 26-3　海绵窦血栓形成

　　a、b. 轴位和冠状位增强后 T_1 像显示左侧海绵窦强化和扩大(白箭),伴相邻蝶窦黏膜明显增强。左侧颈内动脉(黑箭)直径较右侧变小(因肿块效应)

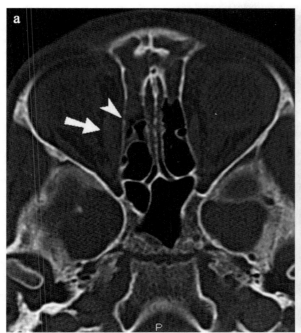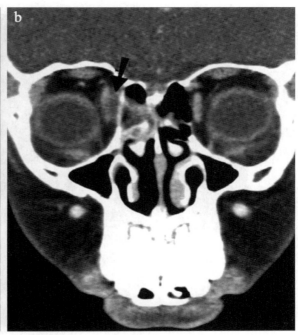

图 26-4　骨膜下脓肿

a、b. 轴位和冠状位 CT 图像显示筛窦炎和额窦炎,伴右侧肌锥外间隙骨膜下脓肿(箭),其邻近内直肌。在右侧筛骨纸板内可见小隆起样改变(箭头)

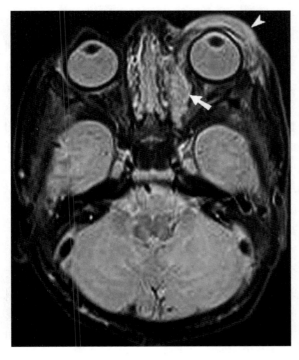

图 26-5　骨膜下脓肿

8 天的婴儿的 T_2 加权 STIR 序列显示左眶内侧壁的骨膜下脓肿(短白箭),继发于筛窦炎,并伴有左眼球突出与眶隔前水肿(箭头)

(四)横贯性脊髓炎

在神经病学中较为困难的诊断中,其中之一是横贯性脊髓炎,其定义为横贯脊髓的脱髓鞘病变,它可以发生在脊髓的任何节段。背部疼痛和感觉障碍是常见的症状。除了脑脊液分析之外,影像学检查通常是必要的,以支持其诊断并确定其程度,同时还可以排除脊柱肿物,因为脊柱肿物可产生类似的症状,但治疗方法不同。

脊柱 MRI 增强检查是疑似横贯性脊髓炎患者的首选检查,通常也需要进行头部 MRI 检查。受累及的那部分脊髓的典型影像学表现是 T_2 加权图像上信号增高,且通常占据脊髓横截面的 2/3 以上(图 26-6)。可能会有水肿,并导致脊髓膨胀。在 MRI 增强图像上,绝大多数患者的病变脊髓呈现强化改变,通常位于病灶的周围[7]。

其治疗方法通常包括静脉注射类固醇,另外还有一些患者也可能接受血浆置换。其预后是有差别的,约 1/3 的患者可以痊愈,还有约 1/3 的患者只能恢复极少部分功能甚至没有功能恢复。

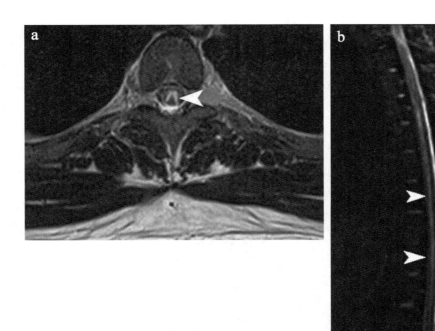

图 26-6　横贯性脊髓炎

a、b. 18 岁男性急性截瘫患者胸椎的轴位和矢状位 T_2 加权图像显示多发异常高信号病灶（箭头）横贯脊髓

（五）脑室-腹腔分流障碍

通常采用脑室-腹腔分流术（VP）来治疗脑积水。分流故障可能会表现为脑室体积增大或缩小，并伴有颅内压的变化。在影像学上能发现分流故障的重要原因包括分流阀故障、感染、引流管中断和脑脊液包裹性地积聚在腹膜腔内（脑脊液假性囊肿），以上各种情况的治疗是有区别的。影像学检查通常能够确定脑室大小的变化、评估颅内其他异常以及识别潜在的疾病机制。

脑室-腹腔分流术（VP）的影像学动态检查通常包括颅骨、颈部、胸部、腹部的图像。如果在储液器水平存在导管中断，并在头皮下出现软组织肿块，提示脑脊液漏入头皮；然而，大多数的储液器能被 X 线穿透，则不应与此部位的导管中断相混淆。如果存在导管不连续的情况，则沿着导管的其他部分来寻找将会很容易确定（图 26-7）。在腹部，分流管尖端周围新出现密度增高区域则强烈提示脑脊液假性囊肿。这一发现可以用超声来证实，表现为腹膜内无回声及低回声结构，且内部无血流。

CT 或 MRI 都可以用来评估脑室大小的区间变化，同前一次的检查进行对比有助于评估相对于患者基线检查的细微变化。考虑到患儿需要优先限制电离辐射并且需要规律的随访观察，因此，脑室-腹腔分流术后的患儿则需要脑部更先进的成像方法，"快速 MRI"检查已在许多医疗机构开展。快速 MRI 在评估脑室大小方面与 CT 的作用相同，并能够很合理地排除颅内症状的其他原因。与常规 MRI 检查相比，"快速 MRI"的实际扫描时间更短。"快速 MRI"检查通常包括轴位、冠状面和矢状面的 T_2 加权图像，通常需要 5～10 分钟就可完成检查。在缺乏对比的情况下，增大的脑室、贯穿室管膜的脑脊液流动以及脑室周围的白质在 CT 上表现为低密度并在 MRI 上表现为 T_2 像高信号，有可能会提示最近脑室大小和压力有所增加，虽然这些都没有特异性的表现。在缺乏对照检查的情况下，脑室的裂隙样改变可能会提示过度分流（图 26-8）[8]。

脑室炎在影像学上的主要表现是脑脊液的异常改变。在 MRI 上，脑室内的脑脊液感染可能会

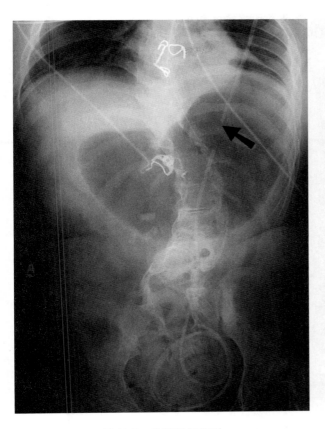

图 26-7　分流导管断裂

脑室腹膜分流故障患者的腹部 X 线片显示导管的腹腔部分断裂分离(箭)

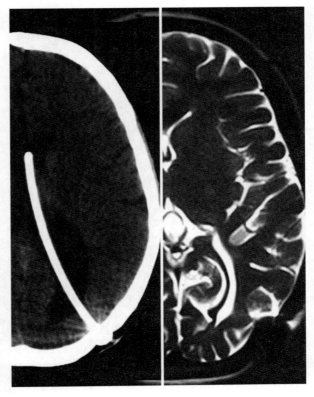

图 26-8　分流术后的过度分流

11 岁女孩分流术后的 CT 基线片和快速 MRI 随访片显示侧脑室的大小显著缩小。过度分流是患者呕吐和头痛急性发作的原因

保留着 FLAIR 像上特征性的高信号,而在 T_1 上脑脊液的信号相对增高。在 CT 上,脑室的脑脊液感染的密度相对高于其他地方的脑脊液密度。相邻的脑室周围脑白质出现水肿,在 CT 上呈低密度,而在 MRI 上呈 T_2 高信号。

治疗 VP 分流故障需要根据特定的原因进行特定的治疗,但大多数的并发症需要神经外科手术。

三、胸　部

(一)细支气管炎

细支气管炎是一种小气道感染,它能产生黏稠的分泌物,并可以阻塞气道。摄胸部 X 线片可以支持这项诊断,并排除其他潜在病因如叠加性肺炎。

细支气管炎的特征性影像学表现是由于气管内的黏稠分泌物而引起的,导致空气潴留和肺不张的联合征象(图 26-9)。空气潴留导致局部肺和全部肺的高度膨胀的合并征象,它在正位 X 线胸片和侧位 X 线胸片上均表现为膈面平坦。节段性肺不张常导致肺门周围条带状阴影,尽管它也可能会表现为大部分肺的萎陷征象。气道炎症通常导致支气管壁增厚。

对细支气管炎的治疗通常是支持性的,然而,抗病毒药物则用于严重的呼吸道合胞病毒感染(RSV)。

(二)球形肺炎

肺炎在儿童中较为常见,导致 13% 的 2 岁以下儿童的感染性疾病,随着年龄的增加其发病率降低[9,10]。胸部 X 线检查是评价小儿肺部感染的主要影像学检查。

儿童细菌性肺炎产生肺实变影并伴有支气管充气征,这与成年人的肺部感染相似。在肺泡之间的微小交通管道的数目上,小儿肺与成年人肺

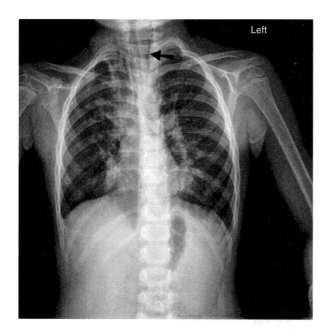

图 26-9　细支气管炎和纵隔气肿
呼吸道合胞病毒感染(RSV)患者的正位 X 线胸片显示双侧肺门周围肺不张和肺过度膨胀。伴有纵隔气肿(箭)和沿颈部软组织走行的气体影

不同,被称为肺泡间孔和兰伯特管。如果肺泡之间的这些交通管道的数目减少将会阻止相邻肺泡之间分泌物的传播[11]。这样的结果是,肺炎患儿可出现边界清晰、圆形的实变影,称为"球形肺炎"(图 26-10)。

球形肺炎的出现可能会令人很困惑,因为其形状与肿块相似。如果球形肺炎的诊断不能被确定下来,约 6 周后需要随访 X 线胸片检查来进一步评估以求解决方案。

四、腹　部

(一)摄入异物

由于幼儿有将物体放入口中的习惯,在儿童中,意外和故意摄入异物是相对常见的现象。摄入异物的整体临床意义取决于异物本身的特性[12]。尽管如此,大多数的小的异物通过胃肠道则无伤害。

对怀疑摄入异物的影像学评估包括颈部和胸部 X 线检查来观察食管和气管,以及腹部 X 线检查来评估胃肠道的其余部分。某些塑料和天然材料,如木材,是透 X 线的,在 X 线影像学检查上不

能被发现。大多数的玻璃和金属异物(但不包括薄铝物体),则非常显眼(图 26-11)。

对异物的处理取决于摄入异物的特性及其潜在的伤害。梗阻和高风险的穿孔需要根据异物的位置进行内镜或手术处理。较小的异物需要一系列的影像学随访来评估其进一步的发展。电池,特别是各种圆盘状的电池,可能会泄漏其内容物,则需要密切随访观察,并需要积极地干预性治疗。磁铁具有特殊性质,在相邻的肠道节段之间可以互相吸引,有造成局部压力性坏死的潜在风险,从而导致穿孔和脓毒症。

(二)肠套叠

肠套叠是小儿急腹症中最常见和重要的原因,最常发生在回盲瓣处。肠套叠患者的病史和体格检查往往是非特异性的。如果不能正确地诊断和治疗肠套叠,就有预后不良的潜在危险,因此,应积极地选择影像学检查。

对怀疑有肠套叠的儿童,最初的影像学检查是腹部超声检查,而腹部 X 线检查则显示肠气形态可能异常,但无特异性。超声的敏感性为 97.9%,特异性为 97.8%,阴性预测值为 99.7%(图 26-12)[13]。当见到小肠肠管扩张,并充满液体时,则提示肠梗阻。肠套叠将表现为一个圆形肿块影,其内容物的影像学特性是:肠壁呈低回声并伴有高回声的黏膜,肠套叠的壁由于充血和水肿可能会表现为相对低回声。肠系膜含有脂肪,它相对于肠管呈高回声区,而淋巴结呈椭圆形,相对于脂肪则呈低回声。肠套叠在影像上的典型表现是"肠管之中有肠管",这种影像学表现能够在肠腔的横断位上得以最佳显示。

对肠套叠的治疗取决于患者的临床状态。如果患者发病相对比较早,可以采用空气或水溶性造影剂灌肠复位,通常会获得较高的成功率。而当患者出现脓毒症时则应及时进行外科处理[14]。

(三)伴有肠扭转的旋转不良

小肠和大肠均有韧带附着,并将其系在合适的位置上。在旋转不良的情况下,这些系带经常缺少。因此,肠管在其潜在的轴线方向上能自由地移动和旋转,有可能导致梗阻和血管损害。尽管任何幼儿出现胆汁性呕吐应怀疑肠扭转的存在,但是肠扭转常发生在婴儿出生的最初几天。如果不能及时地诊断和治疗,由肠系膜上血管供

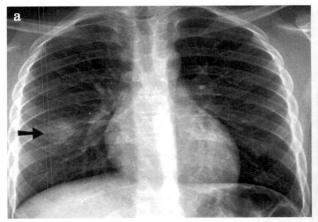

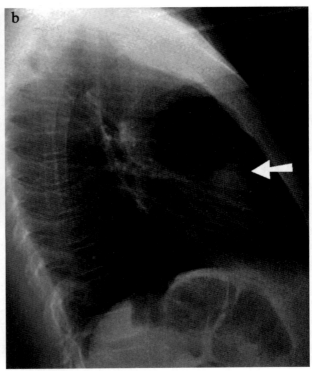

图 26-10　圆形肺炎
a、b. 胸部正、侧位 X 线片显示右肺中叶一个圆形实变影(箭)

血的肠管就会梗死,肠坏死将接踵而至。

当<6 周的婴儿出现胆汁性呕吐时,应首选的影像学检查方法是腹部 X 线片,以此用来评估梗阻并确定是高位梗阻还是低位梗阻。如果影像学表现怀疑高位梗阻时,则需要行上消化道造影来评价其解剖结构,尤其是确定 Treitz 韧带的位置。当旋转不良合并肠扭转时,肠道内的对比剂会排空流入十二指肠近端;此外,对比剂将会在右侧进一步下降,而不是越过中线来到左侧并进入十二指肠的第三部分。由于只有少量的口服对比剂进入近端小肠,有可能会出现螺旋形的影像学表现,这提示发生肠扭转时肠管在其轴线上出现扭曲[15](图 26-13)。

这是及时手术治疗的适应证;经典的治疗措施是肠扭转矫正术(Ladd procedure)。

(四)肥厚性幽门狭窄

肥厚性幽门狭窄并不代表真正的外科急症,它是急诊科经常会面临的问题,这是因为其临床表现突出并有可能导致脱水。当临床怀疑肥厚性幽门狭窄时,通常选用超声检查,因为超声在确定

或排除肥厚性幽门狭窄上有接近 100% 的敏感性和特异性[16]。

当稍大的婴儿(>6 周)出现新发的非胆汁性呕吐时,首选幽门部的超声检查。在纵向平面上可以测量幽门管的长度,而幽门肌的直径最好是在幽门部的横断面上测量。幽门肌厚度正常值的上限为 3mm(图 26-14)。测量幽门管的长度通常是为了手术计划[17]。如果胃内容物不能顺利通过幽门进入十二指肠则进一步支持这一诊断。

手术治疗包括幽门肌切开术;远期预后良好。

五、肌肉骨骼系统

化脓性关节炎和短暂性滑膜炎

化脓性关节炎是最常见的小儿肌肉、骨骼外科急症之一。短暂性滑膜炎在临床上有着相似的情况,其特征是无菌性关节腔积液和滑膜炎症,在影像学上可能与化脓性关节炎的表现相似。化脓性关节炎和短暂性滑膜炎几乎总是出现关节腔积液,并可能会伴有温度增高和红斑。对有些患儿髋关节的检查不太可靠,尤其是当患儿不能耐受

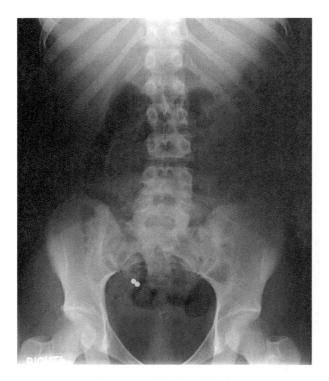

图 26-11　摄入的金属异物
腹部和骨盆正位 X 线片显示右下腹两个高密度影。
当这些电池不能继续前行时,随即实施了手术,术中发现
电池位于阑尾腔内

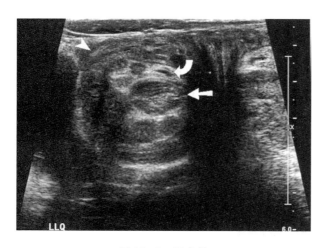

图 26-12　肠套叠
腹部超声显示降结肠(箭头)内的低回声肠管(直箭)。
肠系膜脂肪呈高回声(弯箭),其内有低回声淋巴结

关节运动时。因此,髋关节较其他关节常常需要
更多的影像学检查。
　　短暂性滑膜炎和化脓性关节炎的主要影像学

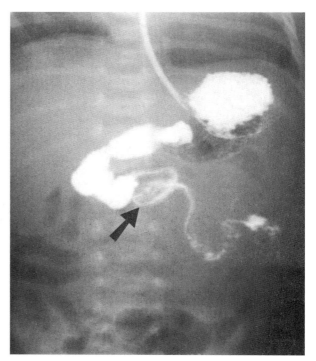

图 26-13　肠扭转
上消化道正位 X 线片显示近端小肠呈螺旋状(箭)

表现为关节腔积液和滑膜增强。大多数关节腔的
积液通常容易被识别,但少量的关节腔积液在临
床和影像学上可能都是隐匿性的。通常先选择髋
关节超声检查。患侧髋关节表现为关节囊内液体
增多,可以是无回声,也可以是强回声(图 26-15)。
也可以与健侧进行对比。如果临床上提示短暂性
滑膜炎和化脓性关节炎,则需要 MRI 增强扫描。
短暂性滑膜炎和化脓性关节炎的典型 MRI 表现
为 T_2 像高信号、T_1 像低信号的关节积液和 T_1 像
上的滑膜增强。在 MRI 上,如果邻近患侧关节的
骨髓中出现异常信号,并且邻近患侧关节的骨质
中出现异常强化,这些表现倾向于化脓性关节炎
的诊断(图 26-16)[18]。当临床上怀疑化脓性关节
炎时,则需要化验关节腔积液。
　　化脓性关节炎需要及时的外科手术探查、清
创和静脉注射抗生素治疗。短暂性滑膜炎通常是
自限性的,不需要手术干预性治疗。

六、教学要点

　　1. 诊断急性播散性脑脊髓炎(ADEM)的最
好方法是临床、影像学检查和实验室检查相结合。

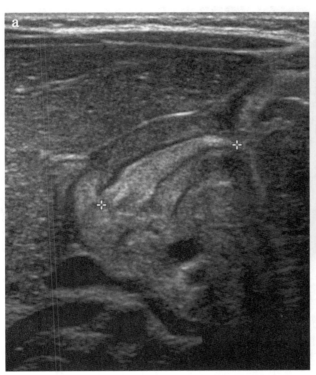

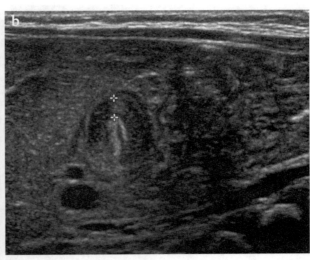

图 26-14　肥厚性幽门狭窄

a、b. 一名喷射性呕吐患儿的幽门部纵向和横向灰阶超声图像显示幽门的厚度为 3.5mm、幽门管长度为 2cm

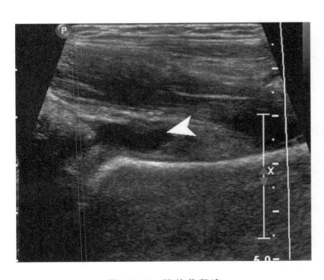

图 26-15　髋关节积液

4 岁女孩出现左腿急性疼痛并拒绝行走,其左、右髋关节的灰阶超声检查显示左侧髋关节积液(箭头)

2. 头部 MRI 增强是评估鼻窦或中耳感染向颅内播散的首选影像学检查,比 CT 具有较好的特异性,而且没有电离辐射。

3. 眼眶 MRI 增强被美国放射学会(ACR)认为是评估儿童眼眶感染的最佳首选影像学检查,因为其能详细地显示异常改变,而且没有电离辐射。

4. 当患者突然出现严重的神经功能缺损和背部疼痛且无外伤时,需 MRI 增强扫描来评价病变的部位和程度,并排除占位性病变,因为占位性病变也能出现相似的症状。

5. 如果条件允许,应采用快速 MRI 检查来评估脑室-腹腔分流术患者的大脑和脑室情况,以避免脑部接受较多的辐射。

6. 怀疑肠套叠时,超声是首选的影像学检查方法,其具有较好的灵敏度、特异性、阴性预测值。

7. 当评估一个胆汁性呕吐的婴儿(<6 周)时,需先行腹部 X 线检查来确定梗阻部位。

8. 幽门部超声检查在确定或排除肥厚性幽门狭窄时几乎是 100% 的敏感性和特异性。

9. 尤其当关节的体格检查受限时,超声在评价关节积液方面则非常有帮助。

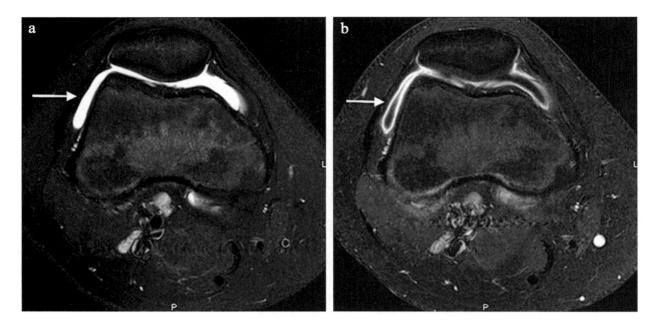

图 26-16　短暂性滑膜炎

　　a. 右膝关节轴位 T_2 脂肪饱和图像显示正常骨髓信号和少量髌上关节积液（白箭）。b. 轴位 T_1 增强图像显示滑膜增强（箭），符合滑膜炎症的改变

参 考 文 献

[1] Menge T，Hemmer B，Nessler S，et al. Acute disseminated encephalomyelitis：an update. Arch Neurol，2005，62：1673-1680.

[2] Madan S，Aneja S，Tripathi RP，et al. Acute disseminated encephalomyelitis - a case series. Indian Pediatr，2005，42：367-371.

[3] Baum PA，Barkovich AJ，Koch TK，et al. Deep gray matter involvement in children with acute disseminated encephalomyelitis. AJNR Am J Neuroradiol，1994，15：1275-1283.

[4] Apak RA，Kose G，Anlar B，et al. Acute disseminated encephalomyelitis in childhood：report of 10 cases. J Child Neurol，1999，14：198-201.

[5] Leach JL，Fortuna RB，Jones BV，et al. Imaging of cerebral venous thrombosis：current techniques，spectrum of findings，and diagnostic pitfalls. Radiographics，2006，26 Suppl1：S19-41；discussion S42-43.

[6] Ludwig BJ，Foster BR，Saito N，et al. Diagnostic imaging in nontraumatic pediatric head and neck emergencies. Radiographics，2010，30：781-799.

[7] Choi KH，Lee KS，Chung SO，et al. Idiopathic transverse myelitis：MR characteristics. AJNR Am J Neuroradiol，1996，17：1151-1160.

[8] Goeser CD，McLeary MS，Young LW. Diagnostic imaging of ventriculoperitoneal shunt malfunctions and complications. Radiographics，1998，18：635-651.

[9] Eren S，Balci AE，Dikici B，et al. Foreign body aspiration in children：experience of 1160 cases. Ann Trop Paediatr，2003，23：31-37.

[10] Denny FW，Clyde WA Jr. Acute lower respiratory tract infections in nonhospitalized children，J Pediatr，1986，108：635-646.

[11] Bramson RT，Griscom NT，Cleveland RH. Interpretation of chest radiographs in infants with cough and fever. Radiology，2005，236：22-29.

[12] Hunter TB，Taljanovic MS. Foreign bodies. Radiographics，2003，23：731-757.

[13] Hryhorczuk AL，Strouse PJ. Validation of us as a first-line diagnostic test for assessment of pediatric ileocolic intussusception. Pediatr Radiol，2009，39：1075-1079.

[14] Niramis R，Watanatittan S，Kruatrachue A，et al. Management of recurrent intussusception：nonoper-

ative or operative reduction? J Pediatr Surg, 2010, 45:2175-2180.

[15] Houston CS, Wittenborg MH. Roentgen evaluation of anomalies of rotation and fixation of the bowel in children. Radiology, 1965, 84:1-18.

[16] Hernanz-Schulman M, Neblett WW. Imaging of infantile hypertrophic pyloric stenosis (IHPS). In: Medina LS, Applegate K, Blackmore CC, editors. vidence-based imaging in pediatrics: improving the quality of imaging in patient care. New York: Springer, 2009.

[17] Cogley JR, O'Connor SC, Houshyar R, et al. Emergent pediatric us: what every radiologist should know. Radiographics, 2012, 32:651-665.

[18] Lee SK, Suh KJ, Kim YW, et al. Septic arthritis versus transient synovitis at MR imaging: preliminary assessment with signal intensity alterations in bone marrow. Radiology, 1999, 211:459-465.

彩 图

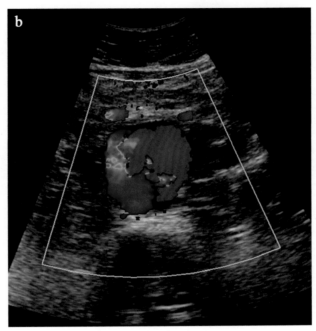

图 1-1

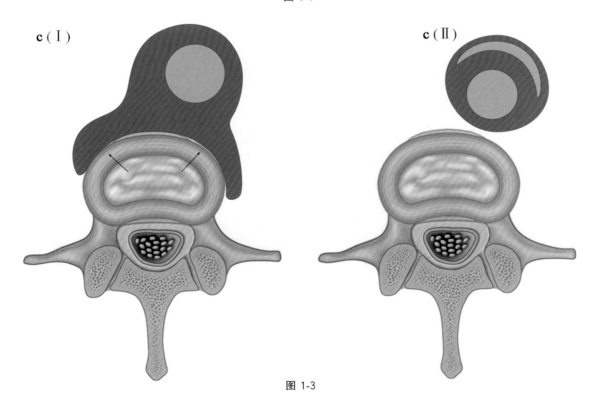

c（Ⅰ） c（Ⅱ）

图 1-3

穿透性溃疡 壁内血肿

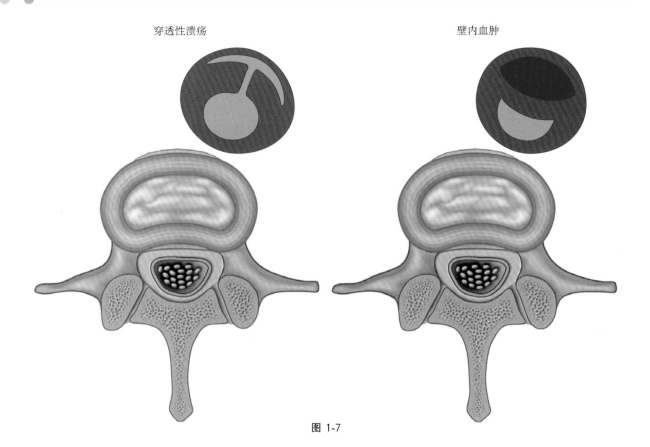

图 1-7

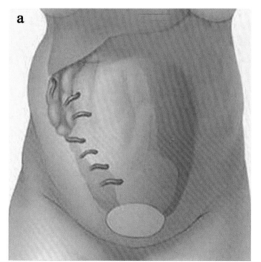

图 3-15

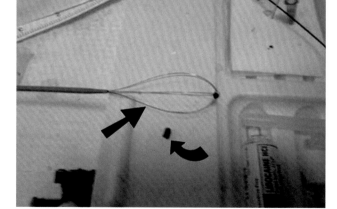

图 3-18

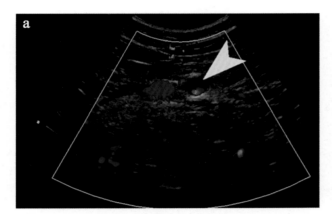

图 4-7

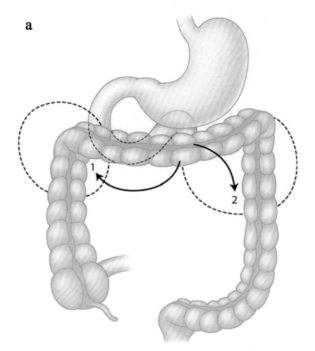

图 5-4

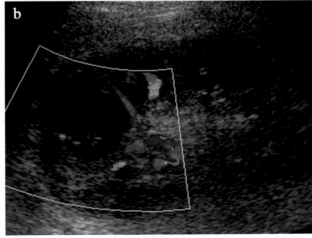

图 7-8

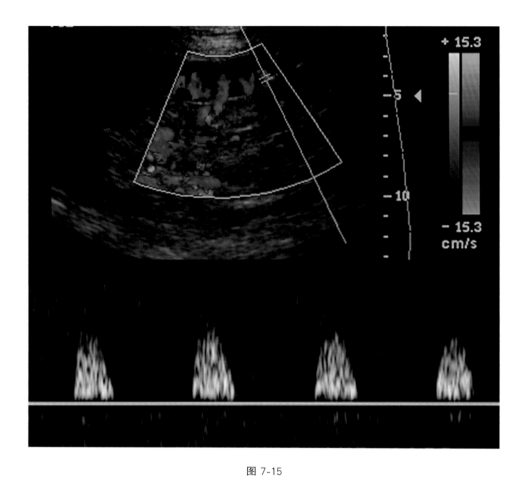

图 7-15

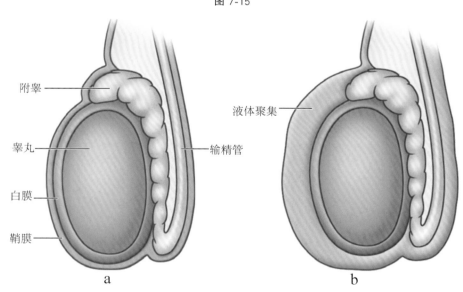

附睾

液体聚集

睾丸

输精管

白膜

鞘膜

a   b

图 8-1

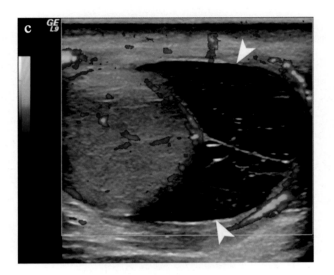

图 8-2

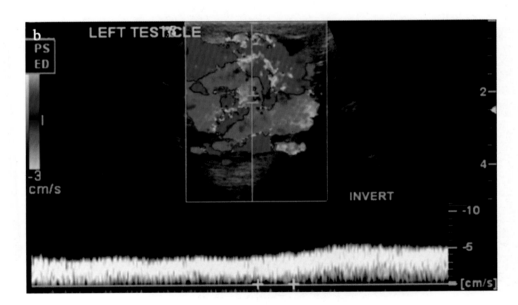

图 8-3

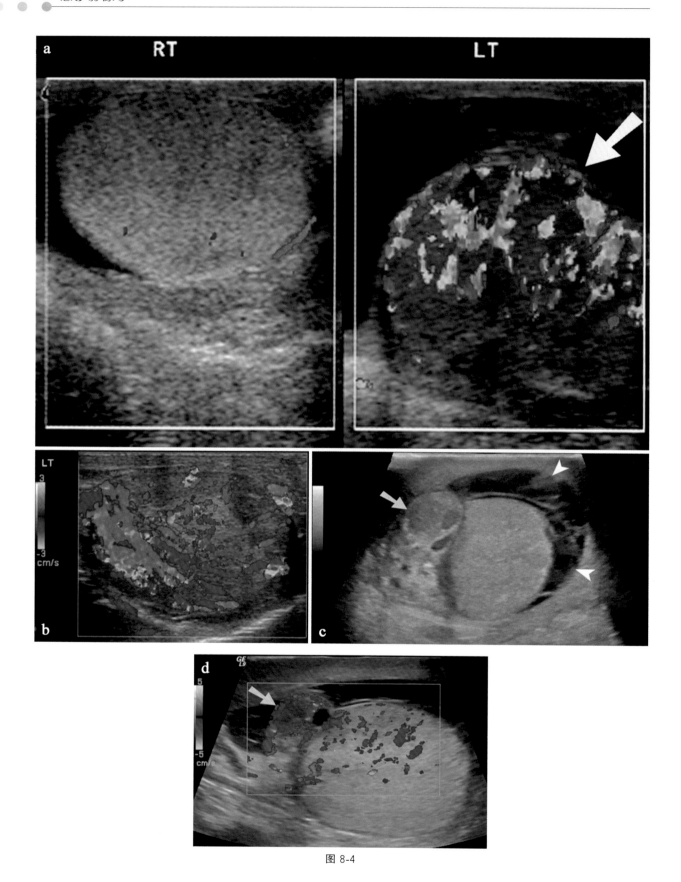

图 8-4

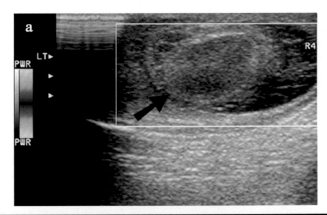

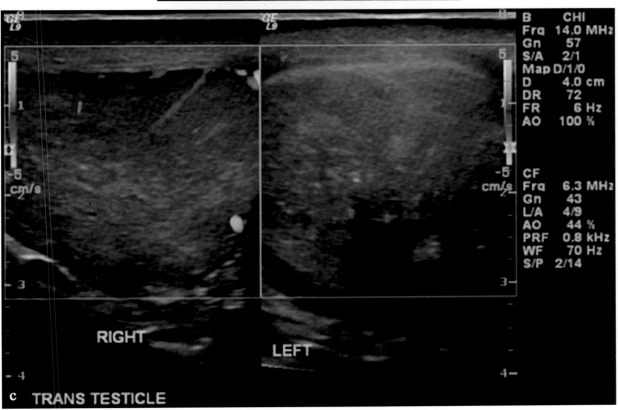

图 8-6

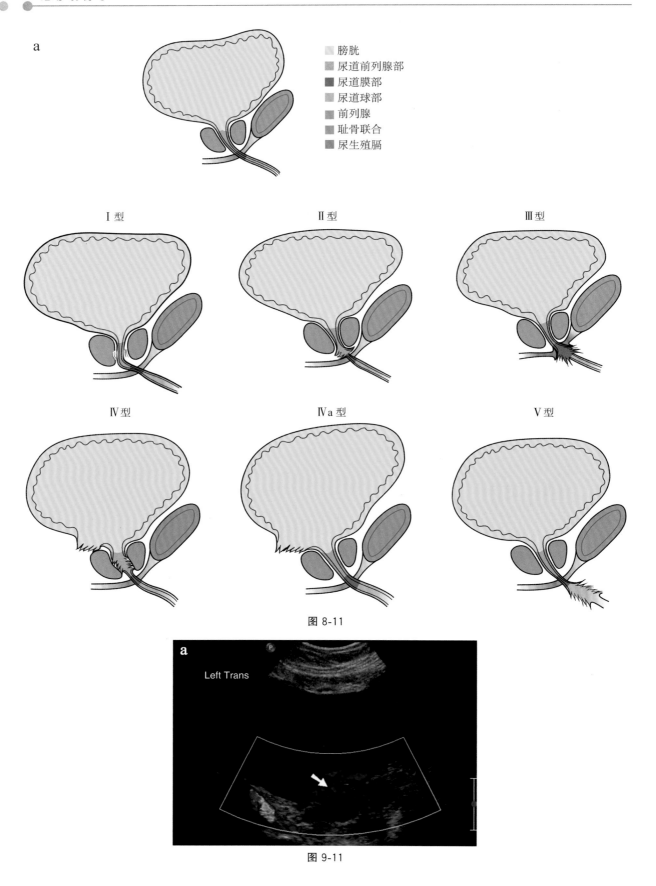

a

膳胱
尿道前列腺部
尿道膜部
尿道球部
前列腺
耻骨联合
尿生殖膈

Ⅰ型　　　　　　　　Ⅱ型　　　　　　　　Ⅲ型

Ⅳ型　　　　　　　　Ⅳa型　　　　　　　　Ⅴ型

图 8-11

a

Left Trans

图 9-11

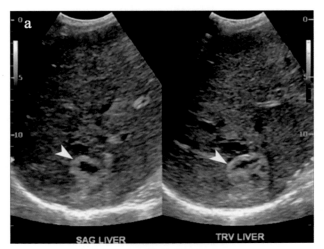

图 10-5

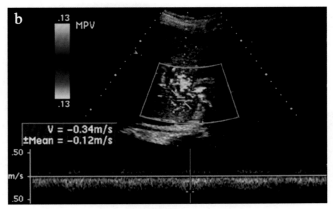

图 10-10

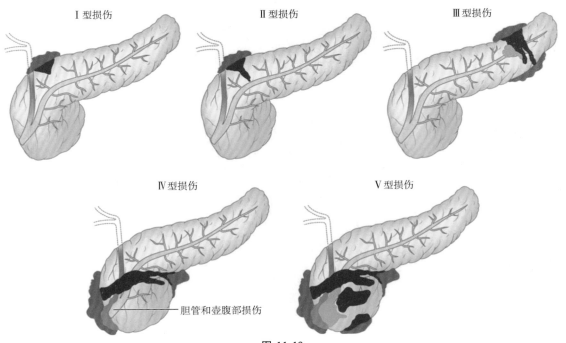

图 11-13

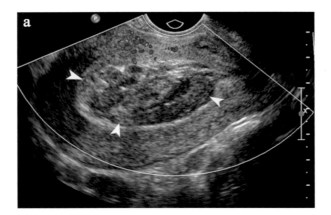

图 12-3

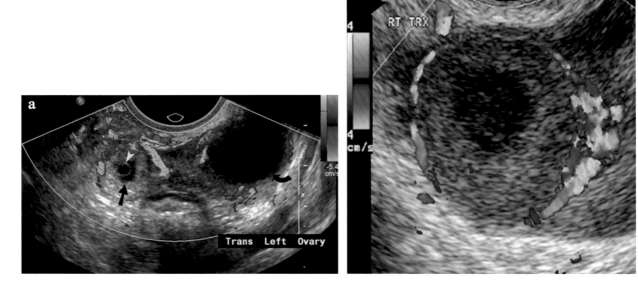

图 12-5

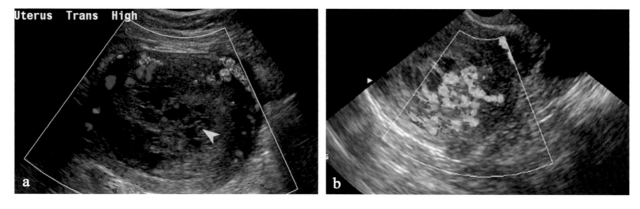

图 12-9

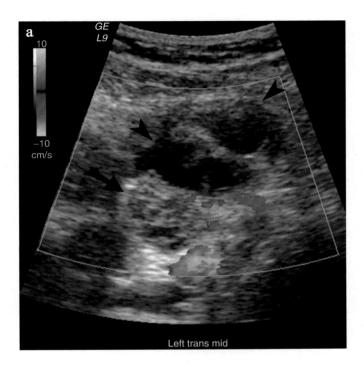

图 13-4

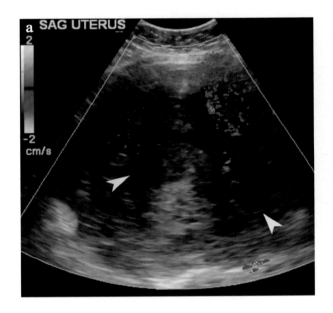

图 13-12

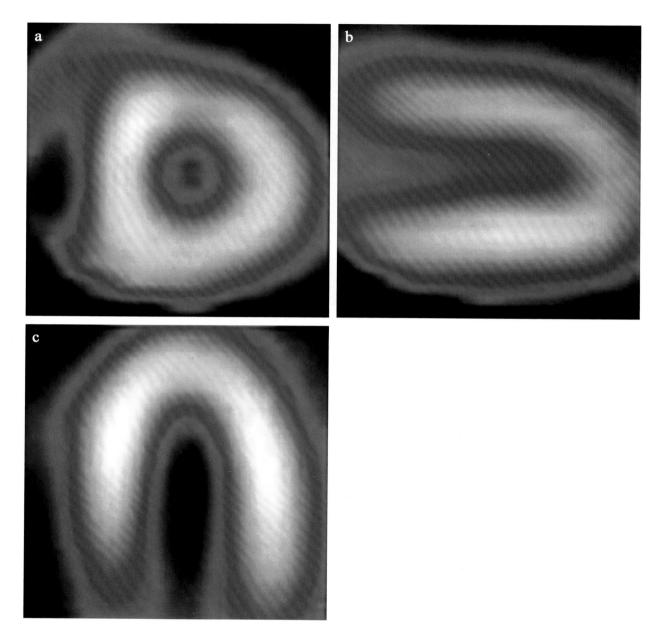

图 14-4

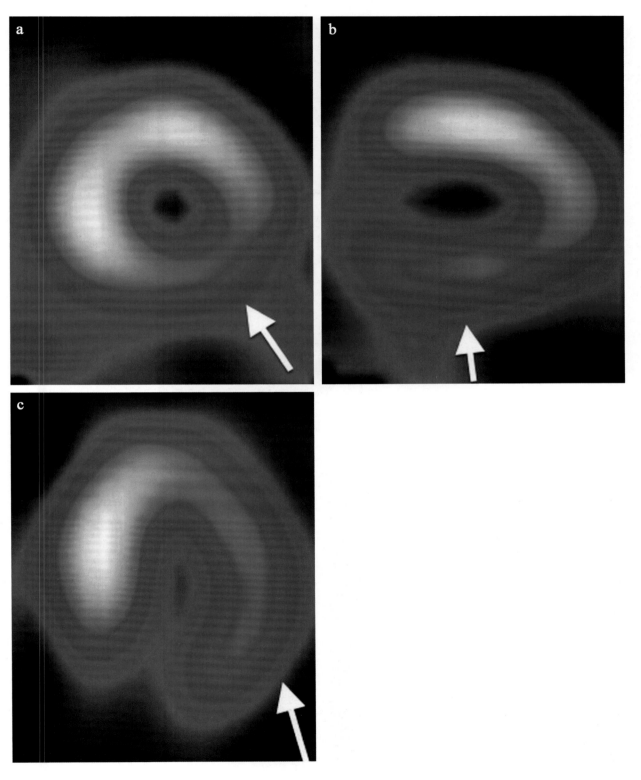

图 14-5

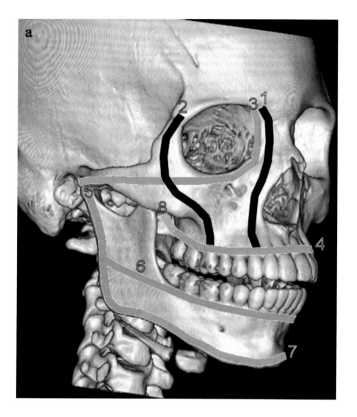

图 17-1

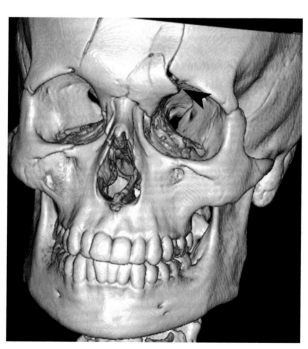

图 17-5

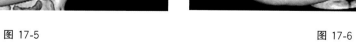

图 17-6

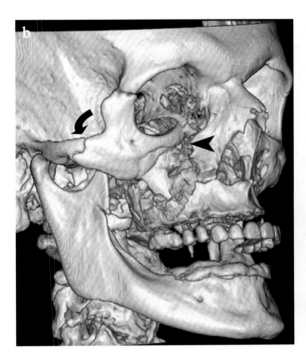

图 17-7

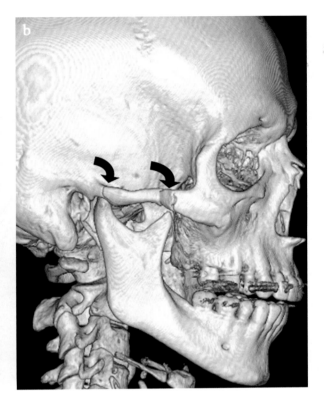

图 17-8

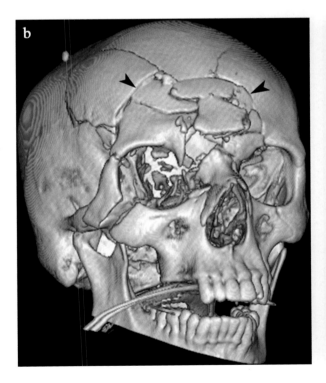

图 17-13

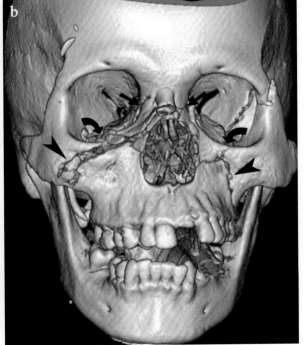

图 17-15

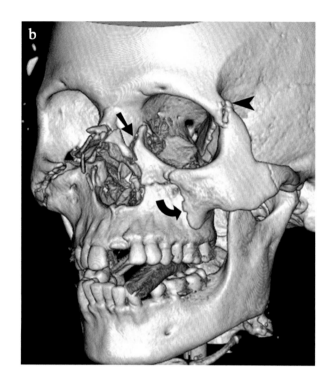

图 17-16

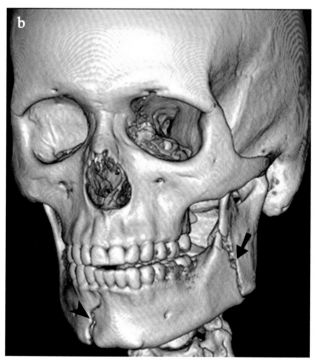
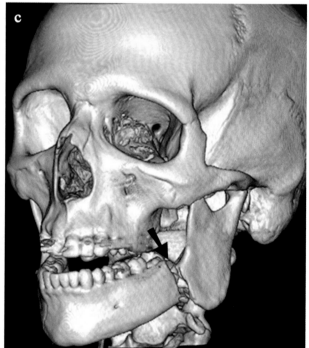

图 17-17

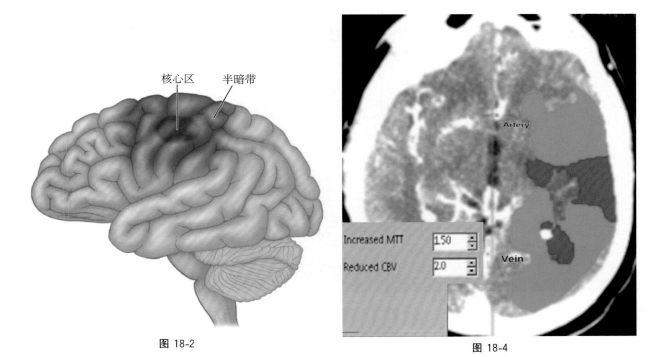

图 18-2

图 18-4

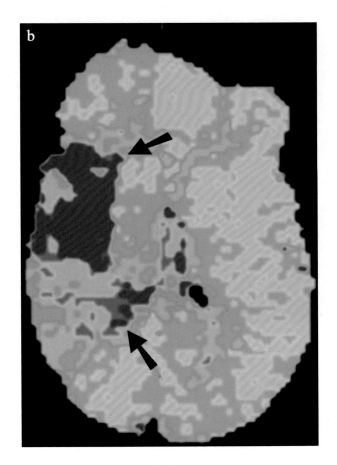

图 18-6

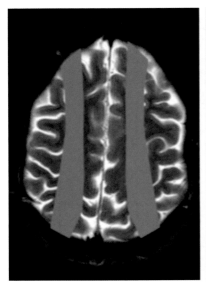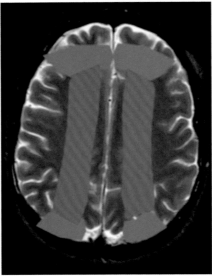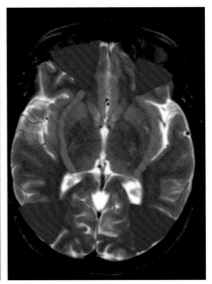

图 18-9

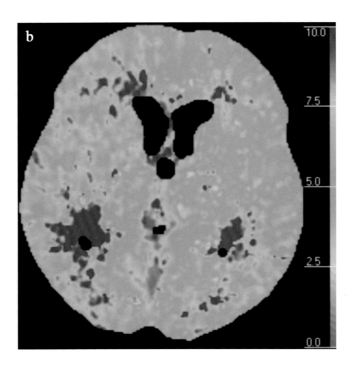

图 18-18

b

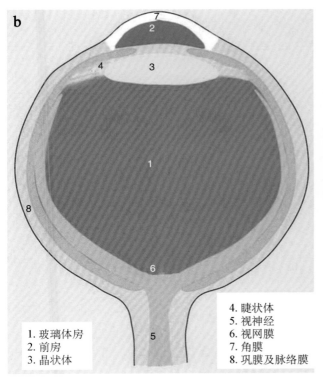

1. 玻璃体房
2. 前房
3. 晶状体

4. 睫状体
5. 视神经
6. 视网膜
7. 角膜
8. 巩膜及脉络膜

图 19-1

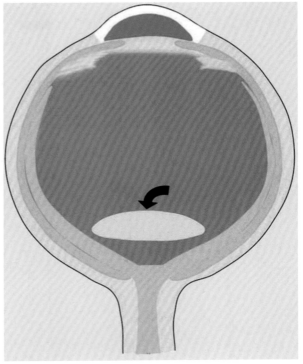

图 19-2

1. 玻璃体积血
2. 前房深度增加
3. 玻璃体脱出

图 19-4

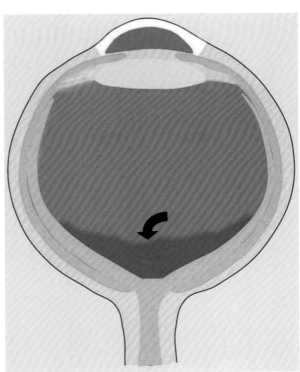

图 19-7

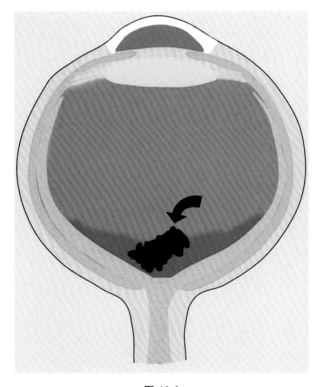

图 19-9

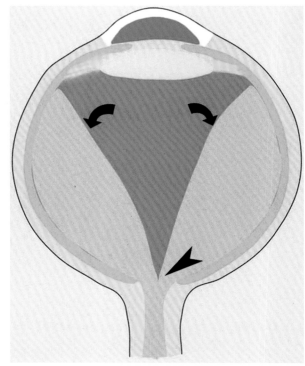

图 19-11

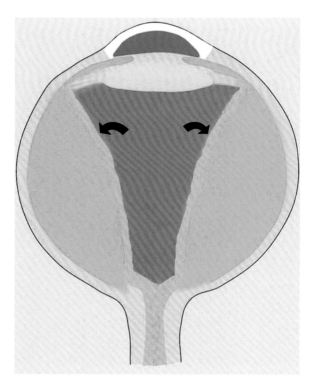

图 19-13

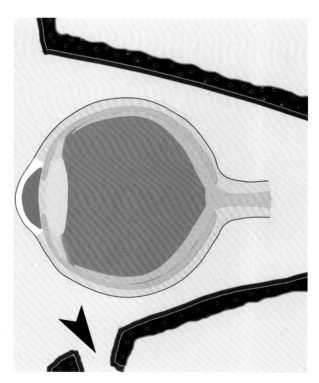

图 19-15

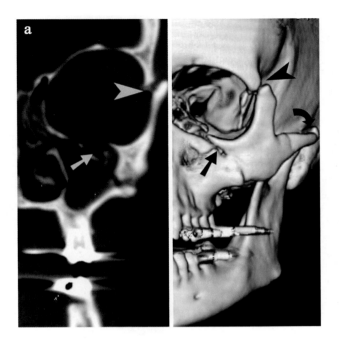

图 19-17

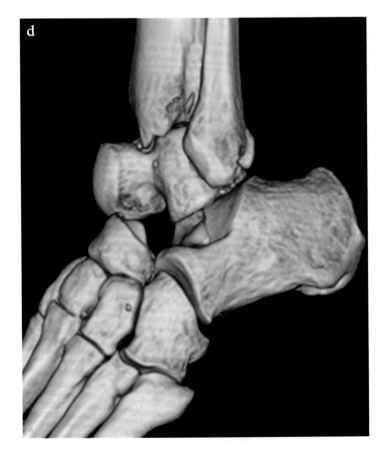

图 21-17

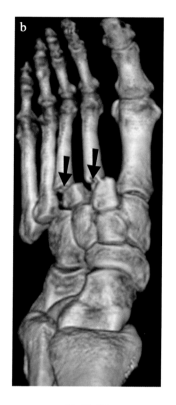

图 21-18

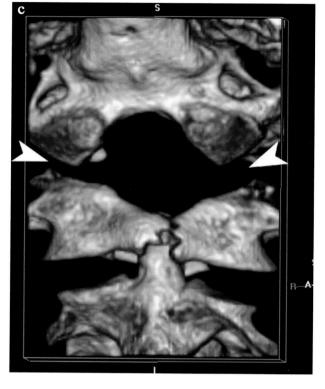

图 22-2

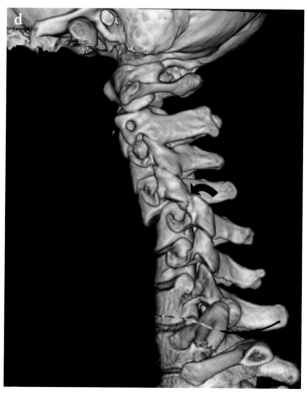

图 22-10